LEHRBUCH DER KINDERKRANKHEITEN

VON

Dr. HEINRICH LEHNDORFF

PRIVATDOZENT FÜR KINDERHEILKUNDE AN DER UNIVERSITÄT WIEN

DRITTE, VOLLKOMMEN UMGEARBEITETE AUFLAGE

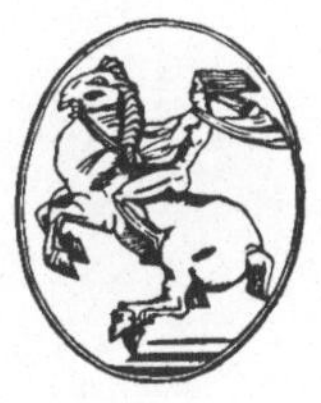

SPRINGER-VERLAG WIEN GMBH
1928

ISBN 978-3-7091-9674-8   ISBN 978-3-7091-9921-3 (eBook)
DOI 10.1007/978-3-7091-9921-3

Vorwort zur dritten Auflage

Seit dem Erscheinen der letzten Auflage haben klinische und experimentelle Forschungen gerade für die Pädiatrie ganz besonders zahlreiche und wertvolle Ergebnisse gebracht und manche Fragen geklärt oder in ein neues Licht gesetzt. Für die neue Auflage, die ich hiermit der Öffentlichkeit übergebe, ergab sich die Notwendigkeit zahlreicher Ergänzungen und einer weitgehenden Umarbeitung vieler Abschnitte. An der Tendenz, ein kurzes Lehrbuch zu bieten, wurde festgehalten und ebenso an der Art der Darstellung. Jedem einzelnen Abschnitt wurde ein einleitendes Kapitel vorangestellt, in dem auf die Besonderheiten der Untersuchungsmethoden und der Diagnostik im Kindesalter hingewiesen und das für diese Altersstufe Spezifische und von späteren Lebensperioden Differente betont wird. Auf eine Diskussion kontroverser Ansichten und eine Stellungnahme zu noch nicht geklärten Fragen wurde verzichtet. Ebenso blieben Abbildungen und Literaturnachweise weg. Dagegen habe ich getrachtet, alle wirklich feststehenden Ergebnisse der modernen Pädiatrie aufzunehmen, um so ein Buch zu schaffen, das dem Studenten ein Helfer bei der Prüfung und dem Arzt ein Ratgeber in der Praxis sein kann. Sie sollen die Kinderheilkunde so dargestellt finden, wie sie gegenwärtig von österreichischen und deutschen Pädiatern gelehrt wird.

Wien, im September 1928.

H. Lehndorff.

Inhaltsverzeichnis

Fünfter Abschnitt

Sechster Abschnitt

Siebenter Abschnitt

Achter Abschnitt

Neunter Abschnitt.

Zehnter Abschnitt.

Krankheiten der Neugeborenen

Beginn des extrauterinen Lebens. Funktionelle Störungen in dieser Periode

Die Besonderheiten der Pathologie des Neugeborenen erklären sich aus der Eigenart seiner Lebensbedingungen; der Eintritt ins extrauterine Leben ruft gewaltige Veränderungen im Organismus hervor und beansprucht ungewohnte große Leistungen. Während des Fötallebens wurde Wärme, Sauerstoff und Nahrung von der Mutter geliefert; die Entfaltung der Lungenatmung, die Entwicklung eines neuen Blutkreislaufes, der Beginn der stomachalen Ernährung und damit die Etablierung eines selbständigen Stoffwechsels, ferner die Notwendigkeit der Erhaltung der Eigenwärme, der Säftekonzentration etc. stellt große Anforderungen an ein präzises Funktionieren aller Organe. Sind infolge angeborener Mißbildungen, konstitutioneller oder hereditärer Minderwertigkeit die Organfunktionen insuffizient, so entstehen schwere, lebensbedrohliche Zustände. Dies wird um so eher eintreten, je unreifer und unfertiger der Organismus ist; Frühgeburt ist daher an und für sich ein pathologischer Zustand. Ein weiterer ätiologischer Faktor in der Pathologie des Neugeborenen liegt im mechanischen Vorgang der Geburt selbst, bei welcher der leicht vulnerable Körper mancherlei Schädigungen ausgesetzt ist. Wichtige Erkrankungen der ersten Lebensperiode sind bedingt durch Störungen beim Abfall des Nabels und bei der Heilung der Nabelwunde, wo die eröffneten Blut- und Lymphbahnen eine besondere lokale Disposition für eitrige und septische Erkrankungen darstellen. Charakteristisch für die bakteriellen Erkrankungen des jungen Säuglings ist die Tendenz zur allgemeinen Sepsis. Dies erklärt sich daraus, daß einerseits das Epithel noch keinen verläßlichen Schutzwall bildet und andererseits die Antikörperbildung noch höchst mangelhaft ist (z e l l u l a r e u n d h u m o r a l e M i nd e r w e r t i g k e i t). Die Unterentwicklung und geringe Leistungsfähigkeit der Organe, die der Ernährung und Verdauung dienen, bedingen die enorme Häufigkeit der Ernährungsstörungen und zum Teil die Gefahren der künstlichen Ernährung. Die große Morbidität und Mortalität des frühen Säuglingsalters ist dadurch zu erklären, daß der Organismus zu einer Zeit, wo ungewohnte und sehr große Anforderungen an ihn gestellt werden, wo er sich nicht nur erhalten, sondern auch gewaltig wachsen muß, Gefahren gegenüber höchst wehrlos und zur Abwehr von Schädigungen mit noch minderwertigen Organen ausgestattet ist.

Die Zeichen der Reife eines Neugeborenen sind: ein Gewicht von 3000—3500 g, eine Länge von 48—50 cm; der Schädelumfang beträgt 34· cm, der Brustumfang 32 cm. Die Haut ist stark durchfeuchtet und dunkelrot (E r y t h e m a   n e o n a t o r u m) und zeigt nach dem Abblassen oft großlamellöse Schuppung (p h y s i o l o g i s c h e   A b - s c h i l f e r u n g). Die Nägel des ausgetragenen Kindes sind fest und erreichen die Fingerkuppe, Lanugohärchen finden sich nur mehr spärlich, die große Fontanelle liegt im Niveau der Schädelknochen, ist 4mal 4 cm groß, die anderen Fontanellen sind geschlossen, die Nähte liegen aneinander, die Schädelknochen sind hart.

Die Darmentleerungen bestehen in den ersten 3—4 Tagen aus einer zähen, schwarzen, geruchlosen Masse (M e k o n i u m), die sich aus Schleim, Epidermiszellen, Härchen, Cholesterin und amorphen Schollen zusammensetzt. Der Harn ist spärlich, trüb, enthält Epithelien der Harnwege, Leukozyten und Eiweiß (p h y s i o l o g i s c h e   A l b u m i n u r i e) und häufig auch ein ziegelrotes Sediment, das aus harnsauren Salzen besteht und ein Zeichen des H a r n s ä u r e - i n f a r k t e s der Nieren ist.

In den ersten Lebenstagen besteht großes Schlafbedürfnis und geringes Nahrungsverlangen; diese Umstände, ferner Wasserabgabe durch Haut und Lungen, Gewichtsverluste durch Harn und Mekonium und durch den Wegfall des Nabelstrangrestes bedingen die p h y s i o l o g i s c h e   G e w i c h t s a b n a h m e, die gewöhnlich 200 bis 300 g beträgt, aber auch 500 g überschreiten kann und meist bis zum 14. Tage wieder ausgeglichen ist; doch kann auch bei normalen Kindern erst nach 3 Wochen das Geburtsgewicht erreicht sein.

Ein weiteres charakteristisches Zeichen der im Beginne des extrauterinen Lebens auftretenden Funktionsstörungen ist das t r a n - s i t o r i s c h e   F i e b e r   d e r   N e u g e b o r e n e n. In den ersten Lebenstagen, manchmal gerade zur Zeit der tiefsten Senkung der Gewichtskurve, treten bei ca. 20—25% aller Neugeborenen Temperaturerhöhungen auf. Sie können 39⁰, selbst 40⁰ erreichen und 1 oder 2 Tage andauern. Das Allgemeinbefinden ist oft gar nicht gestört, zuweilen zeigen sich neben Mattigkeit leichte gastrointestinale Störungen. Wasserverarmung infolge vermehrter Abgabe und ungenügender Zufuhr bei noch schlecht funktionierender Wärmeregulation sind als Ursachen anzusehen. Bei der Diagnose sind Fiebersteigerungen durch Infektion oder Geburtstraumen auszuschließen. Die Behandlung besteht in Nahrungs- und Flüssigkeitszufuhr.

Schwangerschaftsreaktionen. Eine Reihe von Erscheinungen am Säugling in den ersten Lebenstagen wird durch die Wirksamkeit von Hormonen, die aus dem Blute der Mutter in das des Kindes übergetreten sind, erklärt. Hiezu gehört das Auftreten der **Milchsekretion und die Anschwellung der Brustdrüsen**, die, oft gleichzeitig mit dem Einschießen der Milch bei der Mutter, sowohl bei Knaben als bei Mädchen erscheint und einige Tage oder Wochen bestehen bleibt. Das Sekret (**Hexenmilch**) gleicht in seiner Zusammensetzung der Kolostralmilch. Sein Auftreten wird durch den Wegfall eines von der Plazenta sezernierten, die Sekretion der Milchdrüse hemmenden Hormones erklärt. Gelangen aus kleinen Verletzungen Eiterkokken ins Drüsengewebe, so entsteht eine Entzündung, **Mastitis neonatorum**, die sich in Rötung, Schwellung, Schmerzen, Fieber und Unruhe äußert. Zur Prophylaxe genügt es, die geschwellten Brustdrüsen der Säuglinge durch Watteverband vor Druck zu schützen und das Ausdrücken zu verbieten. Ist Entzündung entstanden, so macht man Burowverbände, und inzidiert erst dann, wenn deutliche Fluktuation die Vereiterung beweist. Seltenere Schwangerschaftsreaktionen sind **Vaginalblutungen** bei neugeborenen Mädchen in der ersten Lebenswoche, Ödeme der Genitalien und ihrer Umgebung und Schwellungen der Schilddrüse.

Icterus neonatorum. Die Gelbsucht der Neugeborenen erscheint bei ca. 80% aller Neugeborenen, bei vielen nur angedeutet, bei einer großen Anzahl, namentlich bei kleinen, frühgeborenen Säuglingen, zu intensiver Gelbfärbung der Haut führend, gewöhnlich am 2.—4. Tage und schwindet meist am 6.—10. Tage; ein späteres Einsetzen und Abblassen kommt seltener vor. Gegenüber dem katarrhalischen Ikterus der älteren Kinder bestehen folgende Unterschiede: der Puls ist nicht verlangsamt, Leber und Milz sind nicht vergrößert, die Stühle werden nicht acholisch. Gesicht und Skleren werden zuerst befallen, Stamm und Extremitäten erst später, der Harn ist von normaler Farbe und enthält keinen gelösten Gallenfarbstoff, die **Gmelinsche** Reaktion ist negativ.

Die Ursache hiefür liegt darin, daß der Harn mangels einfach saurer Phosphate kein Lösungsvermögen für Gallenfarbstoff hat; dieser fällt deshalb aus und man kann im Sediment Bilirubinniederschläge mikroskopisch als gelbe Massen, an Epithelien angelagert finden (Masses jaunes).

Das Allgemeinbefinden ist bis auf eine gesteigerte Schlafsucht bei intensiverer Gelbsucht nicht gestört, eine Einwirkung auf die Gewichtskurve ist nicht mit Sicherheit bewiesen.

Eine befriedigende Theorie für das Zustandekommen des Icterus neonatorum existiert noch nicht. Zu seiner Erklärung ist die physiologisch hohe, in den ersten Lebenstagen infolge des Zerfalles von Erythrocyten noch zunehmende Bilirubinaemie im kindlichen Blute und die anfangs noch bestehende Funktionsschwäche der Leber heranzuziehen, deren Zellen noch nicht imstande sind, das anhepatisch reichlich gebildete Bilirubin zu verarbeiten, sondern es in das Blut übertreten lassen.

Die D i a g n o s e wird kaum zweifelhaft sein, da Zeitpunkt, Art des Auftretens und die Gutartigkeit des Verlaufes absolut typisch sind. Wenn der Ikterus, statt nach wenigen Tagen abzuklingen, intensiver wird, wenn Fieber dazu kommt und das Allgemeinbefinden leidet, so handelt es sich meist um S e p s i s. Schwer und progredient ist der Ikterus ferner auch bei der k o n g e n i t a l e n O b l i t e r a - t i o n d e r G a l l e n g ä n g e. Schließlich kann Ikterus eine schwere v i s z e r a l e L u e s (Lebersyphilis) begleiten. Diese Formen unterscheiden sich vom Icterus neonatorum vor allem dadurch, daß die Stühle acholisch werden und daß die Stoffwechselstörung zu tödlicher Kachexie führt. Die Prognose des Icterus neonatorum ist absolut günstig, ein therapeutisches Eingreifen nicht notwendig.

Krankheiten in der Neugeborenenperiode

Asphyxie

Die a n g e b o r e n e Asphyxie entsteht intrauterin durch vorzeitiges Atmen und Aspiration von Fruchtwasser infolge Störungen im Plazentarkreislauf. (Vorzeitige Plazentalösung, Kompression der Nabelschnur etc.) Nach dem Grade unterscheidet man eine A s p h y - x i a l i v i d a — schwere Zyanose, verlangsamte Atmung, Reaktion auf Reize — und eine A s p h y x i a p a l l i d a — Blässe, Atemstillstand, nur noch schwache Herztätigkeit. Bezüglich der Behandlung, künstliche Atmung, Aspiration des Schleimes aus der Luftröhre, Wechselbäder, Hautreize etc. siehe Lehrbücher der Geburtshilfe. Die S c h u l t z e schen Schwingungen sind wegen der Gefahr der Hirnblutungen zu widerraten.

Von größerer Bedeutung ist die e r w o r b e n e A s p h y x i e, die Z y a n o s e - A n f ä l l e in den ersten Lebenstagen, die besonders bei Frühgeburten und Debilen häufig sind. Die Ursachen liegen in Mißbildungen der Atmungsorgane und in angeborenen Krankheiten, die die Atemtätigkeit stören (kongenitales Vitium, Struma, Thymushyperplasie, Pneumonia alba bei Syphilis), oder in Affektionen, die das Atemzentrum alterieren (Hydrocephalus congenitus, am häufigsten Hirnblutungen nach Geburtstraumen) oder in postnatal entstandenen Erkrankungen (Sepsis, Pneumonie). Solche Anfälle, wobei die Säuglinge zu atmen aufhören, dunkelblau werden und in Erstickungsgefahr geraten, können spontan oder auf Reize (Nahrungsaufnahme) auftreten. Die mangelhafte Füllung der Lungen gibt zur Entstehung von A t e l e k t a s e n Anlaß, aus denen sich, namentlich wenn keimhaltiges Material aspiriert wurde, pneumonische Herde entwickeln können. Perkuttorisch sind diese oft kaum nachweisbar, bei der Auskultation kann man häufig auf der Höhe eines tiefen Inspiriums, oft paravertebral, feines Knisterrasseln hören. Die Atmung wird unter zunehmender Zyanose oberflächlicher, die Herzaktion langsamer und unregelmäßig. Bei Fällen aus zerebraler Ursache stellen sich auch Somnolenz, tonische oder klonische Krämpfe ein.

Therapie: Zur Anregung der Atemtätigkeit dienen wiederholte Bäder von 37—40° mit kalten Übergießungen 15—20°, ferner Herzmassage, rhythmische Kompression des Thorax, Faradisieren des Nervus phrenicus. Sehr gute Erfolge sieht man von Sauerstoffinhalationen, wobei man den Sauerstoff durch einen kleinen Glastrichter zu Mund und Nase des Säuglings leitet, oder mittels eines in den Magen eingeführten dünnen Katheters langsam in kleinen Bläschen einfließen läßt. Kräftig auf das Atemzentrum wirkt Lobelin, mehrmals ½ Ampulle (0,0015) subkutan.

Sklerödem. Die bei debilen Kindern, asphyktischen Frühgeburten, herabgesetzte Herzkraft, die mangelhafte Fähigkeit, die Eigentemperatur zu erhalten, sind die Ursache einer serösen Transsudation ins Unterhautzellgewebe und bedingen das Auftreten eines eigenartigen, starren Ödems, des sogenannten Sklerödems. Es tritt zuerst an den Füßen auf, verbreitet sich auf die unteren Extremitäten und greift mit Freilassung des Stammes auf die oberen Extremitäten und manchmal auf das Gesicht über. Die Haut ist zuweilen zyanotisch, meist aber blaß, wachsartig glänzend; das Ödem fühlt sich kühl, holzartig und derb an und läßt auf Fingerdruck eine Delle entstehen. Stets besteht hiebei Untertemperatur; Puls und Respiration sind schwach und unregelmäßig.

Von dieser Affektion zu unterscheiden ist das Fettsklerem, das nicht nur bei Frühgeborenen, sondern auch in späteren Lebenstagen, und dann besonders bei schwer ernährungsgestörten Kindern im Anschlusse an Flüssigkeitsverluste durch Diarrhöen, oft agonal, vorkommt. Es ist gekennzeichnet durch eine brettharte Infiltration, wobei die Haut nicht eindrückbar, nicht abhebbar und von der Unterlage nicht verschiebbar ist; sie ist kalt, blaß, wachsartig, aber nicht glänzend. Die fettlosen Hautpartien, Fußsohlen, Handflächen, Penis und Skrotum bleiben stets frei.

Geburtstraumen

Schädigungen durch den Geburtsvorgang sind bedingt durch ein räumliches Mißverhältnis zwischen mütterlichem Becken und Kindeskörper. Dies äußert sich entweder direkt durch Druck oder indirekt durch Störungen der Nabelschnurzirkulation; eine Reihe von Traumen entsteht ferner durch die notwendigen instrumentellen Eingriffe. Da Geburtsverletzungen innerer Organe anfangs oft wenig Symptome zeigen und die schweren Folgeerscheinungen sich erst im späteren Leben geltend machen, ist jeder Neugeborene sorgfältig daraufhin zu untersuchen.

Blutungen. Am Schädel können solche intra- oder extrakraniell erfolgen. Von letzteren ist am häufigsten das **Kephalhämatom.** Darunter versteht man einen Bluterguß unter die Galea aponeurotica; er wird gewöhnlich am 2. bis 4. Lebenstage als eine halbkugelige, fluktuierende, von unveränderter Haut bedeckte, schmerzlose Geschwulst sichtbar. Nach einigen Tagen bildet sich in der Peripherie der Geschwulst ein Knochenwall, so daß man bei der Palpation das

Gefühl eines Defektes im Knochen hat. Nach längerer Zeit entwickelt sich zuweilen durch Kalkablagerung in dem abgehobenen Periost über dem ganzen Bluterguß eine dünne Knochenlamelle: bei Berührung hat man die Empfindung des Pergamentknitterns. Das Kephalhämatom kommt meist bei Knaben älterer Erstgebärender vor und entsteht durch Zerreißung subperiostaler Kapillaren mit nachfolgendem Bluterguß zwischen Knochen und Periost. Charakteristisch und diagnostisch wichtig sind folgende Momente: es kommt meist einseitig vor, sitzt fast stets am Scheitelbein und überschreitet niemals die Nahtgrenzen. Im weiteren Verlaufe wird der Erguß allmählich aufgesaugt und die Knochenverdickung verschwindet nach einigen Wochen; durch Infektion des Hämatoms kann Abszeßbildung und weiterhin Meningitis oder Sepsis zustandekommen.

Die Diagnose ist leicht. Das Caput succedaneum, eine durch Lymphstauung und Ödem entstandene blutigseröse Infiltration der Kopfschwarte, sitzt nicht einseitig, hält sich an keine Knochengrenzen und fluktuiert nicht; eine Meningokele zeigt deutliche Volumsvergrößerung beim Schreien und läßt sich durch Druck verkleinern.

Die Behandlung besteht nur im Schutz vor Verletzungen durch einen Watteverband. Vor Punktion muß wegen Infektionsmöglichkeit des Blutergusses dringend gewarnt werden. Wenn Abszedierung eingetreten ist, so soll eine breite Inzision und Tamponade vorgenommen werden.

Interkranielle Blutungen entstehen sowohl bei schweren Spontangeburten, als auch bei durch Kunsthilfe beendeten Entbindungen. Langdauernde Stauung sowie Verletzungen verschiedenen Grades, Verschiebungen der Kopfknochen übereinander, Tentoriumrisse, Fissuren, Impressionen und Infraktionen erzeugen Blutaustritte oder Gefäßzerreißungen, die dann intrakranielle Blutungen zur Folge haben. Solche kommen aber auch bei spontanen leichten Geburten vor, speziell bei kleinen frühgeborenen Kindern. Hier spielt neben Stauung und Asphyxie die angeborene Zerreißlichkeit der Kapillaren die wichtigste Rolle. Die Blutungen sitzen entweder subperiostal (Kephalhaematoma internum), epidural, subdural oder am häufigsten in den Meningen; seltener sind Blutungen in die Hirnsubstanz oder in die Ventrikel.

Die Symptome kombinieren sich aus Zeichen des Hirndruckes und aus solchen der Hirnreizung. Im Anfange besteht ein Wechsel von Somnolenz und Erregung, später zunehmende Benommenheit, Störungen des Pulses und der Atmung. Die Kinder sind tiefblaß oder zyanotisch, die Fontanelle ist vorgewölbt und gespannt. Auffallend ist das Schwanken der Temperatur zwischen Fieber und Untertemperatur. Die Reflexe sind lebhaft gesteigert, oft klonisch, die Muskulatur hypertonisch. Reiz- und Lähmungserscheinungen, allgemein oder in einzelnen Nerven sind sehr häufig. (Fazialislähmung, Ptosis, Pupillendifferenz, Trismus etc.).

Bei schweren Hirnblutungen geht ein großer Teil der Kinder asphyktisch, oder unter eklamptischen Anfällen oder durch eine komplizierende Pneumonie zugrunde. Hirnblutungen sind infolge der oft erst in späterer Zeit sich geltendmachenden Folgen für das weitere Schicksal der Kinder bedeutungsvoll. Es können die durch sie gesetzten Läsionen Pachymeningitis haemorrhagica, Encephalitis, Hydrocephalus chronicus zur Folge haben und eine Epilepsie oder zerebrale Lähmung mit Krämpfen, Lähmungen, Intelligenzstörungen (Littlesche Krankheit) bedingen.

Die Diagnose ist bei nachweisbarem Schädeltrauma leicht. Aber auch dann ist an Hirnblutungen zu denken, wenn bei gesunden, kräftigen Säuglingen ohne vorhergegangene schwere Entbindung eine tiefe Asphyxie besteht, für die keine andere Ursache auffindbar ist. Die Lumbalpunktion kann gelegentlich über den Sitz der Blutung Aufschluß geben. Sie liefert bei meningealen Blutungen eine sanguinolente Flüssigkeit mit deformierten (stechapfelförmigen) oder ausgelaugten Erythrozyten; in späteren Tagen wird sie gelb und enthält oft Pigmentzellen. Bei intrazerebralen Blutungen ist das Blut unverändert. Auch die diagnostische Punktion des Subduralraumes durch die große Fontanelle kann herangezogen werden.

Behandlung: Die Chirurgen versuchten einigemale mit Erfolg Trepanation und Ausräumung des Hämatoms. Das beste Mittel zur Beseitigung des Hirndruckes ist die Lumbalpunktion. Sonst symptomatisch Chloralhydrat (0,25 bis 0,5 als Klysma) oder Luminal (0,02—0,05 mehrmals täglich).

Hämatom des Musculus sternocleidomastoideus. Blutungen im Kopfnicker kommen sowohl bei spontaner als bei künstlicher Entbindung infolge Einreißens einzelner Muskelfasern vor; namentlich bei Steißlage, wo der Kopf eine abnorme Drehung erfährt, ist hiezu Gelegenheit gegeben. Schon in den ersten Tagen nach der Geburt bemerkt man eine zirka haselnußgroße, harte, kugelige Anschwellung, meist näher dem sternalen Ende des Muskels. Der Kopf wird nach der befallenen Seite geneigt und nach der gesunden gedreht gehalten (Torticollis). Tägliche sanfte Massage bringt gewöhnlich die Anschwellung nach einiger Zeit zum Schwinden und die Affektion heilt ohne Kontraktur und Schiefhalsbildung ab.

Davon zu unterscheiden sind jene meist mit Asymmetrie des Schädels verbundenen Fälle, wo infolge intrauteriner Erkrankung eine diffuse, eigenartige Myositis und ein Narbengewebe besteht, das bei der Geburt leicht einreißen kann; bei dieser Form bleibt oft der Schiefhals bestehen (Caput obstipum congenitum), der später ein orthopädisches oder chirurgisches Eingreifen erfordert.

Die Entbindungslähmung entsteht durch eine Schädigung des Plexus brachialis; sie kommt fast niemals bei spontaner Geburt vor, sondern bei schwerer künstlicher Entbindung, wobei Druck und Zug der Zange Anlaß zur Bildung eines Hämatoms oder zur Zerrung der Nervenwurzeln (Leitungsunterbrechung) geben. Bei dem gewöhnlichen Oberarmtypus (Erb sche Lähmung) sitzt die Schädigung am Erb schen Punkt und betrifft die oberen (5. und 6.) Zervikalwurzeln. Die von ihnen versorgten Muskeln sind der M. deltoideus, brachialis, biceps, brachioradialis, supinator und infraspinatus.

Symptome: Die betroffene Extremität hängt schlaff herab, der Oberarm ist einwärts rotiert, der Vorderarm leicht gebeugt und proniert. Auf Nadelstiche erfolgen nur Bewegungen der Hand und Finger; Hebung des Armes und Beugung im Ellenbogen ist unmöglich. Die Sensibilität ist nicht gestört. Bei dem Unterarmtypus, der Klumpke schen Lähmung (7., 8. Zervikal- und 1. Thorakalnerv) bestehen neben Lähmung des Vorderarmes und der Finger auch Sensibilitätsstörungen und Verengerung der Pupillen und der Lidspalte.

Bei der Diagnose hat man zunächst, eventuell radiologisch, festzustellen, ob nicht gleichzeitig Knochenverletzungen (Klavikularfraktur, Distorsion im Schultergelenk und namentlich Epiphysenlösung am Humerus) bestehen. Bei der ganz ähnlich aussehenden luetischen Pseudoparalyse (siehe S. 188) führen anderweitige Manifestationen der Syphilis auf den richtigen Weg, eventuell entscheidet der röntgenologische Nachweis einer Osteochondritis und die Wassermann sche Reaktion.

Die Prognose ist ziemlich günstig, da die Lähmung recht oft, wenn auch erst nach vielen Monaten, zurückgeht. Bei schweren Zerreißungen entwickelt sich Atrophie und Wachstumsstörung des Armes.

Die Behandlung muß frühzeitig einsetzen und besteht in täglichem Galvanisieren, später vorsichtiger Massage und passiven Bewegungen. Bleibt die Lähmung nach dem zweiten Halbjahr noch bestehen, so kann eine Verbesserung der Funktion nur durch spätere chirurgische Maßnahmen erhofft werden (Nervennaht, Muskeltransplantation).

Facialislähmung, entstanden durch Druck des Zangenlöffels auf den Faszialisstamm zeigt das typische Bild der peripheren Lähmung und macht meist keine Beschwerden (gelegentlich Schwierigkeiten beim Saugen). Die Heilung erfolgt in einigen Wochen und kann durch Galvanisierung unterstützt werden.

Frühgeburt

Die Ursachen für den Eintritt der Geburt vor Ablauf des normalen Schwangerschaftsendes liegen entweder in akuten (Grippe, Pneumonie, Variola, Typhus) oder chronischen Erkrankungen (Syphilis, Tuberkulose, Nephritis) der Mutter, seltener in chronischen Intoxikationen (Alkohol, Blei, Quecksilber), gelegentlich vielleicht auch in Unterernährung derselben. Weitere Ursachen sind Anomalien und Krankheiten der Geburtswege, Traumen und Mehrlingsschwangerschaft; in der Hälfte der Fälle ist die Ursache unbekannt.

Die Haut der Frühgeborenen ist stark gerötet, ganz mit Lanugohaaren bedeckt, die Nägel weich und kurz, das Fettpolster höchst spärlich. Das physiologische Erythem und der Ikterus sind stärker ausgeprägt und bleiben länger bestehen als bei reifen Kindern. Die Hoden sind oft noch nicht in den Hodensack deszendiert, bei Mädchen ragen die kleinen Schamlippen vor. Infolge rückständiger Entwicklung des Zentralnervensystemes ist die Temperaturregulierung mangelhaft; Frühgeborene sind thermolabil und zeigen Neigung zu Untertemperaturen, gelegentlich auch zu unmotivierten Fiebersteigerungen. Die Atmung ist oberflächlich, arrhythmisch, häufig von inspiratorischen Einziehungen begleitet. Das unvollkommene Funktionieren des Atemzentrums hat Anfälle von Zyanose und Asphyxie zur Folge, woraus sich leicht Atelektasen und Pneumonien entwickeln, die atypisch, fieberlos verlaufen können. Frühgeborene zeigen ein dauerndes Schlafbedürfnis. Infolge der Somnolenz, des mangelnden Appetites und der geringen Saugkraft ist die Ernährung hochgradig erschwert. Abnorme Zerreißlichkeit der Kapillaren erklärt die auffallende Häufigkeit von Blutungen auch ohne Geburtstrauma. Der große Schädel der Frühgeborenen, der M e g a c e p h a l u s, ist nicht durch Flüssigkeitsvermehrung, sondern durch die Größe des Gehirnes hervorgerufen. Weitere „Frühgeburtenstigmata" sind der adenoide Habitus (Froschgesicht) und das große Abdomen mit kurzen Beinen. Zelluläre und humorale Widerstandslosigkeit ist die Ursache der Häufigkeit und Schwere septischer Erkrankungen. Frühgeborene haben eine ausgesprochene Disposition zu späterer Erkrankung an Rachitis, Spasmophilie und Anämie; auch manche Nervenkrankheiten, wie zerebrale Kinderlähmung, Idiotie sind bei Prämaturen häufiger als bei reifen Kindern.

Die P r o g n o s e d e r E r h a l t b a r k e i t hängt vom Entwicklungszustande und dem Grade der Reife ab; Frühgeborene unter 1000 g sind mit seltenen Ausnahmen nicht am Leben zu erhalten. Verschlechtert wird die Prognose, wenn der Frühgeborene infolge Krankheit (Syphilis) keimgeschädigt und daher lebensschwach, debil ist. D e b i l i t a s v i t a e kann aber auch bei ausgetragenen normalgewichtigen Kindern infolge angeborener Minderwertigkeit lebenswichtiger Organsysteme zum Tode führen.

Bei der A u f z u c h t v o n F r ü h g e b u r t e n hat man in erster Linie für die Erhaltung der Körperwärme zu sorgen. Vermeidung jeglicher Abkühlung. Einhüllen in Watte, Wärmezufuhr durch Wärmeflaschen, Thermophore, Wärmekästen, durch Glühlampen unter einer Reifenbahre (M o l l s Wärmeschirm): hiebei ist durch sorgfältige Kontrolle Überhitzung zu verhüten. Die Temperatur unter der Bettdecke darf 30⁰ C nicht überschreiten. Das Baden wird in den ersten Tagen besser unterlassen. Die Ernährung gelingt am

sichersten mit F r a u e n m i l c h. Da anfangs ein direktes Anlegen
wegen der Schwäche des Kindes nicht möglich ist, gibt man 10—12mal
täglich kleine Mengen (5—15 *g)* abgespritzter, eventuell mit Zucker
und 2% Plasmon oder Larosan angereicherter Frauenmilch mittels
Löffel, Tropfpipette, und füttert, wenn nötig, auch mit der Schlundsonde. Ein dünner Nélaton-Katheter, Nr. 10—14, wird durch ein
Nasenloch oder den Mund vorsichtig in den Magen geschoben; freie
Atmung und Stimme zeigen an, daß der Katheter richtig liegt. Ein Glas-
röhrchen verbindet den Katheter mit einem Gummischlauch, an dessen
Ende ein kleiner Glastrichter sich befindet, durch den die Nahrung
eingegossen wird. Bei künstlicher Ernährung verwendet man, nament-
lich wenn nur kleine Mengen vertragen werden, am besten konzen-
trierte Nahrungsgemische (s. S. 51). Frühgeborene haben in der
Regel einen erhöhten Nahrungsbedarf (120 bis 150 Kalorien pro
Kilogramm Körpergewicht). Ganz besonders sorgfältig muß die
Asepsis in der Pflege gehandhabt werden.

Nabelkrankheiten

Der Nabelstrang enthält 1. d i e b e i d e n N a b e l a r t e r i e n, die präperitoneal von der Arteria iliaca communis zum Nabel hinziehen. 2. Die
V e n a u m b i l i c a l i s; sie führt das Plazentarblut teils durch den linken
Pfortaderast zur Leber, teils durch den Ductus venosus Arantii zur unteren
Hohlvene. 3. R e s t e d e s D o t t e r g a n g e s u n d d e s U r a c h u s; letzterer ist zur Zeit der Geburt bereits obliteriert, verläuft in der Mitte zwischen den Nabelarterien als Ligamentum umbilicale medium zur Harnblase.
4. Umhüllt sind diese Gebilde von der W h a r t o n schen S u l z e, einem
embryonalen Schleimgewebe, das als Adventitia die Nabelgefäße begleitet.
Nach Abbindung des Nabelstranges bilden sich aus den Gefäßen durch
Intimawucherung solide Stränge; die Arterien werden zu Lig. umbilic. later.,
die Vene zum Lig. teres. Der Strangrest verfällt, da Vasa vasorum fehlen,
der Vertrocknung (Mumifikation) und wird durch eine demarkierende Entzündung am Ende der ersten Woche abgestoßen. Um die Eintrocknung zu
unterstützen, wird nach dem ersten Bade der Nabelstrangrest mit Dermatol
oder Bolus alba bestreut, in ein steriles Gazeläppchen geschlagen und durch
einen Verband, am besten die F l i c k sche Nabelschürze, geschützt. Erst
nach Abfall des Nabels (5.—10. Tag) soll der Säugling wieder gebadet
werden.

Angeborene Anomalien des Nabels und Störungen der Nabelheilung

Verschiebungen der Grenze zwischen Haut und Amnion bedingen gewisse Anomalien am Nabel, die aber ohne große pathologische
Bedeutung sind. Reicht die Epidermis abnorm weit auf den Nabelstrang hinauf, so daß nach dem Nabelabfall die Wunde auf der Höhe
eines Hautzylinders liegt, so spricht man vom H a u t n a b e l (K u -
t i s n a b e l). Im umgekehrten Fall reicht das Amnion bis auf die
Haut (A m n i o n n a b e l); nach dem Nabelabfall bleibt ein Substanzverlust zurück, der durch Granulationsbildung vernarbt.

Nabelschnurbruch (Hernia funiculi umbilici). Im frühen Fötalalter liegen die Leber und einige Darmschlingen vor der Bauchhöhle in der Amnionblase und ziehen sich erst nach der Obliteration des Dotterganges zurück, worauf sich die Bauchwand bis auf die Lücke für den Durchtritt der Nabelgefäße schließt. Ein Nabelschnurbruch entsteht, wenn bei diesem Vorgang Störungen auftreten, die das Zurücktreten der Eingeweide verhindern. (Abnormes Wachstum des linken Leberlappens, Krümmung der Wirbelsäure etc.) Der Bruch zeigt sich als eine halbkugelige, transparente, von Amnion und Peritoneum parietale bekleidete Geschwulst in der Mitte des Bauches, die bis kindskopfgroß sein kann, und an ihrer breiten Basis den Defekt in der Bauchwand fühlen läßt; an der Kuppe oder unteren Hälfte inseriert der Nabel. Im Innern der Geschwulst sieht und fühlt man Netz- und Darmschlingen, manchmal auch einen Leberlappen. Nur bei ganz kleinen Nabelschnurbrüchen können Granulationen einen Verschluß der Bauchpforte herbeiführen, bei größeren erfolgt nach Mumifikation und Gangrän der Bruchdecken eine eitrige Peritonitis, die nur durch sofortigen chirurgischen Eingriff in den allerersten Lebensstunden gelegentlich verhindert werden kann.

Der **Nabelbruch** (Hernia umbilici) ist eine häufige Affektion und tritt nach Abheilung der Nabelwunde gewöhnlich in den ersten Lebenswochen auf. Die lokale Disposition ist dadurch gegeben, daß an der Stelle, wo die Vena umbilicalis durch den Nabelring getreten war, die Bindegewebsschichte schwächer entwickelt ist. Steigerung des intraabdominellen Druckes (beim Schreien, Husten und Pressen) wölbt das Peritoneum hier vor und dehnt es immer mehr aus; schließlich bildet sich ein Bruchsack, in den Darmschlingen und Netz eintreten. Die Symptome ergeben sich von selbst. Beschwerden bestehen nicht, die Eingeweide sind leicht reponierbar, Einklemmungserscheinungen kommen nicht vor. Die Behandlung besteht in Kompressivverbänden, die zur Vermeidung von Hautreiz und Ekzem am besten aus durchlochtem Leukoplast gemacht werden; man reponiert den Nabelbruch, erhebt zwei seitliche Hautfalten, über die dann lange Pflasterstreifen, dachziegelartig sich deckend, gelegt werden. Die meisten Nabelhernien heilen auf diese Weise; Operation ist nur selten, bei sehr großen Brüchen, im späteren Alter nötig.

Nabelinfektionen

Die Infektionen der Nabelgegend mit Eitererregern können die verschiedensten klinischen Bilder bieten, je nach der Stelle, an der sie sich etablieren und nach der Virulenz der Keime. Normalerweise erfolgt die Abstoßung des Nabels durch Vertrocknung, Mumifikation. Kommt es infolge mangelhafter Asepsis zur Ansiedlung von fäulniserregenden Bakterien im Strangrest, so entsteht, begünstigt durch durchnäßte Verbände, feuchte Gangrän, **Sphacelus.** Der Nabelstrang erscheint bräunlich verfärbt, weich, gequollen, und sondert übelriechendes Sekret ab. Die Prognose ist meist günstig, die Therapie besteht in der Abtragung des Stumpfes, worauf dann die Schnittfläche mit Lapis verschorft und mit Dermatolpulver bestreut wird

Entwickelt sich die Infektion in der Nabelwunde selbst, so entstehen die verschiedenen Formen der Nabeleiterung. Die leichteste ist die **Nabelblennorrhöe,** bei der man zwischen den geröteten Nabelfalten in der Tiefe den nässenden, mit Borken bedeckten Nabelgrund sieht. Behandlung: Entfernung der Borken, Auswischen des Eiters, Reinigung mit 3%igem Wasserstoffsuperoxyd, Pinseln mit 1%iger Lapislösung, Bestreuen mit Dermatol, Verband.

Längerdauernde Sekretion am Nabelgrunde begünstigt die Entwicklung reichlichen Granulationsgewebes, das dann am Nabelgrunde als hellrote, manchmal gestielte Geschwulst sitzt, die wie eine Himbeere aussieht, **Granuloma** oder **Fungus umbilici, Sarkomphalus.** Oft ist sie in der Tiefe zwischen den Nabelfalten verborgen und kann, sich selbst überlassen, lange bestehen bleiben und zu Ekzemen in der Umgebung des Nabels Anlaß geben. Die Behandlung besteht in wiederholter Lapisierung oder Abbindung des Stieles mit einem Seidenfaden und Abtragung. Vor der Entfernung untersuche man das Sekret auf Harn- und Stuhlbestandteile und versuche die Sondierung, da, wenn auch sehr selten, ein p e r s i s t i e r e n d e r D u c t u s o m p h a l o m e s e n t e r i c u s (M e c k e l s c h e s D i v e r t i k e l) oder eine U r a c h u s f i s t e l vorliegen kann.

Die schweren Fälle der Nabelinfektionen sind mit zunehmendem Verständnis für strenge Asepsis in der Säuglingspflege seltener geworden.

Beim N a b e l g e s c h w ü r, **Ulcus umbilici** ist der Nabelgrund in ein Geschwür umgewandelt und mit schmierigen, graugrünen oder weißen, fibrinösen Belägen bedeckt; die reaktive Entzündung der Umgebung ist meist intensiv. Behandlung: Zunächst antiphlogistische Verbände und desinfizierende Salben (5% Noviform) in resistenten Fällen Ätzung des Geschwürgrundes mit dem Lapisstift.

Geht die Entzündung auch in das subkutane Zellgewebe der Umgebung über, so entsteht ein ernstes Leiden. Der Nabel ist kegelförmig vorgewölbt, die Falten blaurot und ödematös; die entzündliche Röte greift auf die von lymphangoitischen Streifen und erweiterten Venen durchzogene Umgebung über. Auf Druck quillt aus der Tiefe Eiter hervor; hiebei bestehen Schmerzen, Fieber und Störungen des Allgemeinbefindens. Der Ausgang dieser **Omphalitis** sind oft zirkumskripte Abszesse oder Phlegmonen der Bauchdecken; manchmal schließt sich eine Nabelgefäßentzündung, Peritonitis oder Sepsis an.

Unter dem Bilde eines Nabelgeschwüres oder sogar einer **Gangraena umbilici** kann die N a b e l d i p h t h e r i e oder L u e s verlaufen. Grauweiße, festhaftende, leicht blutende, oder bei Mischinfektionen fötide Beläge am entzündeten oder nekrotischen Nabelgrund, bei meist beträchtlicher Störung des Allgemeinbefindens. Ein gleichzeitig bestehender blutigseröser Schnupfen muß den Verdacht auf die diphtheritische Natur der Nabelaffektion hinlenken. In jedem Falle von Nabelgeschwür muß eine bakteriologische Untersuchung vorgenommen werden, bei jedem diphtherieverdächtigen Falle ist sofort Heilserum zu geben (2—3000 A. E.).

Die häufigste Erkrankung des Nabels ist die Entzündung der Gefäße und ihrer Umgebung. Die **Periarteriitis umbilicalis** entsteht durch das Eindringen pathogener Keime, die in dem die Nabelarterien begleitenden embryonalen Bindegewebe (Whartonsche Sulze) einen äußerst günstigen Nährboden finden. Die Bakterien wandern neben den Gefäßen in den Lymphbahnen fort und bringen das präperitoneal gelegene Gewebe zur Entzündung oder eitrigen Einschmelzung. Je nach der Lokalisation und Ausdehnung sind die Symptome verschieden. Bei Erkrankung eines peripheren Teiles der Gefäße sieht man den Nabelgrund nässend, mit Sekret oder Borken bedeckt; streicht man von der Symphyse her gegen den Nabel, so läßt sich häufig etwas eitriges Sekret entleeren. Eine vom Nabel her eingeführte dünne Sonde läßt sich einige Zentimeter weit gegen die Symphyse vorschieben und seitlich hin und her bewegen, ihr Knopf ist präperitoneal zu palpieren; nach dem Zurückziehen haftet ein Eitertröpfchen daran. Die Sondierung muß mit äußerster Vorsicht ohne Gewaltanwendung vorgenommen werden, da die Gefahr besteht, in das Lumen des Gefäßes zu gelangen, den Thrombus zu durchstoßen und dadurch eine Blutung zu erzeugen. Gelegentlich kann man die infiltrierten Nabelgefäße durch die Bauchwand als Stränge durchtasten.

Schwieriger ist die Diagnose, wenn ein zentrales Stück der Arterie erkrankt ist, da sich äußerlich am Nabel keine Erscheinungen zeigen. In solchen Fällen bestehen nur Allgemeinsymptome: Fieber von unregelmäßigem Charakter, unmotivierter Gewichtsstillstand oder Abnahme, Kollapszustände. Diese Symptome sind ebenso wie die Dyspepsie als Zeichen der Toxinämie zu deuten.

Der weitere Verlauf der Nabelgefäßentzündung ist verschieden. In der größten Mehrzahl der Fälle ist der Prozeß gutartig und heilt nach verschieden langer Dauer ab. Dies gilt namentlich von den Erkrankungen des peripheren Anteils. Gelegentlich entwickeln sich präperitoneale Phlegmonen, die sich bis ins Skrotum oder den Oberschenkel hinabsenken können. In Fällen, wo auch der Thrombus im Gefäßlumen infiziert ist (Thromboarteriitis umbilicalis), droht die Gefahr einer Sepsis und Pyämie.

Die Ursache aller Nabelinfektionen liegt in einem Verstoß gegen die Regeln der Asepsis. Die Hände der Pflegepersonen, das Badewasser oder der Verbandsstoff bringen die Eitererreger in die Nabelwunde. Auch von einer Ophthalmoblennorrhöe oder von infektiösem Lochialsekret kann die Infektion herrühren.

Bezüglich der D i a g n o s e muß man es sich zum Grundsatz machen, bei jedem jungen Säugling mit unklarem Fieber und Ernährungsstörung den Nabel zu inspizieren und eventuell vorsichtig zu sondieren. Die P r o p h y l a x e verlangt strenge Asepsis bei der Nabelpflege.

Im Gegensatz zur Arteriitis umbilicalis ist die sehr seltene **Phlebitis umbilicalis** eine absolut tödliche Affektion. Sie befällt fast nur schwächliche Frühgeborene und führt ausnahmslos durch Eindringen der Eitererreger in den Kreislauf (auf dem Wege der Pfortader) zur Sepsis. Am Nabel selbst sind meist keine deutlichen Symptome zu sehen, manchmal sickert etwas Blut, niemals Eiter heraus. Infolge multipler Leberabszesse entwickelt sich ein progredienter schwerer Ikterus, später pyämische Metastasen in verschiedenen Organen und serösen Häuten; unter hohem Fieber und rasch zunehmender Kachexie erliegen die Kinder in wenigen Tagen. Die D i a g n o s e kann erst bei schon bestehender Sepsis gestellt werden, die T h e r a p i e ist machtlos.

Blutungen beim Neugeborenen — Melaena neonatorum

Blutungen sind bei Neugeborenen ein sehr häufiges Vorkommen. Außer durch Verletzungen (Geburtstraumen) und Stauung (Asphyxie), treten Hämorrhagien bei Sepsis (Embolie) und hereditärer Lues (Gefäßwandinfiltration) an Haut, Schleimhäuten und in inneren Organen auf. Die Häufigkeit der Blutungen in dieser Altersstufe kann erklärt werden durch die besondere Zerreißlichkeit der Kapillaren und ihre Permeabilität für toxische Stoffwechselprodukte und Bakteriengifte und die durch den Ikterus bedingte schlechtere Gerinnbarkeit des Blutes.

Nabelblutung. Eine a r t e r i e l l e Blutung bei noch haftendem Strangrest infolge Lockerung der Unterbindung der Nabelschnur oder infolge Drucksteigerung bei unvollkommener Entfaltung des Lungenkreislaufes (Frühgeburt, Atelektase, kongenitales Vitium) ist selten. Wichtiger ist das p a r e n c h y m a t ö s e, kontinuierliche, oft unstillbare Heraussickern des Blutes aus dem Nabelgrunde nach Abfall der Nabelschnur, das zu schwerer, lebensbedrohlicher Anämie führen kann. Es ist oft das erste Zeichen einer H ä m o p h i l i e; andere ätiologische Faktoren sind l u e t i s c h e G e f ä ß e r k r a n k u n g u n d S e p s i s.

B e h a n d l u n g: Man versucht der Blutung durch Umstechung, Verschorfung mit dem Thermokauter oder Kompression mit Adrenalin- oder koagulengetränkten Tampons und durch Serum-, Blut- oder Gelatininjektionen Herr zu werden.

Eine Sonderstellung beansprucht die **Melaena neonatorum.** Das Wesen des Prozesses, der in Blutabgängen mit dem Stuhle und blutigem Erbrechen besteht, ist noch nicht aufgeklärt. Nur bei einem Teil der Fälle findet man als anatomische Grundlage der Blutung Erosionen oder Nekrosen der Schleimhaut des Magens und Duodenums. Meist ist bis auf Hyperämie und Stauung das Ergebnis der

Obduktion negativ. Melaena ist keine eigentliche Krankheit, sondern ein Symptomenkomplex. Jene Fälle, wo die Quelle der Blutung nicht im Verdauungstrakt gelegen ist, sondern das Blut aus der Nase (Lues), Zahnfleisch (Sepsis) des Säuglings oder aus Rhagaden der mütterlichen Brustwarze stammt, nennt man M e l a e n a   s p u r i a. Bei der M e l a e n a   s y m p t o m a t i c a sind Magendarmblutungen nur eine Teilerscheinung neben anderen Blutungen bei septischer oder luetischer Erkrankung oder hämophiler Diathese. Die ersten Symptome der M e l a e n a   v e r a setzen am 2.—5. Lebenstage ein und bestehen in der Entleerung von massigen Stühlen mit hellrotem oder teerfarbigem Blut; häufig, aber nicht konstant, ist Erbrechen frischen Blutes oder kaffeesatzartiger Massen. Bald entwickelt sich eine progrediente Anämie, Somnolenz, zunehmende Schwäche mit Untertemperaturen, der ein großer Teil der Kinder nach wenigen Tagen erliegt.

Bei der B e h a n d l u n g wird man in erster Linie eine Blutstillung zu erreichen suchen und hiebei in gleicher Weise vorgehen, wie bei der hämorrhagischen Diathese: Bluttransfusionen, Seruminjektionen, Elternbluteinspritzung, Gelatine etc. (s. Seite 99 und 106). Gegen den Kollaps sind Wärmezufuhr, Analeptica und Kochsalzinfusionen anzuwenden. Ein Hungernlassen zur Ruhigstellung des Verdauungstraktes ist schädlich. Man ernähre mit abgespritzter, eventuell gekühlter Brustmilch in häufigen kleinen Mahlzeiten.

Infektionskrankheiten bei Neugeborenen

Sepsis neonatorum

Die Sepsis der jungen Säuglinge ist eine Allgemeinerkrankung, welche durch Eindringen von Eitererregern in die Blutbahn hervorgerufen wird. Es sind dies in erster Linie Strepto- und Staphylokokken, weiters die verschiedenen Koliarten, Diplokokkus pneumoniae, selten einmal Pyocyaneus, Gonokokken, Meningokokken u. a. Die Möglichkeiten, mit diesen in Kontakt zu kommen, sind zahlreich. Eine a n t e n a t a l e   I n f e k t i o n von der Mutter durch den Plazentarkreislauf ist sehr selten; gewöhnlich erfolgt sie p o s t   p a r t u m durch infiziertes Fruchtwasser, Lochialsekret, durch verunreinigte Wäsche, Pflegegegenstände etc. Die Ursache für die große Empfänglichkeit der Neugeborenen liegt darin, daß die humoralen und zellularen Abwehrkräfte des Organismus noch sehr unvollkommen ausgebildet sind. Der Säugling erzeugt Immunkörper, Antitoxine und Agglutinine nur sehr langsam und in geringer Menge, die Phagocytose ist mangelhaft, seine Haut und Schleimhäute sind sehr vulnerabel und bilden keinen sicheren Schutzwall. Dazu kommt noch, daß das lymphatische System als Bakterienfilter nur mangelhaft funktioniert und daß eingedrungene Bakterien einen günstigen Nährboden im restierenden Embryonalgewebe (Nabelstrang, Mittelohr) finden. Frühgeburten, syphilitische und ernährungsgestörte Säuglinge sind besonders gefährdet.

Als Eintrittspforte ist an erster Stelle die Nabelwunde, an zweiter die Haut zu nennen, die infolge der physiologischen Desquamation besonders empfindlich ist. In der Mundhöhle können die durch die Bednařschen Aphthen, Soor, Stomatitis gesetzten Schleimhautdefekte die Eintrittspforte abgeben, auch die Luftwege können als Einbruchspforte fungieren, wobei an Grippe erkrankte Erwachsene die Infektionsquelle sind. In selteneren Fällen bilden Erkrankungen der Tonsillen, des Mittelohres, der Harnblase den Anlaß und Ausgangspunkt der septischen Allgemeinerkrankung. Eine größere Bedeutung kommt der enteralen Infektion zu, da in den ersten Lebenstagen die Darmschleimhaut nicht nur für Gifte, sondern vielleicht auch für lebende Bakterien durchlässig ist (enterogene Sepsis).

Das Krankheitsbild ist äußerst wechselnd, im wesentlichen bestimmt durch die Erkrankung des als Eingangspforte fungierenden Organs; es ist wichtig zu wissen, daß im frühen Säuglingsalter Lokalsymptome fehlen und nur Allgemeinsymptome, Fieber, Ernährungsstörung, Anämie, Somnolenz etc. vorliegen können (septikämischer Typus). Es gibt ferner Sepsisformen, die unter dem Bilde einer schweren toxischen Dyspepsie verlaufen (gastrointestinaler Typus). Wieder in anderen Fällen steht eine Pneumonie oder eine Zerebralaffektion im Vordergrunde; ein weiterer Typus verläuft mit zahlreichen eitrigen Metastasen (pyämische Form) und eine besondere Verlaufsart ist durch das Auftreten von Blutungen charakterisiert (hämorrhagischer Typus).

Die Eigenart dieser letzteren Verlaufsarten hat in der vorbakteriellen Zeit zur Aufstellung eigener Krankheitstypen geführt. So verstand man unter Buhlscher Krankheit (akute Fettdegeneration der Neugeborenen) einen septischen Zustand, der unter Asphyxie, Blutungen aus Lunge, Nabel, Magen, Darmkanal, mit darauffolgender Anämie und Ikterus tödlich verlief. Ähnlich verhält es sich mit der Winkelschen Krankheit, der Cyanosis icterica perniciosa haemoglobinurica, die früher in Findelhäusern epidemisch auftrat. Hier bestand eine Kombination von schwerem Ikterus und starker Zyanose, Fieber und Dyspnöe; im Harn gelöster Blutfarbstoff und Nierenelemente.

Die Klinik der Sepsis neonatorum bietet ein höchst abwechslungsreiches Bild, da sich Symptome aller möglichen Organe verschiedenartig kombinieren. Trotzdem besteht ein allen Fällen gemeinsamer, charakteristischer Habitus septicus. Die Haut ist schlaff und ohne Tonus, aufgehobene Falten verstreichen nur langsam. Charakteristisch für viele Fälle ist ein eigenartiges fahlgelbes oder graubläuliches Kolorit, das aus einer Mischung von Anämie, Ikterus und Zyanose besteht. Ödeme sind sehr häufig, Sklerem tritt namentlich bei Frühgeburten agonal auf. Dazu kommen noch Blutungen, Abszesse, Dekubitus, Erysipel, ekthymaartige Ausschläge und fleckige oder diffuse Erytheme (septische Exantheme). An der Mundschleimhaut können alle Formen der Stomatitis, vom einfachen Katarrh bis zur schweren nekrotisierenden Entzündung auftreten. Das Verhalten der Temperatur ist wechselnd, hohe Kontinua, Intermittens oder ganz unregelmäßig; es gibt auch ganz fieberlos verlaufende Fälle. Charakteristisch ist die Neigung zu Kollapstemperaturen. Von seiten des Respirationstraktes kann eine Bronchitis, Pneumonie, Empyem etc. im Krankheitsbilde dominieren. Ziemlich oft beobachtet man die große toxische Atmung. Heftige Diarrhöen mit Gewichtsstürzen fehlen fast niemals, häufig ist unstillbares Erbrechen oder Appetitlosigkeit bis zur Nahrungsverweigerung. Milztumor und Leberschwellung sind konstant anzutreffen. Im Harn findet man Eiweiß, zuweilen Blut, im Sediment die Zeichen einer Zystitis oder Nephritis. Die Beteiligung des Skelettsystems am septischen Prozesse kann sich in multiplen artikulären, periartikulären oder osteomyelitischen Abszessen äußern. Im Blute konstatiert man Anämie, polynukleare Leukozytose und verzögerte Gerinnbarkeit. Ein seltenes Symptom sind Netzhautblutungen. In jedem Falle bestehen Symptome von seiten des Nervensystems. Stets ist das Sensorium getrübt, Zustände von intensiver Unruhe wechseln mit tiefer Somnolenz und Apathie. Hiezu kommen als Zeichen zerebraler und meningealer Reizung Opisthotonus, Hypertonie der Muskulatur, Krampf- oder Lähmungserscheinungen usw.

Aus der Mischung all dieser Symptome entstehen höchst polymorphe und variable Krankheitsbilder, wodurch die Diagnose Sepsis oft sehr schwierig wird. Sie ist mit Wahrscheinlichkeit zu stellen, wenn ein primärer Herd als Eintrittspforte nachweisbar ist und die Säuglinge außer Allgemeinerscheinungen pyämische Metastasen aufweisen. Mit Sicherheit könnte sie durch den Nachweis der Erreger im Blute geführt werden.

Die Prognose ist umso schlechter, je jünger das Kind ist; sie ist bedingt durch die Art des Primäraffektes, die Konstitution und den Ernährungszustand des Kindes.

Die Prophylaxe besteht in strengster Einhaltung der Regeln der Asepsis bei der Kinderpflege. Die Hände sind vor jeder Manipulation mit dem Kinde zu reinigen, ebenso ist peinlichste Reinhaltung der Gebrauchsgegenstände (Thermometer, Badewasser, Streupulver, Watte etc.) zu verlangen. Der Kontakt mit der an einer fieberhaften Infektion erkrankten Mutter ist zu vermeiden, Personen mit eitrigen Wunden an den Händen oder mit Katarrhen der Luftwege sind von der Pflege des Neugeborenen fernzuhalten. Läsionen der Haut, des Nabels, des Mundes (Mundauswischen ist verboten), die Eintrittspforten für Bakterien bilden können, sind möglichst zu verhüten, entstandene sorgfältig zu behandeln.

Eine spezifische Behandlung mit verschiedenen Antiseris hat nicht viel Erfolge erzielt; über Optochin, Trypaflavin und unspezifische Proteinkörpertherapie liegen noch nicht viel Erfahrungen vor. Günstiges wird über wiederholte Bluttransfusionen oder intramuskuläre Blutinjektionen berichtet. Einreibungen mit Silber- oder Quecksilbersalben hatten nicht viel Wirkung; intravenöse Injektionen von Collargol, 5 *ccm* der 2%igen Lösung, können versucht werden. Das ärztliche Vorgehen wird zunächst darauf hinzielen, den Ernährungszustand zu heben und die Herzkraft zu erhalten. Brustnahrung ist unbedingt zu fordern; sonst das gleiche Vorgehen wie bei der alimentären Intoxikation. Alle Eiterherde sind rechtzeitig chirurgisch anzugehen.

Tetanus neonatorum

Der Wundstarrkrampf der Neugeborenen ist mit der allgemeinen Einführung der Asepsis in die Säuglingspflege selten geworden. Der Erreger, der Tetanusbazillus findet sich in der Außenwelt vielfach im Staub vor und gelangt durch mit diesem verunreinigte Wäsche, Verbandzeug, Streupulver in die Nabelwunde. Der Bazillus vermehrt sich nur am Orte der Infektion und seine giftigen Stoffwechselprodukte sind es, die das Krankheitsbild hervorrufen. Die Inkubationszeit schwankt zwischen fünf Tagen und einer Woche. Die ersten Symptome am Beginn der zweiten Lebenswoche äußern sich darin, daß der Saugakt bedeutend erschwert wird: jedesmal, wenn das Kind Nahrung nehmen will, verschließt sich nach wenigen Saugbewegungen krampfhaft der Mund (Trismus). Dieser Masseterenkrampf, der anfangs nur anfallsweise auftritt, wird später permanent. Bald darauf treten noch in anderen Muskelgruppen tetanische Kontrakturen auf. Zunächst im Gesicht, wo ein ganz charakteristisches Aussehen zustande kommt (Facies tetanica). Die Stirne ist in viele Falten gelegt, die Augen zusammengekniffen, der Mund gespitzt, die Mundwinkel nach abwärts gezogen (Risus sardonicus). Durch Kontraktion der Nacken- und Rückenmuskeln entsteht oft ein hochgradiger Opisthotonus. Die Stellung der Extremitäten ist je nach den Muskelgruppen, die von tetanischen Krämpfen befallen sind, verschieden; am häufigsten besteht Adduktion der Arme, extreme Beugung der Ellbogen, Überkreuzen der Beine und Flexion der Finger und Zehen. Infolge der Krämpfe der Respirationsmuskeln und des Zwerchfelles kommt es zu Atemstörungen, Dyspnöe und Zyanose. Charakteristisch für den Tetanus ist, daß ganz geringe äußere Reize, Berührung, Trinkversuche sofort heftige, stoßweise tetanische Kontraktionen hervorrufen. Die Temperatur kann normal sein; meist ist sie leicht erhöht, während der Anfälle und agonal werden oft hyperpyretische Werte (bis 42°) beobachtet. In schweren Fällen erfolgt der Exitus entweder durch Erstickung infolge Zwerchfellkrampfes oder durch Erschöpfung. Es gibt auch leichte, rudimentäre Fälle, wo die Anfälle selten und in längeren Pausen auftreten und nur einzelne Muskelgruppen befallen sind.

Die D i a g n o s e ist auf Grund der typischen Facies und der charakteristischen, auf Reize auslösbaren schweren Krampfanfälle meist leicht zu stellen. Dadurch unterscheidet sich der Tetanus neonatorum von der kongenitalen spastischen Diplegie (L i t t l e sche Krankheit) und von anderen zerebralen Affektionen der Neugeborenen (Hirnblutung, Hydrozephalus, Meningitis), die ebenfalls mit hochgradigen Spasmen einhergehen können. Die P r o g n o s e ist schlecht, die Mortalität beträgt 50—80%.

T h e r a p i e : Beim Einsetzen der ersten Symptome sofortige Injektion von T e t a n u s s e r u m, davon 100 A E subkutan in die Gegend des Nabels, und 100 Einheiten nach vorhergegangener Lumbalpunktion mit Ablassung von Liquor intradural. Im Bedarfsfalle kann man die Injektionen in den folgenden Tagen eventuell wiederholen. Von Magnesiumsulfat kann man subkutan 2 bis 4 *ccm* einer 10%igen sterilen Lösung 2—3mal täglich geben oder intramuskulär 0,1 *g* pro Kilo der 20%igen Lösung. Ferner muß man trachten, die zur Erschöpfung führenden Krämpfe zu lindern, und die Erregbarkeit des Zentralnervensystems herabzusetzen. Am besten wirkt Chloralhydrat, das man, in Mengen von 0,5 *g* 3—4mal täglich per Klysma gibt. (Chloralhydrat 1,0 Mucilago gummi, Aqu. fontis aa 40,0). Intern gleichzeitig Luminal (0,02), Veronalnatrium (0,05) oder ein anderes leichtes Narkotikum. Von größter Wichtigkeit ist die Sorge für Ruhe im verdunkelten Krankenzimmer, für Wärmezufuhr und Vermeidung aller Reize. Die größten Schwierigkeiten bietet oft die Ernährung. Wenn der Saugakt unmöglich ist, muß man die Nahrung (eventuell konzentriert als gezuckerte Frauenmilch) vorsichtig mit dem Löffel reichen oder mittels Schlundsonde zuführen, und gleichzeitig die Austrocknung durch Tropfklysmen verhüten.

Erysipel

Beim Erysipel des Neugeborenen ist die Nabelwunde die häufigste Eintrittspforte für die Infektion; seltener das Genitale oder eine exkoriierte Hautstelle (Intertrigo, Furunkel). Die Übertragung des Erysipelstreptokokkus erfolgt entweder durch die Hände der Pflegepersonen oder durch das Verbandmaterial; besonders gefährdet sind die Kinder von Müttern, die von eitrigen Puerperalaffektionen oder Mastitis befallen sind. Der Beginn der Erkrankung fällt gewöhnlich in die zweite Lebenswoche. Vom Nabel oder einer anderen Einbruchstelle ausgehend, entwickelt sich eine diffuse Rötung der Haut. Dieselbe ist ödematös, heiß, oft durch einen erhabenen roten Wall gegen die Umgebung abgegrenzt. In raschem Fortschreiten geht das Erythem weiter, erfahrungsgemäß häufiger nach unten, auf die unteren Extremitäten. Doch sind auch beim Neugeborenen Erysipele des Kopfes und Gesichtes beobachtet worden. Häufig wird die Erkrankung von Konvulsionen, Erbrechen und Diarrhoen begleitet.

Der Verlauf des Fiebers ist ganz unregelmäßig. Bei starker Exsudation kann es zu Blasenbildung, phlegmonösen Eiterungen, ja selbst zu Hautnekrosen kommen. Gefahren drohen durch die Entwicklung einer Pyämie oder Sepsis. Die Diagnose ist leicht, die Prognose, speziell bei künstlich Genährten, ungünstig.

Zur B e h a n d l u n g hat man Injektionen von Antistreptokokkenserum ohne großen Erfolg verwendet. Ebenso waren Versuche, durch Luftabschluß oder durch Kompression der Lymphbahnen mittels Heftpflasterstreifen das Fortschreiten aufzuhalten, ohne Nutzen. Man verordnet zur Linderung der Beschwerden antiphlogistische Umschläge (Burow, 50% Alkohol, $\frac{1}{2}$ $^0/_{00}$ Sublimat) oder Verbände mit Unguentum Crede oder 50% Ichthyolsalbe. Öfters schien Bestrahlung mit der Quarzlampe (täglich 10 Minuten lang) von günstiger Wirkung. Wegen der großen Kontagiosität für die Wöchnerinnen ist das direkte Anlegen an die Brust zu verbieten und das Kind mit abgespritzter Frauenmilch zu ernähren.

Ophthalmoblennorrhöe (Ophthalmia neonatorum)

Der eitrige Bindehautkatarrh (Augentripper) der Neugeborenen entsteht fast immer w ä h r e n d der Geburt durch Eindringen von Gonokokken ins Auge beim Durchtritt des kindlichen Kopfes durch die Scheide der an Urethral- oder Genitalblennorrhöe erkrankten Mutter. Sehr selten v o r der Geburt, intrauterin, durch infiziertes Fruchtwasser bei vorzeitigem Blasensprung, etwas häufiger n a c h der Geburt durch verunreinigte Finger der Pflegepersonen, durch unsauberes Badewasser, Wäsche etc.

Es gibt auch eine nicht gonorrhoische Conjunctivitis der Neugeborenen, hervorgerufen durch Clamydozoen (Einschlußblennorrhoe) oder andere Keime. Diese Formen verlaufen rascher und milder und gefährden das Auge nicht. Die Entscheidung kann nur eine bakteriologische Untersuchung bringen.

S y m p t o m e: Nach einer Inkubation von 3—4 Tagen beginnt die Krankheit an einem oder beiden Augen mit Rötung und Schwellung der Bindehaut, wobei anfangs ein dünnes, fleischwasserfarbiges Sekret abgesondert wird. Nach einigen Tagen wird die Sekretion eitrig, wobei zwischen den geschwollenen Lidern dicker, rahmiger Eiter hervorquillt. Hieran schließt sich ein wochenlanges Stadium schleimigeitriger, später rein schleimiger Absonderung an. Die Gefahren der Krankheit liegen in der Möglichkeit des Übergreifens auf die Kornea, wodurch es zu Geschwürbildung, eventuell Panophthalmie und Erblindung kommen kann. Ferner in der Möglichkeit der Entwicklung einer Gonokokkensepsis mit eitrigen Gelenksmetastasen.

Die P r o p h y l a x e besteht in dem von C r e d é angegebenen Verfahren. Unmittelbar nach der Geburt nach dem ersten Bade wird in jedes Auge mittels eines Glasstäbchens 1 Tropfen einer 2% Lapislösung eingeträufelt. Wegen der zuweilen auftretenden Reizerscheinungen an der Bindehaut (Argentumkatarrh) wird an manchen Kliniken eine 1%ige Lapislösung oder Argent. acetic 1—3%ig oder Sophol 5%ig verwendet.

Behandlung: Im Beginn der Erkrankung legt man häufig gewechselte Eiskompressen auf die Lider und spült das Sekret durch Hypermangan (1 : 1000) oder Sublimat (1 : 5000) oder Borsäurelösung weg. Diese Spülungen müssen anfangs ununterbrochen Tag und Nacht gemacht werden, wobei jede Verletzung der Hornhaut sorgfältigst zu vermeiden ist. Nach Ablauf der akutesten Erscheinungen werden die Bindehäute einmal täglich mit 2%iger Lapis- oder 1 bis 3%iger Protargollösung tuschiert. Durch einen Verband ist das nichtinfizierte Auge vor Berührung mit dem Sekret zu schützen. Der Säugling soll stets auf der Seite des erkrankten Auges liegen. Beim Auftreten von Hornhautkomplikationen überweise man das Kind einer Augenklinik.

Ernährung und Ernährungsstörungen

Säuglingsernährung

Natürliche Ernährung

Jedes Kind soll an der Brust seiner Mutter ernährt werden. Muttermilch ist die einzig adäquate und natürliche Nahrung für den Säugling, jede Ernährung mit Tiermilch ist künstlich, unnatürlich, artfremd. Die Vorteile der „arteigenen" Ernährung mit Frauenmilch liegen darin, daß sie eine körperwarme, keimfreie Nahrung ist, die in ihrer chemischen und physikalischen Zusammensetzung vollständig den Erfordernissen des Säuglingsorganismus angepaßt erscheint; sie wird ideal resorbiert und verlangt zu ihrer Verarbeitung und Verwertung viel weniger Verdauungsarbeit als jede Tiermilch und jedes fabriksmäßig hergestellte Nährpräparat. Ein großer Nutzen ist ferner darin gelegen, daß gewisse biologisch wichtige Substanzen, fermentartige Nutzstoffe, ferner Immunkörper und Alexine n u r durch die arteigene Muttermilch übertragen werden können. Der Vorteil der natürlich gegenüber den künstlich genährten Kindern zeigt sich in dem sicheren und besseren Gedeihen der ersteren und in ihrer größeren Widerstandskraft gegenüber Infektionen und Ernährungsstörungen; daher die bedeutend geringere Morbidität und Mortalität der Brustkinder. Der unersetzbare günstige Einfluß der Brustnahrung ist in der besseren körperlichen Entwicklung der Kinder noch in späteren Lebensjahren zu ersehen.

Jede Mutter soll versuchen, ihr Kind anzulegen und die meisten sind bei gutem Stillwillen hiezu imstande, freilich in verschiedenem Ausmaße und auf verschieden lange Zeit. Als absolute Kontraindikation von Seiten der Mutter ist die o f f e n e T u b e r k u l o s e anzusehen. Laktation kann latente tuberkulöse Prozesse aktivieren; da das Kind nicht durch die Milch, sondern durch den engen Kontakt (aerogene Infektion) gefährdet ist, so ist bei Tuberkulose der Mutter vollständige Trennung durchzuführen. Selbstverständlich schließen auch schwere kachektische Zustände (Carcinom, Diabetes, schwere Nephritis) das Stillen aus. Bei vielen anderen Krankheiten ist es zum mindesten zu versuchen und so lange erlaubt, als die Mutter dadurch nicht Schaden erleidet, z. B. bei Ulcus ventriculi. In einzelnen Fällen freilich darf nur unter gewissen Bedingungen gestillt werden. Psychosen und Epilepsie erfordern besondere Überwachung und Schutzmaßregeln für das Kind; bei akuten Infektionen (Angina, Typhus etc.) muß man durch entsprechende Maßnahmen (Isolierung, Gazemaske vor Mund und Nase der Mutter etc.) eine Ansteckung verhüten. Bei Grippe, Diphtherie, Erysipel isoliere man den Neugeborenen strengstens und ernähre ihn mit der abgepumpten Milch. Lues der Mutter verbietet das Stillen nicht. Anämie und Nervosität (Maternitätsneurose) dürfen ebensowenig als Gründe für das Nichtstillen gelten als zu große Jugend, Blutverluste intra partum, Magerkeit etc. Das Stillen hat im Gegenteil oft beträchtliche Gewichtszunahmen und ein Aufblühen der Frauen zur Folge.

Vollständiges Fehlen der Milchsekretion kommt kaum jemals vor; Hypogalaktie und eine Unfähigkeit zu länger dauerndem Stillen ist in praxi recht häufig. Die Lehre Bunges von der ererbten Stillunfähigkeit (infolge Alkoholismus der früheren Generationen) besteht nicht zu Recht. Hypoplastische Konstitution, gekennzeichnet durch kleine Brüste und infantile Brustwarzen, dürfte eher als Ursache der verringerten Stillfähigkeit anzusehen sein.

In den ersten Tagen nach der Geburt enthält die Brust nur wenig Sekret, das Kolostrum, eine gelbliche, etwas klebrige Flüssigkeit, die sehr reichlich Eiweiß und Salze und wenig Zucker enthält. Mikroskopisch unterscheidet es sich von der reifen Frauenmilch, die nur aus verschieden großen Fettröpfchen besteht, durch den Gehalt an Leukozyten und großen, mit Fettkügelchen erfüllten Zellen. Diese „Kolostrumkörperchen" treten in späterer Zeit bei Stauung und beim Versiegen der Milchsekretion wieder auf. Kolostrale Frauenmilch ist die für den Neugeborenen physiologische Nahrung. Am 2. bis 5. Tage, seltener später, pflegt ziemlich plötzlich, manchmal mit Schmerzen und leichter Temperaturerhöhung, die Milch einzuschießen.

Frauenmilch ist das Produkt der aktiven Sekretion der Brustdrüse. Die Dauermilch zeigt folgende Zusammensetzung: Eiweiß 1,5%, davon 0,6% Albumin und 0,8% Kasein, Fett 4—7%, Zucker 6—7%, Asche 0,2%. Fett- und Zuckergehalt schwanken in weiten Grenzen. Sie reagiert amphoter, gerinnt im Reagenzglas auf Labzusatz nicht; die nur durch besondere Methodik (Säurezusatz) hervorgerufenen Gerinnsel sind feinflockig.

Schwierigkeiten beim Stillen und Stillhindernisse können sowohl von seiten der Mutter, als von seiten des Kindes bestehen. In vielen Fällen ist es die Unerfahrenheit der Stillenden und die Rückenlage, die in den ersten Tagen das Stillgeschäft erschweren; diese Hindernisse sind ebenso wie die Rücken- und Brustschmerzen durch Geduld und konsequentes richtiges und geschicktes

Anlegen zu überwinden. Es ist darauf zu achten, daß nicht nur die Warzen, sondern ein Teil des Warzenhofes in den Mund des Säuglings gelangt, daß die Nasenöffnungen für die Atmung freigehalten werden und daß der Kopf nicht nach hinten sinkt. Bei prallgefüllter Brust in den Tagen nach dem Einschießen der Milch, kann man die Saugarbeit durch vorheriges Abspritzen oder Abpumpen erleichtern.

Ernstere Schwierigkeiten bieten abnorme Warzen, die vom Kinde schwer gefaßt werden können. Höhere Grade von H o h l w a r z e n (sehr selten) können gelegentlich das Stillen unmöglich machen. Bei F l a c h w a r z e n wird empfohlen, in den letzten Wochen der Gravidität die Mammillen manuell oder mit Saugapparaten hervorzuziehen. Bei H y p e r s e n s i b i l i t ä t kann man die Warzen mit 10%iger Anaesthesinsalbe bestreichen, und zur Abhärtung der Haut Waschungen mit 5—10%igem Tanninspiritus vornehmen. Dies soll auch verhindern, daß infolge Mazeration Erosionen und R h a g a d e n entstehen. Sind diese aufgetreten, so betupft man sie mit 5—10%igem Tanninglyzerin; empfohlen wird auch 5%ige Anästhesinsalbe, Mamelinsalbe (Argent. nitr. 0,1, Balsam. peruv. 0,5, Lanolin und Vaselin aa. 5,0) oder 2%iges Pellidolvaselin. Das schmerzhafte Lapisieren ist zu unterlassen. Bis zur Heilung muß man die gefüllte Brust durch Bandagen stützen, und Stauung durch Entleerung (Abpumpen) oder Abtrinkenlassen verhüten. Letzteres kann zeitweilig durch ein aufgelegtes Warzenhütchen (Infantibus) erfolgen.

Sind durch die Rhagaden Bakterien eingedrungen, so kann es zur Vereiterung des Drüsengewebes, M a s t i t i s, kommen. Die Behandlung derselben besteht in Hochlagerung der Brust, Umschlägen und B i e r scher Stauung. Erst wenn sicher Eiter nachweisbar ist, inzidiere man, und zwar stets radiär, um die in dieser Richtung verlaufenden Milchgänge zu schonen. Dabei muß man für die Entleerung der Brust durch Abspritzen oder Absaugen (am besten mit der J a s c h k e schen Milchpumpe) sorgen.

Hindernisse von seiten des Kindes können gelegen sein in Mißbildungen der Saugorgane (Hasenscharte, Gaumenspalte), Verletzungen im Munde, in angeborener Schwäche und Somnolenz (Frühgeburt, Debilität, Geburtstrauma) oder in Krankheiten (Tetanus, Coryza), die das Trinken erschweren; ferner können Störungen des Saugreflexes in Frage kommen (Idiotie) oder es handelt sich um Trinkfaulheit infolge Neuropathie (brustscheue Kinder). In derartigen Fällen muß man manchmal zur Fütterung mittels Löffels, Tropfpipette oder Schlundsonde greifen.

Um eine Brustdrüse ordentlich zur Sekretion zu bringen, ist das sicherste Mittel der immer wiederholte physiologische Reiz, das Saugen des Kindes; um die Laktation zu erhalten, ist jede Milchstauung zu verhindern und die Brust jedesmal vollständig zu entleeren. Es ist daher nicht angezeigt, den Säugling von beiden Seiten nur einen Teil abtrinken zu lassen; man soll womöglich immer nur eine Seite leertrinken lassen. Oft ist aber, namentlich bei schwächlichen

Kindern und noch spärlich sezernierender Brust beiderseitiges Anlegen für einige Zeit notwendig. Um eine mangelhaft sezernierende Brust ergiebig zu machen, ist das beste Mittel das Anlegen eines zweiten starksaugenden Kindes. Eine Wirkung der vielfach empfohlenen Laktagoga (Laktagol, Somatose, Malz, Massage, Elektrizität) ist nicht erwiesen, und der gelegentlich wahrzunehmende Erfolg ist durch Suggestion zu erklären.

Der Einfluß der Nahrung der stillenden Frau auf die Menge und Qualität der Milch ist vielfach überschätzt worden. Eine Änderung der Zusammensetzung der Milch durch die Art der Speisen ist nicht zu erzielen. Im allgemeinen darf die Amme essen, was sie will und gewohnt ist, nur muß der Flüssigkeitsbedarf durch reichliche Aufnahme, am besten von Milch und Suppe, gedeckt werden; Alkohol ist zwecklos. Berechnungen haben ergeben, daß eine stillende Frau, um 1 Liter Milch zu liefern, einen 1½fachen Nährbedarf hat. Psychische Alterationen bedingen keine Verschlechterung der Milchqualität, aber bisweilen vorübergehende Verminderung der Menge. Ein plötzliches Versiegen der Milch durch Schreck oder Aufregung gibt es nicht. Bei nervösen Frauen kommt ein vorübergehendes Schwergehen der Brust durch Krampf der Muskulatur der Milchgänge vor; Antispasmodica (Valeriana, Belladona) und konsequentes Anlegen helfen im Vereine mit psychischer Beeinflussung über diese Schwierigkeiten hinweg. Spontanes Ausfließen der Milch, die lästige Galaktorrhoe ist zuweilen ein Zeichen rückgehender Sekretion; therapeutisch kann man Faradisation versuchen.

Die meisten der in gebräuchlichen Dosen genommenen Medikamente sind für die Milch und den Säugling ohne Bedeutung; nur Jod und Brom gehen leicht über und können beim Säugling Intoxikationserscheinungen (Somnolenz, Exantheme) erzeugen. Der Eintritt der Menses schafft wohl quantitative und vielleicht auch qualitative Veränderungen, ist aber kein Grund zur Abstillung. Tritt während des Stillens neuerliche Schwangerschaft ein, so wird sich in den meisten Fällen die Abstillung durch Versiegen der Milchsekretion von selbst ergeben.

Das erste Anlegen soll 12—24 Stunden nach der Geburt erfolgen; während der ersten 2—3 Tage schläft das Kind sehr viel und die Nahrungsmengen, die es aus der Brust erhält, sind oft sehr gering, was die meisten Kinder ohne Schaden vertragen, wenn man nur genügend Flüssigkeit (gezuckerten Tee) gibt. Bei untergewichtigen Neugeborenen warte man aber nicht zu lange auf das Eintreten genügender Milchsekretion. Um das transitorische Fieber und Hungerschäden zu vermeiden, soll man vorübergehend abgepumpte Milch von einer anderen Frau, oder wo dies nicht möglich, entsprechende Kuhmilchmischungen zufüttern. Die Zahl der Mahlzeiten kann in den ersten Wochen 6—8 betragen, doch trachte man möglichst bald auf 5 Mahlzeiten mit 4stündigen Pausen zu gelangen. Bei schwachen Kindern, die ungenügende Mengen trinken, ist gegen ein zeitweiliges

Hinaufgehen auf 7—8 Mahlzeiten nichts einzuwenden. Als Trinkdauer genügen meist 15—20 Minuten. Im allgemeinen reguliert sich ein normales Kind Zahl der Mahlzeiten und Trinkdauer selbst.

Die Trinkmengen der Einzelmahlzeiten schwanken in weiten Grenzen. In der ersten Woche werden ca. 350—400 *g* pro Tag erreicht. Die Tagesmengen betragen am Ende des ersten Monates 550—600 *g*, des zweiten Monates ca. 800, des dritten Monates 900 *g* und mit einem halben Jahre 1000 *g*. Pro Tag trinkt ein Brustkind in den ersten Lebenswochen $^1/_5$, mit einem halben Jahr $^1/_7$ und später $^1/_8$ seines Körpergewichtes; es nimmt pro Kilo anfangs 200—150, später zirka 120 *g* täglich zu sich. Berechnet man aus den Gewichtskurven gutgedeihender Brustkinder den Nahrungsbedarf, so ergibt sich für das erste Vierteljahr 100—120 Kalorien, nach dem ersten Halbjahr 80 bis 90 Kalorien pro Kilogramm Körpergewicht.

Ein gut gedeihendes Brustkind hat eine glatte, gut durchfeuchtete rosige Haut, einen straffen Gewebsturgor, eine horizontal verlaufende Temperaturkurve (Monothermie), tiefen Schlaf; es ist heiter, lebhaft, agil und weist eine konstant ansteigende Gewichtskurve auf. Die täglichen Zunahmen betragen in den ersten Monaten 25—30 *g*, später 15—25 *g*, gegen Ende des ersten Jahres 10—15 *g*. Es hat sein Gewicht am Ende des vierten Monates verdoppelt, mit einem Jahre verdreifacht.

Ernährung bei der Amme

Die Auswahl einer Amme gehört zu den schwierigsten und verantwortungsvollsten Aufgaben des Arztes. Eine Amme muß gesund sein, entsprechende Brüste und Brustwarzen und reichlich Milch haben. Man achte bei der Untersuchung auf Syphilis (Kondylome, Leukoderma), Tuberkulose (Drüsen, Narben), Gonorrhöe, Skabies, Pediculi capitis et pubis, untersuche den Harn auf Eiweiß und Zucker. Das Kind der Amme ist womöglich zu untersuchen, da man aus dessen Gesundheitszustand und Gedeihen Schlüsse auf die Ergiebigkeit der Ammenbrust ziehen kann. Unbedingt zu fordern ist die Vornahme der Wassermannschen Reaktion. Aus Form und Größe der Brüste kann nicht auf dauernden Milchreichtum geschlossen werden; man wählt eine Brust, in der reichlich Parenchym zu palpieren ist, die sich warm anfühlt und von Venen durchzogen ist, und deren Warzen leicht zu fassen sind. Die Brust soll auf schwachen Druck aus mehreren Gängen spritzen. Beweisend für die Milchmenge ist nur die Kontrolle mehrerer getrunkener Mahlzeiten durch die Wage. Eine chemische Untersuchung der Milch ist wertlos, die mikroskopische Prüfung kann nur eventuell kolostrale Elemente nachweisen, die aber auch bei Milchstauung vorkommen. Man zieht Zweitgebärende hauptsächlich deshalb vor, weil sie in der Stilltechnik bessere Erfahrungen haben. Wieviel Zeit seit der Entbindung vergangen ist, ist im allgemeinen gleichgültig. Wenn eine Amme versagt, so beruht dies in vielen Fällen auf einem Mißverhältnis zwischen Milchmenge und Trinkbedarf. Wird an eine reichlich sezernierende Brust ein zu junges, schlechtsaugendes oder trinkfaules Kind angelegt, so kommt es zur Milchstauung und zu schließlichem Versiegen. Aus diesem Grunde soll das Ammenkind womöglich mit aufgenommen werden, was schon aus sozialen Gründen zu fordern ist.

Zwiemilchernährung

Ist die Muttermilchmenge dauernd nicht ausreichend, so ist der ausschließlichen Ernährung mit Kuhmilch eine Zwiemilchernährung vorzuziehen; die Erfolge mit dieser Methode sind ausgezeichnet. Die Zwiemilchernährung kommt in Betracht: temporär in den ersten Wochen bei einer noch wenig ergiebigen Brust, um das Kind nicht zu lange hungern zu lassen, in späteren Monaten, wenn die Brust zu versiegen beginnt; ferner aus sozialer Indikation, wenn die Mutter zur Arbeit gehen muß und nicht alle Mahlzeiten reichen kann.

Bei schwachsezernierender Brust wird man das Allaitement mixte am besten in der Weise durchführen, daß man nach jeder Brustmahlzeit die getrunkene Menge bestimmt und das Defizit durch künstliche Nahrung deckt; ist Zwiemilchernährung aus sozialen Gründen nötig, so teilt man die Ernährung derart ein, daß dreimal, früh, mittags und abends die Brust gereicht und dazwischen zweimal, vor- und nachmittags die Flasche gegeben wird. Als Beikost kann außer den einfachen Milchverdünnungen sowohl die fettreiche Buttermehlnahrung als auch kohlenhydratreiche Mischungen (holländische Säuglingsnahrung) verwendet werden. Stets ist bei diesem Regime darauf zu achten, daß zuerst die Brust völlig entleert und das Trinken aus der Flasche nicht zu leicht gemacht werde (enge Ausflußöffnung beim Sauger); sonst kommt es bald dahin, daß die Säuglinge die leicht gehende Flasche vorziehen, an der Brust nicht saugen wollen, so daß diese vorzeitig versiegt.

Abstillung

Obwohl ausschließliche Ernährung an der Brust bis weit über das erste Lebensjahr hinaus möglich ist, empfiehlt es sich doch, um den 6.—8. Monat, zur Zeit des Zahndurchbruches, mit der Zugabe einer Beikost zu beginnen, um reichlicher Kohlenhydrate und Salze (Kalk und Eisen) zuzuführen.

Man gibt als erste Beikost, gewöhnlich als Mittagsmahlzeit, eine gesalzene, nicht kräftige, entfettete Rindsuppe, aus ca. $^1/_8$ *kg* Fleisch, in die man 20—25 *g* Grieß oder Tapioka, Sago, Quacker Oats, Reis, Hafermehl etc. einkocht. Ebenso können auch Gemüsesuppen oder Einbrennsuppen gegeben werden. Man beginnt mit kleinen Mengen und steigt bis zu 150 *g* (15 Kinderlöffel). Nach Gewöhnung wird diese

Mahlzeit noch durch Gemüse ergänzt. Von den in Salzwasser gekochten und passierten, mit Butter oder Einbrenn versetzten Gemüsen (Spinat, Karotten, Karfiol, Kochsalat etc.) und vom Kartoffelpüree läßt man 2—3, später 5 Eßlöffel voll nehmen; Kompott wird meist erst nach Gewöhnung an Gemüse gegeben. 1—2 Kaffeelöffel Orangensaft, Bananen oder etwas geschabter roher Apfel werden wegen des Vitamingehaltes vielfach schon in früheren Monaten gegeben; hartgekochtes und feinpassiertes Eidotter wird als Zusatz zur Milch schon frühzeitig vertragen.

Ist das Kind daran gewöhnt, so ersetzt man einige Wochen später eine zweite Brustmahlzeit durch einen Brei (Abendmahlzeit), bereitet aus 150—200 *g* Milch mit einem Eßlöffel, 15—20 *g* Grieß (Tapioka, Reis, Zwieback etc.) mit Zucker und etwas Butter. Dann werden allmählich die anderen drei Mahlzeiten durch Flaschen mit entsprechender Kuhmilchverdünnung ersetzt. Sind die Zähne durchgebrochen, so darf man Biskuit, Keks oder Weißbrotrinde zum Nagen geben. Fleisch ist im ersten Lebensjahre unnötig.

Die **Ablaktation** muß immer höchst vorsichtig und allmählich geschehen, darf niemals während einer akuten Erkrankung des Säuglings vorgenommen werden. Hat man die Wahl des Zeitpunktes, so vermeidet man die heißen Sommermonate.

Die Gefahren der Entwöhnung bestehen nur selten in Unverträglichkeit der Kuhmilch überhaupt (Idiosynkrasie siehe S. 65), sondern beruhen gewöhnlich darin, daß Mengen und Konzentrationen geboten werden, die die Leistungsfähigkeit der Verdauungsorgane überschreiten. Man muß daher zuerst eine stärker verdünnte Milch in knapper Menge geben und steigt unter anfänglichem Verzicht auf schnelle Zunahmen ganz langsam und vorsichtig an.

Schwierigkeiten bei der Abstillung können auch daraus entstehen, daß neuropathische Säuglinge sich oft energisch gegen die neue Nahrung wehren und lieber lange hungern. Nimmt das Kind trotz wiederholter Versuche und Entfernung der Stillenden aus dem Gesichtskreis die Flasche nicht, so muß zur Fütterung mit dem Löffel oder der Schnabeltasse übergehen, eventuell das Kind aus dem häuslichen Milieu entfernen.

Künstliche Ernährung

Von den zur Säuglingsernährung geeigneten Tiermilchen kommt praktisch nur **K u h m i l c h** in Betracht. Ziegenmilch, die eine Zeitlang beliebt war, bietet wohl den Vorteil, daß Tuberkulose bei Ziegen nicht vorkommt, und die Milch leicht rein gewonnen werden kann; dagegen besteht die größere Gefahr einer sich in späteren Monaten entwickelnden Anämie.

Als erste Bedingung für eine **K i n d e r m i l c h** ist zu fordern, daß sie hygienisch einwandfrei sei; s i e s o l l v o n g e s u n d e n, t u b e r k u l o s e f r e i e n K ü h e n m ö g l i c h s t a s e p t i s c h gewonnen sein, soll zur Verhinderung der Bakterienvermehrung sofort tiefgekühlt, rasch und unverfälscht dem Konsumenten zugeführt werden. Im Hause ist strengste Reinlichkeit bei allen Manipulationen mit der Milch unbedingt nötig; sie muß sofort sterilisiert werden. Hiezu benützt man entweder den Soxhletschen Apparat, der den Vorteil hat, daß Einzelportionen in verschlossenen Flaschen sterilisiert werden, oder erhitzt die Milch in einem reinen Kochtopf oder besonderen Milchkocher, der das Überlaufen und Anbrennen verhindert, bis zum Sieden durch 5 Minuten. Die Flaschen müssen sodann gut verschlossen und kalt im Eiskasten oder fließenden Wasser, vor Sonnenlicht geschützt, aufbewahrt werden, um nachträgliches Hineingelangen und Wachstum von Keimen zu verhindern. Weniger gebräuchlich ist das Pasteurisieren, wobei in besonderen Apparaten die Milch ½—2 Stunden auf 60—70⁰ erhitzt wird.

Die Saugflaschen sollen abgerundeten Boden haben, damit zersetzungsfähige Milchreste nicht zurückbleiben können. Flaschen mit Steigrohr sind verboten. Nicht getrunkene Milch darf nicht mehr verwendet werden. Die Sauger werden nach dem Gebrauch gereinigt, täglich einmal ausgekocht und trocken aufbewahrt. Sie werden direkt auf die Flasche aufgesetzt. Die Bohrung soll so klein sein, daß die Milch nicht zu schnell und mühelos ausfließt, sondern daß der Säugling zirka 10—15 Minuten zur Mahlzeit braucht. Vor dem Trinken wird die Milch durch Einstellen der Flasche in heißes Wasser (3 Minuten 50⁰ C) auf Körpertemperatur erwärmt.

Die chemische Zusammensetzung der für die Säuglingsernährung in Betracht kommenden Milcharten ergibt sich aus folgender Tabelle, deren Zahlen in weiten Grenzen schwanken:

100 g enthalten	Eiweiß	Fett	Zucker	Asche
Frauenmilch	1·5	3·5	6·3	0·2
Kuhmilch	3·5	3·5	4·3	0·7
Ziegenmilch	3·5	4·5	3·3	0·8

Die Schwierigkeiten der künstlichen Ernährung hat man mit den verschiedensten Methoden zu beseitigen versucht. Es gibt aber keine Methode, die mit der gleichen Sicherheit wie die Muttermilchernährung ein gutes Gedeihen des Säuglings gewährleisten würde. Die biologischen Differenzen zwischen Menschen- und Tiermilch sind auf keinerlei Weise auszugleichen.

Die Bestrebungen, „k ü n s t l i c h e M u t t e r m i l c h" herzustellen sind gescheitert. (Künstliche Frauenmilch von F r i e d e n - t h a l, molkenadaptierte Milch von S c h l o ß.) Ernährung mit V o l l - m i l c h hat sich nicht eingebürgert; es entstehen, namentlich bei jüngeren Kindern, leicht Störungen, die sich auch dann nicht vermeiden lassen, wenn durch Pegnin (ein labhaltiges Pulver) eine feinere Gerinnung erzeugt wird. Die unbefriedigenden Erfolge bei Ernährung mit Vollmilch sind zum Teil auf das zu geringe Angebot an Kohlenhydraten zurückzuführen.

Man geht also von M i l c h v e r d ü n n u n g aus. Bei den früher üblichen starken Verdünnungen ($^1/_3$ oder sogar $^1/_4$ Milch) besteht die große Gefahr der Unterernährung. M a n k a n n a u c h b e i m N e u g e b o r e n e n m i t $^1/_2$ M i l c h b e g i n n e n.

Da es nicht möglich ist, die durch die Verdünnung herbeigeführte Verringerung des Nährwertes durch Vergrößerung der Trinkmengen auszugleichen, so muß das Defizit durch Zusätze gedeckt werden. Als solche kommen K o h l e n h y d r a t e oder F e t t in Betracht.

Milchmischungen mit Kohlenhydratanreicherung

Diese Methode ist die verbreitetste und einfachste. Milch wird mit Schleim- und Mehlabkochungen verdünnt und Zucker zugesetzt. Verdünnung bis auf Drittelmilch ist nur für die allerersten Tage notwendig. Man verwendet für die ersten 2—3 Monate H a l b m i l c h und steigert dann allmählich auf Zweidrittelmilch und Vollmilch.

S c h l e i m wird folgendermaßen bereitet: 20—30 g Haferflocken, Reis, Gerstenkörner etc. werden mit 1 Liter Wasser 1 Stunde lang gekocht, durch ein Haarsieb filtriert und nach Zusatz von etwas Salz auf 1 Liter wieder aufgefüllt. Ein derartig hergestellter Schleim enthält ca. 1% Kohlenhydrate.

Von den M e h l e n verwendet man Weizen-, Hafer-, Reis- oder Maismehl (Mondamin- oder Maizena). Die Herstellung von Mehlabkochungen ist ähnlich wie die der Schleime. 20—30—50 g Mehl werden in kaltem Wasser angerührt und ca. 20 Minuten lang gekocht. Statt der einfachen Mehle werden vielfach die K i n d e r m e h l e verwendet; bei diesen sind die Kohlenhydrate aufgeschlossen und zum Teil in lösliche Form gebracht. Die bekanntesten sind: Infantina, (Hygiama), Kufeke, Milo, Muffler, Nestlé, Stumpf. Wegen ihrer einfachen Anwendbarkeit sind sie in der Praxis trotz des relativ hohen Preises sehr beliebt. Man merke für die Dosierung der Mehle: im ersten Monat 1%, im zweiten 2%, im dritten 3%, später 5% oder mehr.

Als Z u c k e r genügt in den meisten Fällen der gewöhnliche K o c h z u c k e r. M i l c h z u c k e r, lange Zeit das beliebteste Zusatzmittel, ist weniger süß, teuer und stärker gärungserregend. Seine Anwendung ist bei Neigung zu Dyspepsie kontraindiziert; bei obstipierten Säuglingen kann er verwendet werden. Die besten Erfolge sieht man bei der Verwendung von Dextrinmaltose-Präparaten. Soxhlets Nährzucker enthält 40% Dextrin, 50% Maltose, Löflunds Nährmaltose 60% Dextrin und 40% Maltose. Ähnlich zusammengesetzt ist Lactana-Nährzucker, Stöltzners Kinderzucker und Soxhlets verbesserte Liebigsuppe, ferner Hordenzym und Hordomalt. Alle diese Präparate hemmen die Gärung und fördern den Ansatz. Sie werden je nach Alter und Gewicht in 5—10%iger Menge der Milchverdünnung zugesetzt.

Bei der Durchführung der künstlichen Ernährung mit Kohlenhydratzusätzen zur verdünnten Milch halte man sich nicht an ein Ernährungsschema, sondern gehe je nach der Art und Konstitution des Kindes individualisierend vor. Ganz allgemein kann man sich nach folgenden Regeln richten.

Der Nahrungsbedarf des Kuhmilchkindes ist nicht größer als der des Brustkindes, die Tagesmengen sind ungefähr die gleichen: 600 g am Ende des ersten, 700 bis 800 im zweiten, 800—900 im dritten Monat, auch später nicht über 1000 g. Nach Pfaundler braucht das normalgewichtige Kind ein Zehntel seines Körpergewichtes täglich an Milch, der Bedarf an Kohlenhydrat ist ungefähr ein Hundertstel des Körpergewichtes. Die Verdünnungsflüssigkeit ist eine Schleim- oder 1—3% Mehlabkochung. Der Rest des notwendigen Kohlenhydratzusatzes ist Zucker. Man kann also z. B. folgendermaßen dosieren:

```
2 Wochen: 250 Milch 250 Schleim    30 g Zucker
1 Monat:  300   „    300    „       35 „    „
2   „     400   „    400 2%  Mehl 40 „    „
3   „     450   „    450 3%   „    45 „    „
5   „     600   „    300 3—5% „    50 „    „
```

Die Zahl der Mahlzeiten beträgt — mit Ausnahme der ersten Lebenswoche, wo 6—7 gestattet sind — 5; noch strenger als beim Brustkind sind die vierstündlichen Nahrungspausen und die Nachtpause einzuhalten.

Milchmischungen mit Fettanreicherung

Die einfachste Methode besteht in Zusatz von Rahm oder Butter.

Im Haushalte wird der Rahm folgendermaßen hergestellt: 2 Liter Milch werden in einer flachen Schüssel durch 2 Stunden im Eiskasten stehen gelassen. Hierauf wird ¼ Liter der obersten Fettschichte abgeschöpft. Der Fettgehalt dieses Rahmes beträgt ca. 10%; der durch Zentrifugieren gewonnene Rahm enthält ungefähr 20% Fett.

Eine einfache Fettmilch kann man sich bereiten, indem man zu ³/₈ Liter Milch ¹/₈ Liter Rahm zufügt; dazu kommt ½ Liter Verdünnungsflüssigkeit (Schleim- oder Mehlabkochung) und 50 g Zucker.

Die Anreicherung mit B u t t e r erfolgt derart, daß man eine in
8 bis 10mal gewechseltem Wasser durchgeknetete Butter der Milch
zusetzt. N i e m a n n empfiehlt folgende Mischung als Normalnahrung: 500 *g* Magermilch, 500 *g* 5%iger Mondaminabkochung, 50 *g*
Malzextrakt und 30—50 *g* gewaschener Butter.

Nach R i e t s c h e l kann man auch Halbmilch mit Mehl und
Butter verwenden. 25—30 *g* Mehl werden in ½ Liter Wasser 10—15
Minuten gekocht. In einem halben Liter heißer Milch werden 25—30 *g*
Butter aufgelöst, dazu gegossen und noch 50 *g* Zucker hinzugefügt.

Ganz ausgezeichnete Ernährungserfolge erzielt man mit der
C z e r n y - K l e i n s c h m i d t schen B u t t e r m e h l n a h r u n g.

Sie besteht aus einer Mischung von Milch, Zuckerwasser und Einbrenn,
die in 100 *g* Milch, 7 *g* Butter, 7 *g* Mehl und 5 *g* Zucker enthält. Zur Herstellung von Einbrenn werden 35 *g* Butter über gelindem Feuer unter starkem Umrühren mit einem Holzlöffel so lange gekocht, bis der Geruch nach
Fettsäuren verschwindet (3—5 Minuten). Dann gibt man 35 *g* feines Weizenmehl hinzu, und nun wird auf einer Asbestplatte weiter so lange gekocht,
bis die Masse dünnflüssig und etwas bräunlich geworden ist. Dann werden
500 *g* Wasser, in welchen 25 *g* Zucker aufgelöst sind, zugegeben, nochmals
aufgekocht und das Ganze zu 500 *g* der vorher aufgekochten und wieder
erkalteten Milch zugesetzt. Pro Kilo Körpergewicht wird von dieser Nahrung
150—200 *g* gegeben.

Bei untergewichtigen Säuglingen kann man Butter und Mehl auf 3—5%
verringern, kann auch statt Halbmilch eine Drittelmilch geben.

Diese Nahrung wird gerne genommen, gut vertragen, eignet sich
auch für debile und untergewichtige Säuglinge, speziell auch zur Zwiemilchernährung. Besonders gerühmt wird der gute Turgor und die
Widerstandskraft der Säuglinge gegen Infektionen. Man sieht oft
eine Entwicklung, die sich von der des Brustkindes kaum unterscheidet. Eine Kontraindikation für Buttermehlnahrung sind Diarrhöen und dyspeptische Zustände.

Gar nicht mehr in Gebrauch ist die Ernährung mit dem Rahmgemenge
nach B i e d e r t, mit der B a c k h a u s milch und der G ä r t n e r schen Fettmilch.

Sauermilch

Die B u t t e r m i l c h wird in Molkereibetrieben aus saurem
Rahm nach Entfernung der Butter erhalten; sie enthält 2,5% Eiweiß,
0,5% Fett und, da ein Teil vergoren ist, nur 3% Zucker und ist
stark sauer (Säuregehalt soll 28 *ccm* ¼ Normalnatronlauge entsprechen). Nach der Originalvorschrift werden 15 *g* Weizenmehl und
60 *g* Rohrzucker zugesetzt. Da hiebei die Gefahr der Entstehung einer
Dyspepsie besteht, soll man anfangs den Mehl- und Zuckerzusatz
vorsichtig bemessen, 5 *g* Mehl, 20 *g* Zucker, und unter Kontrolle des
Allgemeinbefindens und der Stühle allmählich bis auf 15 *g* Mehl
und 40—60 *g* Zucker steigern. Statt des Weizenmehles gibt man

lieber Maismehl (Mondamin), statt des Rohrzuckers Dextrinmaltose=
Präparate (Nährzucker).

Im Haushalt kann man eine Buttermilchsuppe nach Langstein folgendermaßen herstellen: Vollmilch wird 8 Stunden an einem warmen Ort
stehen gelassen, der Rahm abgeschöpft, die Magermilch aufgekocht und ab-
gekühlt. Diese läßt man unter Zugabe von einem Eßlöffel saurer Milch pro
Liter bis zum nächsten Tag bei warmer Zimmertemperatur stehen. Hierauf
werden 2,5 g Kalziumkarbonat pro Liter und Mondamin und Soxhletnähr-
zucker in einer dem Einzelfall angepaßten Menge zugesetzt; die Mischung
unter dauerndem gründlichen Umrühren vorsichtig aufgekocht.

Wenn frische Buttermilch nicht erhältlich ist, so kann man die
fabriksmäßig hergestellten Präparate verwenden. Die holländische Säuglingsnahrung (Vilbel) unter der Bezeichnung
H. S. enthält 5% Rohrzucker und 1½% Mehl. Zur Herstellung der
trinkfertigen Nahrung muß der konzentrierte Inhalt der Dose mit
der doppelten Menge abgekochten Wassers verdünnt werden. Die
Vilbeler H. A. (Anfangsnahrung) enthält keine Zusätze von
Zucker und Mehl und eignet sich nur als Heilnahrung. Ähnliche
Präparate sind Buco mit 6% Zucker und 1½% Mehl und die zusatzlose Edelweißbuttermilch (ein Milchpulver). Ein ähnliches, aber
nicht ganz gleichwertiges Nahrungsgemisch kann man aus gesäu-
erter Magermilch herstellen. Lust verwendet gleiche Teile
saure Vollmilch und saure Magermilch und setzt 2% Mondamin und
2—5% Nährzucker zu.

Will man den Fettgehalt bei dauernder Buttermilchernährung
erhöhen, so kann man entweder Rahm oder eine Einbrenn (je 3%
Mehl und Butter) zusetzen. Diese Buttermehl-Buttermilch-
nahrung nach Kleinschmidt ist auch zur Durchführung
einer Dauerernährung geeignet.

Gleichfalls als Normalnahrung brauchbar ist die Calcium-
milch nach Moll, bei der durch Zusatz von Calcium lacticum
eine feinstflockige Gerinnung herbeigeführt wird. Die Herstellung
einer Calcium-Halbmilch ist folgende:

In ¼ Liter Wasser werden 4 Calcia-Tabletten zerdrückt, dann zum Sieden erhitzt; hiezu ¼ Liter Vollmilch und 3—5 Würfel Zucker; abkochen
unter Schlagen mit der Schneerute.

Die Säuremilchen, hergestellt durch Zusatz von Milchsäure (auf
100 g Milch 5 g einer 10%igen Lösung von Acidum lacticum) oder Zitronen-
säure haben noch keinen Eingang in die Praxis gefunden.

Aus der Kenntnis der Kalorien-, resp. Nemwerte der einzelnen
Nahrungsgemische läßt sich leicht die für ein bestimmtes Körpergewicht nötige Nahrung berechnen.

Läßt man die künstliche Ernährung im Hause durchführen, so
ist genaueste Angabe der Menge der Milch, der Verdünnungsflüssigkeit und des Zuckers für die Einzelmahlzeit und den Tagesbedarf
notwendig. Am besten sind graduierte Meßgefäße zu verwenden;
Strichflaschen sind ganz ungenau. Bezüglich der Messung mit Löf-

feln merke man, daß ein gestrichener Eßlöffel Milch oder Mehl 12—15 g, ein Kinderlöffel 10 g, ein Kaffeelöffel 3—5 g wiegt; ein gehäufter Löffel Mehl wiegt 30 g. Man ermahne unermüdlich zu strengster Reinlichkeit bei allen Präparationen mit der Milch, zu Sauberhaltung der Kochgefäße, Saughütchen, Milchflaschen und zu genauer Einhaltung der Pausen.

In einem Liter sind enthalten:

	Kalorien	Nem
Frauenmilch	667	1000
Kuhmilch	680	1000
½-Milch mit ½ Schleim und 5% Zucker	600	900
²/₃-Milch mit 2% Mehl und 5% Zucker	700	1000
Magermilch oder zusatzlose Buttermilch	400	600
Buttermilch mit 40 g Zucker und 10 g Mehl	600	900
Malzsuppe nach Keller	800	1200
Eiweißmilch ohne Zusatz	400	600
Buttermehlnahrung	800	1200
100 g Zucker	400	600
100 g Mehl	350	500
100 g 10% Rahm	130	200

Die Steigerung der Nahrungsmenge und der Übergang zu konzentrierterer Nahrung, Vermehrung des Zuckerzusatzes etc. ist nicht an ein bestimmtes Alter gebunden; die Indikation zu jeder Änderung gibt die klinische Beobachtung. Das Verhalten der Gewichtskurve darf nicht als einziges Kriterium des Ernährungserfolges betrachtet werden. Ein gut gedeihendes, künstlich ernährtes Kind muß ebenso wie der Brustsäugling eine rosige Hautfarbe, guten Gewebsturgor und Monothermie haben, muß agil und heiter sein, und darf täglich 2—3 Stühle haben. Die Stühle sind bei normal gedeihenden Kuhmilchkindern abhängig von der Art der Zusätze. Bei Kohlenhydratmischung meist alkalisch, etwas übelriechend, heller und trockener als Brustmilchstühle. Bei Fettmilchernährung ist der Stuhl oft salbenartig.

Solange befriedigende Gewichtszunahme vorhanden ist, besteht keine Notwendigkeit, die Nahrung zu vermehren. Erst wenn bei tadellosem Allgemeinzustand das Gewicht nicht entsprechend zunimmt, steigert man die Nahrungsmenge oder ändert die Konzentration oder Art der Zusätze. Noch weniger als bei der natürlichen Ernährung darf das Kind zum Trinken seiner Portion genötigt werden. Genaueste Beobachtung des Verhaltens des Säuglings, seines Gewichtes, der Temperatur, der Stühle etc. ist erforderlich, um beginnende Störungen rechtzeitig zu erkennen.

Physiologie der Ernährung und des Stoffwechsels

Wachstum an Gewicht und Länge im ersten Lebensjahr

Alter	Gewicht	Schädel-umfang	Brust-umfang	Länge
Geburt	3.500	34	33	50
1 Monat	4.200	—	—	—
2 „	5.000	—	—	—
3 „	6.000	41	37	60
4 „	6.300	—	—	—
5 „	7.200	—	—	—
6 „	7.700	43	41	65
7 „	8.000	—	—	—
8 „	8.500	—	—	—
9 „	9.000	45	44	70
10 „	9.300	—	—	—
11 „	9.700	—	—	—
12 „	10.000	46	46	75

Wachstum an Gewicht und Länge in der Kindheit

Alter	Gewicht		Länge	
	Knaben	Mädchen	Knaben	Mädchen
Geburt	3.480	3.240	50	49
1 Jahr	10.200	9.700	75	74
2 „	12.700	12.200	85	84
3 „	14.700	14.200	93	92
4 „	16.500	15.700	99	98
5 „	18.000	17.000	104	103
6 „	20.500	19.000	109	107
7 „	23.000	21.000	115	113
8 „	25.000	23.000	120	118
9 „	27.500	25.000	125	123
10 „	30.000	27.000	130	128
11 „	32.500	29.000	135	133
12 „	35.000	32.000	140	139
13 „	37.500	37.000	145	146
14 „	41.000	43.000	151	153
15 „	45.000	48.000	157	158

Die Kenntnis der wichtigsten Tatsachen der Physiologie der Ernährung und des Stoffwechsels müssen vorausgesetzt und können hier nur kurz rekapituliert werden. Die zur Verdauung notwendigen Fermente sind bereits beim Säugling vorhanden; im Munde wird ein diastatisches Ferment enthaltender Speichel der Milch beigemengt. Im Magen erfolgt nach Eintritt der sauren Reaktion eine Gerinnung durch das Labferment; bei Kuhmilch schnell und klumpig, bei Frauenmilch spät und feinflockig. Nach Eintritt der Labgerinnung beginnt die Wirkung des Magensaftes; die Molke wird alsbald schubweise in das Duodenum entleert, während die Kaseingerinnsel langsam zerlegt werden. Die Gesamtazidität ist bei beiden Ernährungsarten wohl gleich (zirka 20—40 N/10 Säure). Die Salzsäure wird beim künstlich ernährten Kind infolge des viel größeren Säurebindungsvermögens der Kuhmilch völlig gebunden. Daher findet sich freie Salzsäure, der eine desinfizierende Wirkung zukommt, beim Brustkind schon eine Stunde nach der Mahlzeit, beim Kuhmilchkind dagegen auch nach 3 Stunden noch nicht. Das Pepsin besorgt den Abbau des Eiweiß zu Pepton und Albumosen; außerdem kommt schon im Magen ein fettspaltendes Ferment zur Wirkung, wodurch ca. 25% des Milchfettes zerlegt werden.

Die Menge des sezernierten Magensaftes ist gleich der getrunkenen Milchmenge. In den Darm gelangen nur flüssige und vorverdaute Anteile der Milch, welcher Vorgang durch einen komplizierten Vorgang, Öffnen und Schließen des Pylorus reguliert wird. Der Magen des Brustkindes ist nach ca. 2—3 Stunden, der des Flaschenkindes erst nach mehr als 3 Stunden wieder leer. Im Dünndarm erfolgt der weitere Abbau der Nahrung und deren Resvrption. Lipase und Galle besorgen die Emulgierung des Fettes, für die Spaltung der Zuckerarten sind verschiedene Fermente (Lactase, Invertin etc.) vorhanden. Im Dünndarm erfolgt die Resorption der gesamten Nahrung, im Dickdarm wird durch Aufsaugung von Wasser der Stuhl konsistenter. Im Stuhl findet man nur mehr Spuren von Eiweiß und Zucker,

Fett ist in Form von Neutralfett oder Fettsäuren und Seifen nachweisbar;
bei Mehlnahrung sind Stärkekörner (Blaufärbung mit Lugolscher Lösung)
zu finden. Der beiweitem größte Teil des Kotes besteht aus Bakterien, ein-
gedickten Sekreten, Epithelien und Salzen. Die Resorptionsverhält-
nisse sind bei der Milchnahrung die denkbar günstigsten; Zucker wird
vollständig, von Eiweiß und Fett über 90% aufgesaugt. Entsprechend dem
Wachstum des Organismus ergeben sich für alle Nährstoffe hohe Reten-
tionswerte, die am größten in den ersten Lebensmonaten sind. Bei
Frauenmilch wird optimale Entwicklung mit viel geringeren Eiweißmengen
erzielt als bei Kuhmilch. Das resorbierte Fett kann als solches im Unterhautzellgewebe deponiert werden. Fett und Kohlenhydrate können sich
zum Teil in isodynamen Mengen ersetzen; ihre Verbrennung im Organismus
liefert die nötigen Energiemengen zur Erhaltung der Eigenwärme, für Muskelarbeit, Atmung etc. Kohlenhydrate sind von größter Bedeutung für den
Stoffwechsel und den Ansatz. Überschuß an Zucker ermöglicht den Fettansatz. Mangel an Kohlenhydraten verhindert die vollständige Fettverbren-
nung und bewirkt das Auftreten von Azeton und Azetessigsäure im Harn
(Azidose). Außerdem besitzen die Kohlenhydrate die Fähigkeit, Wasser im
Organismus zu retinieren, wie der starke Gewichtsanstieg bei Zucker- oder
Mehlzusatz zur Milch beweist. Für normales Gedeihen und gute Entwicklung
des Säuglings ist ein ungestörter Ablauf des Wasser- und Salzstoffwechsels unbedingt nötig. Nicht nur der Verlauf der Gewichtskurve,
sondern auch das Verhalten der Temperatur und des Pulses sind vom Salzgehalt der Nahrung abhängig.

Außer den Energiequellen, Eiweiß, Kohlenhydraten, Fett, den anorga-
nischen Salzen und dem Wasser sind die akzessorischen Nährstoffe, die Vitamine, für die Ernährung und das Wachstum jugendlicher
Individuen unentbehrlich. Dauernder Ausfall bewirkt die „Ausfallserkran-
kungen", „Avitamosen". Das Wesen der akzessorischen Nährstoffe ist
noch nicht erkannt. Wir wissen nur, daß sie nicht im Organismus gebildet,
sondern durch die Nahrung zugeführt werden und in kleinsten Mengen
wirksam sind. Die Vitamine erhöhen die Oxydation und fördern die Assi-
milation.

Das Vitamin A ist fettlöslich, findet sich in Eidotter, Milch, Butter, besonders reichlich im Lebertran. Ferner kommt es noch in vielen Gemüsen, Spinat, Karotten, Salat, Tomaten vor. Mangel des Vitamines A in der
Nahrung bewirkt beim wachsenden Organismus, Wachstumsstillstand, Atrophie und besonders charakteristische Veränderungen am Auge, Xerose der
Hornhaut bis Keratomalacie

Das zweite fettlösliche Vitamin — das antirachitische —
D-Vitamin ist an Cholesterin gebunden. Das Provitamin, das Ergosterin
gewinnt durch die Einwirkung ultravioletter Strahlen (Quarzlampe) rachitis-
verhütende und heilende Eigenschaften. Dieselbe Fähigkeit erlangen mit
Quarzlicht bestrahlte Nahrungsmittel (Milch, Olivenöl).

Das wasserlösliche B-Vitamin ist besonders in der Hülle von Getreide-
samen enthalten, aber auch in Milch, Fleisch, Ei etc. Nur bei ausschließlicher Ernährung mit geschältem Reis, kann es zum Auftreten einer B-Avita-
minose kommen, der Beri-Beri-Krankheit.

Viel wichtiger ist das C-Vitamin. Es ist wasserlöslich, in fast allen
frischen Gemüsen, Kraut, Salat, Rüben und besonders reichlich im Obst,
Zitronen, Orangen, Erdbeeren enthalten; es findet sich auch in der Milch

und im Fleisch. Dauerndes Fehlen führt bei Säuglingen zur Möller-Barlowschen Krankheit, zum infantilen Skorbut.

Der Stoffwechsel des Säuglings ist dadurch charakterisiert, daß die Nahrung nicht nur die Energie für die Muskeltätigkeit des Organismus, sondern auch für die des Wachstums liefern muß. Der Säugling verdoppelt innerhalb von vier Monaten sein Anfangsgewicht; dazu kommt noch, daß die Wärmeregulierung relativ viel größerer Energiemengen bedarf als beim erwachsenen Organismus, da das Verhältnis von Körperoberfläche zu Gewicht hier viel größer ist. Berechnungen, die man aus Trinkmengen und Gewichtskurven tadellos gedeihender Brustkinder gewonnen hat, haben ergeben, daß der Energiequotient, d. i. die Zahl der Kalorien, die ein normales Kind täglich pro Kilogramm Körpergewicht aufnimmt, in den ersten Lebensmonaten zirka 100, gegen Ende des ersten Jahres 70 beträgt (gegen 35 beim Erwachsenen).

Das Pirquetsche System der Ernährung

Bei der Durchführung der Ernährung in der Praxis, der Bestimmung des Nährwertes der Speisen und des Nahrungsbedarfes wurde bisher mehr weniger empirisch vorgegangen, da das Operieren mit den schwer vorstellbaren Begriffen, wie „Energiequotient, Kalorie" etc. nicht nur Laien große Schwierigkeiten bietet. Ein leicht verständliches System der Ernährung baut die Pirquetsche Ernährungslehre auf. Die wichtigsten Grundsätze derselben sind: 1. Statt des Begriffes Kalorie wird als Maß des Nährwertes die Milch als physiologische Einheit und zwar der Wert einer Frauenmilch von bestimmter Zusammensetzung eingeführt. Der Begriff Milchwert einer Speise ist viel anschaulicher als der Begriff Energiewert. 2. Der tägliche Nahrungsbedarf, die Anzahl der Nahrungseinheiten, wird aus dem leicht zu gewinnenden linearen Maße der Sitzhöhe berechnet.

Ad 1. Der Nährwert von 1 *g* Frauenmilch wird als „Nahrungs-Einheit-Milch", Nem bezeichnet. Kuhmilch wird als gleichwertig angenommen. 1 *g* dieser Milch liefert 0,667 Kalorien.

Die Beziehungen zwischen Nemwert und Kaloriengehalt sind einfach: 1 Kal. = 1½ Nem, 1 Nem = ²/₃ Kal. In der Praxis rechnet man am bequemsten mit 100 Nem = Hektonem.

Es haben den gleichen Nährwert wie 100 *g* Frauenmilch = 1 Hektonem:

   8,5 *g* Butter
  10,0 *g* Speck
  17,0 *g* Zucker, Kakaopulver, Fettkäse, Milchpulver
  20,0 *g* gezuckerte Kondensmilch, Schinken, Hülsenfrüchtemehl, Getreidemehle, Zwieback, Reis, Honig
  25,0 *g* trockener Magerkäse, fettes Rindfleisch, Weizenbrot
  30,0 *g* Sahne, Mischbrot
  33,0 *g* Sardinen, grobes Brot, Würste
  50,0 *g* ungezuckerte Kondensmilch, Bries, Leber
  80,0 *g* Kartoffel
100,0 *g* Milch, grüne Erbsen, Weintrauben, Bananen, Feigen
150,0 *g* Eiklar, frisches Obst, Fruchtsäfte
200,0 *g* Magermilch, Schnittbohnen, Rüben
250,0 *g* frischer Spinat, Kohl, frische Schwämme
500,0 *g* Salat, Gurken.

Durch einfache Division läßt sich errechnen, wie viel Nem in 1 g der einzelnen Nahrungsmittel enthalten sind. Z. B. 1 g Butter 12 Nem, 1 g Zucker 6 Nem, Mehl 5 Nem, Mischbrot, Marmeladen 3,3 Nem, 1 g Bananen 1 Nem, 1 g Salat 0,2 Nem usw. Ebenso leicht kann man den Nährwert der einzelnen Nahrungsmittel und bereiteten Speisen ermitteln und zu einem plastisch vorstellbaren Maß ihres Nährwertes gelangen.

Eine viel klarere Vorstellung über den Nährwert, z. B. eines Butterbrotes, als durch die Kalorienberechnung erlangt man durch den Vergleich mit dem Milchwert. 60 g Brot = 200 Nem und 8,5 g Butter = 100 Nem, zusammen 300 Nem, haben den gleichen Wert wie 300 g Milch. Nahrungsmittel, von denen 1 g den Wert von 1 Nem enthält, heißen G l e i c h n a h r u n g (100 g 17% Zuckerlösung ist im Nährwert gleich 100 g Milch). Nahrungsmittel, bei denen 1 g den Wert von 2 Nem hat, nennt man D o p p e l n a h r u n g. Ein Beispiel ist folgender Grießbrei:

$$
\begin{array}{lll}
130 \ g \quad \text{Milch} = 130 \text{ Nem} & & 112 \ g \quad \text{Milch} = 112 \text{ Nem} \\
\ \ 8 \ g \quad \text{Grieß} = \ \ 40 \quad \text{,,} \quad \text{oder} & \ \ 8 \ g \quad \text{Grieß} = \ \ 40 \quad \text{,,} \\
\ \ 5 \ g \ \text{Zucker} = \ \ 30 \quad \text{,,} & \ \ 8 \ g \ \text{Zucker} = \ \ 48 \quad \text{,,}
\end{array}
$$

Auf 100 g eingekocht, enthält dieser Brei 200 Nem, 1 g Brei entspricht 2 Nem.

Ein Beispiel der Gemüsebereitung:

$$
\begin{array}{lll}
& 70 \ g \ \text{Spinat} = 28 \text{ Nem} & \\
\text{eingebrannt mit} & \ 4 \ g \ \text{Butter} = 48 \quad \text{,,} \quad \text{oder} & 70 \ g \ \text{Spinat} = 28 \text{ Nem} \\
& \ 5 \ g \quad \text{Mehl} = 25 \quad \text{,,} & 72 \ g \ \text{Milch} = 72 \quad \text{,,}
\end{array}
$$

Dieses Gemüse ist auf 100 g eingekocht eine Gleichnahrung, auf 50 g eingekocht eine Doppelnahrung.

Auf gleiche Weise läßt sich der Nähr(Nem)wert jeder zubereiteten Speise berechnen.

Ad 2. Der zweite Grundsatz der P i r q u e t schen Lehre, die Berechnung des Nahrungsbedarfes aus der Sitzhöhe, geht von der Beziehung zwischen Gewicht und Sitzhöhe aus. Gelegentlich der Studien über Körperentwicklung wurde gefunden, daß die Sitzhöhe zur dritten Potenz erhoben, dem zehnfachen Körpergewichte entspricht. Die Länge des Darmes wird als ungefähr gleich der zehnfachen Sitzhöhe und die Breite mit $^1/_{10}$ derselben angenommen. Die Größe der resorbierenden Darmfläche ist also gleich Siqua, dem Quadrate der Sitzhöhe. 10 Si $\times$ Si/10 = Si². Die Schwierigkeit des gedanklichen Operierens mit der $^2/_3$-Potenz des zehnfachen Gewichtes wird dadurch beseitigt, daß diese gleichgesetzt wird der resorbierenden Darmfläche (Ernährungsfläche), die sich leicht durch das Quadrat der Sitzhöhe errechnen läßt.

Nun hat P i r q u e t weiterhin in sehr zahlreichen Versuchen die Bedarfszahlen der täglichen Nahrung in Nemwert an vielen Fällen berechnet. Es ergab sich, daß das M a x i m u m, d. i. diejenige Nahrungsmenge, die das Verdauungsorgan eben noch bewältigen kann, ohne Schaden zu leiden, 1 Nem pro Quadratzentimeter Ernährungsfläche beträgt. Da die Ernährungsfläche gleich ist Si² (Siqua), so ist das M a x i m u m gleich Si² Nem oder 10 D e z i n e m S i q u a. Für das Minimum, d. i. jene Nahrungsmenge, die notwendig ist für die Leistung der Innenarbeit des Organismus, Herztätigkeit, Atmung, Drüsensekretion etc. ergab sich: M i n i m u m = 3 D e z i n e m S i q u a. Das O p t i m u m ist je nach dem Alter und den beanspruchten Leistungen verschieden. Man macht zur Ermittlung des Optimums Zuschläge zum Minimum: für Wachstum 1 Dezinem, für Fettansatz 1—2 Dezinem, für sitzende Beschäftigung 1 Dezinem, für mäßig lebhafte Bewegung, leichte Arbeit, stehende Beschäftigung 1 Dezinem usw. Als A e q u u m bezeichnet P i r q u e t diejenige Nahrungsmenge, die ein Individuum bei geleitsteter Funktion (Arbeit) zur Erhaltung seines Körpergewichtes braucht.

Die Durchschnittszahlen der Sitzhöhen sind:

33 *cm* beim Neugeborenen	65 *cm* mit 8 Jahren
39 *cm* mit 6 Monaten	70 *cm* mit 11 Jahren
45 *cm* mit 1 Jahr	75 *cm* mit 14 Jahren
50 *cm* mit 2 Jahren	85—90 *cm* bei der Frau
55 *cm* mit 4 Jahren	90—95 *cm* beim Manne.
60 *cm* mit 6 Jahren	

Aus diesen Zahlen läßt sich leicht der Nahrungsbedarf berechnen. Im ersten Lebenshalbjahr kommen zum Minimalbedarf von 3 Dezinem Siqua noch Zuschläge, 1 Dezinem für Wachstum und 1—2 für Fettansatz, also 5—6 Dezinem Siqua. Im zweiten Halbjahr noch ein Zuschlag für Muskelbewegung und Sitzen, also 6—7 Dezinem Siqua. Für Erwachsene im normalen Ernährungszustand entfallen die Zuschläge für Wachstum und Fettansatz, so daß sich der Bedarf auf 4 Dezinem Siqua bei sitzender, auf 5 bei stehender, auf 6—10 bei schwerer körperlicher Arbeit berechnen läßt.

Zur objektiven Beurteilung des Ernährungszustandes bedient man sich bestimmter aus leicht festzustellenden Maßen zu errechnender Zahlen. Gebräuchlich ist der R o h r e r sche Index und die P e l i d i s i z a h l. Kinder mit einem Pelidisi von 94,5—100 sind als normal, solche mit einer Zahl unter 94 als unterernährt anzusehen.

Außerdem wurden zur Klassifizierung des Entwicklungszustandes Bezeichnungen für die Entwicklung der einzelnen Organe „s a k r a t a m a" eingeführt. Blutgehalt (s - sanguis), Fettgehalt (cr - crassitudo), Wassergehalt der Gewebe (t - turgor), Muskulatur (m - muskulus). Die angehängten Vokale bedeuten: a - normal, e - vermehrt, i - übermäßig, o - vermindert, u - fehlend. Die Klassifikation eines Kindes z. B. mit socretomo bedeutet ein blasses, fettes Kind mit vermindertem Turgor und schwachen Muskeln.

Ernährungsstörungen

Begriffsbestimmung und ätiologische Faktoren

Die große Morbidität und Mortalität des ersten Lebensjahres wird bedingt durch Ernährungsstörungen und Verdauungskrankheiten. Mehr als ein Drittel der Todesfälle in dieser Periode ist durch diese Krankheiten verursacht. Sie sind bei Brustkindern seltener und verlaufen leicht, bei Kuhmilchkindern viel häufiger, erzeugen schwerste Krankheitsbilder und führen oft zum Tode. Die Mortalität der künstlich genährten Säuglinge ist mehr als zehnmal so groß als die der Brustkinder.

Worin die Minderwertigkeit der künstlichen Ernährung, die Schädlichkeit der Kuhmilch besteht, die ja in ihrer grobchemischen Zusammensetzung nicht allzusehr von der Frauenmilch differiert, ist ein noch nicht gelöstes Problem. Man dachte an einen Mangel f e r m e n t a r t i g e r N u t z s t o f f e in der Kuhmilch, die in der Muttermilch vorhanden sein sollen, man konstatierte im Serum der Brustkinder komplementartige Stoffe (T r o p h o l y - s i n e), die bei künstlich Ernährten fehlen oder man nahm an, daß die a r t - f r e m d e N a h r u n g als solche eine bedeutend größere Arbeitsleistung für die Darmzellen bedeutet oder daß das Eiweiß der Kuhmilch gleichsam toxisch wirkt. Der hohe Eiweißgehalt und die S c h w e r v e r d a u l i c h k e i t

d e s K a s e i n s können als Ursachen der Minderwertigkeit der Kuhmilch
nicht angesehen werden. Dasselbe gilt auch für die anderen Milchbestand-
teile. Fett und Zucker — so wesentlich auch ihre Bedeutung für das Zustandekommen von Ernährungsstörung ist — können für sich allein nicht
als p r i m ä r e Ursache der Schwerverträglichkeit der Kuhmilch beschuldigt
werden. Wenn wir sehen, daß Kinder bei Kuhmilchmischungen nicht gedeihen und dann mit einer viel fett- und zuckerreicheren Frauenmilch der
Heilung zugeführt werden, so weist dies darauf hin, daß die Schädlichkeit
der Nahrung nicht in den einzelnen Nährstoffen selbst zu suchen ist. Man
dachte daran, ob nicht vielleicht in der K o r r e l a t i o n, in der die einzelnen Nährstoffe in der Nahrung enthalten sind oder in dem Medium, in dem
sie einverleibt werden, der M o l k e, das schädliche Moment zu suchen sei.
Klinische und experimentelle Erfahrungen weisen auf die Molke als wesentlichen Faktor hin. Aber nicht die K u h m i l c h m o l k e selbst bildet die
Materia peccans, sondern die besonderen chemisch-physikalischen Beziehungen, in denen die einzelnen Nährstoffe in diesem Medium zueinander stehen.
Man kann annehmen, daß die Kuhmilchmolke als ein dem Menschensäugling
inadäquates Medium nicht an und für sich den Darm krank macht, aber
daß sie ungünstige Bedingungen für den Ernährungsvorgang schafft, indem
sie die Leistungsfähigkeit, die entgiftenden und assimilierenden Funktionen
der Darmzellen herabsetzt. Auf dem Boden der durch die artfremde Nahrung
irgendwie erzeugten verringerten Leistungsfähigkeit der Verdauungsorgane
und der hiedurch bedingten Disposition können verschiedenartige Faktoren
zur Ernährungsstörung führen.

Als Maß für die Leistungsfähigkeit des Organismus in Bezug auf die
Ernährung hat man den Begriff T o l e r a n z eingeführt. Im allgemeinen
kann man sagen, daß es zur Störung des Ernährungsvorganges kommt,
wenn das Verhältnis zwischen angebotener Nahrung und Leistungsfähigkeit
der verdauenden und assimilierenden Kräfte des Organismus (T o l e r a n z)
gestört ist. Bei einem konstitutionell normalen und gesunden Säugling ist ein
zufriedenstellender Ernährungserfolg gewährleistet, wenn die Nahrungsmenge
größer ist als das Minimum, der Erhaltungsbedarf, und kleiner als das Maximum, d. i. jene Menge, die der Organismus eben noch verträgt, ohne geschädigt zu werden. Das M i n i m u m sind 100 g Milch (= 70 Kalorien)
pro Kilogramm Körpergewicht, das Maximum zirka 200 g (= 150 Kalorien);
o p t i m a l e s Gedeihen erfolgt bei zirka 150 g Milch (= 100 Kalorien).

Nach dem P i r q u e t schen Ernährungssystem kann dies folgendermaßen
ausgedrückt werden: Das Maximum beträgt so viel Nem als die Ernährungsfläche (das Quadrat der Sitzhöhe) Quadratzentimeter enthält, also 10 Dezinem Siqua; das Minimum ist 3 Dezinem Siqua, das Optimum für den wachsenden Säuglingsorganismus 5—7 Dezinem Siqua. Das Maximum der Toleranz ist für die einzelnen Nahrungsmittel sehr verschieden; für die dem
Menschen adäquate, arteigene Frauenmilch liegt es weitaus höher als für
Kuhmilch. Beim Neugeborenen ist die Leistungsfähigkeit der Verdauungsorgane für alle Nahrungsarten noch niedrig; dabei aber viel höher für
Frauenmilch als für Kuhmilch. Im Laufe der ersten Lebensmonate steigt sie
allmählich an, beim Brustkind schneller als beim Kuhmilchkind. Zwischen
Minimum und Maximum liegt die Ernährungs- oder T o l e r a n z b r e i t e.
Beim künstlich genährten Kinde liegen Minimum und Maximum viel näher
aneinander als beim Brustkind, die Toleranzbreite ist kleiner.

Eine sehr große Toleranzbreite verbürgt das Gedeihen des Kindes und ist ein Zeichen seiner Gesundheit: ein normaler Säugling

nimmt bei jeder Nahrung, sowohl bei fett- als zuckerreichen Gemischen zu. Vermehrung der Nahrungsmenge beantwortet er mit steilerem Aufsteigen der Gewichtskurve (normale Reaktion). Die klinischen Zeichen des ungestörten Ernährungsvorganges sind: regelmäßiges, stetiges Zunehmen, Monothermie, d. h. eine wenig um 37⁰ schwankende Rektaltemperatur, normaler Puls (100—120) und Respiration (30—40), straffer Turgor der rosigen, gut durchfeuchteten Haut, entsprechende Fettpolsterung, tiefer, ruhiger Schlaf, heitere Stimmung und Agilität, 1—3 normale Stühle, Fehlen von Eiweiß und Zucker im Harn, beträchtliche Immunität gegen Infektionen, rechtzeitige Entwicklung der statischen und psychischen Funktionen.

Anders das ernährungskranke Kind; hier zeigen sich je nach der Art und dem Grade der Schädigung verschiedene Symptome: unregelmäßige, flache Gewichtskurve, in schwereren Fällen Gewichtsstürze, die zur Abmagerung führen, Blässe der Haut und Schleimhäute, abnormer Verlauf der Temperaturkurve (hohes Fieber, Kollapstemperaturen), weiterhin Erbrechen und pathologische Stühle, Irregularitäten des Pulses und der Atmung, Schlaffheit oder Hypertonie der Muskulatur, Bewußtseinstrübung, Krämpfe und andere nervöse Symptome, Widerstandslosigkeit gegen bakterielle Infektionen und gegen Sommerhitze. Es ist ein wichtiges, charakteristisches Symptom der Ernährungsstörung, daß Vermehrung der Nahrung mit Gewichtsabnahme beantwortet wird. Man nennt diese Erscheinung paradoxe Reaktion. Paradox deshalb, weil die Nahrung selbst, statt Gesundheit und Wachstum zu fördern, Gewichtsabnahme und Verschlechterung des Befindens hervorruft.

Die aetiologischen Faktoren der Ernährungsstörungen sind: 1. Konstitutionelle Momente (Störungen ex constitutione), 2. Ernährungsfehler (ex alimentatione), 3. Infektionen (ex infectione), 4. anderweitige Erkrankungen (ex morbo), 5. Pflegeschäden aller Art.

Aus jeder einzelnen der genannten Ursachen kann eine Ernährungsstörung resultieren, bei chronischer Form sind meist mehrere vorhanden.

1. Konstitution. Art, Grad und Schwere des Verlaufes aller Ernährungsstörungen sind im wesentlichen bedingt durch die Konstitution des Kindes.

Der Begriff ist schwer zu fassen. Viele Säuglinge gedeihen ganz ausgezeichnet bei jeder beliebigen Nahrungszusammensetzung, reagieren auf infektiöse und hygienische Schäden nur in geringem Grade, zeigen stets die Tendenz zur raschen Reparation: diese nennt man „trophostabil". Den Gegensatz hiezu bilden die „tropholabilen" Individuen, die bei sorgfältigster Behütung vor Infekten und Krankheiten, selbst bei Brusternährung nicht recht gedeihen. Einen besonders gefährdeten Spezialfall bilden die „hydrolabilen" Säuglinge, die auf Schäden aller Art mit Gewichtsstürzen antworten, bei denen also die Regulation des Wasser- und Salzstoffwechsels konstitutionell minderwertig ist (Hydropische Konstitution). Von den besser definierten Konstitutionsanomalien ist in erster Linie die exsudative Diathese zu nennen. In Bezug auf den Ernährungsvorgang äußert sich die Diathese in manchen Fällen nur durch Zurückbleiben im Gewichte, in anderen durch abnormen Fettansatz, meist aber in gesteigerter Vulnerabilität und Reaktionsfähigkeit auf Infekte und Umweltschäden. Es wird eine abnorme Empfindlichkeit der Darmschleimhaut und der Stoffwechselorgane angenommen, die sich klinisch durch Labilität der Gewichtskurve und Neigung zu Durchfällen manifestiert.

Ein weiterer Typus sind die neuropathischen Säuglinge, bei denen gleichfalls ein normales Gedeihen trotz genauester Ernährung und sorgfältiger Pflege nicht zu erzielen ist. Diese Kinder zeigen ein auffallendes Benehmen: sie sind dauernd in Unruhe, schreien stundenlang, schlafen schlecht, sind trinkfaul, oft hochgradig appetitlos und gelangen dadurch leicht in ein Stadium der Unterernährung. In anderen Fällen dürfte eine spezielle nervöse Schwäche der Verdauungsorgane vorliegen; angeborene Störungen der Motilität, der Sekretion, der Fermentproduktion usw., die die Grundlage zur Entstehung von Durchfällen und Störungen des Gedeihens bilden können. Oft ergibt die Anamnese eine hereditäre konstitutionelle Minderwertigkeit der Verdauungsorgane.

Es ist selbstverständlich, daß auch angeborene Minderwertigkeiten anderer Organe eine Gefährdung des Gedeihens bedeuten. Daher sind alle Frühgeborenen, Zwillingskinder, untergewichtig Geborenen, die „Hypoplastiker" und auch die Kinder alter oder kranker Erzeuger als konstitutionell minderwertig zu betrachten, insofern als ihre Verdauungs- und Stoffwechselorgane als unfertig, labil und wenig widerstandsfähig anzusehen sind.

2. Alimentäre Schäden. Der zweite wichtige Faktor sind die alimentären Schäden. Fehler in der Ernährung können zunächst gelegen sein in der Quantität. Reine Unterernährung, Inanition, kommt durch dauernde Reichung einer an sich fehlerfreien, aber den Kalorienbedarf nicht deckenden Nahrung zustande. In praxi entsteht dies entweder dann, wenn ein individuell höherer Nahrungsbedarf nicht berücksichtigt wird und man sich schematisch an den errechneten Bedarf hält. Gefährdet sind besonders Neugeborene und sehr junge Säuglinge, die aus übergroßer Vorsicht zu knapp ernährt werden, weiters Säuglinge im Reparationsstadium nach Ernährungsstörungen, wo dem gesteigerten Nahrungsbedarf nicht Rechnung getragen wird, und schließlich jene Kinder, die aus konstitutioneller Ursache schlechte Stühle haben, was Anlaß gibt, immer wieder die Nahrung zu reduzieren. Nicht zu vergessen ist, daß Säuglinge auch durch alle jene Momente, die eine Erschwerung des Saugens bedeuten, wie Schwäche infolge Frühgeburt, Geburtstrauma, behinderte Nasenatmung, Idiotie etc. schließlich in ein Stadium der Inanition geraten können, ebenso wie Kinder mit nervösem habituellen Erbrechen. Die Bedeutung des Hungers für den Ernährungsvorgang infolge Mangels einzelner Bestandteile der Nahrung oder infolge ungenügender Verwertung der Nahrung im Stoffwechsel (endogener Hunger) wird noch zu besprechen sein. Kurzdauerndes Hungern vertragen konstitutionell normale Säuglinge ohne jeden Schaden, wenn nur gleichzeitig der Flüssigkeitsbedarf gedeckt ist. Bei chronisch ernährungsgestörten (dekomponierten) Säuglingen und bei Hydrolabilen kann Inanition zu Gewichtsstürzen und Kollapszuständen Anlaß geben. Die große Bedeutung der chronischen oder oft wiederholten Nahrungsentziehung liegt darin, daß hiedurch die Toleranz, die Ernährbarkeit immer mehr absinkt, daß die Immunität, die Widerstandsfähigkeit des Organismus gegen Infekte leidet und daß Störungen der Regulation der bakteriellen Vorgänge im Darm und im intermediären Stoffwechsel auftreten.

Nährschäden können auch durch das Gegenteil auftreten, durch Überfütterung, das heißt durch fortgesetzte Darreichung einer Nahrung, die die Leistungsfähigkeit des betreffenden Individuums übertrifft, wobei entweder die Gesamtmenge absolut zu groß ist oder der Gehalt an einzelnen Nährsubstanzen (Fett, Zucker) die Verträglichkeitsgrenze überschreitet. Ersteres kommt in praxi gewöhnlich nicht dadurch zustande, daß zu große Einzelmahlzeiten gegeben werden, sodern daß zu häufige Mahlzeiten gereicht werden; wird dann das Kind infolge der Überlastung des Verdauungsapparates unruhig, schreit es viel und nimmt nicht entsprechend zu, so wird dies als Hunger gedeutet und immer wieder die Flasche gegeben. Bei Kindern mit sehr leistungsfähigen Verdauungsorganen führt Überfütterung zur Adipositas oder läßt die Symptome einer konstitutionellen Störung — exsudative Diathese, Spasmophilie — manifest werden. Gewöhnlich wird zunächst die Zufuhr zu großer Nahrungsmengen mit Erbrechen und weiterhin mit Nahrungsverweigerung infolge Appetitlosigkeit beantwortet. Die Bedeutung der Überfütterung liegt darin, daß sie Störungen der Motilität zur Folge hat. Abnorm lange Verweildauer der Nahrung in Magen und Darm („schädlicher Nahrungsrest") gibt die Veranlassung zu bakteriellen Zersetzungen und weiterhin zu abnormer Gärung.

Weitaus größere Bedeutung haben die qualitativen Fehler, das heißt die Darreichung einer Nahrung bei der die einzelnen Bausteine der Nahrung (Eiweiß, Fett, Kohlenhydrate, Wasser, Mineralstoffe, Vitamine) in zu großer oder geringer Menge — im Hinblick auf die Toleranz des Säuglings für die einzelnen Substanzen — geboten werden.

Eiweiß. Ein „Eiweißnährschaden" in dem Sinne, daß das Kuhmilchkasein an und für sich schädlich sei, existiert wohl nicht. Mangel an Eiweiß in der Nahrung kommt in praxi selten vor. Er entsteht bei ausschließlicher Schleim- oder Mehlbreifütterung, meist kombiniert mit anderen „Mangelschäden" (s. „Mehlnährschaden"). Ein Übermaß an Eiweiß in der Nahrung führt zur Steigerung der Fäulnisvorgänge und Hemmung der Gärung; ein „Fäulnisschaden" ist aber nicht erwiesen. Zu einer Schädigung des Ernährungsvorganges bei überwiegender Eiweißnahrung kann es dann kommen, wenn z. B. eine nach Durchfällen als „Heilnahrung" angeordnete zusatzarme Eiweiß- oder Buttermilch zu lange beibehalten wird: hier entsteht ein Nährschaden nicht so sehr durch das Plus an Eiweiß, als durch das Minus an Kohlenhydraten.

Kohlenhydrate kommen wegen ihrer Gärfähigkeit in erster Linie als Erreger der akuten Durchfälle in Betracht. Durch bakterielle Zersetzung entstehen niedere, flüchtige Fettsäuren, die in schweren Fällen sogar eine katarrhalische Läsion der Darmschleimhaut setzen können; meist wird es sich wohl nur um eine funktionelle Schädigung handeln, als deren Folge eine verringerte Leistungsfähigkeit des Darmepithels angenommen werden kann: verminderte Sekretion der Fermente und Verdauungssäfte und Herabsetzung der desinfizierenden, die Bakterienflora regulierenden Funktion. Folgen davon sind: Beschleunigte Peristaltik, Diarrhöen, Besiedlung des sonst keimfreien oberen Dünndarmes mit Bakterien. Durch die Diarrhöen entgehen namhafte Mengen der Nahrung der Resorption und Verwertung (Inanition).

Von den Kohlenhydraten wirken die Zucker stärker gärend als die Mehle, von den ersteren am meisten Milch- und Malzzucker. Die Mengen Zucker, welche imstande sind pathologische Gärungen zu veranlassen, schwanken entsprechend der Kohlenhydrattoleranz des Individuums. Diese ist verschieden nach der Konstitution, nimmt mit dem Alter zu, vermindert sich bei Erkrankungen, speziell bei parenteralen Infekten. Bei dauernder einseitiger Überfütterung mit Kohlenhydraten, bei M e h l n ä h r s c h a d e n, wo es nicht zu Diarrhöen kommt, entsteht infolge der wasserbindenden Kraft der Mehle eine abnorme Gewichtszunahme. Diese Kinder werden dick und pastös, weisen Schwund der Immunität auf. Betrifft dies hydrolabile Individuen, so kann nun jede Infektionskrankheit zu katastrophalen Gewichtsstürzen und raschem Schwinden der Toleranz führen.

Mangel an Kohlenhydraten in der Nahrung bedeutet Inanition. Ein solcher liegt vor, wenn z. B. das ganze erste Lebensjahr ausschließlich Brustmilch gegeben oder wenn zur Eiweißmilch zu wenig Mehl und Zucker gereicht wird (vgl. S. 56). Namentlich bei fettreicher Nahrung ist genügender Mehl- und Zuckergehalt nötig.

F e t t. Akute Schädigungen durch Fett entstehen durch bakterielle Zersetzung derselben und Bildung niederer Fettsäuren. Die Folgen sind die gleichen wie bei der Zuckergärung. Ein c h r o n i s c h e r Schaden durch Fett kann dadurch entstehen, daß bei vorhandener Fäulnis die niederen Fettsäuren durch Kalksalze gebunden werden und alkalische Kalkseifenstühle zur Folge haben (siehe Milchnährschaden S. 49). Weiters kann durch Fettnahrung (Ziegenmilch) eine schwere alimentäre Anämie entstehen.

Mangel an Fett in der Nahrung kann von vielen Säuglingen lange Zeit ohne Schaden vertragen werden, wenn die äquivalenten Mengen an Kohlenhydraten geboten werden. Dauernder Mangel scheint nicht gleichgültig. Der Turgor und das Fettpolster werden geringer und die Widerstandsfähigkeit gegen Infektionen sinkt.

S a l z e: In welchem Grade die Kuhmilchmolke an sich für das Entstehen von Ernährungsstörungen maßgebend ist, ist noch nicht entschieden, es sei auf das oben Gesagte hingewiesen. Bedeutungsvoll sind die Beziehungen zum Wasserstoffwechsel und zur Temperaturregulierung.

Der W a s s e r b e d a r f ist individuell verschieden. Ein Plus an Wasser ohne Vermehrung der Nährstoffe kann einen Nährschaden nicht erzeugen. Mangel an Wasser kann als Ursache des D u r s t f i e b e r s angesehen werden, kann auch zu ungenügendem Gedeihen bei fortgesetzter konzentrierter Ernährung Anlaß geben. Über die Bedeutung der E x s i k k a t i o n für die Entstehung der Toxikose s. S. 63.

Der Bedarf an Ergänzungsstoffen, V i t a m i n e n, ist individuell verschieden, er scheint in späteren Lebensmonaten, bei Krankheiten und im Reparationsstadium besonders hoch zu sein. Dauernder Mangel führt zu den Mangelkrankheiten, den Avitaminosen: M o r b u s B a r l o w, K e r a t o m a l a c i e etc. Speziell bei milchfreier Ernährung, bei Mehlfütterung droht diese Gefahr.

3. Infektiöse Faktoren. Die bakterielle Zersetzung der Nahrung außerhalb des Organismus spielt wahrscheinlich keine große Rolle in der Pathogenese der Ernährungsstörungen. Stark zersetzte Milch gerinnt beim Kochen, wird wegen des schlechten Geschmackes entweder verweigert, oder bald durch Erbrechen entfernt. Durch Milchsäurebazillen sauer gewordene Milch ist wahrscheinlich ganz unschädlich. Von viel größerer Bedeutung ist die endogene Infektion des Chymus. Normalerweise ist der obere Dünndarm keimfrei. Zur Besiedlung mit pathogen wirkenden Bakterienrassen kann es auf folgende Weise kommen. Alimentäre oder andersartige Schäden bewirken — namentlich bei konstitutionell vorhandener oder durch Krankheit erworbener Schwäche der Verdauungsorgane — die oben geschilderte Schädigung des Darmepithels, ein Versagen der desinfizierenden und bakteriziden Fähigkeit desselben. Nun ist speziell bei Nahrungsstagnation Gelegenheit gegeben, daß Kolibazillen oder andere Keime aus dem Dickdarm hinaufwandern, den sonst keimfreien Dünndarm besiedeln, den Chymus infizieren und zu abnormen Zersetzungen und Gärungen Anlaß geben.

Die enteralen Infektionen im engeren Sinne, Typhus, Paratyphus,Dysenterie etc., die zu anatomischen Darmveränderungen Anlaß geben, sind an anderer Stelle beschrieben.

Die sogenannten parenteralen Infektionen (Nasopharyngitis, Otitis, Cystopyelitis, Furunkulose, Sepsis, Morbillen etc.) wirken in verschiedener Weise auf den Ernährungsvorgang ein. Zunächst erzeugt die Anorexie, die Schlafstörung, in einigen Fällen die Schluckbehinderung (Angina) durch Behinderung der Nahrungsaufnahme einen Zustand der Unterernährung, zumal da bei infektiösem Fieber der Energieverbrauch gesteigert ist. Außer zu einer Ansatzstörung kann es auch zu einer akuten Durchfallserkrankung kommen. Gefährdet erscheinen besonders Säuglinge mit konstitutioneller Empfindlichkeit der Verdauungsorgane. Hier dürften Bakterientoxine die oben geschilderte funktionelle Läsion erzeugen und so Anlaß zur Toleranzsenkung gegenüber der bisher vertragenen Nahrung geben. Wieder kommt es zu Stagnation der Nahrung, zu bakterieller Invasion und abnormer Gärung mit den bekannten Folgen, Erbrechen, Diarrhöe, Gewichtsverlust usw. Das als Hospitalismus beschriebene Nichtgedeihen der in Anstaltspflege lebenden Säuglinge beruht wohl im Wesentlichsten auf wiederholten parenteralen Infektionen. Es scheint, daß zu parenteralen Schäden pastöse, mit kohlenhydratreichen Gemischen ernährte Säuglinge besonders disponiert sind.

Es besteht noch ein anderer Zusammenhang zwischen Immunität und Ernährungsvorgang. Eutrophische Säuglinge besitzen einen hohen Grad von Widerstandskraft gegen Infekte. Bei Störungen sowohl dystrophischer als dyspeptischer Art sinkt die Immunität, und daher treten bakterielle Erkrankungen aller Art als typische Komplikationen bei chronischen Nährschäden auf.

Für den Ablauf des Ernährungsvorganges sind auch Krankheiten anderer Art von großer Bedeutung. Bekannt ist die Retardation des Ansatzes der gesamten Entwicklung bei kongenitalen Herzfehlern, Mongolismus etc.

4. Pflegeschäden haben mit zunehmender allgemeiner Kenntnis der Wichtigkeit der Asepsis bedeutend abgenommen. Zum richtigen Gedeihen des Säuglings ist nötig: entsprechend gelüftetes, helles Zimmer, Aufenthalt im Freien, Verhütung sowohl der Abkühlung als der Überwärmung durch entsprechende Bekleidung, Regelmäßigkeit in der Lebensweise, Fernhalten von Erregungen, ungestörter Schlaf. Schäden können sowohl durch ein Zuviel als ein Zuwenig an Reinlichkeit, durch Mangel an individualisierender Sorge für das Behagen des Säuglings zustande kommen.

Zwischen hoher Außentemperatur und dem Ernährungsvorgang bestehen mannigfache Beziehungen. Ihren deutlichsten Ausdruck finden sie in der sogenannten Sommersterblichkeit der Säuglinge. Es ist statistisch festgestellt, daß sich im Sommer an Tage mit abnorm hohen Temperaturen eine Häufung der Todesfälle anschließt. Die Hitze wirkt in verschiedener Weise ein. Wenn der Säugling in heißen, dumpfen Wohnungen eingeschlossen und dazu noch durch zu enge Verpackung an Wasserabgabe durch die Haut gehindert ist, so kann ein Krankheitsbild entstehen, das an Hitzschlag erinnert; hier dürfte Wärmestauung die Ursache sein. In anderen Fällen ist Milchverderbnis von Bedeutung. Die Sommerhitze begünstigt Bakterienwucherung in der Milch, die im Darme zu Gärungen Anlaß geben, oder es wirken die Zersetzungsprodukte, die schon vorher in der Milch entstanden sind, giftig ein. Durch die Hitze wird der Organismus, speziell das Verdauungssystem, in seiner Leistungsfähigkeit herabgesetzt und für die Nahrung empfindlicher: direkte Toleranzverminderung. Dazu kommt noch die Gelegenheit zu Überfütterung, wenn man, um den Durst des Kindes zu stillen, statt Wasser immer wieder Milch gibt. Der Sommerdiarrhöe fallen gewöhnlich nur jene Säuglinge zum Opfer, die entweder dyspeptisch oder durch vorangegangene Störungen schwer dystrophisch sind.

Einteilung der Ernährungsstörungen

Czerny-Keller teilen nach ätiologischen Prinzipien ein und unterscheiden:

1. Ernährungsstörungen ex alimentatione, die eigentlichen Nährschäden, die durch übermäßige (oder unzureichende) oder unzweckmäßig zusammengesetzte (einseitige) aber unzersetzte Nahrung entstehen. Hieher wird außer den Milch- und Mehlnährschäden auch die Barlowsche Krankheit gerechnet.
2. Ernährungsstörungen ex infectione: hieher gehören außer den durch bakterielle Zersetzung der Nahrung entstandenen alimentären Toxikosen auch die Ernährungsstörungen infolge enteraler oder parenteraler Infektionen.
3. Ernährungsstörungen ex constitutione, bedingt durch angeborene konstitutionelle Abweichungen des Organismus: Exsudative Diathese, Neuropathie, Spasmophilie, Pylorospasmus etc. Auch die Rachitis und die Anämien werden in diese Gruppe eingereiht.
4. Ernährungsstörungen durch angeborene anatomische Fehler: Hirschsprungsche Krankheit etc.

Die Einteilung von Finkelstein und Meyer nach klinischen Gesichtspunkten lautet:

A. Akute Ernährungsstörung unter dem vorwiegenden Bilde des akuten Durchfalles:

I. Akute Dyspepsie mit mäßigem Durchfall und mäßiger Allgemeinschädigung.

II. Intoxikation oder Coma dyspepticum aus I. hervorgehendes toxisches Coma mit schwerer Exsikkation.

Die akuten Ernährungsstörungen entstehen sowohl primär (alimentär) — durch ungeeignete Nahrung erzeugte Gärungsdyspepsie — als auch (häufiger) sekundär als Folge von Infektion, Wärmestauung.

B. Chronische Ernährungsstörungen unter dem vorwiegenden Bilde des Nichtgedeihens oder des progressiven Marasmus mit gesteigerter Bereitschaft zu komplizierenden Infekten und sonstigen akuten Zwischenfällen.

I. Dystrophie. Unternormaler Fortschritt oder Stillstand oder langsame Abnahme.

a) Durchfälle fehlen oder sind nicht wesentlich = Dystrophia simplex.

1. Vorwiegend auf Grund qualitativ ungeeigneter Nahrung (Milchnährschäden-Mehlnährschäden-Avitaminosen).

2. Vorwiegend auf Grund quantitativ ungeeigneter Nahrung (insbesondere Unterernährung).

b) Kompliziert mit chronischen Durchfällen = Dystrophie mit Dyspepsie (chronische Dyspepsie).

II. Dekomposition = Atrophie. Fortschreitender Körperschwund (meist in Etappen) gewöhnlich mit Durchfällen einhergehend.

Das Einteilungsschema der Klinik Pirquet lautet:

1. Mangelnde Zunahme ohne Erbrechen und Abführen:

A. Quantitative Unterernährung (ungenügende Nahrungszufuhr).

    a) Hunger an der Brust.

    b) Ungenügende künstliche Ernährung.

B. Qualitative Unterernährung:

    a) Aus Eiweißmangel.

    b) Aus Vitaminmangel.

2. Erbrechen ohne Abführen bei gutem oder angehaltenem Stuhl.

    a) Speien.

    b) Nervöses Erbrechen. Einfacher Pylorospasmus.

    c) Spastische Pylorusstenose.

3. Abführen mit oder ohne Erbrechen: Magendarmkatarrh.

A. Akute leichte Störung, Dyspepsie.

B. Akute schwere Störung mit toxischen Symptomen, Intoxikation.

C. Chronische leichte Störung, Dystrophie.

D. Chronische schwere Störung, Atrophie.

Bei jedem dieser Einteilungsschemen ergibt die große Mannigfaltigkeit der klinischen Bilder und die Vielheit der im einzelnen Falle in Betracht kommenden ätiologischen Momente in der Praxis oft Schwierigkeiten für die Einreihung. Bezüglich der Finkelsteinschen Einteilung ist zu bemerken, daß die einzelnen aufgestellten Krankheitstypen nicht scharfbegrenzte Krankheitsbilder bedeuten, sondern Stadien im Verlaufe der Ernährungsstörung, die ineinander übergehen oder sich kombinieren können. Aus verschiedenen ätiologischen Faktoren kann das gleiche klinische Bild zustande kommen und andererseits kann das gleiche ätiologische Moment verschiedene Krankheitsformen der Ernährungsstörung hervorrufen. Für die Diagnostik und das therapeutische Vorgehen ergeben sich daraus wichtige Überlegungen. Eine Dyspepsie ist jeweils ganz anders zu beurteilen und zu behandeln, ob sie rein alimentär oder durch Nahrungszersetzung entstanden ist, ob sie bei einem gesunden oder exsudativen Säugling auftritt, ob sie eine Ernährungsstörung einleitet, auf dem Boden einer Dystrophie sich entwickelt oder im

Verlaufe einer Dekomposition eintritt, oder ob sie durch parenterale Infektion entstanden ist.

Allgemein macht sich daher derzeit das Bestreben geltend, das Schema zu vereinfachen. Überblickt man die klinischen Bilder der Ernährungsstörungen, so sieht man, daß bei einem Teil Symptome von seiten des Magen-Darmkanals, Erbrechen und Diarrhöen, evident im Vordergrund stehen. Bei der zweiten Gruppe handelt es sich im wesentlichen um ein Nichtgedeihen des Säuglings, Zurückbleiben im Gewichte, Abmagerung. Danach teilt L a n g s t e i n die Nährschäden ein: in 1. D y s t r o p h i e n, chronische Störungen, die sich durch Nichtgedeihen des Säuglings charakterisieren (im Gegensatze zur Eutrophie als Bezeichnung für Wohlergehen), und 2. in D u r c h f a l l s k r a n k h e i t e n.

Ganz ähnlich ist das Schema von N i e m a n n: 1. E r k r a n k u n g e n m i t D u r c h f a l l und 2. E r k r a n k u n g e n d u r c h S t ö r u n g e n d e s G e d e i h e n s. Von jeder dieser Form gibt es leichte und schwere Verlaufsarten.

Die Durchfallserkrankungen sind im allgemeinen akute Ernährungsstörungen, die Dystrophien mehr chronisch. Es ist selbstverständlich, daß ein chronisches Nichtgedeihen auch die Folge wiederholter Durchfallserkrankungen sein kann.

Dystrophien

Einfache, leichte Dystrophie

(B i l a n z s t ö r u n g, H y p o t r o p h i e)

Die Dystrophie, die leichtere Form der chronischen Ernährungsstörung, ist gekennzeichnet durch mangelhaften Ansatz, ohne daß Symptome von seiten des Darmkanales besonders hervortreten.

Sie entsteht:

1. a l i m e n t ä r. Überfütterung mit entsprechend zusammengesetzten keimfreien Milchmischungen führt kaum jemals zur Dystrophie. Viel bedeutungsvoller ist zu lange fortgesetzte Unterernährung (H u n g e r s c h a d e n). Diese Form ist viel häufiger als gewöhnlich angenommen wird. Sie kommt besonders oft in den ersten Lebenswochen zustande, wenn man dem Neugeborenen aus Angst vor Kuhmilch zu geringe Mengen oder zu starke Verdünnungen reicht. Gleichfalls aus Unterernährung entstehen dystrophische Zustände bei habituellem Erbrechen und Pylorospasmus. Das Gleiche kann geschehen, wenn man untergewichtige oder im Ernährungszustande stark zurückgebliebene Kinder oder Rekonvaleszente mit hohem Nahrungsbedarf, nach dem bestehenden und nicht nach dem „Sollgewicht" ernährt. Noch häufiger ist die Gesamtnahrungsmenge wohl zureichend, aber das Verhältnis der einzelnen Nährstoffe zueinander (Korrelation) ist nicht entsprechend. Der in der Praxis häufigste Typus einer partiellen Unterernährung ist der „Milchnährschaden" (Kohlenhydratmangel bei einseitiger Milchnahrung). Selten ist hierorts der bei Mehlpäppelung entstehende „Mehlnährschaden". Hieher gehören auch die Dystrophien aus Vitaminmangel (speziell Morbus Barlow).

2. Im Anschlusse an p a r e n t e r a l e I n f e k t i o n e n oder nach Dyspepsieanfällen.

3. Eine hochgradige Dystrophie findet man als Folge verschiedener E r k r a n k u n g e n bei angeborenen Herzfehlern, bei manchen Idioten.

4. **Pflegefehler**, das Leben in unhygienischem Milieu etc. kann Anlaß zur Ansatzstörung geben.

5. Für die Entstehung der Dystrophie bei richtiger Dosierung und Zusammensetzung der Nahrung, beim Freibleiben von Krankheiten und Infektionen sind **konstitutionelle** Anomalien, Neuropathie, exsudative Diathese, Hypoplasie, von Bedeutung.

Die **Symptome** der Dystrophie sind die eines sich immer mehr verschlechternden Ernährungszustandes. Ein charakteristisches Frühsymptom ist das Blaßwerden der gesamten Haut bei oft noch gut erhaltenem Fettpolster, die trocken und welk wird; die Muskulatur wird durch Abnahme des Turgors schlaffer. Die Temperatur ist meist ganz normal oder weist nur gelegentliche leichte Schwankungen auf. Die Kinder schlafen schlechter und schreien mehr. Die Gewichtskurve kann verschieden verlaufen; manchmal zackig, indem Zunahmen mit Gewichtsabnahmen abwechseln, oder die Kurve verläuft auffallend flach oder nimmt allmählich ab. Der Endeffekt ist, daß der Ansatz schließlich beträchtlich hinter dem eines normalen Kindes zurückbleibt. Das dystrophische Kind nimmt nicht ab, es nimmt aber nicht entsprechend zu. Allmählich leidet die Widerstandskraft gegen Infektionen, es entsteht Intertrigo, Furunkulose etc.

Symptome von seiten des Magendarmkanals stehen nicht im Vordergrund. Es kommt wohl gelegentlich vermehrtes Speien oder Meteorismus und Flatulenz vor. Die Stuhlentleerungen sind bei den einzelnen Formen verschieden; etwas vermehrt oder vermindert, bald fester, bald mehr zerfahren.

Charakteristische Stühle beobachtet man beim **Milchnährschaden**, einer besonderen Form der Dystrophie, die sich bei Ernährung mit Vollmilch oder mit sehr kohlenhydratarmen Gemischen entwickelt. Es sind dies graue oder weiße, trockene, nicht an den Windeln haftende, alkalisch reagierende, faulig stinkende Entleerungen. Sie kommen dadurch zustande, daß bei relativem Kohlenhydratmangel und Eiweißreichtum der Nahrung alkalische Reaktion und Fäulnis im Darm entsteht. Die aus dem Nahrungsfett abgespaltenen Fettsäuren verbinden sich mit Erdalkalien zu unlöslichen Seifen und erzeugen so die **Kalkseifenstühle**. Bei dieser Form besteht oft ein besonders starker Meteorismus, Flatulenz, Koliken, bei schlaffer Bauchmuskulatur. Beim Herauspressen der harten Knollen entstehen oft Einrisse der Analschleimhaut.

Der **Verlauf** der Dystrophie ist abhängig von der Konstitution und von Komplikationen; bei sonst gesunden Kindern, kann der Zustand eines reduzierten Ernährungszustandes wochenlang ohne Schaden bestehen bleiben. Nach dem Einsetzen zweckmäßiger Behandlung, wird das Defizit bald ausgeglichen. Nur bei Säuglingen der ersten Lebenswochen, beim Hinzutreten von Infektionen, bei hydrolabiler Konstitution droht Übergang — meist nach einem dyspeptischem Stadium — in Dekomposition.

Diagnose: Die Feststellung des ungenügenden Ansatzes gelingt leicht durch den Aspekt und die Gewichtskontrolle. Zu ermitteln ist aber in jedem einzelnen Falle Ursache, Art und Grad der Dystrophie, da sich danach das therapeutische Vorgehen richten wird. Zunächst sorgfältigste Erhebung der Anamnese in Bezug auf vorhergegangene Erkrankungen, Verdauungsstörungen und diätetische Versuche, Nachsehen ob Zeichen konstitutioneller Abartung beim Patienten, Geschwistern und Eltern vorliegen. Untersuchung aller Organe um chronische (Lues, Tuberkulose) oder akute Erkrankungen (Pyelitis, Bronchitis etc.) als Ursache oder Komplikation der Dystrophie festzustellen, Achtung auf Fehler in der Pflege, auf das Milieu etc.

T h e r a p i e: Einfach ist die Ernährungstherapie bei Dystrophie infolge allgemeiner Unterernährung; hier genügt es, die Gesamtnahrungsmenge zu steigern — anfangs etwas vorsichtig, wegen eventuell gesunkener Toleranz — und zwar bei Fehlen von Magen-Darmsymptomen bis auf 120—150 und vorübergehend auch mehr Kalorien pro Kilo Körpergewicht. In manchen leichten Fällen genügt oft eine einfache „Nahrungskorrektur". Man wechselt die Kohlenhydrate, gibt ein Kindermehl statt eines einfachen Mehles, Nährzucker statt Milchzucker etc. Dann gibt es wieder Fälle von Nichtgedeihen, wo Vitaminzufuhr (Fruchtsaft, Lebertran) genügt um den Appetit zu heben und die Ansatzstörung zu beseitigen. Bei manchen Dystrophien führt Fettzulage zu rascherem Aufbau. So sieht man bei schwachen, nicht gedeihenden Säuglingen oft schnelle Gewichtszunahme durch Rahmzulage oder noch besser durch Buttermehlnahrung.

Beim Milchnährschaden infolge einseitiger Milchüberfütterung geht man folgendermaßen vor: in leichten Fällen reduziert man die Milchmenge auf $^1/_{10}$ des Körpergewichtes, die Zahl der Mahlzeiten auf 5, gibt als Verdünnungsflüssigkeit, je nach dem Alter, 3% Schleimoder 5% Mehlabkochungen, als Zucker Nährmaltose, Hordomalt oder Malzsuppenextrakt (3—5—8%). War die Dystrophie vorgeschrittener, so empfiehlt es sich, in den ersten Tagen M a g e r m i l c h v e r d ü n n u n g e n zu geben.

Wenn kein Separator zur Verfügung steht, wird Magermilch im Haushalt durch Abrahmen hergestellt. Wenn man 1 Liter Kuhmilch auf flacher Schüssel gekühlt 2 Stunden stehen läßt und dann das oberste Drittel abschöpft, so ist der Fettgehalt der zurückbleibenden Magermilch auf 1—1½% reduziert.

Genügt auch dies nicht, bleibt die Gewichtszunahme und Erholung aus, so kann man mit M a l z s u p p e oder B u t t e r m i l c h ausgezeichnete Erfolge erzielen.

Die K e l l e r sche M a l z s u p p e wird folgendermaßen bereitet: In einem Gefäß werden 50 *g* Mehl in $^1/_3$ Milch eingequirlt, in einem zweiten löst man 100 *g* Löflunds Malzsuppenextrakt nach K e l l e r in warmem Wasser; dann wird zusammengegossen, kurz aufgekocht, durch ein Haarsieb gegossen und kalt gestellt. Die Kellersuppe enthält 800 Kalorien im Liter. Dosierung: 150 *g* pro Kilo Körpergewicht.

Die Malzsuppe ist besonders bei Kindern jenseits des ersten Vierteljahres mit Neigung zu Obstipation angezeigt. Je nach dem Alter des Säuglings und der Stuhlbeschaffenheit kann Malz- und Milchgehalt variiert werden. Sie ist eine Heilnahrung und soll nur vier Wochen lang gegeben werden, worauf man dann allmählich zu einer Normalnahrung zurückkehrt.

Ganz ausgezeichnet bewährt sich zur Behandlung der Dystrophie die Buttermilch. Die Herstellung ist auf Seite 33 beschrieben. Man setzt der Buttermilch bei der Ernährung jüngerer Säuglinge statt Weizenmehl Mondamin (1—3%) und statt Kochzucker Soxhletzucker (3—5% und mehr) zu. Dosierung: von 150 g pro Kilo Körpergewicht ansteigend.

Große Schwierigkeiten ergeben sich bei Dystrophikern oft dadurch, daß bei der großen Appetitlosigkeit die Zuführung der nötigen Nahrungsmengen nicht gelingt. In solchen Fällen ist konzentrierte Nahrung angezeigt. Gibt man alle Mahlzeiten in konzentrierter Form, so muß unbedingt der Flüssigkeitsbedarf durch Tee oder Wasser gedeckt werden; ein derartiges Regime darf nur vorübergehend durchgeführt werden. Die üblichen konzentrierten Nahrungsgemische sind: Vollmilch mit 17% Zuckerzusatz (Dubo nach Schick) oder Vollmilch mit Zucker und 20% Sahne (Pirquet), dicke Breie, Milch mit 8% Grieß und Zucker (Dufa) oder noch mit Butter, Buttermehlvollmilch oder Buttermehlbrei noch Moro (5 g Mehl, 7 g Zucker, 7 g Butter auf 100 g Vollmilch). Fettbreiernährung nach Knöpfelmacher: 130 g Milch, 10 g Butter, 15 g Zucker auf 100 g eingekocht. Von diesen hochkonzentrierten Nahrungsmitteln reicht man 1—2 Mahlzeiten. Außer bei Dystrophikern mit Anorexie ist die konzentrierte Ernährung angezeigt bei habituellem Speien, speziell beim Pylorospasmus, bei Keuchhustenkranken, bei Tuberkulösen und Rekonvaleszenten nach Infektionskrankheiten. Dyspepsie bildet eine strenge Kontraindikation und beim Eintreten flüssiger Stühle ist die Verabreichung sofort zu sistieren.

Man kann auch noch durch andere Mittel Anorexie bekämpfen. Man versucht zunächst die Zahl der Mahlzeiten zu variieren; entweder Vermehrung auf 7—8 oder Reduktion auf 3—4, füttert mit dem Löffel statt mit der Flasche etc. Als Medikament versuche man Salzsäure (Acid. mur. dil., 5 Tropfen vor jeder Mahlzeit); in schweren Fällen hilft manchmal eine Magenspülung. Zuweilen bessert die Zufuhr von rohem Fruchtsaft, Orangen, Zitronen, rohen Tomaten (mehrere Kaffeelöffel täglich) die Appetitlosigkeit. Täglich langdauernder Aufenthalt des Kindes im Freien ist oft von günstigem Einfluß auf den Appetit.

Dystrophie bei einseitiger Mehlnahrung (Mehlnährschaden)

Diese Form des Nährschadens ist hier sehr selten und nur dort häufiger, wo noch Päppelung mit Semmelmus etc. ohne Milchzusatz üblich ist. Leichtere Formen kommen zustande, wenn die wegen einer Darmstörung verordnete Mehldiät zu lange beibehalten wird. Treten nicht frühzeitig infolge Gärung Diarrhöen auf, so wird die Mehlfütterung fortgesetzt,

zumal wenn die Stühle normal bleiben und die Gewichtszunahmen infolge
der Fähigkeit der Kohlenhydrate, Wasser im Organismus zu binden, anfangs sehr befriedigend sind. Das Wesen der Störung beim Mehlnährschaden liegt darin, daß er zu einem Zustand der qualitativen. Unterernährung führt. Man kann nach den klinischen Bildern zwei Typen unterscheiden. Die pastöse hydropische Form entwickelt sich, wenn bei der
Ernährung außer Mehlen auch Ei und Suppen geboten werden; die Kinder
sind dick, aufgedunsen, blaß, oft mit nachweisbaren Ödemen. Häufiger ist die atrophische Form, mit Schwund des Fettes, Austrocknung
der Haut, Hypertonie der Muskulatur; ist das letztere Symptom besonders ausgeprägt, sodaß die Flexoren und Adduktoren starren Widerstand gegen passive Bewegungen zeigen, so spricht man von hyper-
tonischer Form. Xerosis cornae kommt nur sehr selten vor und
dürfte durch den gleichzeitigen Mangel an Vitaminen in der Nahrung bedingt sein. Kinder mit Mehlnährschaden sind wenig agil, apathisch; Fieber
besteht nicht, eher Neigung zu Untertemperaturen. Das Aussehen der Stühle
ist nicht charakteristisch, häufig fest und braun, bei Eintritt von Gärungen
schaumig und schleimig. Die schwere Schädigung des Stoffwechsels zeigt
sich darin, daß jede parenterale Infektion zu rapiden Gewichtsstürzen (Was-
serausschwemmung) und Verschlechterung der Ernährbarkeit führt. Furunkulose, Zystopyelitis, grippöse Erkrankungen der oberen Luftwege bedeuten
lebenbedrohende Komplikationen. Erwähnt sei noch die besondere Disposition zu Spasmophilie.

Die Prognose ist, namentlich bei Kindern der ersten Lebensmonate, sehr
ernst. Bei diesen ist Heilung meist nur mit Frauenmilch zu erzielen;
sie ist jedenfalls anzuwenden, wenn gleichzeitig Infektionen oder Zeichen
von Tetanie bestehen. Man beginnt mit vorsichtig bemessenen Mengen (nicht
an die Ammenbrust anlegen), 3—4 Dezinem Siqua, 50—60 Kalorien pro Kilo
Körpergewicht und steigt anfangs langsam, wobei bei pastösen Säuglingen
sogar zunächst infolge der Salzarmut der Frauenmilch starke Gewichtsabnahme (initiale Verschlechterung) eintreten kann. Tritt nach erfolgter
Reparation keine Gewichtszunahme ein, so ersetzt man eine oder mehrere
Mahlzeiten durch kohlenhydratreiche Gemische (am besten Buttermilch). Bei
künstlicher Ernährung wird man in Fällen längerdauernden Mehlschadens,
namentlich dann, wenn schon dyspeptische Zustände bestanden haben, am
sichersten mit Eiweißmilch beginnen. Technik und Dosierung siehe
Seite 56. Bei Behandlung mit gewöhnlichen Milchmischungen geht man
entweder so vor, daß man sofort Vollmilch oder Fettmilch, Buttermehlnahrung oder wenig verdünnte Milch mit 3—5% Kohlenhydratzusatz in vorsichtigen Mengen gibt, oder umgekehrt sich durch allmählich langsam gesteigerte Beigabe von Milch zur Mehlmischung mit der Milch einschleicht.

Dekomposition (Atrophie)

Die Dekomposition oder Atrophie ist das Endstadium
schwerer chronischer Ernährungsstörungen, und ist charakterisiert
durch ein progredientes Sinken der Toleranz bis zur Unernähr-
barkeit, d. h. bis zu jenem Zustand, wo selbst das Minimum an Nahrung verschlechternd wirkt und zu unaufhaltsamem Körperschwund
führt.

Die Ursachen sind im allgemeinen die gleichen, wie bei der Dystrophie.
Alimentäre Faktoren: von großer Bedeutung sind langdauernde oder
oft wiederholte Perioden der Unterernährung. Atrophie kann das End-

stadium eines nicht behandelten Milch- oder Mehlnährschadens sein. Weitere ätiologische Momente sind e n t e r a l e und p a r e n t e r a l e I n f e k t e. Namentlich durch die Kombination von parenteralen Infektionen und Ernährungsstörungen wird der Boden zur Entwicklung der Dekomposition bereitet. Die wichtigste Rolle fällt der Konstitution zu. Die T r o p h o l a b i l i t ä t, die h y d r o p i s c h e K o n s t i t u t i o n, stellt die Bereitschaft dar, auf Fehlern der Ernährung oder Infekte mit Diarrhöen und katastrophalen Gewichtsstürzen und Abbau der Körpersubstanz zu reagieren. Frühgeborene, Untergewichtige sind besonders gefährdet. In der Anamnese der Dekomposition wechseln Ernährungsfehler (dyspeptische Stadien), mit Infektionen aller Art ab; werden nun bei Durchfällen immer wieder die so schädlichen Hungerperioden eingeschoben, so sinkt der Ernährungszustand und die Toleranz bis schließlich zu völliger U n e r n ä h r b a r k e i t.

Das H a u p t s y m p t o m, von dem die Krankheit ihren Namen hat, ist der Körperschwund, die Auszehrung, Atrophie oder Athrepsie. Die Körpersubstanz schwindet, anfangs in langsamem, später in beschleunigtem Tempo, so daß schließlich extreme Abmagerung zustande kommt, wobei eine blasse graugelbe, papierdünne, faltenreiche Haut ohne Turgor und Elastizität auf der dürftigen Muskulatur liegt; diese ist meist schlaff, selten hypertonisch. Das Unterhautfett ist in extremen Fällen völlig geschwunden.

Das Gesicht hat ein greisenhaftes Aussehen; die tiefliegenden großen Augen, die im Gegensatz zu den blassen oder leicht lividen Wangen intensiv geröteten Lippen, der abnorm große Mund geben ein charakteristisches Bild. Das Abdomen ist oft aufgetrieben, und durch die dünnen Bauchdecken sind Darmbewegungen sichtbar. Die atrophischen Säuglinge schlafen wenig und schlecht, sind fortwährend unruhig, schreien oft stundenlang und saugen gierig an den Händchen. Die Temperatur zeigt einen unregelmäßigen Verlauf mit ausgesprochener Tendenz zum Absinken bis unter 36°, wobei zeitweise Fiebersteigerungen das Hinzutreten einer Infektion oder einer toxischen Ernährungsstörung bedeuten. Der Puls ist verlangsamt und sinkt auf 100—80, in schwersten Fällen sogar auf 60 in der Minute; die Atmung wird unregelmäßig, manchmal verlangsamt. Der Harn enthält weder Eiweiß noch Zucker. Der Appetit bleibt lange Zeit gut, zuweilen besteht unstillbarer Hunger und Durst. Erbrechen kommt vor, gehört aber nicht unbedingt zum Bilde der Dekomposition. Die Stühle zeigen kein bestimmtes Verhalten; meist wechseln harte Seifenstühle mit flüssigen, dyspeptischen Entleerungen oder Fettdiarrhöen ab.

Der V e r l a u f und damit die P r o g n o s e hängen von dem Maß der Immunität des Organismus und dem noch erhaltenen Grade der Toleranz gegenüber Nahrungszufuhr ab. Ist die letztere nur so weit gesunken, daß durch Herabsetzung der Nahrung die pathologischen Darmerscheinungen beseitigt werden und die Toleranz sich erholen kann, um eine allmähliche Steigerung der Nahrung bis über den Erhaltungsbedarf zu gestatten, so ist Reparation und Heilung möglich.

In schwersten Fällen ist die Toleranz fast auf Null gesunken; jede Nahrungszufuhr wirkt paradox, erzeugt Gewichtsabnahme und Kollaps und führt zu fortschreitendem Abbau des Organismus („Katastrophe"). In solchen Fällen ist die Erhaltung des Lebens nicht mehr möglich; wenn die Toleranzgröße unterhalb jener Nahrungsmenge liegt, die das Minimum darstellt, so muß das Kind entweder dem Hunger oder dem Nährschaden erliegen.

Im Verlaufe der Dekomposition kommen manchmal Perioden mit plötzlicher Gewichtszunahme, aber ohne Besserung des Allgemeinbefindens vor. Auf leichte Infekte oder Diätänderung gehen diese Zunahmen in rapiden Gewichtsstürzen wieder verloren und erweisen sich als Scheinansatz, entstanden durch Zurückhaltung locker gebundenen Wassers.

Ebenso wie für die Nahrung ist der Atrophiker für Infektionen, Hitze und andere Pflegeschäden überaus empfindlich; ein Schnupfen oder eine Bronchitis oder auch eine Überwärmung kann plötzliche Verschlechterung und progredienten Verfall herbeiführen. Hat der Säugling mehr als ein Drittel seines Körpergewichtes verloren, so besteht keine Möglichkeit, ihn am Leben zu erhalten. Der Tod erfolgt entweder nach langdauernder Kachexie, oder in plötzlichem Kollaps, oder nach tagelangem, komatösen Stadium, gelegentlich auch unter toxischen Symptomen; sehr oft durch eine komplizierende Erkrankung (Pneumonie, Sepsis). Zuweilen entwickelt sich terminal ein Ulcus duodeni, gekennzeichnet durch blutiges Erbrechen und teerartige Stühle.

Die Diagnose der Dekomposition ist in vorgeschrittenen Fällen durch den bloßen Aspekt zu stellen; im Anfangsstadium kann die Beurteilung, ob Gewichtsabnahme, Diarrhöen etc. nur eine leichte Schädigung oder schon eine Dekomposition bedeuten, Schwierigkeiten machen. Abgesehen von der Anamnese, die in letzterem Falle von vorausgegangenen Störungen (Gewichtsstürze, Diarrhöen etc.) berichtet, entscheidet die Toleranzprüfung. Reagiert der Säugling auf Nahrungsentziehung mit Untertemperatur und Gewichtsabnahme und erfolgt bei vorsichtiger Steigerung auf den Erhaltungsbedarf weiterer Gewichtsverlust, so liegt eine Dekomposition vor.

Bei der Behandlung der Dekomposition drohen zweierlei Gefahren: Inanition und Toleranzüberschreitung. Hungern bedeutet für das dekomponierte Kind eine besonders schwere Schädigung und kann, wenn zu häufig oder lange verordnet, zu unheilbarem Verfalle Anlaß geben. Nahrungsentziehung beseitigt wohl rasch die Symptome der Gärung und Intoxikation, verschlechtert aber immer die Aussichten der Reparation. Hungern darf daher niemals, auch nicht im Beginne der Behandlung, oder bei dyspeptischen Stühlen durch länger als 6 Stunden bis einen Tag verordnet werden. Besonders schädlich wirkt oft wiederholte Nahrungsentziehung. Während der Hungerperiode muß der Flüssigkeitsbedarf gedeckt werden; man läßt reichlich Tee trinken, oder Ringerlösung, oder gibt gleich Buttermilch mit

2—3% Mondamin ohne Zucker, zehnmal 20—30 g und daneben Tee. Nach 24 Stunden setzt die Heilnahrung ein. Der sicherste Weg zur Behandlung der Dekomposition, namentlich bei jüngeren Säuglingen, ist die B r u s t m i l c h. Daß diese trotz geringer Eiweiß- und Salzmengen bei relativ hohem Fett- und Zuckergehalt heilbringend wirkt, dürfte in der besonderen Zusammensetzung der Molke gelegen sein, die dem geschädigten Darmepithel die Restitution zur normalen Funktion ermöglicht. Der Vorgang bei Frauenmilchernährung ist folgender: Man gibt gleich die Minimalnahrung, 200—300 g pro Tag, und zwar auf mehrere Portionen verteilt, zehnmal 20—30 g Brustmilch, und deckt den Flüssigkeitsbedarf durch Saccharintee. Der atrophische Säugling darf nicht an die Brust der Amme gelegt werden, sondern es ist die abgezogene Frauenmilch durch die Flasche zu reichen. Läßt man ad libitum an der Brust trinken, so kann schwerer Kollaps eintreten. In den nächsten Tagen steigt man um ca. 50 g täglich bis auf ca. 130—150 g Milch pro Kilo Körpergewicht, wobei man allmählich wieder zur normalen Zahl der Mahlzeiten und zum direkten Anlegen zurückkehrt. Bei Brustmilchernährung sinkt in den ersten Tagen unter scheinbarer Verschlechterung des Allgemeinbefindens das Gewicht noch ab (initiale Verschlimmerung) und erst nach einigen Tagen stellt sich Stillstand ein (Reparationsstadium). Dies darf keinen Grund zum Ammenwechsel oder zur Diätänderung abgeben.

Die oft unbefriedigenden Erfolge mit Frauenmilch kann man durch Zusatz von Eiweißpräparaten verbessern, indem man 2% Nutrose, Plasmon oder Larosan zur abgespritzten Brustmilch hinzufügt. Dauert bei Ernährung mit Frauenmilch allein das Reparationsstadium allzulange und bleiben Zunahmen aus, so wirkt oft ganz ausgezeichnet eine Zugabe von kleinen Mengen Buttermilch mit 2% Mehl (Mondamin, Weizenmehl) und 2—4% Nährzucker. Ganz besonders schnelle Reparation sieht man oft bei einer K o m b i n a t i o n d e r H e i l n a h r u n g e n v o n B r u s t- u n d B u t t e r m i l c h.

Steht Frauenmilch nicht zur Verfügung, so gelingt die Reparation am sichersten, namentlich in Fällen, wo häufige Dyspepsien vorangegangen waren, mit E i w e i ß m i l c h. Man beginnt, nach ganz kurzer Hungerperiode, mit 300 g Eiweißmilch mit 3% Nährzuckerzusatz, auf 8—10 Mahlzeiten verteilt, und steigt, wenn nicht schwere Symptome auftreten, mindestens jeden zweiten Tag um 100 g bis auf 150—200 g Nahrung pro Kilogramm, ohne normale Stühle abzuwarten. Ist diese Nahrungsmenge erreicht, so steigert man den Zuckergehalt möglichst schnell auf 5—7% und kann auch ca. 2% Mehl hinzufügen.

H e r s t e l l u n g d e r E i w e i ß m i l c h: Aus 1 Liter ungekochter erwärmter Vollmilch wird durch Labung (Pegnin, Labessenz) das Kasein ausgefällt, der Käseklumpen auf ein Seihtuch gebracht und die Molke abfließen gelassen; dann wird er einige Male durch ein Haarsieb gestrichen und die feinst zerteilten Gerinnsel in ½ Liter Wasser aufgeschwemmt. Hiezu kommt ½ Liter Buttermilch und das ganze wird unter fortwährendem starkem Umrühren mit einem Schaumschläger sterilisiert. Die Käsegerinnsel müssen feinst verteilt sein. Zum Trinken darf die Einzelmahlzeit nicht mehr stark erhitzt werden. Die zusatzlose Eiweißmilch enthält 2,7% Eiweiß, 2,5% Fett, 1 bis 1,5% Zucker und 0,5% Molkensalze; 400 Kalorien (600 Nem).

Moll gibt folgende, im Haushalte leicht herstellbare Bereitungsart an. 500 Vollmilch und 250 Wasser werden nach Zufügung von 2 g Calcium lacticum (2 Calciatabletten Nr. II) gekocht. Der sich bildende Käseklumpen wird in $3/8$ Liter Wasser und $1/4$ Liter Molke und $1/8$ Liter Vollmilch aufgeschwemmt und unter Zusatz von 8 großen Calciatabletten aufgekocht. Bei Zusatz von 15 g Mondamin und 30 g Zucker enthält diese Eiweißmilch 660 Kalorien, 1000 Nem (Gleichnahrung).

Da die Bereitung der Eiweißmilch im Haushalte schwierig ist, werden von einigen Milchwerken (Vilbel, Böhlen) Dauerpräparate hergestellt, die nach Zusatz der doppelten Menge Wasser bereits gebrauchsfähig sind. Einen einfachen Ersatz bildet das Larosan. Es ist dies Kaseinkalzium, das in 2%iger Menge der Halbmilch zugesetzt wird. Man rührt 20 g Larosan mit $1/6$ Liter Milch an, fügt es zu den zum Kochen erhitzten $2/6$ Liter hinzu, kocht noch 5—10 Minuten, seiht durch ein Haarsieb und mischt $1/2$ Liter Verdünnungsflüssigkeit hinzu. Letztere besteht, je nach dem Grade der Erkrankung, aus Wasser, Schleim- oder Mehlabkochung. Bezüglich des Zuckerzusatzes gelten die gleichen Regeln, wie bei der Eiweißmilch.

Die Fehler, vor denen man sich bei der Eiweißmilchbehandlung hüten muß, entstehen durch Inanition und Kohlenhydratmangel. Schädlich wirkt zu langsame Steigerung der Menge, zu geringer Mehl- und Zuckerzusatz und zu zaghafte Steigerung derselben. Gewichtsabnahme, Temperaturerhöhung, schlechte Stühle, dürfen kein Grund zur Reduktion der Nahrung oder Beschränkung des Kohlenhydratzusatzes sein. Die Eiweißmilchernährung soll ca. 4—8 Wochen fortgesetzt werden; ein dekomponiertes Kind ist erst dann als geheilt zu betrachten, wenn es, auf die gewöhnlichen Milchmischungen abgesetzt, sich normal weiterentwickelt.

Bei jungen Säuglingen, die Eiweißmilch oft nicht vertragen und bei nicht zu schweren Fällen kann man die Behandlung mit Buttermilch durchführen. Beginn wie oben geschildert mit 200—300 g pro die unter Zusatz von 2% Mondamin, allmähliche, aber systematische Steigerung bis auf ca. 200 g pro Kilo Körpergewicht, wobei Nährzucker, von 2—4—8% steigend, zugesetzt wird.

In späteren Stadien kann man die Heilung beschleunigen, wenn man wieder vorsichtig Fett zuführt, z. B. Zusatz von 1—3% Einbrenn zur Buttermilch in der Art der Buttermilchbuttermehlsuppe nach Kleinschmidt.

Medikamentöse Behandlung: Um die gesunkene Leistungsfähigkeit des Zellbestandes zu heben, wurde eine Proteinkörpertherapie empfohlen, die protoplasmaaktivierend wirken soll. Man verwendet Normalpferdeserum 0,5 bis 2 ccm täglich oder jeden zweiten Tag; im ganzen 5 Injektionen. Noch wirksamer sind intramuskuläre Blutinjektionen ein- bis zweimal wöchentlich 5 bis 10 ccm frisches oder citriertes Spenderblut intramuskulär. Sorgfältige Behandlung erfordern die Kollapszustände. Coffein natr. benzoic. 0,5 bis 1,0 auf 100, davon dreistündlich 5 g; besser gibt man es subkutan, mehrmals täglich $1/3$ bis $1/2$ Spritze der 10% Lösung. Bei Kreislaufschwäche ist dem Kampferöl, das oft schlecht vertragen wird, Hexeton ¼ bis ½ Spritze oder Kardiazol (subkutan oder intern) vorzuziehen. Bei dauernden Untertemperaturen sorgt man durch Thermophore für Erhaltung der Wärme.

Durchfallkrankheiten

Akute Dyspepsie

Die Dyspepsie ist durch das Hervortreten von Symptomen von seiten des Magendarmkanals, Erbrechen und Diarrhöen gekennzeichnet.

Ätiologische Faktoren sind: Überfütterung, besonders mit zuckerreichen Nahrungsgemischen, Zufuhr zersetzter Nahrung, speziell bei angeborener oder durch enterale und parenterale Infektionen erworbene Toleranzschwäche. Ferner kommt konstitutionelle Empfindlichkeit der Verdauungsorgane für Fett und Kohlenhydrate in Betracht.

Diarrhöen entstehen immer durch pathologische Vorgänge im Darmkanal, wo es durch bakterielle Einwirkung zur übermäßigen Bildung von Fettsäuren, saurer Gärung, Zersetzung von Fett und Zucker kommt. Dies hat beschleunigte Peristaltik, funktionelle, manchmal auch anatomische Schädigung der Darmschleimhaut, Katarrh oder Entzündung zur Folge. Die bakterielle Invasion des sonst keimfreien Dünndarmes kommt zustande durch Zufuhr infizierter Nahrung oder durch zu große oder zu kohlenhydratreiche, die Toleranz überschreitende Mengen; Stagnation begünstigt die Infektion des Chymus. Durch die Diarrhöen entgeht ein großer Teil der Nahrung der Resorption (Inanition) und durch die Wasserverluste droht Austrocknung Exsiccation. Bei der die parenteralen Infekte begleitenden Dyspepsie ist das Primäre vielleicht eine durch Toxine veranlaßte Motilitätsstörung und Lähmung der normalen Funktion der Darmschleimhaut. Das gleiche gilt von der Sommerhitze. Schließlich kann primär eine konstitutionelle Schwäche der Verdauungsorgane, Störung der Regulation, der Sekretion und Motilität, die Grundlage für die Dyspepsie abgeben.

Die Symptome und der Verlauf sind verschieden, je nachdem ob die Dyspepsie ein bisher gesundes oder ein dystrophisches oder dekomponiertes Kind befällt, oder ob sie als Begleiterscheinung einer Zystitis, Grippe· etc. auftritt. Die Stuhlentleerungen sind vermehrt, 5 bis 10mal täglich, zerfahren und zerhackt, mit grauweißen oder grünlichen Bröckeln und Klumpen oder auch Schleim: in schweren Fällen werden wässerige, spritzende, mit Gasbläschen durchsetzte, schaumige Stühle entleert. Die Stühle riechen und reagieren meist sauer, ihre Farbe ist oft grünlich. Das Abdomen ist meteoristisch aufgetrieben, die Kinder leiden an schmerzhaften Koliken und Flatulenz. Erbrechen ist häufig, oft schon vor dem Einsetzen der Diarrhöen zu beobachten. Die Temperatur erhebt sich meist auf subfebrile Werte, kann aber auch sehr hoch ansteigen. Die Gewichtskurve verläuft flach oder hat Tendenz zu stärkerem Absinken. Steile Gewichtsstürze sind meist schon ein Zeichen einer Intoxikation.

Frühzeitig ändert sich die Stimmung der Kinder: sie werden unruhig, schreien stundenlang. Ausgesprochen ist die Neigung der Haut und Schleimhäute zu Entzündungen und Infektionen (Intertrigo, Soor etc.).

Der Verlauf und Ausgang der Dyspepsie ist von verschiedenen Momenten abhängig. Eine akute Dyspepsie bei einem bisher darmgesunden Kinde wird bei sachgemäßer Behandlung in kurzer Zeit meist vollständig geheilt. Bei sehr jungen oder tropholabilen Säuglingen kann sich aus ihr ein chronischer Nährschaden, eine Dystrophie oder chronische Dyspepsie entwickeln. Ernster ist die Dyspepsie bei ernährungsgestörten Säuglingen zu beurteilen, namentlich wenn schon einigemal dyspeptische Zustände vorangegangen sind; hier kann sie entweder zum progredienten Verfall, zur Dekomposition führen, oder auch schwere Intoxikation auslösen. Die Prognose der Dyspepsie bei enteralen und parenteralen Infektionen (Zystopyelitis, Otitis, Grippe etc.) ist hauptsächlich durch die Schwere des Grundleidens bestimmt. Aus diesen Momenten ergibt sich die Wichtigkeit der genauen D i a g n o s e für die Beurteilung des einzelnen Falles und für die einzuschlagende Therapie. Es ist durch Anamnese und sorgfältige Beobachtung festzustellen, ob die Diarrhöen eine akute Störung bedeuten, eine erstmalige Erkrankung eines bisher gesunden Kindes oder ob Ernährungsstörungen, Gewichtsstürze, fieberhafte Affektionen, Turgorverlust, exsudative Hautmanifestationen etc. die Dyspepsie als einen Zwischenfall oder eine Verschlimmerung bei einem chronisch ernährungskranken oder durch Konstitutionsdefekte geschwächten Säugling kennzeichnen. Genaue Stuhluntersuchungen sind notwendig, um spezifische Darmerkrankungen (Ruhr, Paratyphus) nachzuweisen und durch klinische Untersuchung aller Organe sind anderweitige Erkrankungen (Pyelitis, Grippe) festzustellen.

D a s P r i n z i p d e r B e h a n d l u n g b e s t e h t b e i j e d e r F o r m d a r i n, z u e r s t d u r c h H u n g e r n d e n D a r m l e e r z u s t e l l e n u n d d e n S t o f f w e c h s e l z u e n t l a s t e n u n d h i e r a u f e i n e N a h r u n g z u w ä h l e n, b e i d e r d i e g ä r u n g s f ö r d e r n d e n B e s t a n d t e i l e m ö g l i c h s t e i n g e s c h r ä n k t s i n d. Zunächst lasse man den Säugling 6—12—24 Stunden ohne Nahrung. Während dieser Hungerperiode muß der Flüssigkeitsbedarf unbedingt gedeckt werden, was man am besten dadurch erreicht, daß man reichlich dünnen Tee, versüßt mit Saccharin (1 Tablette à 0,05 auf 100 Tee) verabreicht. Salzlösungen wie die von H e i m und J o h n empfohlenen (Natr. chlor., Natr. bicarbon. āā 5 auf 1000 Wasser), Karottensuppe (M o r o), Kalziummolke (M o l l), Mineralwässer, verhindern durch Wasserretention stärkere Gewichtsverluste.

Dann beginnt man mit der Ernährung, die anfangs ungefähr ein Drittel des Bedarfes decken soll, und steigert ganz allmählich und sehr vorsichtig. Das weitere Vorgehen richtet sich nach der Art und Schwere des Falles. Nur bei ganz leichten, akuten Fällen erstmaliger Dyspepsie ohne besondere Störung des Allgemeinbefindens genügt stärkere Milchverdünnung, Reduzierung der Kohlenhydrate und Ersatz des Milch- oder Rohrzuckers durch Nährzucker. Bei Säuglingen über drei Monaten kann man auch folgendermaßen vorgehen: nach dem Hungertage durch 1—2 Tage nur Reisschleim oder 2—5% Mehlabkochung (Kufeke) mit Saccharin gesüßt, dem man zweckmäßig 2—3% eines Eiweißpräparates (Larosan, Plasmon) zusetzt. Am nächsten Tage $^1/_3$ Milch, $^2/_3$ Schleim, Saccharin. Die Milchmenge soll ein Drittel des Bedarfes decken (50 g pro Kilo). In den folgenden Tagen zunächst vorsichtiger Zusatz von Nährzucker oder Nährmaltose (2 dann 3%), hierauf Steigerung auf ½, dann auf $^2/_3$ Milch. Tritt hiebei keine Störung auf, so erhöht man den Zuckergehalt von 3 auf 5% und die Milchmenge soweit, bis die Nahrung dem Alter und dem Gewichte des Säuglings entspricht. Will man die Gefahr der Fettsäurebildung noch mehr beseitigen, so läßt man in den ersten Tagen die Milch durch Abschöpfen entfetten. Bei diesem Regime zeigt die Gewichtskurve anfangs Abnahme (infolge Hunger), es treten Hungerstühle auf, die Temperatur sinkt, wird manchmal subnormal; hierauf wird unter Besserung des Allgemeinbefindens die Gewichtskurve horizontal und nun muß man unbedingt, um Zunahmen zu erzielen, die Kohlenhydrate vermehren. Zu warnen ist bei Rezidiven und Verschlechterungen vor zu häufigen Hungertagen (Herabsetzung der Toleranz durch Inanition, Gefahr der Dekomposition) und vor zu lange fortgesetzter Mehldiät (Mehlnährschaden).

Bei jungen Säuglingen, bei schwerer rezidivierender Dyspepsie im Verlauf eines chronischen Nährschadens und bei Mißlingen der Reparation mit den angeführten Maßnahmen, ist es besser, eine H e i l n a h r u n g zu verwenden. Als solche kommen in Betracht Frauenmilch, Buttermilch und Eiweißmilch.

Bei der Behandlung mit B r u s t m i l c h geht man folgendermaßen vor: Nur leichtere Fälle darf man nach 6—12stündlichem Hunger direkt — unter Beschränkung der Trinkdauer und genauer Kontrolle der getrunkenen, knapp zu bemessenden Mengen — an die Brust anlegen. Sonst ist es besser, abgepumpte Milch durch die Flasche oder mit dem Löffel zu geben: Zunächst nur zirka 200 g auf 10 Mahlzeiten verteilt, bei gleichzeitiger Deckung des Flüssigkeitsbedarfes; nach dem Einsetzen der Besserung rasche tägliche Erhöhung bis auf die entsprechende Menge. Bei Brustnahrung dauert unter Bestehenbleiben dyspeptischer Entleerungen die Reparation oft längere Zeit und Gewichtszunahmen bleiben aus. Man warte, ohne die Amme zu wechseln, einige Wochen ab, und kann dann durch Zusatz von Eiweißpräparaten (Plasmon, Larosan) oder Ersatz von 1—2 Brustmahlzeiten durch Buttermilch mit Nährzucker (Kombination der Heilnahrungen) Zunahmen erzielen.

Ganz ausgezeichnet gelingt, namentlich bei Säuglingen, die starke Wasserverluste erlitten haben, die Reparation mit B u t t e r m i l c h. Nach der Hungerperiode gibt man 200—300 g Buttermilch, entweder zusatzlos, „Anfangsnahrung", oder mit 2—3% Mondamin; mit Eintritt seltenerer Stühle konsequente Zulage von Kohlenhydraten (Nährzucker) und Steigerung der Gesamtmenge.

Moll verwendet als „Einstellungsdiät" die Mandelmolkenmilch. 150 g geschälte süße Mandeln werden verrieben, im Mörser unter allmählichem Zusatz von 1 Liter Wasser verrührt, hierauf der Mandelbrei filtriert. Dazu kommt die gleiche Menge Kalziummolke, gewonnen durch Abkochen von 1 Liter Vollmilch mit 4 g Calc. lact. Bei Kindern jenseits des 3. Monates Keks oder Reispudding mit Tee oder Molke angerührt.

Kekspudding: 80 g Keksmehl mit 200 g Wasser kalt verrühren. 40 g Zucker mit einem Eidotter flaumig rühren und der Keksmehlaufschwemmung zusetzen. Das Eiklar zu Schnee schlagen und mit 1 g Salz und ½ g Speisesoda der Masse zusetzen. Eine halbe Stunde im Wasserbad kochen. Die fertige Masse aus der Puddingform nehmen, durch ein Sieb treiben und mit Tee oder Molke vermengen.

Reispudding. 250 g Wasser mit 70 g weichgekochtem und passiertem Reis verrühren, ein mit 20 g Butter, 50 g Zucker, 1 g Kochsalz und ½ g Speisesoda verrührtes Eigelb dazugegeben, mit der Reismasse und mit dem aus dem Eiklar geschlagenen Schnee vermengen und kochen wie Kekspudding.

Bei der Eiweißmilchtherapie geht man am besten so vor, daß man nach Ruhigstellung des Darmkanales zunächst Buttermilchsuppe reicht. Nach 2—3 Tagen beginnt man mit der Heilnahrung: 300 g Eiweißmilch mit 3% Nährzucker. Ohne Rücksicht auf Zahl und Aussehen der Stühle steige man rasch bis auf 200 g Eiweißmilch pro Kilogramm und vermehre allmählich den Zuckergehalt auf 4, 5 und 6%. Bei Eiweißmilchernährung bleibt man 4—6 Wochen und geht dann auf die gewöhnlichen Milchmischungen über.

Eine medikamentöse Behandlung der Dyspepsie ist meist entbehrlich. Bei stürmischem Erbrechen ist im Beginne eine Magenspülung von günstiger Wirkung; zur raschen Entleerung des Darmes kann ein Abführmittel notwendig sein (Ol. ricini 5,0); Kalomel, das früher viel verordnet wurde, ist entbehrlich. Viel wirksamer sind, namentlich bei Tenesmus, Darmspülungen. Bleiben nach Abheilung der Dyspepsie schleimige und zerfahrene Stühle bestehen, so kann man ein Darmadstringens, Tannigen, Tannalbin, oder Bismut. subnitricum (mehrmals täglich 1 Messerspitze) geben. Gegen die Kolikschmerzen legt man warme Kompressen aufs Abdomen. Heftige Unruhe und Schlaflosigkeit machen manchmal Chloralhydratklysmen (0,5 : 100,0 für 2 Klysmen) nötig.

Ist die Dyspepsie durch Milchzersetzung oder enterale Infektion mit Bakterien entstanden, so beginnt man die Behandlung mit ausgiebiger Entleerung des Verdauungsrohres durch Klysmen und Ol. ricini (2—3mal täglich 3—5 g) und Magenspülungen. Nach 12- bis 24stündiger Teediät wird eine vorsichtige Ernährung mit Brust- oder Eiweißmilch, wie oben beschrieben, eingeleitet.

Eine besondere Erwähnung beansprucht die durch parenterale Infektionen bedingte Dyspesie. Die häufigsten Ursachen sind grippöse Erkrankungen, Zystopyelitis, Pyodermien, seltener Otitis media, Masern u. a. Besonders gefährdet sind hiebei Säuglinge der ersten Lebenswochen, die mit kohlenhydratreichen .Gemischen (Malzsuppe, holländische Säuglingsnahrung mit viel Zucker) ernährt werden. Prophylaktisch empfiehlt es sich beim Eintritt einer Infektion die Nahrung bei reichlicher Deckung des Flüssigkeitsbedarfes etwas knapper zu bemessen und den Zuckergehalt zu reduzieren. Bei der Behandlung ist das Hauptgewicht auf die Beseitigung des Infektes zu richten; mit der Heilung desselben schwinden oft die Darmsymptome. In leichten Fällen genügt Nahrungsreduktion und Verminderung des Zuckers; in schweren geht man wie oben beschrieben auf Buttermilch oder Eiweißmilch über. Bei angedeuteten toxischen Symptomen sind energische Maßnahmen, Übergang auf Frauenmilch oder Eiweißmilch nötig. Bei der Behandlung der parenteralen Dyspepsie ist zu merken, daß das Fortbestehen diarrhöischer Entleerungen oder Temperaturerhöhungen, keinen Grund zur wiederholten Einschaltung von Hungertagen und zu dauernd ungenügender Ernährung geben darf. Durch Hungern sinkt die Widerstandsfähigkeit des Organismus gegen Infekte und die Leistungsfähigkeit des Darmes. Bei postinfektiöser Anorexie ist vielmehr vorübergehend konzentrierte Nahrung (s. S. 51) zu geben, sogar in manchen Fällen Sonderfütterung nötig. Die nach parenteralen Infektionen zuweilen der Dyspepsie sich anschließenden Ernährungsstörungen entsprechen im klinischen Bilde einer Dystrophie oder Dekomposition und sind wie diese zu behandeln.

Chronische Dyspepsie (Dystrophia dyspeptica)

Dieses Krankheitsbild, das man sowohl zu den Durchfallserkrankungen, als zu den Ansatzstörungen rechnen kann, ist nicht scharf umgrenzt. Es gibt eine Anzahl von Säuglingen, die bei sorgfältigst gewählter Nahrung dauernd vermehrte dünne schleimige Stühle entleeren und nicht entsprechend gedeihen. Häufig kann man Zeichen exsudativer Diathese oder Neuropathie feststellen und eine konstitutionelle Schwäche und Empfindlichkeit des Darmepithels (Verdauungsschwäche) als Ursache der Störung annehmen. Eine weitere Gruppe sind als Dystrophien mit Inanitionsdiarrhöen zu deuten. Hydrolabile junge Säuglinge reagieren auf Unterernährung manchmal nicht mit Obstipation, sondern mit vermehrten Stühlen, ebenso Kinder mit konstitutionell erhöhtem Bedarf auf zu geringes Angebot an Eiweiß oder Kohlenhydraten oder Vitaminen in der Nahrung. Bei einer weiteren Gruppe von chronischen Dyspepsien kann durch bakteriologische Stuhluntersuchung die infektiöse Ätiologie erwiesen werden: chronisch verlaufende Ruhr, Paratyphus. Bei anderen kann ein parenteraler Infekt als Ursache aufgedeckt werden: Pyelitis, Rhinitis, Tuberkulose etc. Schließlich können Fehler in der Behandlung einer akuten Dyspepsie oder wiederholte Rezidiven diese chronisch werden lassen.

Das Symptomenbild ist äußerst wechselnd. Die Stuhlentleerungen sind je nach der Ursache entweder wässerig oder schaumig, oder selbst blutig-eitrig, zeigen Zeichen der Fäulnis oder Gärung. Daneben Erbrechen, Appetitlosigkeit, Koliken, Flatulenz, manchmal Fieber, Gewichtsabnahme. Die Ansatzstörung kann sich als einfache, leichte Dystrophie äußern, aber bis zur schweren Atrophie entwickeln.

Die Behandlung muß sich in erster Linie auf die Beseitigung des enteralen oder parenteralen Infektes richten. Bei darmempfindlichen Säuglingen, wo keine nennenswerte Störung des Ansatzes besteht, genügt es, Eiweißpräparate (Larosan, Plasmon) und Kalk (Calc. carbon.) der Nahrung beizufügen. Bei Gärungsdiarrhöen wähle man eine Nahrung, die gärungshemmend wirkt: Eiweißmilch oder Buttermilch mit Mehl (Mondamin) und steigendem Nährzuckerzusatz.

Intoxikation

(Toxikose, Cholera infantum, Hydrocephaloid, akuter Brechdurchfall, Coma dyspepticum)

Die schwere Form der Dyspepsie, Intoxikation, entsteht meist aus einer Dyspepsie, auf dem Boden einer chronischen Ernährungsstörung; viel seltener wird ein vorher ganz gesunder Säugling davon befallen. Die Ursachen sind im wesentlichen die gleichen, wie bei der Dyspepsie: Überschreiten der Toleranz, namentlich für Zucker, Zufuhr zersetzter Nahrung, enterale und parenterale Infekte, Hitzeschäden etc.

Die Symptomatologie der Intoxikation setzt sich aus höchst charakteristischen Zeichen zusammen. 1. Fieber: Es kann schon als Prodromalsymptom in Form von subfebrilen Temperaturen auftreten; bei Ausbruch der Intoxikation steigt es hoch an und kann namentlich terminal hyperpyretische Werte erreichen. Die Vergiftung äußert sich vor allem in Symptomen von seiten des Zirkulationsapparates. 2. Toxische Vasomotorenlähmung. Es entwickelt sich zuerst auffallende Blässe, dann fahlgraues oder gelbliches Kolorit der Haut, dem sich bei sinkender Herzkraft noch Zyanose hinzugesellt. Die Herztöne werden dumpf, leise bis zum Verschwinden des ersten Tones. Es bildet sich 3. eine eigenartige Störung der Atmung aus; sie ist vertieft, angestrengt, ohne Pause zwischen In- und Exspirium („große Atmung", „Säureatmung"); zuweilen besteht Lungenblähung, wobei der Thorax extrem inspiratorisch erweitert ist. Dazu kommen 4. Symptome von seiten der Verdauungsorgane: heftiges Erbrechen und häufige, flüssige, spritzende, wässrige, stark sauer reagierende Stühle, meist nur aus graugelbem Darmsekret bestehend, manchmal mit grünen Schleimflocken. In dem meteoristisch geblähten Abdomen ist Peristaltik sichtbar. 5. Die Harnmengen sind vermindert, im Harn findet sich Eiweiß, hyaline Zylinder, Nierenepithelien und Leukozyten. Ein konstantes

Symptom ist 6. die alimentäre Zuckerausscheidung. Im Blute besteht 7. eine polynukleare Leukozytose um 20.000 und als Zeichen der Eindickung durch Wasserverluste, Polyglobulie. Zum Bilde der Intoxikation gehört unbedingt auch 8. die Bewußtseinsstörung. Im Beginne äußert sich dieselbe als Apathie und Somnolenz, unterbrochen von gellendem, schmerzhaftem Schreien, mit zunehmender Verschlechterung versinkt das Kind in immer tieferes Koma. Es entwickelt sich eine typische Fazies. Das Gesicht zeigt maskenartige Starre; die Augen sind tiefliegend, fixieren nicht, der Blick ist in die Ferne gerichtet, eigenartig starr. Lidschlag und Blickbewegungen sind selten. Der Extremitätentonus ist meist herabgesetzt, seltener hypertonisch; die Reflexe sind erloschen, die Arme machen langsame pathetische Bewegungen und halten abnorme Stellungen oft lange ein (Fechterstellung, Katalepsie). Dazu kommen noch 9. rapide Gewichtsstürze von mehreren 100 g pro Tag und 10. die Zeichen der Austrocknung: die Fontanelle ist eingesunken, die Bulbi tiefliegend und haloniert, die Schleimhaut des Mundes trocken und mit klebrigem Schleim bedeckt. Die Haut ist ohne Tonus, eine aufgehobene Falte verstreicht nur langsam. Gelegentlich kann sich ein Fettsklerem entwickeln; agonal entstehen häufig paravertebrale Pneumonien ohne im klinischen Bilde besonders hervorzutreten. Die verschiedenen Symptome der Intoxikation können sich in mannigfacher Weise kombinieren und bald die Zeichen des Magendarmkanals (Cholera inf.), bald die des Nervensystems (Hydrozephaloid) im Vordergrund stehen.

Die Pathogenese der Intoxikation ist noch nicht völlig geklärt. Im Vordergrund steht die Exsiccation und der Zusammenbruch des Stoffwechsels, Coma dyspepticum. Es ist denkbar, daß durch das permeabel gewordene Darmepithel giftige Nahrungsabbauprodukte oder Bakterientoxine in die Zirkulation gelangen, die in der durch die gleichen Gifte geschädigten Leber nicht entgiftet werden können und so zur allgemeinen Vergiftung Anlaß geben.

Die Diagnose der voll entwickelten Intoxikation bietet keine Schwierigkeit; nur die Entscheidung ob sie primär alimentär oder infektiösen Ursprungs ist, ist oft nicht leicht. Der Erfolg eines eingeschobenen Hungertages kann manchmal die Entscheidung bringen. Bei rein alimentärer Intoxikation hellt sich schnell das Bewußtsein auf, Fieber und Glykosurie verschwinden, die Stühle werden seltener. Bei Intoxikation infolge enteraler und parenteraler Infektion oder Wärmestauung gelingt die Entfieberung und Entgiftung durch Hungern allein nicht.

Für das therapeutische Vorgehen ist die rechtzeitige Erkennung des Charakters der Prodromalsymptome und der leicht toxischen Formen von größter Wichtigkeit. Durchfälle bei sehr jungen Kindern, stärkere Gewichtsverluste durch choleriforme Stühle, höherer Anstieg der Temperatur, besonders aber Nachlassen der Agilität, Eintreten eines somnolenten, apathischen Zustandes sind als drohende Zeichen anzusehen.

Die Prognose der Intoxikation ist abhängig von dem Zustande des Kindes im Momente der Erkrankung. Erstmalige, rein alimentär entstandene Vergiftung ist oft rasch zu heilen. Gefährlicher ist der Intoxikationszustand infolge schwerer parenteraler Infektion (Dysenterie, Grippe). Schlecht ist die Prognose bei dekomponierten oder hochgradig toleranzschwachen jungen Säuglingen.

Die Behandlung muß mit vollkommener Nahrungsentziehung durch 24 bis 48 Stunden, einsetzen; länger darf aber die Hungerperiode auf keinen Fall dauern, namentlich wenn es sich um ein Kind handelt, bei dem die Intoxikation zu einer Dekomposition hinzugekommen war. Gleichzeitig muß durch reichliche Flüssigkeitszufuhr die Austrocknung bekämpft werden. Dies geschieht am einfachsten durch reichliches Trinken von saccharin-gesüßtem Tee oder Ringerlösung, physiologischer Kochsalzlösung oder Heim-John scher Lösung (Natr. chlor. 5,0, Natr. bicarb. 5,0 auf 1000 Wasser). Genügt die Flüssigkeitszufuhr per os nicht, so kann die Austrocknung durch subkutane Injektion von physiologischer Kochsalzlösung oder Ringer scher Lösung (Natr. chlor. 7,0, Kal. chlor. 0,1, Calc. chlor. 0,2, Aqu. 1000,0), der man einige Tropfen einer Adrenalinlösung (1 : 1000) zusetzt, wirksam bekämpft werden. Man spritzt in der Unterbauchgegend an zwei Stellen je 100 ccm oder mehr ein und kann diese Injektionen am gleichen Tage wiederholen. Rascher wirksam, aber meist nur in der Klinik durchführbar, sind intraperitoneale Einspritzungen. Gleichzeitig sind Klysmen oder Rektalinstillationen (pro Sek. 1 Tropfen) mit Kochsalzlösung zu machen. Ein Abführmittel im Beginne zu geben ist meist unnötig, bei stürmischem Erbrechen sind mehrmalige Magenspülungen mit Karlsbader Wasser oder ein Nautisanzäpfchen nützlich. Die gesunkene Herzkraft belebt man durch innerliche Gaben von Coffein. natr.-benz. (0,1 zu 50,0, 2stündlich 1 Teelöffel) oder Digalen (3—5 Tropfen täglich); bei drohender Herzschwäche gibt man Koffein oder Kampfer (Hexeton, Cardiazol) subkutan; auch heiße Bäder mit kühleren Übergießungen und nachfolgendem Frottieren oder Senfpackungen wirken günstig ein. Bei Krämpfen und schmerzhafter Unruhe ist Chloralhydrat zu vermeiden; man gibt besser einige Zentigramm Medinal. Zur Regulierung des Wasserstoffwechsels wären Pituitrininjektionen (mehrmals $^1/_3$—$^1/_2$ Ampulle) zu versuchen.

Bei der diätetischen Behandlung ist die sicherste Heilnahrung die Frauenmilch: man darf aber das Kind nicht ad libitum trinken lassen, sondern beginnt mit zehnmal 5—10 g abgespritzter, eventuell eisgekühlter, in schwersten Fällen entfetteter, zentrifugierter Brustmilch und steigert erst langsam, täglich um ca. 50 g, dann schneller unter Vermeidung des neuerlichen Auftretens von Intoxikationssymptomen, bis zum Erhaltungsbedarf; erst dann darf das Kind an die Brust direkt angelegt werden. Zweckmäßig ist es, der Brustnahrung 2% Plasmon oder Nutrose beizufügen. Noch sicherer ist es, nach dem Hungertag zunächst zehnmal 10—30 *g* dann bis auf 100 *g* pro Kilogramm ansteigende Mengen von Buttermilch mit 2% Mondamin ohne Zucker zu geben, und nach Entgiftung zur Brustmilch überzugehen. In manchen Fällen scheint sogar eine Zwiemilchernährung von Brust- und Buttermilch wirkungsvoller als Brustmilch allein. Steht Frauenmilch nicht zur Verfügung, so ist es am besten mit Buttermilch und 2—3% Mehl anzufangen. Auch hier beginnt man mit häufigen kleinen Dosen (zehnmal 5—10 *g*). Die Einstellung vor Verabreichung der Heilnahrung, kann mit Molke oder Mandelmolkenmilch erfolgen. Unter Vermeidung toxischer Rezidive, wird in den nächsten Tagen gestiegen, bis ca. 100 *g* Buttermilch pro Kilogramm Körpergewicht erreicht sind. Beginnt hiebei die Erholung, so wird Nährzucker zugesetzt und dann allmählich gesteigert. Treten im Heilungsstadium der Intoxikation akute Rückfälle ein, so kann nur mehr die Brusternährung Heilung bringen.

Die diätetische B e h a n d l u n g der durch enterale und parenterale Infektion entstandenen Intoxikation ist im allgemeinen die gleiche wie bei der rein alimentären Form. Die Behandlung der toxischen Zwischenfälle bei Dekomposition ist wenig aussichtsreich. Frauenmilch mit Buttermilch scheint noch am ehesten Erfolg zu versprechen.

Kuhmilchidiosynkrasie

Ein Symptomenkomplex, der wie eine akute alimentäre Intoxikation verläuft, findet sich bei der sehr seltenen K u h m i l c h i d i o s y n k r a s i e. Gewöhnlich handelt es sich um neuropathische Kinder, die, bei künstlicher Ernährung erkrankt, an die Brust gelegt wurden, und nach Wochen bei einem Versuch, neuerlich Kuhmilch zu geben, mit Vergiftungserscheinungen reagieren. Auf die Zufuhr minimaler Mengen Kuhmilch, erfolgen schwere, lebensbedrohliche Erscheinungen, die an den anaphylaktischen Chok erinnern. Kurze Zeit (einige Minuten oder Stunden) nach Einverleibung der Milch setzen stürmisches Erbrechen, heftige Diarrhöen, hohes Fieber und Pulsbeschleunigung, Dyspnöe, Blässe und Zyanose und zerebrale Reizerscheinungen (Krämpfe) ein; auf Nahrungsentziehung schwinden alle Symptome in kritischer Weise.

Die B e h a n d l u n g ist die gleiche wie bei der Intoxikation: Nahrungsentziehung beseitigt die Vergiftungserscheinungen. Bei dem Übergange auf Kuhmilch nach einigen Wochen muß man höchst vorsichtig vorgehen und zunächst durch tropfenweise Zufütterung den Säugling daran gewöhnen.

Ernährungsstörungen der Brustkinder

Störungen im Verlaufe der natürlichen Ernährung sind seltener und verlaufen viel gutartiger, als bei künstlicher Ernährung. Dies erklärt sich aus der angeborenen hohen Toleranz für die arteigene

Ernährung, aus der Keimfreiheit der Nahrung und aus der großen Immunität der Brustkinder gegenüber Infektionen.

Die Ursachen sind die gleichen wie beim künstlich genährten Kinde, doch treten die rein alimentär und durch parenterale Infektionen bedingten Affektionen gegenüber den durch endogene Ursachen, durch Konstitutionsanomalien bedingten Ernährungsschäden in den Hintergrund.

Alimentäre Schäden: Die so häufig geäußerte Meinung, daß das Nichtgedeihen eines Kindes an der Brust bedingt sei durch die mangelhafte Qualität der Milch ist nicht richtig. Weder die Variationen des Fett- oder Zuckergehaltes der Milch können als Ursache angesehen werden, noch ist eine qualitative Änderung der Milch durch Diätfehler der Amme, durch akute Erkrankungen, Verdauungsstörungen und psychische Alterationen derselben, oder durch Übergang von schädlichen Stoffen aus der Nahrung in die Milch bewiesen; nicht ganz abzulehnen ist der Einfluß der Menstruation oder der Beginn einer neuerlichen Gravidität. Wenn ein Brustkind an Ernährungsstörungen erkrankt, so liegen sehr oft Fehler in quantitativer Hinsicht vor. Überfütterung ist aber lange nicht so häufig als sie diagnostiziert wird: meist liegt in solchen Fällen konstitutionelle Schwäche der Verdauungsorgane vor, so daß eine entsprechend dosierte Nahrung schon eine Toleranzüberschreitung bedeutet. Überfütterung kommt fast niemals dadurch zustande, daß bei Einhaltung der regulären Nahrungspausen die Einzelmahlzeiten zu groß sind; das kann gelegentlich der Fall sein, wenn ein schwacher Neugeborener an eine leichtgehende ergiebige Brust angelegt wird. Meist entsteht sie dadurch, daß das Kind, in der Annahme, daß jedes Schreien Hunger bedeutet, stündlich oder noch häufiger angelegt wird, und so auf 10 oder mehr Mahlzeiten kommt. Viel häufiger ist Unterernährung die Ursache des mangelhaften Gedeihens. Sie kommt zustande durch Hypogalaktie, Fehler der Stilltechnik, die zum frühzeitigen Versiegen der Milchsekretion führen, zu lange fortgesetzte Knapphaltung der Milchmengen bei konstitutionell höherem Bedarf.

Am häufigsten treten Ernährungsstörungen bei Brustkindern symptomatisch als Begleiterscheinungen infektiöser Erkrankungen auf. Die parenteralen Ernährungsstörungen erzeugen beim Brustkind dieselben klinischen Bilder wie beim Kuhmilchkind, verlaufen aber im allgemeinen viel milder.

Selbstverständlich können auch enterale Infektionen mit anatomisch nachweisbaren Darmläsionen zur Ernährungsstörung führen. Hieher gehören die Gastroenteritiden, die durch Bact. dysenteriae, typhi, durch Streptokokken und andere Keime verursacht sind. Je nach der Art des Erregers sind die Entleerungen schleimig oder eitrig oder blutig. Die Enteritis follicularis ist wohl identisch mit der durch Flexner bazillen erzeugten Paradysenterie.

Schließlich gibt es Brustkinder, die bei richtig durchgeführtem Stillregime und Freibleiben von Infektionen nicht befriedigend zunehmen, die oft erbrechen und dauernd vermehrte schleimige Stühle haben, wund werden, schlecht schlafen etc., bei denen aber Nahrungsreduktion eher zur Verschlechterung des Zustandes führt. Bei einigen dieser Säuglinge findet man Symptome, die zur exsudativen Diathese gehören: Landkartenzunge, seborrhoische Ekzeme am Kopf (Gneis), an den Wangen (Milchschorf), intertriginöse Ekzeme, die trotz sorgfältigster Pflege bestehen bleiben und fast bei allen Zeichen der Neuropathie: Schlaflosigkeit, Schreckhaftigkeit, Reflexsteigerung und Hypertonie etc. Solche Kinder zeigen oft während der ganzen

Stillperiode keine befriedigenden Zunahmen, und gute Entwicklung tritt erst dann ein, wenn man abstillt und Beikost gibt.

Diese konstitutionell bedingten Störungen verlaufen entweder unter dem Bilde des Nichtgedeihens (Dystrophie) oder als Durchfallserkrankungen (Dyspepsie).

Die Ernährungsstörungen bei Brustkindern sind in der überwiegenden Mehrzahl einfache Dystrophien oder leichte Dyspepsien. Schwere toxische Zustände mit Gewichtssturz, Fieber, Benommenheit, Austrocknungserscheinungen etc. sieht man nur selten bei parenteralen und enteralen Infektionen. Nach langdauernden, mit Hunger einhergehenden Infektionen können sogar Krankheitsbilder zustandekommen, die an Dekomposition erinnern.

Die Symptome des Nichtgedeihens äußern sich in Gewichtsabnahme, Schwinden des Körperfettes, scheinbarer Obstipation oder Entleerung schleimiger, substanzarmer Hungerstühle und verminderter Harnsekretion, gelegentlich auch Erbrechen. Im Gegensatze zu den unruhigen, überfütterten Säuglingen sind die unterernährten oft auffallend ruhig. In seltenen extremen Fällen kommt es zu Untertemperatur und Somnolenz und es entsteht das klinische Bild der Atrophie.

Die Hauptsymptome der Dyspepsie sind auch beim Brustkind Erbrechen und Diarrhoen. Die Säuglinge erbrechen entweder gleich nach der Mahlzeit unveränderte, oder nach längerer Zeit geronnene Milch. Die Bewertung des Erbrechens bietet Schwierigkeiten, da viele Brustkinder bei glänzendem Gedeihen während der ganzen Stillperiode speien. Aus dem Symptome des Speiens allein darf ebensowenig auf eine Ernährungsstörung geschlossen werden, wie aus dem Auftreten von abnormalen Stühlen. Der goldgelbe, geruchlose, salbenartige Brustmilchstuhl ist selten; es gibt viele tadellos gedeihende Säuglinge, die während der ganzen Stillperiode grünliche oder graugelbe, zerhackte, bröcklige oder schleimige, vermehrte (4—6) Entleerungen haben. Zur Dyspepsie gehören außer Erbrechen und abnormen Stühlen Störungen der Entwicklung und des Allgemeinbefindens: Unruhe, schlechter Schlaf, Meteorismus, Koliken, Flatulenz, später Gewichtsabnahme, Anämie, gelegentlich subfebrile Temperaturen und Verlust der Immunität, was zur Entstehung von Intertrigo, Furunkulose etc. Anlaß gibt. Im Harn tritt Laktosurie und vermehrte Phosphorausscheidung auf.

Die Diagnose macht man aus dem anamnestischen Nachweis des Ernährungsfehlers und aus den typischen Symptomen. Zu bemerken ist, daß Neugeborene oft einige Zeit speien und schleimige Stühle entleeren („Übergangskatarrh") und daß Frühgeborene oft wochenlang bei genügender Brustmilch nicht zunehmen und dystrophisch sind (individuell hohes Kohlenhydratbedürfnis). Die Diagnose einer endogenen Ernährungsstörung ist sehr schwierig und darf erst nach Ausschluß aller exogenen Momente gestellt werden.

Die Diagnose der Unterernährung darf erst dann gemacht werden,
wenn durch wiederholte Wägungen die ungenügende Nahrungsaufnahme nachgewiesen ist. Ist genügend Milch vorhanden, so muß
festgestellt werden, ob nicht Trinkunlust, bedingt durch anderweitige
Affektionen (Schnupfen, Angina, Nabelinfektion) vorliegt.

Die Behandlung der einfachen Dyspepsie wird in leichten
Fällen mit Regulierung der Diät auskommen. Fünf Mahlzeiten in
vierstündlichen Pausen, anfangs knapp gehalten durch Verkürzung
der Trinkzeit bei gleichzeitiger Befriedigung des Durstes durch
Tee. In schwereren Fällen, namentlich dann, wenn bei gleichzeitiger parenteraler Infektion Intoxikationssymptome (Fieber, Somnolenz etc.) auftreten, ersetzt man für 12—24 Stunden die Brustmahlzeiten durch Saccharintee und reduziert die Trinkmenge bis auf den
Erhaltungsbedarf. In solchen Fällen kann man die Behandlung durch
Entleeren des Magendarmkanals einleiten; Kamillenklysma und als
Abführmittel Ol. ricini (5—10 g); Kalomel ist entbehrlich. Bei hartnäckigem Erbrechen wirkt eine Magenspülung ausgezeichnet. Gegen
die manchmal der Dyspepsie nachfolgende hochgradige Trinkunlust
gibt man Pepsin-Salzsäure. (Acid. hydrochlor. dilut., Pepsin āā 1,0
Aqu. 80,0 Syr. 20,0. Vor jeder Mahlzeit ein Kaffeelöffel.) Bleiben
nach Abklingen der akuten Erscheinungen die Stühle noch schlecht,
so kann man Darmadstringentien (Bismut. subnitr., Tannigen, Tannalbin oder Calcium lacticum) verordnen. Gegen die Koliken legt man
warme Kompressen auf den Bauch und muß eventuell bei heftigen
Schmerzen, Unruhe und Schlaflosigkeit Chloralhydrat geben. Die
Flatulenz läßt sich durch Einführen eines eingefetteten Darmrohres
in den Mastdarm und leichte Massage des Abdomens beheben.

Bei der Behandlung der rein konstitutionellen Dystrophie muß man sehr viel Geduld haben. Stillt die Mutter selbst,
so warte man bei halbwegs genügender Gewichtszunahme möglichst
lange; bei Ernährung durch die Amme kann ein Wechsel der Stillenden Erfolg haben. Die dauernd schlechten Stühle dürfen kein Grund
zur Nahrungsreduktion oder zum Abstillen sein. Von ausgezeichne-
tem Erfolge sind oft Eiweißpräparate. Man gibt mehrmals täglich
einen Kaffeelöffel Nutrose oder Plasmon oder Larosan in 30 g Em-
serwasser, worauf man Sistieren des Erbrechens, Besserung der
Stühle und Gewichtszunahme sieht. Nützt dieses nichts, so geht man
bei älteren Säuglingen zum Allaitement mixte über; als Beikost eignet
sich am besten Magermilch oder Buttermilch mit Zusatz von Nährzucker, die man entweder zu jeder einzelnen Mahlzeit zufüttert, oder
besser, statt einer Brustmahlzeit gibt.

Ergibt sich als Ursache des Nichtgedeihens unbehebbarer Milchmangel, so ist bei sehr jungen Säuglingen Ammenwechsel, eventuell
Nachfüttern abgespritzter Milch nach kurzem Trinken an der Brust,
bei älteren Übergang zur Zwiemilchernährung angezeigt.

Hypertrophische Pylorusstenose und Pylorospasmus

Im frühen Säuglingsalter kommt ein charakteristisches Krankheitsbild vor, das seine Ursache in einem Passagehindernis am Übergang des Magens in den Darm hat. Das Leiden ist hierorts ziemlich selten; befallen werden überwiegend Knaben, oft erstgeborene Kinder neuropathischer Eltern. Es tritt erst einige Zeit, meist in der zweiten oder dritten Woche nach der Geburt auf, nachdem bis dahin die Kinder gut gediehen waren; in der überwiegenden Mehrzahl handelt es sich um Brustkinder. Das erste und wichtigste Symptom ist das E r b r e c h e n. Die Art des Speiens ist für die Krankheit charakteristisch. Im Beginne ist es nur ein gewöhnliches, häufiges Erbrechen, später aber wird es intensiv, explosionsartig; in weitem Bogen werden große Massen, die manchmal mehr enthalten, als zuletzt eingenommen wurde, herausgeschleudert, entweder gleich nach dem Trinken oder zuweilen erst nach ein bis zwei Stunden. Meist bestehen hiebei gar keine Üblichkeiten oder Magenschmerzen. Die Folge des dauernden Erbrechens ist I n a n i t i o n. Das Kind magert progredient ab, und in schweren Fällen entsteht das Bild einer hochgradigen Atrophie: Fettschwund, kühle, trockene Haut, eingesunkene Fontanelle, subnormale Temperatur etc. Aus gleicher Ursache entwickelt sich eine P s e u d o o b s t i p a t i o n mit Entleerung seltener, substanzarmer, grüner, schleimiger Hungerstühle. Auch die Harnmenge ist verringert. In vielen Fällen bestehen Zeichen der N e u r o p a t h i e. Die Kinder sind aufgeregt, schreckhaft, oft auffallend mürrisch, schlafen schlecht, haben hypertonische Muskulatur und gesteigerte Reflexe. Manche Pylorostenotiker sind stets hungrig, saugen gierig, lassen aber nach wenigen Zügen plötzlich unter heftigem, schmerzhaften Schreien die Brust los. Pathognomonische Zeichen liefert die Untersuchung des Abdomens; im Gegensatz zu dem eingesunkenen Unterbauch ist die Magengegend vorgewölbt, manchmal ballonartig aufgetrieben. Von Zeit zu Zeit sieht man eine halbkugelige Vorwölbung im linken Hypochondrium sich erheben und als peristaltische Welle langsam vom Fundus zum Pylorus ablaufen, was auch unter dem Röntgenschirm deutlich zu beobachten ist. Bei der Palpation ist häufig rechts neben dem Nabel der verdickte Pförtner als zirka haselnußgroße, knorpelharte Geschwulst fühlbar. Wichtige Ergebnisse liefert die Untersuchung mit der Magensonde. Die Sonde ist durch die dünnen Bauchdecken weit unterhalb des Nabels zu palpieren und zeigt so die Ptosis und M a g e n e r w e i t e r u n g an. Als Zeichen der m o t o r i s c h e n I n s u f f i z i e n z findet man bei vorgeschrittenem Leiden noch viele Stunden nach der letzten Mahlzeit Rückstände, oft reichlich Fett, bei Stauungskatarrh auch Schleim und Eiterzellen. Die chemische Untersuchung hat gelegentlich Hyperacidität und Hyperchlorhydrie nachgewiesen.

Der Verlauf der Krankheit ist verschieden; sehr häufig tritt, meist allmählich, manchmal auffallend plötzlich, mit dem Sistieren des Erbrechens die Wendung zur Besserung ein. Von den schweren Fällen geht ein Teil direkt an Inanition oder an der durch das Hungern entstandenen Stoffwechselstörung zugrunde, ein anderer erliegt Sekundärinfektionen. Die Prognose wird ernst, wenn ein Drittel des Körpergewichtes geschwunden ist.

Die P a t h o g e n e s e des Leidens ist nicht einheitlich; in sehr seltenen Fällen liegt eine Mißbildung vor, eine S t e n o s e d e s P f ö r t n e r s i nf o l g e a n g e b o r e n e r M u s k e l h y p e r t r o p h i e. Für die meisten Fälle ist es strittig, ob die Muskelhypertrophie sekundär, und der auf dem Boden der Neuropathie entstandene Pylorospasmus das Primäre sei, oder ob umgekehrt die Hypertrophie der Muskulatur und die Pförtnerstenose das Primäre seien und der Spasmus sekundär. Vielleicht ist das Wesen des Leidens eine Neurose mit Hyperästhesie, Hyperkinese und Hypersekretion; oder eine Koordinationsstörung der Innervation des Magens, eine erhöhte Reflexerregbarkeit des Pylorus bei Neuropathen. Für primäre Hypertrophie spricht der Nachweis des Pylorustumors schon in den ersten Krankheitstagen und das Bestehenbleiben desselben noch monatelang nach der Heilung. Das Bestreben, den reflektorischen, krampfhaften Verschluß des Pylorus zu überwinden, könnte die Hyperkinese und weiterhin die Hypertrophie der Muskulatur erzeugen.

D i a g n o s e: Bei vollentwickeltem Krankheitsbild ist die Diagnose leicht zu machen, wenn der Pylorustumor fühlbar und Magenperistaltik sichtbar ist. In zweifelhaften Fällen kann ein Röntgenbild die Entscheidung bringen.

Dauerndes heftiges Erbrechen kommt im Kindesalter auch aus anderen Ursachen vor. Sehr häufig leiden exsudative, mit Ekzem behaftete und besonders neuropathische Säuglinge an h a b i t u e ll e m E r b r e c h e n. H y p e r r e f l e x i e d e s M a g e n s als Teilerscheinung allgemeiner Überreizbarkeit oder A t o n i e bei allgemeiner Muskelschlaffheit oder A e r o p h a g i e können als Ursache gefunden werden. Bei Neuropathen kann U n t e r e r n ä h r u n g wochenlanges Erbrechen veranlassen. Gelegentlich kann auch ein K a r d i o s p a s m u s habituelles Erbrechen veranlassen. Ein ähnliches Bild liefert auch die R u m i n a t i o n, das Regurgitieren und Wiederschlucken der getrunkenen Milch.

B e h a n d l u n g: In schweren Fällen ist das sicherste Vorgehen folgendes: Man gibt 1—2stündlich abgespritzte, eventuell entrahmte oder gekühlte Brustmilch, 10—12mal täglich, 10—20—30 *g*; erst nach Besserung des Erbrechens verringert man die Zahl der Mahlzeiten und erhöht die Menge, um möglichst bald auf den Erhaltungsbedarf zu kommen, oder denselben zu überschreiten. Manchmal kann man beobachten, daß unmittelbar nach einem heftigen Erbrechen die nächste Mahlzeit gut behalten wird. Zuweilen verringert sich das Erbrechen, wenn Frauenmilch nicht von der Brust gesaugt, sondern mit der Flasche oder Löffel gereicht wird. In einigen Fällen hat man vom Ammenwechsel auffallend schnelle Besserung gesehen.

Bei künstlicher Ernährung ist der Erfolg unsicher; am besten eignen sich fettarme Gemische (Buttermilch, Magermilch) mit Zusatz von Mehl und Zucker. Noch bessere Erfolge sieht man bei Verabfolgung **konzentrierter Nahrung** in Form von dicken Breien; Frauenmilch, angereichert mit Mondamin und einem Eiweißpräparat, oder Kindermehlbrei, Buttermehlvollmilch, Fettbrei, konzentrierte Eiweißmilch mit 10—17% Zucker oder Keks- und Reispudding. Breie werden entweder löffelweise, stündlich gereicht oder es werden einige Löffel vor der Brustmahlzeit vorgefüttert. Bei der Ernährung mit konzentrierten Gemischen muß man, um Austrocknungserscheinungen zu verhindern, Flüssigkeit zuführen: physiologische Kochsalzlösung, eventuell mit Zusatz von 5% Traubenzucker, am besten per Klysma, wozu sich der Rektalinstillationsapparat, der jede Sekunde einen Tropfen einfließen läßt, sehr gut eignet. Gegen die Spasmen und das Erbrechen wirken lange Zeit fortgesetzte **tägliche Magenspülungen** mit Karlsbader Mühlbrunn und warme **Breiumschläge** auf das Epigastrium günstig ein. Die nach einer Magenspülung durch die Sonde zugeführte Nahrung wird oft behalten. Medikamentös versucht man entweder **Papaverin** (0,01 bis 0,03 pro dosi mehrmals täglich intern oder subkutan) oder **Atropin**, 5mal täglich 1—3 Tropfen der 1$^o/_{oo}$igen Lösung oder **Novokain** (0,001); bei Hyperazidität gibt man vor jeder Mahlzeit 10—20 g **Karlsbader Mühlbrunn**. Ein Mittel um die Brechneigung zu unterdrücken ist das **Chloreton**, das in den **Nautisanzäpfchen** (0,03) enthalten ist. Zuweilen kann man die Behandlung durch Narkotika unterstützen; Hedonal (1,0—1,5 pro Klysma) scheint besonders geeignet.

In den letzten Jahren werden immer häufiger chirurgische Eingriffe gemacht. Bei Pyloroplastik, Divulsion oder Gastroenterostomie waren die Resultate nicht befriedigend. **Die besten Erfolge gibt die extramuköse Pylorotomie nach Weber-Rammstedt.** Man soll die Kinder der Operation zuführen, wenn die interne Behandlung versagt, aber bevor noch schwere Atrophie eingetreten ist.

Mangelkrankheiten

Möller-Barlowsche Krankheit (infantiler Skorbut)

Der **Morbus Barlow** ist eine **Mangelkrankheit**, bedingt durch fortgesetzte Zufuhr einer Nahrung, in der das antiskorbutische Vitamin C fehlt oder in ungenügender Menge vorhanden ist. Sie ist eine Erkrankung der ersten zwei Lebensjahre, und die Besonderheiten im Verlaufe in dieser Altersstufe rechtfertigen die gesonderte Beschreibung und Benennung. Im Hinblick auf die Pathogenese ist Morbus Barlow **identisch mit dem Skorbut der Erwachsenen.** Knaben erkranken häufiger als Mädchen, Brustkinder viel seltener als künstlich Ernährte. Weder Einseitigkeit der Nahrung, noch zu langes Sterilisieren der Milch sind ausschlaggebende Faktoren; von Bedeutung ist nur das **Fehlen des anti-**

s k o r b u t i s c h e n   V i t a m i n s. Freilich ist der Bedarf individuell different und der Gehalt der Milch bei verschiedener Ernährungsart der Tiere und in den einzelnen Jahreszeiten schwankend.

Das volle Krankheitsbild des Morbus Barlow kommt erst im
zweiten Lebenshalbjahre vor und entwickelt sich nach einem viel-
wöchentlichen Stadium des Nichtgedeihens. Diese D y s t r o p h i a
a v i t a m i n o s a ist gekennzeichnet durch Gewichtsstillstand oder
-abnahme, Appetitlosigkeit, Turgorverlust, zunehmende Blässe und
verschlechterte Laune. Die Säuglinge werden reizbar und es fällt
bald auf, daß sie lebhafte Bewegungen vermeiden. Die zunehmende
Knochenschmerzhaftigkeit, die sich in Aufschreien beim Berühren der
Beine (beim Umwickeln, Baden), später sogar in intensivem, ängstlichem Geschrei bei bloßer Annäherung an das Bett äußert, führt zu
p s e u d o p a r a l y t i s c h e r   H a l t u n g   d e r   B e i n e. Allmählich
werden die schmerzhaften Anschwellungen auch an anderen
Knochen sichtbar. Es treten unter zunehmender Blässe kleine Haut-
blutungen auf, es zeigen sich ferner Blutungen und Auflockerungen
des Zahnfleisches, eventuell auch leichtes Fieber. Wird das Leiden
nicht erkannt und behandelt, so steigern sich Blässe und Schmerzhaftigkeit, die Kinder werden kachektisch und erliegen entweder der
Ernährungsstörung oder einem interkurrenten Infekt.

Die anatomische Veränderung des Skelettes besteht in einer Um-
wandlung des zellreichen lymphoiden Markes in eine zellarme, binde-
gewebsreiche Substanz (G e r ü s t m a r k). Die Folge davon ist eine
Störung des endochondralen Knochenwachstums. Bei Fortdauer der
Resorptionsvorgänge fehlt die knochenneubildende Funktion der
Osteoblasten. Die Spongiosa in der Wachstumszone der Diaphyse
wird daher immer dünner, wodurch eine abnorme Brüchigkeit an
dieser Stelle zustande kommt. Nun können ganz geringfügige Traumen zum Zusammenbruch und zu Infraktionen führen. Es entsteht
eine Verschiebung oder Diaphysenfraktur nahe der Epiphysenlinie.
Die Schädigung der hämatopoetischen Tätigkeit des Knochenmarkes
kann zur Erklärung der Anämie herangezogen werden. Der
durch die Avitaminose d y s e r g i s c h gewordene Organismus
reagiert auf die verschiedenartigsten Infekte mit Fieber und Blutungen; für die Entstehung der letzteren ist eine trophische Kapillar-
schädigung, die A n g i o r r h e x i s   a l i m e n t a r i a von ätiologischer Bedeutung.

Daraus ergeben sich die charakteristischen S y m p t o m e der
Krankheit.

V e r ä n d e r u n g e n   a m   S k e l e t t s y s t e m. Hochgradige
Schmerzhaftigkeit der Knochen; jede spontane Bewegung wird vermieden, selbst leichte Berührung löst Schmerzäußerungen aus. In
schweren Fällen liegen die Säuglinge mit angstvollem Gesichtsausdruck wie gelähmt da. Bei Druck auf den Oberschenkel erfolgt unter
Geschrei ein blitzschnelles Zucken (H a m p e l m a n n - P h ä n o -
m e n). Es entwickeln sich spindel- oder walzenförmige Auftreibun-

gen an verschiedenen Knochen, am häufigsten an Ober- und Unterschenkeln um das Kniegelenk, seltener an den oberen Extremitäten, die sich teigig weich anfühlen; die Haut darüber ist gespannt und glänzend, manchmal ist tiefe Fluktuation nachweisbar. Kommt es zu Kontinuitätstrennungen, so liegt das Bild einer Fraktur oder Epiphysenlösung mit Deformierung und Krepitation vor. Bei der Probepunktion gelangt die Nadel auf rauhen, von Periost entblößten Knochen und man kann frisches oder älteres Blut aspirieren. Hat die Krankheit schon längere Zeit bestanden, so entwickelt sich durch Kalkeinlagerung in das abgehobene Periost eine Knochenschale über dem Bluterguß, die sich durch Palpation (Pergamentknittern) und bei der Punktion nachweisen läßt. Bei Lokalisation der Erkrankung an den oberen Extremitäten entsteht ein Krankheitsbild, das an P a r r o t sche Pseudoparalyse erinnert. Befallensein der Rippen erzeugt rosenkranzartige Verdickungen und Einsinken des Brustbeines.

B l u t u n g e n kommen in erster Linie am Skelettsystem vor, im Markraum und subperiostal, ferner auch in der umgebenden Muskulatur, und auch in anderen Organen. Spärliche, punktförmige Hämorrhagien der Haut sind häufig, Blutungen aus der Nase (blutiger Schnupfen) und Darmschleimhaut seltener. Ziemlich häufig sind Nierenblutungen; H ä m a t u r i a m i n i m a kann das erste und lange Zeit das einzige Symptom der Barlowschen Krankheit sein. S k o r b u t a r t i g e V e r ä n d e r u n g e n am Zahnfleisch, Schwellung, bläuliche Verfärbung, Blutungen und Geschwürsbildungen treten nur dann auf, wenn schon Zähne durchgebrochen sind. Subperiostale Blutungen in der Orbita erzeugen durch Protrusio bulbi und schwarzrote Verfärbung der Lider und Skleren ein erschreckendes Krankheitsbild.

Die A n ä m i e erreicht oft ziemlich beträchtliche Grade, so daß die Kinder ein wachsbleiches Kolorit bekommen. Die Blutuntersuchung ergibt immer nur die Zeichen einer einfachen sekundären Anämie mit mäßiger Lymphozytose, aber keine Zeichen einer schweren Störung der Hämatopoese. Bei längerer Dauer der Erkrankung entsteht oft H e r z d i l a t a t i o n, manchmal auch eine Tachypnöe.

Die R ö n t g e n u n t e r s u c h u n g liefert einen charakteristischen Befund: ein unregelmäßig begrenzter, verschieden breiter Schattenstreifen nahe der Epiphysengrenze, der dem Gebiete entspricht, wo die durcheinander geworfenen, von Blutungen durchsetzten Knochenbälkchen liegen (T r ü m m e r f e l d z o n e); diaphysenwärts entspricht dem zellarmen Gerüstmark eine Aufhellungszone. Außerdem macht sich der subperiostale Bluterguß durch einen bogenförmig begrenzten, den Diaphysenschaft begleitenden Schatten bemerkbar.

D i a g n o s e: Bei vollentwickeltem Krankheitsbild bietet die Diagnose keine besonderen Schwierigkeiten, sofern man nur überhaupt an Morbus Barlow denkt. In differential-diagnostische Erwägung kommen die beginnenden und die symptomarmen Fälle (formes frustes):

Traumen lassen sich leicht durch die Anamnese, die Lokalisation und den Verlauf ausschließen. Bei Rachitis kann es ebenfalls zu schmerzhaften Deformierungen der Knochen mit Infraktionen und Anämie kommen. Osteomyelitis befällt immer nur einen Knochen und verläuft stets mit septischem Fieber. Neuritis, Coxitis, Sarkome können kaum diagnostische Schwierigkeiten bieten. Syphilis, und zwar speziell in der Form der Parrotschen Lähmung, kann in differential-diagnostische Erwägung kommen. Die Entscheidung ist nicht schwierig, da meist noch andere luetische Symptome vorhanden sind und die Parese sich mit Vorliebe am Oberarm lokalisiert, während die Barlowsche Krankheit den Oberschenkel bevorzugt.

Mit Sicherheit kann die Diagnose gestellt werden: durch das charakteristische Röntgenbild, die Probepunktion der Knochenschwellung und vor allem ex juvantibus, durch den prompten Erfolg der Therapie.

Die Behandlung besteht in sofortiger Zufuhr vitaminreicher Nährstoffe, Milch wird möglichst frisch, ungekocht, in der dem Alter entsprechenden Verdünnung gegeben; außerdem täglich mehrere Kaffeelöffel frischen Fruchtsaft, versüßten Zitronen- oder Orangensaft, geschabten, rohen Apfel, größeren Kindern auch grüne Gemüse, Preßsaft von Weißkohl und Tomaten. Gegen die Knochenschmerzen genügt Ruhigstellung der Beine und Umschläge. Unter dieser Behandlung schwindet meist die Schmerzhaftigkeit in kurzer Zeit, ohne daß Medikamente notwendig werden.

Rachitis

Die Bedeutung der Rachitis liegt darin, daß sie die häufigste aller Kinderkrankheiten ist; sie ist die Krankheit der Proletarierkinder, die zu 90% in den Großstädten davon befallen werden, während die Kinder der Bemittelten und der Landbevölkerung viel seltener erkranken. Das Leiden befällt den wachsenden Organismus, macht daher besonders im ersten und zweiten Lebensjahre die evidentesten klinischen Erscheinungen. Rachitis befällt die Kinder der nördlichen Zone, kommt in den Tropen kaum vor; ihr Auftreten steht in Beziehung zur Jahreszeit, indem alljährlich im sonnenlosen Winter und Frühjahr die floriden Fälle sich häufen und mit Beginn des Sommers abnehmen. Heredität ist als endogener rachitogener Faktor anzusehen; dazu kommen als auslösende Faktoren die exogenen Schäden. Solche sind mannigfacher Art: Mangelhafte Nahrung, Hunger überhaupt (Kriegsrachitis) und Vitaminmangel, Überstehen von Infektionskrankheiten, Pflegefehler, Leben in unhygienischem Milieu (respiratorische Noxen) usw.

Die Pathogenese der Rachitis ist noch nicht geklärt. Auf Grund blutchemischer und tierexperimenteller Studien kann sie derzeit am ehesten als Lichtmangelkrankheit angesehen werden. Die ultravioletten Strahlen haben sowohl bei der experimentellen Rattenrachitis als bei der Säuglingsrachitis prophylaktische und therapeutische Wirkung. Durch Bestrahlung indifferenter Öle treten in diesen „Rachitisschutzstoffe" auf und das unter Einwirkung ultravioletter Strahlen aus Fett sich bildende Ergosterin wurde als Provitamin des Wachstums-D-Vitamin, erkannt. Mangel desselben bewirkt eine charakteristische Stoffwechselstörung. Der Phosphorgehalt des Serums sinkt von 5 $mg\%$ der Norm auf 3 $mg\%$, sogar auf 1 $mg\%$, während der Blutkalk seinen normalen Wert von 10 $mg\%$ behält, wenn nicht Tetanie hinzutritt. Weiters ist die Säuren- und Ammoniakausscheidung erhöht, die Alkalireserve erniedrigt; der Stoffwechsel zeigt also eine azidotische Richtung. Die Störung des Mineralstoffwechsels kann zur Erklärung der rachitischen Knochenerkrankung herangezogen werden.

Pathologische Anatomie. Die rachitische Knochenerkrankung ist charakterisiert durch Störungen sowohl der endochondralen als der periostalen Ossifikation.

Das normale Längenwachstum der Knochen findet in der Weise statt, daß sich an der Epiphysengrenze, in der sogenannten Proliferationszone, hohe Säulen von Knorpelzellen bilden; durch Einlagerung von Kalksalzen in die Knorpelgrundsubstanz entsteht eine provisorische Verkalkung. Gleichzeitig beginnt durch Vordringen von Gefäßen vom Knochen her eine Auflösung des Gewebes und es entwickeln sich die provisorischen Markräume, von denen aus durch die Tätigkeit der Osteoblasten echtes Knochengewebe gebildet wird. Die Proliferationszone ist beim normalen Knochen schmal und verläuft geradlinig. Das Dickenwachstum erfolgt in der Weise, daß durch Imprägnierung mit Kalksalzen aus der bindegewebigen Periostwucherung ein osteoides Gewebe wird, daß sich dann in den kompakten Knochen umwandelt. Fortwährend gehen im wachsenden Knochen Resorptionsprozesse und Appositionsvorgänge nebeneinander her, die neben dem Wachstum auch die Erhaltung der Textur des Knochens bedingen.

Wirkt die rachitische Noxe auf den Knochen ein, so kommt es zunächst zu einer bedeutenden Verlängerung der Knorpelsäulen; die Zone der Knorpelwucherung ist verbreitert und von außerordentlich zahlreichen Gefäßen durchzogen, die provisorische Verkalkung erfolgt nur spärlich und in vereinzelten Herden. Abnorm vaskularisierte Markräume dringen gegen den Knorpel vor und führen zu beschleunigter Auflösung aber zu höchst mangelhafter Neubildung des Knochens durch definitive Verkalkung. Als Folge dieser Störung entsteht das für die Rachitis so charakteristische Bild der verbreiterten Proliferationszone und der unregelmäßig zackigen und unterbrochenen Verkalkungszone. Die rachitische Störung des periostalen Wachstums besteht in Hyperämie, übermäßiger Bildung und langem Bestehenbleiben des osteoiden Gewebes und ungenügender verspäteter Verkalkung desselben.

Infolge des rachitischen Prozesses werden die Röhrenknochen dicker und plumper und namentlich an den Epiphysengrenzen aufgetrieben, dabei aber weicher, elastischer, in osteomalazischen Fällen abnorm biegsam. Die Folge davon ist, daß geringfügige Traumen, der Muskelzug und der Druck auf die Unterlage, die Belastung beim Sitzen und Stehen, zu Verbiegungen,

Infraktionen und selbst zu hochgradiger Deformierung führen können. An den platten Knochen kommt es einerseit durch gesteigerte Resorption zur Verdünnung, anderseits durch Überproduktion von Osteoidgewebe zu flächenhafter Verdickung. Eine weitere Verunstaltung des Skelettes entsteht bei der Heilung der Rachitis, indem das im Übermaß produzierte Osteoidgewebe verkalkt und zu Verdickung der abnorm hartwerdenden Knochen führt (Eburneatio).

S y m p t o m e : Die Rachitis ist eine Systemaffektion, die das ganze Skelett in Mitleidenschaft zieht; sie hält aber eine gewisse Reihenfolge ein, indem ihre Zeichen zuerst am Schädel und Thorax und später an den Extremitäten auftreten.

S c h ä d e l : Ein frühes typisches Zeichen der Rachitis ist die schon in den ersten Lebensmonaten auftretende Weichheit des Hinterhauptes, die K r a n i o t a b e s , gekennzeichnet durch verdünnte, manchmal pergamentartig knitternde Stellen an den Rändern der Schuppenknochen, namentlich längs des Verlaufes der Lambdanaht. Verzögertes Wachstum an den Knochenrändern bedingt, daß die große Fontanelle sich nicht verkleinert und schließt, sondern bis über das 2. oder 3. Lebensjahr membranös offen bleibt; die Nahtränder federn infolge abnormer Weichheit. In schweren Fällen bleiben auch die anderen Fontanellen offen und die Nähte klaffend. Durch die Rückenlage des Säuglings bedingt, entsteht oft eine Abplattung des Hinterhauptes. Bei frühzeitiger intensiver Schädelrachitis entwickelt sich oft eine M a k r o z e p h a l i e , durch die Vorwölbung der Tubera parietalia und frontalia eine quadratische Form (Caput quadratum). In späteren Lebensjahren kommen noch Verbiegungen der Kiefer durch Muskelzug, Steilstellung des Gaumens vor. Der Z a h n d u r c h b r u c h ist verspätet. Die Zähne erscheinen nicht paarweise, sondern ganz unregelmäßig; öfters bleibt eine ungerade Anzahl längere Zeit bestehen. Die Zähne sind schmelzarm und neigen zu Karies. Zu erwähnen sind ferner Schmelzhypoplasien (Verfärbung, Riefenbildung, frühzeitige Abbröckelung).

Am T h o r a x entwickelt sich als charakteristisches Symptom eine knopfförmige Verdickung an der Knorpelknochengrenze der Rippen, der R o s e n k r a n z . Infolge der Nachgiebigkeit der Rippen erzeugt der Zug der Respirationsmuskeln und des Zwerchfelles Abflachung der seitlichen Thoraxpartien, Einknickungen der Rippen und Aufkremplung des Rippenbogens; der Druck der anliegenden Arme kann Einsenkungen an den Seitenteilen, der Zug des Zwerchfells Einbiegung der unteren Partien veranlassen, und in schweren Fällen eine T r i c h t e r - oder H ü h n e r b r u s t erzeugen. Die Bedeutung der Thoraxrachitis liegt darin, daß sie eine besondere Disposition für Katarrhe der Atmungsorgane schafft; bei jeder schwereren Brustkorbrachitis besteht Dyspnoe.

Die W i r b e l s ä u l e erleidet, sobald das Kind zu sitzen und zu gehen beginnt, eine Gestaltsveränderung durch Haltung und Muskelzug, die sich in bogenförmiger Kyphose der unteren Brustwirbel oder in einer durch das Tragen am Arm bedingten Skoliose äußert. Verbiegungen und Infraktionen des Schlüsselbeines tragen zur Deformierung des Rumpfskelettes bei.

Am B e c k e n entwickeln sich jene Veränderungen (Vorrückung des Promontoriums an die Symphyse, Abplattung, Vergrößerung des queren Durchmessers), die beim weiblichen Geschlechte für spätere Zeiten so große Bedeutung erlangen.

Die rachitischen Mißstaltungen der E x t r e m i t ä t e n kommen durch die Kombination verschiedener Momente zustande: Verdickung der Diaepiphysengrenzen durch Knorpelwucherung, Verbiegungen und Infraktionen durch Belastung, Druck und Muskelwirkung, Verkürzung durch mangelhaftes Wachstum, unregelmäßige Verdickung und Deformierung durch appositionelle periostale Wucherung. An den oberen Extremitäten entwickelt sich die r a c h i t i s c h e H a n d mit den Verdickungen der Fingergelenke („Perlschnurfinger“) und Anschwellungen an der distalen Epiphysengrenze des Radius und der Ulna (Zwiewuchs, Doppelgelenke). An den unteren Extremitäten erzeugt die Rachitis Coxa vara, Genu varum oder valgum, Verkrümmungen und Verdickungen der Tibia, den rachitischen Plattfuß etc.

S y m p t o m e v o n s e i t e n d e r ü b r i g e n O r g a n e : Sobald die Rachitis florid wird, leidet das Allgemeinbefinden der Säuglinge; sie werden unruhig, schreien viel, schlafen schlecht und die Stimmung wird reizbar. Zum Teil sind diese Zeichen bedingt durch die ausgesprochene Knochenschmerzhaftigkeit, weshalb jede Berührung mit Geschrei beantwortet und aktive Bewegungen vermieden werden. Frühzeitig mit dem Einsetzen der Kraniotabes treten profuse Schweiße, besonders am Hinterhaupte auf; verspätete Zahnentwicklung wirkt schädigend auf die Ernährung. Die Thoraxrachitis hat mangelhafte Atmung und ungenügende Lungenventilation zur Folge; Rachitiker sind oft dyspnöisch. Die Entwicklung aller statischen Funktionen ist retardiert: die Kinder lernen erst spät den Kopf halten, sitzen, stehen und gehen. Daran ist neben der Knochenschmerzhaftigkeit die allgemeine Muskelschwäche und die Schlaffheit der Gelenke und Bandapparate, die zuweilen hochgradige Überstreckung gestattet, schuld. Fast alle Rachitiker haben ein blasses, gelbliches Hautkolorit; in schweren Fällen ist die Anämie sehr ausgesprochen und geht mit Auftreten von Erythroblasten und beträchtlicher Leukozytose einher. Es können Blutbilder entstehen, wie bei Anaemia pseudoleuc. infantum. Die Milz ist groß, hart, plump, die Leber vergrößert, aber weich und scharfrandig. Das Abdomen ist infolge der Muskelschlaffheit und des Meteorismus trommelförmig vorgewölbt (Froschbauch); häufig besteht Obstipation mit Entleerung übelriechender Fettseifenstühle. Die Ernährung ist infolge der Appetitlosigkeit und Atonie des Magens und Darmes gestört.

V e r l a u f u n d K o m p l i k a t i o n e n : Der Verlauf der Rachitis ist chronisch. In der größten Mehrzahl der Fälle ist der typische Ablauf der, daß in den ersten Lebensmonaten unter Unruhe, Schlaflosigkeit, Kopfschweißen etc. Kraniotabes auftritt, später die Rippenveränderungen und gegen Ende des ersten Jahres die Knochenverdickungen an den Extremitäten. Die Entwicklung ist retardiert: die Fontanelle schließt sich nicht, der Zahndurchbruch verspätet sich, die Kinder lernen nicht rechtzeitig gehen etc. Von diesem gewöhnlichen Typus gibt es alle möglichen Zwischenstufen bis zu den schwersten Formen. Bei diesen letzteren sind die Knochen — wie bei der Osteomalazie — ganz enorm weich, so daß schon das geringste Trauma genügt, um vielfache Infraktionen entstehen zu lassen, die zu Dislokationen, exzessiver Kallusbildung, Wachstumshemmung und dadurch zu bizarren Verunstaltungen Anlaß geben. Ebenso wie diese bedingt eine hochgradige Verbiegung der Wirbelsäule, des Thorax und der unteren Extremitäten die Entstehung mißgestalteter r a c h i t i s c h e r Z w e r g e. Es ist aber wichtig zu wissen, daß selbst ziemlich beträchtliche Deformierungen sich durch das fortschreitende Wachstum ausgleichen können, und daß in den meisten Fällen das Zurückbleiben im Längenwachstum eingeholt wird, daß Schenkelkrümmungen, Epiphysenverdickungen und der Rosenkranz in späteren Lebensjahren zum größten Teil zurückgehen.

Unter R a c h i t i s t a r d a versteht man das Auftreten von Rachitis bei älteren Kindern. Zum Teil sind dies Fälle, wo die Säuglingsrachitis gar nicht zur Ausheilung gekommen war, sondern immer wieder rezidivierte. Außer dieser inveterierten Form kennt man auch eine in der Pubertätszeit auftretende Rachitis, die zu schweren Deformierungen, namentlich der unteren Extremitäten führt.

Es gibt eine Anzahl von Krankheiten, die besonders häufig bei Rachitikern auftreten und bei diesen besonders schwer verlaufen. Hiezu gehört z. B. die Spasmophilie, die Anaemia pseudoleuc. inf. Von prognostisch ernster Bedeutung ist die Disposition der Rachitiker, namentlich solcher mit schweren Thoraxdeformitäten, zu Respirationskrankheiten. Selbst geringfügige Erkrankungen der Luftwege erzeugen Dyspnöe, Nasenflügelatmen, Ansaugung der Thoraxwände und haben außerdem die Tendenz, durch Entwicklung zu Kapillarbronchitis oder hypostatischen Pneumonien lebensgefährliche Komplikationen zu erzeugen. Die rachitische Minderwertigkeit der Atmungsorgane erklärt es, daß Masern und Keuchhusten solchen Individuen besonders gefährlich werden und daß Rachitiker zu Tuberkulose disponiert sind. Die durch die Atmungsanomalie gesetzte Kreislaufstörung ist vielleicht die Ursache der nicht seltenen rachitischen Herzhypertrophie. Ob die Schädelrachitis, auch wenn sie zu mäßigem Hydrozephalus führt, auf die Intelligenz und geistige Entwicklung von Einfluß ist, ist zweifelhaft: nur schwer rachitische Krüppel sind oft auch geistig zurückgeblieben.

Die D i a g n o s e der Rachitis bietet meist keine Schwierigkeiten. Nach dem Frühsymptom Kraniotabes, ist bei jedem jungen Säugling durch vorsichtige Palpation zu fahnden und die Konsistenz der Knochen des Hinterhauptes, die Nachgiebigkeit der Nahtränder und die Größe der Fontanelle festzustellen. In differential-diagnostische Erwägung können kommen: Die Unterscheidung der Kraniotabes vom angeborenen Lückenschädel, die verschiedenen Formen des Hydrozephalus (rachitisch, luetisch, kongenital), die Fingerveränderungen (luetisch, rachitisch, skrofulös), die rachitischen Coxa vara gegenüber der kongenitalen Hüftgelenksluxation, die Knochenschmerzen bei Rachitis und Barlow, die splenomegalische Anämie (Rachitis, Lues etc.). Die R ö n t g e n u n t e r s u c h u n g leistet zur Diagnose der Rachitis gegenüber anderen Skelettaffektionen: Osteogenesis imperfecta, Chondrodystrophie, Myxoedem, aber auch Syphilis und Morbus Barlow außerordentliche Dienste. Das Radiogramm zeigt bei Rachitis in charakteristischer Weise die b e c h e r f ö r m i g e A u s höhlung an den aufgetriebenen Diaphysenenden, die Aufhellung des Diaphysengrenzschattens und später die Verdünnung des Kortikalisrandschattens.

Die P r o g n o s e ist im allgemeinen günstig, da die Rachitis ausgesprochene Tendenz zur Ausheilung hat, so daß selbst beträchtliche Deformationen vollständig verschwinden. Ganz schlecht ist sie nur bei den schwersten osteomalazischen Formen, die zu Zwergwuchs und Krüppelhaftigkeit führen. Im übrigen haben die rachitischen Schädigungen insoweit Bedeutung, als sie Beweglichkeitsstörungen und dadurch in späteren Jahren erschwerte Erwerbsmöglichkeit bedingen. Bei Mädchen kommt noch die Beckenveränderung als Komplikation künftiger Geburten in Betracht.

P r o p h y l a x e : Das Wichtigste bei der Bekämpfung der Rachitis als Volkskrankheit ist die Besserung der sozialen Zustände. In erster Linie Schaffung einwandfreier, lichter, luftiger Wohnungen, Aufklärung der Mütter, daß das Herausbringen der Säuglinge ins Freie, Reinlichkeit und richtige Ernährung, Vermeidung von Milchüberfütterung, frühzeitige Beigabe von Obst und Gemüsen, rachitisverhütend sei. Daneben ist namentlich für die disponierten Kinder, die früh- und untergewichtig Geborenen eine aktive Prophylaxe zu fordern; sie ist identisch mit der Therapie.

B e h a n d l u n g : L e b e r t r a n , der Träger des A-Vitamins, bewirkt Heilung einer mittelschweren Rachitis in 6 bis 8 Wochen. Die Tagesdosis beträgt 5—10 *ccm*. Ein Zusatz von Phosphor (0,01 : 100) ist nicht nötig. Wird der Tran wegen des schlechten Geschmackes verweigert, so kann man eine Emulsion verordnen. Besonders aussichtsreich erscheint die prophylaktische und therapeutische Verwendung des bestrahlten Ergosterins, des V i g a n t o l s. Zur Heilung genügt eine Tagesdosis von 2—5—10 *mg*, d. i. 5—12—25 Tropfen der öligen Lösung.

Ein zweiter Heilfaktor ist die Q u a r z l a m p e. Man bestrahlt dreimal wöchentlich in der Distanz von 80 *cm*, von 3 bis 15 Minuten ansteigend, die Vorder- und Rückseite des Körpers. Kraniotabes und andere Zeichen leichterer Rachitis schwinden nach 20—30 Sitzungen.

Nicht so sicher ist die Heilwirkung bestrahlter Nahrungsmittel. Durch die Einwirkung der Quarzlampenstrahlen gewinnen Milch und fetthaltige Nahrungsmittel antirachitische Eigenschaften. Man gibt die Milch bestrahlter Kühe, oder die direkt bestrahlte „Höhensonnenmilch", oder aus bestrahltem Milchpulver (Ultractina) hergestellte Mahlzeiten. Neben Lebertran und Licht ist Luft der dritte wichtige Faktor. Das größte, luftigste und lichteste Zimmer gehört dem rachitischen Säugling. Ferner stundenlanger Aufenthalt im Freien, offene Fenster, Fensterbalkon, Luft- und Sonnenbäder.

Wo es die Verhältnisse gestatten, sollen rachitische Kinder den Sommer am Meere (Adria, Ostsee) oder in sonnigen mittleren Höhen (um 1000 m) zubringen. Bekannt ist der günstige Einfluß von Steinsalz- oder Soolbädern (3mal wöchentlich ¼ bis ½ kg pro Bad).

Diät: Knappe Ernährung, bei Vermeidung von Obstipation, Einschränkung der Milch auf ½ Liter, reichlicher Zusatz von Kohlenhydraten; bei ausgesprochenem Milchnährschaden Buttermilch oder Malzsuppe. Der Speisezettel muß ferner täglich frische grüne Gemüse, rohes Obst, Fruchtsäfte und Fleischbrei enthalten.

Nicht zu vergessen ist wegen der Schweiße eine sorgfältige Pflege der Haut und Sorge für Kräftigung der Muskulatur (spirituöse Einreibungen, Massage, aktive und passive Bewegungen). Die Behandlung der bleibenden Deformitäten ist Sache der Orthopäden und Chirurgen.

Ernährungsstörungen und Magendarmkrankheiten älterer Kinder

Ernährungsstörungen sind auch jenseits des Säuglingsalters nicht selten, doch haben sie nicht mehr dieselbe ernste Bedeutung, da sie meist ohne Folgeerscheinungen heilen. Die Ursachen sind die gleichen wie im ersten Lebensjahre. A l i m e n t ä r e S c h ä d e n: Überfütterung (bei Festen), Einseitigkeit der Nahrung (Süßigkeiten, Eiskreme. P a r e n t e r a l e I n f e k t e: Dyspepsie bei Grippe, Masern, Anginen. E n t e r a l e I n f e k t e: Typhus, Paratyphus, Dysenterie. Kolibazillen etc. Schließlich spielen k o n s t i t u t i o n e l l e F a k t o r e n, vor allem die Neuropathie, die die Eigenartigkeit und Schwere manches Krankheitsbildes bedingt, eine bedeutsame Rolle.

Akuter Magenkatarrh

Der typische Verlauf ist folgender: Plötzliches Einsetzen mit Üblichkeiten, Erblassen, worauf mehrmaliges Erbrechen erfolgt. Hierauf Kopfschmerzen, große Mattigkeit, Fieber; anfangs Obstipation mit Koliken, dann Diarrhöen. Im Harn öfters etwas Eiweiß und Azeton. In den nächsten Tagen noch belegte Zunge und Appetitlosigkeit, dann baldige Heilung.

Die schwereren Formen sind seltener. Entweder kann das Bild

bei starker Prostration, Kopfschmerzen und hohem Fieber an Typhus erinnern (Status gastricus) oder es lassen die Symptome: Benommenheit, große Atmung, Krämpfe, Fieber, Erbrechen, an eine beginnende Meningitis denken; diese Formen hat man „Coma dyspepticum" genannt. Sehr selten steht einmal eine Dyspnöe durch Intoxikation oder Zwerchfellhochstand infolge Meteorismus im Vordergrund: „Asthma dyspepticum".

Behandlung: Sofortige gründliche Entleerung des Magens eventuell durch Magenspülung. Leerstellung des Darmes, Klysmen, Rizinusöl oder Feigensyrup. In den ersten 24 Stunden sind Teediät, dann Schleimsuppen, Magermilch mit Kakao oder Kindermehl zu verabreichen. Nach dem Schwinden der toxischen Symptome Keks, Reis, Pudding, leichte Mehlspeisen, später Fleisch in Purréform und vorsichtige Rückkehr zur Normalkost.

Die infektiösen Magendarmkrankheiten

Diese entstehen durch Eindringen pathogener Keime in den Verdauungstrakt. Die durch Dysenterie-, Typhus- und Paratyphusbazillen erzeugten Krankheiten werden an anderer Stelle besprochen. Die klinischen Bilder der durch Kolibazillen, Streptokokken, Proteus oder die Grippeerreger hervorgerufenen Infektionen sind wechselnd und nicht von der Art des Erregers abhängig. Am häufigsten ist ein einfacher Magendarmkatarrh. Das Bild eines akuten Brechdurchfalles mit zahlreichen wässerigen oder schleimigen Entleerungen, Fieber, Koliken, Kopf- und Leibschmerzen. In anderen Fällen mit stärkerer Intoxikation zeigt sich hohes Fieber, Prostration, Kopfschmerzen, Zirkulationsschwäche, manchmal auch ein Milztumor und Ikterus. Diesen an Typhus gemahnenden Zustand hat man „gastrisches Fieber" genannt. Bei jenen Formen, wo besonders der Dickdarm mitbeteiligt ist, entstehen Krankheitsbilder, die an Ruhr erinnern, mit hohem Fieber, schleimig-blutig-eitrigen Diarrhöen, Erbrechen, Tenesmus etc. Eine scharfe Abgrenzung nach der Art der Erreger in Kolikolitis, Streptokokkenenteritis, gelingt klinisch nicht. Ein Teil der als Enteritis follicularis beschriebenen Fälle dürfte echte Bazillenruhr gewesen sein. Auch die intestinale Form der Grippe geht unter diesem Bilde einher. Bei gleichzeitiger Beteiligung der Atmungsorgane spricht man von Bronchoenterokatarrh. Die Bedeutung der infektiösen Enteritiden liegt in der Möglichkeit von Komplikationen: Pneumonie, Furunkulose, Pyelocystitis etc.

Die Diagnose der akuten infektiösen Dyspepsie ist meist leicht. Die Ätiologie kann nur durch bakteriologische und biologische Untersuchung auf Typhus, Paratyphus, Dysenterie etc. in einem bakteriologischen Laboratorium festgestellt werden.

Die Behandlung beginnt in allen Fällen mit der Entlerung des Darmes durch ein Abführmittel, am besten Rizinusöl (5, 10 bis

20 *g*) oder Kalomel (2mal täglich 0,05—0,1), Kurellapulver, eventuell auch wiederholte Darmspülungen. Bei stärkerer Intoxikation kann auch Tierkohle oder Bolus versucht werden, bei heftigen Tenesmen wirken einige Tropfen Opiumtinktur lindernd.

Diät: Ruhigstellung des Verdauungsapparates durch 24stündiges Hungern, Tee, Wasserkakao. Bei hartnäckigem Erbrechen ist eine Magenspülung nützlich; in leichten Fällen genügt es, in den nächsten Tagen eine Schonungsdiät zu geben, Mehlabkochung, Kakao und Magermilch mit Zusatz von Plasmon, Nutrose, dann geröstetes Weißbrot, Kartoffelbrei, eventuell später Fleisch in Püreeform und schließlich wieder vorsichtig Gemüse und Obst. Bei schweren Fällen verfahre man in gleicher Weise, wie es bei der Dysenterie beschrieben ist.

Chronischer Magendarmkatarrh

Dauernde Dyspepsie kann sich gelegentlich an eine akute Gastroenteritis anschließen; meist entwickelt sie sich schleichend bei hereditär belasteten Kindern mit konstitutionell insuffizienten Verdauungsorganen. Es sind meist blasse, magere Individuen mit schlaffer Haut und Muskulatur; reizbar, mürrisch und launenhaft, zuweilen mit Zeichen latenter Tetanie. Stehen die Symptome von seiten des Magens im Vordergrund (chronisch gastrogene Dyspepsie), so findet man hochgradige Anorexie, oft Widerwillen gegen jede Nahrung; Aufstoßen ist häufig, Erbrechen kann fehlen, oder tritt nur gelegentlich eines Diätfehlers auf. Die Untersuchung des Magens ergibt keine besonders abnormen chemischen Verhältnisse, nur manchmal die Zeichen insuffizienter Motilität (Atonie). Das Verhalten der Stühle ist verschieden; meist wechseln Perioden von Obstipation mit Diarrhöen ab.

Bei jenen Fällen, wo Darmstörungen dominieren, ist der Appetit oft ganz gut, die Kinder klagen über Koliken und Kollern in dem meteoristisch aufgetriebenen Abdomen. Die Stühle sind zahlreich, diarrhöisch, reagieren meist sauer, enthalten Schleim und als Zeichen der mangelhaften Verdauung, Fett, Stärkekörner und Muskelfasern. Ein Diätfehler, Schwarzbrot, Obst oder eine Grippeerkrankung können zu plötzlicher Verschlechterung mit hohem Fieber, schwerer Prostration und Entleerung dysenteriformer Stühle führen. Bei einem anderen Typus chronischer Darmerkrankung ist die Kohlenhydratverdauung insuffizient; hiebei werden dauernd oder zeitweise schaumige, saure, von Gasblasen durchsetzte Stühle entleert (Gärungsdyspepsie).

Die diätetische Behandlung der chronischen Dyspepsie richtet sich nach der Art und dem Grade der Störung. Knappe Diät im Beginn mit langen Nahrungspausen. Die Kost soll möglichst bald gemischt sein, wobei aber alle Speisen, die den Darm reizen können, vermieden werden müssen. Am schwierigsten ist die Ernährungstherapie bei der chronischen Gärungsdyspepsie. Hier gibt man bei jungen Kindern am besten Eiweißmilch, oder Milch mit Larosan, Plasmon, Nutrose, bei älteren Kindern Topfen, Fleisch in Püree- form. Nur geröstete Mehle, Zwieback, Kindermehle; Gemüse und Obst gleichfalls nur in Püreeform. Mit eintretender Besserung trachte man die Speisezettel möglichst bald abwechslungsreich zu machen. Bei schwerer Anorexie und bei gestörter Magenmotilität wirken Ma- genspülungen gelegentlich sehr gut ein. Medikamentös: Acidolpepsin, Pankreontabletten, Orexintabletten zu 0,25.

Coeliakie

Ein selbständiges Leiden stellt die C o e l i a k i e dar, die c h r o - n i s c h e   V e r d a u u n g s i n s u f f i z i e n z   (H e u b n e r),   d e r H e r t e r sche   i n t e s t i n a l e   I n f a n t i l i m u s.   Befallen wer- den meist Kinder aus neuropathischem Milieu, die sich als Säuglinge tadellos entwickelt haben. Das Leiden beginnt jenseits des Säug- lingsalters im zweiten Lebensjahr, selten später, meist ganz allmählich, zuweilen im Anschluß an einen Durchfall oder an eine Infektions- krankheit.

Die Symptome sind: E n t l e e r u n g   e n o r m   g r o ß e r   S t u h l - m a s s e n, die oft größer sind als die aufgenommene Nahrung und reichlich Fett enthalten. Das Abdomen ist trommelförmig vor- gewölbt (P s e u d o a s z i t e s). Charakteristisch ist die L a b i l i t ä t d e s   S t o f f w e c h s e l s. Eine Diätänderung, eine Angina oder dgl. kann Gewichtsstürze von mehreren 100 g täglich hervorrufen mit Durchfällen und toxischen Symptomen. Die Reparation nach solchen Katastrophen ist schwierig und unvollständig. Bei allen Coeliakiefäl- len entwickelt sich eine typische Wachstumsstörung, ein Zurückblei- ben an Länge und Gewicht, so daß Kinder von 4—6 Jahren kaum ein größeres Gewicht haben als ein Säugling; es sind Z w e r g e   m i t g r o ß e m   B a u c h. Im Verlauf des Leidens treten typische Kompli- kationen auf; Osteoporose, die zu Frakturen führen kann, Morbus Barlow, Tetanie, Oedeme, Hämorrhagien. Bei allen Kindern entwik- kelt sich eine e i g e n a r t i g e   p s y c h i s c h e   S t ö r u n g. Sie sind launenhaft, verdrießlich, liegen ohne Interesse für die Umgebung, ohne zu sprechen im Bette; oft konzentriert sich ihre Launenhaftig- keit besonders auf das Essen, und sie verlangen die Speisen in be- stimmter Form und bestimmter Bereitung, stets von derselben Person gereicht. Im jahrelangen Verlauf des Leidens wechseln fortwährend Perioden der Besserung und Verschlechterung. Ein großer Teil der Patienten erliegt einer der Komplikationen oder einem interkurrenten Infekt.

Medikamentöse Therapie ist wenig wirksam. Zur Besserung der Fettverdauung gibt man Pancreontabletten, zur Hebung des Appetits Acidolpepsin und andere Stomachika. Um auf den Wasserstoffwech- sel einzuwirken, kann man zur Zeit der Katastrophen Pituitrin oder Insulin versuchen. Sehr Gutes sieht man manchmal von Bluttrans- fusionen.

Wichtiger ist die Diät, die auf die Toleranz und psychische Einstellung des Kindes Rücksicht nehmen muß. Im Beginne und bei diarrhöischen Zwischenfällen empfiehlt sich eine S c h o n u n g s-d i ä t. Fett ist möglichst zu reduzieren, Milch in geringer Menge als Eiweißmilch zu geben, Eiweiß in Form von Quarck, püriertem Fleisch, Weißkäse wird meist gut vertragen. Von Kohlenhydraten vermeide man Zucker und gebe lieber Nährzucker, Kindermehle, Zwieback, Reis, Kakao. Mit Gemüsen und Obst sei man vorsichtig; nur Bananen werden sehr gut vertragen. In späteren Stadien der Behandlung wird man eher von einer Ü b u n g s t h e r a p i e, die jegliche Nahrung ohne Rücksicht auf die Stuhlbeschaffenheit gestattet, gute Erfolge sehen. Nicht zu unterlassen ist die Einwirkung auf die Psyche: Landaufenhalt, Wechsel der Pflegerin, Entfernung aus dem nervösen Milieu bewirken oft überraschende Besserungen.

Colitis mucosa und Enteritis membranacea

Bei neuropathischen, meist mit eiweißreicher Kost genährten Kindern, die außerdem an Obstipation leiden, kommt es vor, daß Schleimmassen, manchmal allein, manchmal die Stuhlmassen bedeckend, in großen weißen Fetzen entleert werden. Von dieser mehr chronisch verlaufenden Form der Colitis wird die akute membranöse Enteritis abgetrennt, wo unter heftigsten Tenesmen und Leibschmerzen große Fetzen von Mucin, oft röhrenförmige Ausgüsse des Darmrohres ausgestoßen werden. Die Ursache wird bei der ersten Form in der durch die Kopostrase bedingten Reizung der Schleimhaut, bei der zweiten in einer sekretorischen Neurose gesucht.

B e h a n d l u n g: Diätänderung im Sinne der Verringerung des Eiweiß, und Einführung eines Ernährungsregimes, das hauptsächlich aus Kohlenhydraten, Obst und Gemüse (in Püreeform) besteht. Günstiges sieht man von einer Trinkkur mit Karlsbader Wasser; bei schmerzhaften spastischen Anfällen Belladonnasuppositorien (1—3mal 0,003—0,005), Ölklysmen und warme Umschläge auf das Abdomen.

Nervöse Störungen der Verdauungsorgane

Funktionelle Störungen des Ernährungsvorganges sind außerordentlich häufig. Sie finden sich fast nur bei Kindern wohlhabender Eltern und sehr oft gerade bei einzigen Kindern, für deren Pflege und Ernährung eine nervös-ängstliche Sorgfalt aufgewendet wird. Neuropathie der Eltern und Fehler in der Erziehung lassen sich daher stets bei solchen Fällen nachweisen. An den Kindern selbst sind als Zeichen der Nervosität zu finden: Schlechter Schlaf (Pavor nocturnus), Schreckhaftigkeit, Übererregbarkeit (Fazialisphänomen), gesteigerte Erregbarkeit der Vasomotoren (Dermographie, Farbwechsel, Schweiße etc.), reizbare Stimmung, Ermüdbarkeit bei oft frühzeitig entwickelter besonderer Intelligenz. Die nervöse Funktionsstörung des Verdauungsapparates kann sich in verschiedener Form äußern.

a) **Nervöse Anorexie.** Es handelt sich hiebei um Kinder,

die häufig schon als Säuglinge appetitlos und trinkfaul waren; im zweiten Lebensjahr steigert sich die Eßunlust oft derart, daß sie zur Nahrungsaufnahme nur durch Zwang zu bringen sind. Zuweilen wird wohl flüssige Nahrung genommen, feste Bissen aber werden minutenlang im Munde herumgewälzt und schließlich ausgespuckt (Kaufaulheit). In einem Teil der Fälle liegt freilich nur eine scheinbare Appetitlosigkeit vor, bedingt durch Fehler in der Ernährung und Erziehung. Sehr oft ist die in zu großen Mengen aufgezwungene Milch schuld, in anderen Fällen war die Kost zu einförmig und reizlos (Brei, Püree), oder es hat eine einseitige Ernährung mit Ei und Fleisch stattgefunden, oder es wurde fortwährend genascht und die Nahrungspausen nicht eingehalten. Auch zu ängstlich vor Spiel und Gesellschaft mit anderen Kindern gehütete, viel im Zimmer gehaltene Kinder werden oft appetitlos. Bei der reinen nervösen Appetitlosigkeit, wo niemals ein Hungergefühl zu bestehen scheint, ist der Widerwillen gegen das Essen überhaupt gerichtet oder es wird Ekel vor bestimmten Speisen geäußert. Hier kann man manchmal neben den oben genannten Zeichen der Neuropathie, Ptose, Achylie, oder Störungen der Motilität des Magens nachweisen.

Bei der **Behandlung** der nervösen Appetitlosigkeit infolge Ernährungsfehler genügt oft die Regulierung der Diät: Reduktion der Milch, möglichst abwechslungsreiche, pikante, eventuell derbe Kost mit Wurst, Schwarzbrot, groben Gemüsen etc., lange Pausen zwischen den Mahlzeiten, in denen weder genascht noch getrunken werden darf. Zur Unterstützung der diätetischen Maßnahmen werden Appetitmittel verordnet: Orexin tannicum à 0,25, Pepsinsalzsäure oder Bittermittel (Tinct. amara, gentian., chinae compos 10—20 Tropfen vor der Mahlzeit). Bei schweren Fällen ist ein Erfolg nur durch Entfernung des Kindes aus dem häuslichen Milieu, durch gemeinsames Essen mit normalen Kindern und andere pädagogische Maßnahmen zu erzielen.

b) Nervöses Erbrechen gehört zu den häufigsten Erscheinungen bei neuropathischen Kindern. Solche Individuen speien bei allen möglichen Anlässen. Nur selten ist es Ekel vor bestimmten Speisen oder eine Überempfindlichkeit des Gaumens und Rachens. In den meisten Fällen ist das Erbrechen psychischen Ursprungs. Ist es einmal zum Bedingungsreflex geworden, so genügen die verschiedenen Aufregungen des kindlichen Lebens, vor allem die der Schule, aber auch Schreck, Freude oder Ärger, oft auch nur die Absicht, die Aufmerksamkeit auf sich zu lenken, um das Erbrechen hervorzurufen.

Die **Diagnose** darf nur dann gestellt werden, wenn man jegliche organische Magenaffektion und auch Meningitis, Hirntumoren, echte Migräne und Nephritis ausgeschieden hat.

Alle Behandlungsmethoden des nervösen Erbrechens beruhen auf **Suggestion**; daraus erklärt sich die prompte Wirkung einer Magenspülung oder einer Faradisation. Aufenthalt in einer

Heilanstalt, zweckmäßige Beschäftigung und richtige Erziehung beseitigen das Symptom oft in kurzer Zeit.

c) Periodisches Erbrechen. (Z y k l i s c h e s E r b r e c h e n m i t A z e t o n ä m i e.) Darunter versteht man einen Zustand, bei welchem sich in Pausen von einigen Wochen oder Monaten Anfälle heftigsten Erbrechens wiederholen. Meist ohne Prodrome, seltener nach vorausgegangener tagelanger Anorexie und Mißstimmung beginnen die Kinder plötzlich zu erbrechen. Unstillbar, zehn-, zwanzigmal und öfter im Tage werden große Mengen von Flüssigkeit, denen manchmal Blut oder Galle beigemengt sein kann, erbrochen. Trotz des Durstes ist anfangs eine Nahrungsaufnahme vollständig ausgeschlossen, da in den ersten Stunden selbst Flüssigkeit zurückgegeben wird. Sehr bald stellt sich eine beträchtliche Schwäche und Abmagerung ein. Der Stuhl ist meist angehalten. Charakteristisch für die Erkrankung ist die A z e t o n ä m i e. Im Harne findet man gleichzeitig oder sogar schon vor dem Einsetzen des Erbrechens massenhaft Azeton, Azetessigsäure und Oxybuttersäure. Die Ausscheidung des Azetons mit der Atemluft gestattet durch den obstartigen Geruch die Diagnose schon beim Betreten des Krankenzimmers. Auf der Höhe des Anfalles bieten die Kinder, die tief blaß mit halonierten Augen apathisch darniederliegen, ein schweres Krankheitsbild, namentlich dann, wenn meningeale Symptome, Benommenheit und Kopfschmerzen besonders betont sind. Der Anfall pflegt gewöhnlich nach einigen Tagen zu schwinden; zwischen zwei Attakken fühlen sich die Kinder vollständig wohl. Im Laufe der Jahre werden die Anfälle immer schwächer und schwinden spätestens zur Pubertätszeit vollständig. Die Ursache des zyklischen Erbrechens ist nicht völlig geklärt. Es tritt familiär bei Kindern neuropathischer Eltern auf und steht vielleicht der Migräne nahe. Entziehung der Kohlenhydrate kann einen Anfall provozieren. Möglicherweise liegt bei solchen Individuen mit labilem autonomen Nervensystem eine Störung des Zusammenarbeitens endokriner Drüsen vor.

D i a g n o s e: Das stürmische Erbrechen läßt an Peritonitis und bei gleichzeitigen Bauchschmerzen an Appendizitis denken; sind Hirnsymptome deutlich ausgesprochen, so ist Verwechslung mit Meningitis möglich. Das rasche Abklingen der bedrohlichen Erscheinungen und der starke Azetongeruch bringen bald Klarheit.

B e h a n d l u n g: Im akuten Anfall sucht man das heftige Erbrechen durch löffelweise Darreichung eisgekühlten, gezuckerten Mineralwassers zu lindern, kann auch Chloroformwasser oder vorsichtige Mengen von Anästhesin (pro dosi 0,1—0,2), Alypin (0,003) oder Belladonna (mehrmals 0,003—0,005) versuchen. Das sicherste Mittel ist Morphium (0,001—0,003 subkutan). Neuerlich versucht

man auch durch Insulininjektionen mit nachfolgender Zuckerzufuhr
auf die Stoffwechselkrise einzuwirken. Die Austrocknung ist durch
10%ige Traubenzuckerklysmen, mehrmals täglich 100 *ccm*, zu bekämpfen. Antiacidotisch wirkt die Zufuhr größerer Mengen von
Alkali: Natr. bicarb. oder Natr. citric. in alkalischem Mineralwasser
wird empfohlen. Schmerzstillend wirkt ein Thermophor auf die
Magengegend. Sobald Ernährung möglich ist, führe man Kohlenhydrate in Form von Zucker, Keks, Mehlspeisen und Breien zu. Im
Intervall soll eine Trinkkur mit Karlsbader Wasser durchgeführt
werden.

d) Rezidivierende Nabelkoliken. Darunter versteht man bei
nervösen, vagotonischen oder vasoneurotischen älteren Kindern,
meist sind es Mädchen, auftretende heftige Schmerzanfälle im
Bauche, meist in der Nabelgegend, seltener im Epigastrium oder in
der Blinddarmgegend. Gewöhnlich erfolgen die Attacken in längeren
Pausen, manchmal aber auch mehrmals täglich. Sie dauern einige
Minuten, sind von Erblassen und Üblichkeiten, seltener von Erbrechen begleitet; sie treten unvermittelt während des Spielens auf,
nur gelegentlich im Anschlusse an die Mahlzeit. Bei der Untersuchung findet man außer den Zeichen der Neuropathie sehr oft eine
Diastase der Musculi recti abdominis. Bei der Diagnose ist durch
sorgfältigste Untersuchung festzustellen, ob die Schmerzanfälle nicht
durch eine Erkrankung des Blinddarms oder eine epigastrische Hernie bedingt sind. Die Heilung erfolgt leicht durch s u g g e s t i v e
M a ß n a h m e n: Aufkleben eines Pflasterstreifens über den Nabel,
Aufpinseln von Jodtinktur, Faradisation etc.

Obstipation

Stuhlverhaltung kann aus den mannigfachsten Ursachen entstehen und ist im Kindesalter außerordentlich häufig. Bevor man
eine h a b i t u e l l e Obstipation diagnostiziert, muß eine große Anzahl von Faktoren ausgeschlossen werden, die zu s y m p t o m a t i -
s c h e r Stuhlverhaltung führen. Zunächst m e c h a n i s c h e Hin-
d e r n i s s e, Strikturen, H i r s c h s p r u n g sche Krankheit, Knickungen etc. Dann r e f l e k t o r i s c h e O b s t i p a t i o n bei schmerzhaften Prozessen im Abdomen (Perityphlitis) oder am Anus (Fissur); weiterhin L ä h m u n g d e r P e r i s t a l t i k bei Peritonitis,
bei Nervenkrankheiten (Meningitis tuberculosa), L ä h m u n g der
zum Pressen nötigen Bauchmuskulatur bei Poliomyelitis, S c h l a f f-
h e i t derselben und D a r m a t o n i e bei Konstitutionskrankheiten
(Myxödem und Rachitis). A u s t r o c k n u n g d e s K o t e s und
Bettruhe erklären die Stuhlverhaltung bei fieberhaften Krankheiten.
Die Art der Ernährung kann in verschiedener Weise zur Obstipation Anlaß geben. Bei Brustkindern beruht Stuhlverstopfung
entweder auf U n t e r e r n ä h r u n g des Kindes bei insuf-

fizienter Brust oder ist bei genügender Milchmenge durch vollständige Resorption der Milch im obersten Anteil des Verdauungskanals zu erklären, so daß kein Peristaltik anregendes Material in den Dickdarm gelangt. Bei künstlich ernährten Säuglingen ist in den ersten Monaten Kohlenhydratmangel in der Nahrung, bei Säuglingen am Ende des ersten und im zweiten Jahre zu lang fortgesetzte einförmige Milchkost ohne Vegetabilien schuld an der Koprostase. Bei älteren Kindern ist gleichfalls ein Mangel an Schlakken im Dickdarm als Ursache der Stuhlverstopfung anzusehen, wenn sie eine aus Milch, Fleisch und Ei bestehende animalische Kost und dabei zu wenig Kohlenhydrate und zellulosehaltige Speisen erhalten. Bei der Obstipation spielen noch andere Momente eine wichtige Rolle. Die Trägheit des Darmes ist oft ein hereditäres Leiden und die Kinder zeigen manchmal asthenischen Habitus (Enteroptose). Abnorme Länge und Atonie des Darmes sind in solchen Fällen von Bedeutung. Dazu kommen noch neuropathische Momente und Fehler in der Erziehung; die Kinder haben es nicht gelernt, oder sind zu träge und ungeschickt, um ihre Bauchpresse richtig zu innervieren. Verschlechtert wird dies noch, wenn sie seit frühesten Tagen an Klysmen und Abführmittel gewöhnt sind. Treten zu all dem noch nervöse Hemmungen, und eine unzweckmäßige Lebensweise, zu langes Sitzen in der Schule und zu geringe Muskelarbeit, so steigert sich die Stuhlträgheit zu hartnäckiger Koprostase.

Bei der Behandlung der Obstipation stehen diätetische Maßnahmen in erster Linie. Kann bei Brustkindern der Milchmangel nicht behoben werden, so muß man Beikost einführen. In frühen Monaten z. B. Malzsuppe, später Grießsuppe, Gemüse. Abführmittel sind ebenso zu widerraten, wie die Gewöhnung an Klysmen. Bei künstlich genährten Kindern gibt man in frühen Monaten Schleim, respektive Mehlzusatz zur Milchverdünnung oder ersetzt den Nährzucker durch Malzextrakt oder Kellersche Malzsuppe. Nur ausnahmsweise ist einmal ein Klysma oder ein Kakaobutterzäpfchen gestattet. Eine richtig ausgeführte Bauchmassage kann die Heilung unterstützen. Im zweiten Lebenshalbjahr geht man zu gemischter Kost mit Suppe und Gemüse über. Älteren Kindern gibt man eine schlackenreiche Kost: reichlich nicht passierte Gemüse und Hülsenfrüchte, Salat und Obst, Tomaten, Schwarzbrot (ev. Schrotbrot) mit viel Butter und Honig. Fleisch, Eier, namentlich aber Milch werden eingeschränkt; letztere besser als Kefir oder Yoghurt gegeben. Klysmen sind möglichst zu vermeiden; die Kinder müssen zur regelmäßigen spontanen Entleerung angehalten und ihr nervöses Interesse am Defäkationsvorgange abgelenkt werden. In hartnäckigen Fällen hilft oft ein Wechsel der Pflegerin oder Entfernung des Kindes aus dem Hause. Hydrotherapeutische Maßnahmen, Massage, Sport (Schwimmen, Turnen, Radfahren) wirken in chronischen Fällen oft günstig ein. Ist die Stuhlverhaltung durch schmerzhafte Affektionen am After bedingt, so ist neben Lokalbehandlung die Stuhlentleerung durch Ölklysmen (50—100) oder Suppositorien aus Seife, Glyzerin oder Kokaobutter zu erleichtern. Von den bei Kindern gebräuchlichen Abführmitteln sind zu nennen: Pulv. liquiritiae compos. (kaffeelöffelweise), Magnesia usta oder Pulv. magnes. c. rheo, messerspitzweise, Isticin ½—1 Tablette, Syr. caricar. comp. (Califig), Purgen, Darmol. Für längeren Gebrauch Normacol oder Regulin (1—2 Kinderlöffel in Suppe oder Kompott). Wirksam ist auch Paraffinöl (Mitilax, Nujol). Abends ein Eßlöffel.

Dritter Abschnitt

Allgemeinerkrankungen und Konstitutionsanomalien

Krankheiten des Blutes

Diagnostische Bemerkungen

Die Besonderheiten des kindlichen Blutes sind im wesentlichen darin gelegen, daß wie die anderen Organsysteme, auch die h ä m a - t o p o e t i s c h e n P a r e n c h y m e z u r Z e i t d e r G e b u r t n o c h u n f e r t i g , i n i h r e n F u n k t i o n e n l a b i l u n d v u l - n e r a b e l s i n d . Sie reagieren auf toxisch-infektiöse Reize einmal überschießend (Erythroblasten, Myelozyten), ein andermal frühzeitig erlahmend (aregeneratorische Anämie). Schließlich kann es — bei besonderer Art der Noxe oder besonderer konstitutioneller Eigenart — in den ersten Lebensjahren wieder zu einem Aufleben der blut- bildenden Tätigkeit in der Milz und Leber kommen (Rückschlag in die embryonale Blutbildung). Außer der besonderen Reaktionsfähig- keit der kindlichen Blutbereitungsorgane sind noch folgende Um- stände von Bedeutung. Die lebhafte Funktion der mächtig entwickel- ten Thymusdrüse bei noch fehlender Tätigkeit der Keimdrüsen und ferner die Prävelenz und besondere Reaktionsfähigkeit des lympha- tischen Gewebes kann die p h y s i o l o g i s c h e L y m p h o z y t o s e in den ersten Lebensjahren erklären. Lymphatismus und andere Dia- thesen, Störungen der Funktion endokriner Drüsen, Rachitis, Nähr- schäden aller Art, Zustände, die gerade im Kindesalter häufig sind, manifestieren sich auch im Blutbilde. Die besondere Reaktionsfähig- keit der blutbildenden Organe zeigt sich deutlich in dem Auftreten einer Vermehrung der weißen Blutkörperchen bei Unruhe und Ge- schrei (S c h r e i l y m p h o z y t o s e).

Die Untersuchungsmethoden sind die gleichen wie beim Erwach- senen. Die diagnostische Verwertung des qualitativen Blutbildes nach S c h i l l i n g verspricht für das Kindesalter wertvolle Ergeb- nisse.

D a s B l u t d e r N e u g e b o r e n e n . In den ersten Tagen nach der Geburt ist die Zahl der Erythrozyten erhöht (5½—7,000.000 im mm^3); dem- entsprechend beträgt der Hämoglobingehalt 100—140%. Die Leukozyten schwanken zwischen 30—40.000 im *mm³*. Kernhaltige rote Blutkörperchen sind in den ersten drei Lebenstagen reichlich, nach der ersten Woche nur mehr spärlich vorhanden; auch findet sich eine polynukleare Leukozytose (bis über 70%). Eine Erklärung für dieses eigenartige Verhalten ist in der Änderung der Lebensbedingungen gegeben (Eindickung des Blutes infolge Wasserverlust). Hiefür spricht auch die Erhöhung des spezifischen Gewichtes, 1060—1080 gegenüber 1040—1060 beim Erwachsenen.

Im Blute von Frühgeborenen findet man reichlich Erythroblasten, Myelozyten und Myeloblasten. Das Säuglingsblut ist durch Monocytose (Lymphozyten und Monocyten) charakterisiert.

Das Blut im Kindesalter. Erythrozytenzahl und Hämoglobingehalt sind kleiner als beim Erwachsenen, die Leukozytenzahl größer. Unter den weißen Blutkörperchen überwiegen die Lymphozyten bis zum 5. bis 6. Lebensjahr, dann sinkt mit Ansteigen der Prozentzahl der polymorphkernigen, neutrophil granulierten Zellen die Zahl der Lymphozyten und das Blutbild gleicht sich allmählich dem der Erwachsenen an. Im zweiten Lebensjahre ist das Verhältnis der Neutrophilen zu Lymphozyten 36 : 54, im 5. Jahre 48 : 42, im 10. Jahre 52 : 35. Zu beachten ist, daß größere, breitleibige Lymphozyten normaler Weise vorkommen, daher nicht als pathologisch anzusehen sind.

Diagnostische Bemerkungen. Noch mehr als im späteren Lebensalter ist zu berücksichtigen, daß ein Blutbefund nur als ein Symptom, gleichwertig anderen klinischen Zeichen, und nur im Zusammenhange mit diesen verwertet werden darf. Er ist abhängig von der Art und Intensität des Reizes (Infekt, anämisierende Noxe etc.) und dem Zustande (Reaktionsfähigkeit) der blutbereitenden Organe.

Mit neutrophiler Leukozytose verlaufen: Pneumonie, Sepsis, Erysipel, Eiterungen, Perityphlitis, Scharlach, Meningitis epidem. und purulenta, Enzephalitis, Lymphogranulomatose, Pertussis (im katarrh. Stadium oder bei Komplikation), Rheumatismus, Diphtherie, Anginen; ferner das Reparationsstadium der posthämorrhagischen Anämie.

Ohne Vermehrung der Leukozyten oder mit Leukopenie: Typhus, epidem. Grippe, Morbillen, Rubeolen, Parotitis, Poliomyelitis, Malaria, Meningitis tuberculosa. Leukopenie bei Pneumonie, Sepsis etc., ist als Zeichen des Versagens der Funktion des Knochenmarkes meist von prognostisch schlechter Bedeutung. Schwinden der Neutrophilen sieht man nach Einwirkung der Röntgenstrahlen, Radium, Benzol (Agranulozytose, Aleukie).

Vermehrung der Eosinophilen: Scharlach, Asthma, Helminthiasis (speziell Trichinose), Hautkrankheiten (Prurigo, Urticaria), exsudative Diathese; ferner häufig postkritisch und postinfektiös (z. B. nach Pneumonie). Eosinophilie gilt als Zeichen der Vagotonie.

Verminderung der Eosinophilen: Akutes Stadium fast aller Infektionskrankheiten (besonders Typhus, Pneumonie); ausgenommen ist nur Scharlach.

Vermehrung der Monozyten (große mononukleare Leukozyten und Übergangsformen): Geht oft, aber nicht immer, parallel mit den polynuklearen Leukozyten. Besonders bei Anaemia pseudoleuc. inf., Syphilis, Malaria, Rachitis, Typhus, bei manchen Formen der Angina (Monozytenangina).

Verminderung der Monozyten ist ohne klinische Bedeutung.

Vermehrung der Lymphozyten: Pertussis (im Krampfstadium), Malaria, Typhus (hier mit Neutropenie und Aneosinophilie), post-kritisch bei vielen Infektionskrankheiten, ferner bei Myxödem, Basedow, Status lymphaticus und bei chronischem Hungern.

Verminderung der Lymphozyten: Im Beginne vieler Infektionskrankheiten; dauernd bei ausgebreiteter Zerstörung des Lymphdrüsenparenchyms (Tuberkulose und Granulomatose).

Auftreten von Myelozyten: nur in den ersten Lebenswochen physiologisch. Bei schweren Infekten nicht immer von prognostisch ernster Bedeutung: Pneumonie, septische Diphtherie, Scharlach, Eiterung, Sepsis.

Verminderung der Blutplättchen: im Anfangsstadium vieler Infektionskrankheiten, hier nur in mäßigem Grade; ferner bei weitgehender Zerstörung des Knochenmarks (der Megakaryozyten) durch leukämische Tumoren, Röntgenstrahlen, Bakteriengifte (hämorrhagische Aleukie). Pathognomonisch ift die hochgradige Verminderung beim Morbus Werlhof.

Diagnostische Bedeutung des Milztumors im Kindesalter. Bei der Bewertung des Milztumors ist zu bedenken, daß bei Kindern auf relativ schwache infektiöse Reize leicht große Milzschwellungen zustande kommen. Bei Säuglingen ist die Milz oft infolge Verlagerung oder Schlaffheit der Bauchdecken bei normaler Größe deutlich palpabel.

Der akute Milztumor (weich, oft druckschmerzhaft, nicht sehr groß) begleitet entweder die Infektion (Scharlach, Sepsis, Erysipel, Typhus) oder folgt ihr nach (Pneumonie); häufig besteht gleichzeitig Leberschwellung. Außerdem findet er sich konstant bei der akuten Leukämie.

Der chronische Milztumor (hart, nicht schmerzhaft, oft sehr groß, plump) findet sich a) bei chronischen Infektionen; im Säuglingsalter ist er diagnostisch wichtig als Symptom der kongenitalen Lues, kommt auch bei chronischen Ernährungsstörungen vor; im späteren Alter bei Malaria und Miliartuberkulose; b) bei konstitutionellen Krankheiten, wie Rachitis und Lymphatismus; c) als Stauungsmilz bei Herzkrankheiten, Zirrhose etc. und d) bei Blutkrankheiten, Leukämie, Anaemia pseudoleucaemica infantum, Granulomatose, Morbus Banti etc.

Diagnostische Bedeutung der Lymphdrüsenschwellungen im Kindesalter.

Akute Schwellung der Lymphdrüsen: 1. Regionär bei Entzündungsprozessen der Haut und Schleimhäute in den entsprechenden Abflußbezirken der Lymphwege. 2. Bei Infektionskrankheiten: a) Scharlach sowohl initial (besonders hochgradig bei der nekrotisierenden Angina), als auch in der dritten Woche (Nachkrankheit); b) Diphtherie, gewöhnlich klein; starke Schwellung bei septischen, prognostisch schlechten Fällen; c) Rubeolen, kleine, harte, hinterm Ohr und am Nacken gelegene Drüsen, differentialdiagnostisch gegenüber Masern verwertbar. 3. Bei Serumkrankheit. 4. Als scheinbar selbständige Affektion beim Pfeifferschen Drüsenfieber, unter dem Kopfnicker gelegen, weich, nicht vereiternd, mit Tortikollis. 5. Bei akuter Leukämie.

Chronische Drüsenschwellung: 1. chronische Infektionen a) Syphilis (Kubitaldrüsen); b) Skrofulose und Tuberkulose; c) Lymphogranulomatose. 2. Konstitutionell bei exsudativer Diathese, Status lymphaticus und Rachitis. 3. Blutkrankheiten, bei der myeloischen Form der Leukämie meist gering, bei der lymphatischen oft sehr groß. Bei Anaem. pseudol. inf. meist viele kleine, indolente Drüsen, bei der Lymphosarkomatose malignes, die Organgrenzen überschreitendes Wachstum.

Die Anämien

Die Ursachen der Anämien im Kindesalter sind im allgemeinen die gleichen wie beim Erwachsenen. Das klinische Bild und der Blutbefund sind bedingt: *a)* durch den Zustand und die Leistungsfähigkeit der hämatopoetischen Organe und *b)* durch die Besonderheit, Intensität, Häufigkeit etc. der anämisierenden Schädlichkeiten. Die Funktionsschwäche der Blutbildungsorgane kann angeboren (Frühgeburtenanämie) oder erworben sein. In letzterem Falle bedingt entweder anatomisch durch Markschwund infolge Tumoren, Entzündung, Nekrose, oder funktionell durch Lähmung der Zellproduktion des Knochenmarks durch Gifte, Bakterientoxine, Röntgenstrahlen. Die exogenen Faktoren der Blutarmut sind im wesentlichen dieselben wie bei den Ernährungsstörungen, infektiöse oder alimentäre. Bei allen Formen spielen aber konstitutionelle Momente die bedeutendste Rolle.

Eine Einteilung der kindlichen Anämien ist kaum möglich. Nach dem Blutbefunde könnte man Anämien mit postembryonaler und embryonaler Blutneubildung unterscheiden, würde aber dabei nur die morphologischen Bilder berücksichtigen. Auch eine Einteilung in primäre und sekundäre Anämie ist nicht angängig, da jede Anämie auf einer Schädigung des Knochenmarks in seiner Funktion als erythropoetisches Organ beruht und daher alle Anämien sekundär und Symptome verschiedenartiger Grundkrankheiten sind.

Säuglingsanämie

Eine typische Anämieform des ersten Lebensjahres ist die Frühgeburtenanämie. Bei allen Frühgeborenen (Zwillingen, Debilen, oft auch bei Kindern von kranken, erschöpften Müttern) sinkt die Zahl der Erythrozyten und der Hämoglobingehalt bis zirka zum vierten Lebensmonat (physiologische Frühgeborenenanämie), um bis zum Halbjahr wieder normal zu werden. Bei einem Teil der Kinder erreicht die Anämie progredient höhere Grade und dauert bis ins zweite Lebensjahr. Als Ätiologie wird angenommen: ungenügendes Eisendepot, Funktionsschwäche des hämatopoetischen Parenchyms. Eine solche angeborene primäre Minderwertigkeit des Markes, kommt manchmal mit anderen organischen Minderwertigkeiten (Hydrocephalus, Genitalhypoplasie) kombiniert vor.

Das Blutbild ist charakterisiert durch die besondere Hämoglobinverarmung, die größer ist als die Verminderung der roten Blutkörperchen; es entsteht ein chlorotisches Blutbild.

Die verschiedenen Formen der Anämien im späteren Säuglingsalter entwickeln sich besonders bei konstitutionell „hämolabilen" Säuglingen aus der Kombination von Ernährungs- und Pflegeschäden mit wiederholten Infekten.

Alimentäre Faktoren: Hunger und Unterernährung allein führen nicht zu Anämie. Kinder mit Dekomposition oder Pylorospasmus werden wohl blaß, aber nicht anämisch. Eisenmangel bei zu lange fortgesetzter einseitiger Ernährung mit der eisenarmen Milch ist als ätiologischer Faktor nicht bewiesen. Die Beobachtung von schwersten Anämien bei Ernährung mit Ziegenmilch führten zur Annahme einer trophotoxisch-anämisierenden Wirkung der Milch bei disponierten Individuen; und zwar dachte man an eine giftige, hämolysierende Wirkung der löslichen Fettsäuren. Auch Vitaminmangel kann ein anämisierender Faktor sein; er dürfte die Ursache der präskorbutischen Anämie (Morbus Barlow) sein.

Von größerer Bedeutung sind die speziell bei ernährungsgestörten Säuglingen so häufigen Infektionen. Hier kommt die Anämie zustande durch die Einwirkung der Bakteriengifte, die im peripheren Blute hämolysierend wirken und im Mark durch Lähmung oder Entzündung die Erythropoese schädigen.

Die klinischen und hämatologischen Bilder differieren nach der Schwere, Dauer und Häufigkeit der Schäden und Infekte und nach der Reaktionsfähigkeit der blutbereitenden Organe. Im allgemeinen kann man eine leichtere und schwerere Form unterscheiden. Die klinischen Symptome der ersteren sind: eine fahle, oft gelbliche Blässe der Haut und der Schleimhäute, Muskelschwäche, Retardation des Wachstums und der Entwicklung. Die Zahl der roten Blutkörperchen ist nur mäßig vermindert, auf 3,500.000—4,000.000, gegenüber der beträchtlichen Erniedrigung des Hämoglobingehaltes bis auf 40 bis 50% (Pseudochlorose) bei normalen Zahlen der Leukozyten und oft starker Lymphozytose. Bei schweren Affekten sinken die Erythrozytenwerte beträchtlicher, Normoblasten treten auf, die roten Blutkörperchen zeigen Anisozytose, Megalo- und Mikrozytose, Polychromasie.

Unter besonderen, zum Teil noch unerkannten Bedingungen entwickelt sich die schwerste Verlaufsform der Säuglingsanämie, das charakteristische Krankheitsbild der

Anaemia pseudoleucaemica infantum

Diese Anämieform kommt nur im zweiten bis vierten Lebenshalbjahr vor. Hereditäre Belastung (Lues, Tuberkulose) und Frühgeburt scheinen disponierend zu sein. Rachitis fehlt in keinem Falle; eine besondere ätiologische Bedeutung ist nicht bewiesen. Unter den Symptomen dominiert die schwere Anämie. Die Haut hat ein fahles, wachsartig gelbes Kolorit und ist häufig von punktförmigen Blutungen bedeckt. Die Milz kann ganz kolossale Dimensionen erreichen, die ganze linke Hälfte des Abdomens ausfüllen; der Tumor ist scharfrandig, hart, glatt, nicht schmerzhaft. Gleichzeitig besteht eine Leberschwellung und eine geringgradige universelle indolente Lymphdrüsenvergrößerung. Im Harn findet man Urobilin, Urobilinogen, auch gelegentlich Albumen.

Appetitlosigkeit, Abmagerung, Zurückbleiben der körperlichen Entwicklung, gehen der Schwere der Anämie parallel. Stets besteht eine besondere Widerstandslosigkeit gegenüber Infekten. Katarrhe der Atmungsorgane, der Harnwege, Furunkulose sind häufige Komplikationen, die auf die Anämie verschlechternd einwirken, die Kachexie verstärken und oft zum Tode führen. Besonders gefürchtet sind bei der durch Zwerchfellhochstand (Milz-, Lebertumor) und Thoraxrachitis gehemmten Atmung, die Lobulärpneumonien.

Blutbefund: Hochgradige Anämie, Verminderung des Hämoglobingehaltes auf 20—30%, in manchen Fällen bis auf 10% und der Erythrozytenzahl bis auf 1,000.000 und darunter; dabei Mikro- und Makrozytose, Poikilozytose, Polychromasie, basophile Punktierung etc. Der Färbeindex ist hoch; charakteristisch ist die überstürzte und pathologische Erythropoese, das Auftreten von Normo- und Megaloblasten mit allen möglichen Zeichen von Kernzerfall und Mitosen. Sie treten zuweilen so massenhaft auf, wie bei keiner anderen Blutkrankheit. Die Leukozyten sind stets beträchtlich vermehrt (20.000 bis 50.000). Ihre Zusammensetzung ist wechselnd, manchmal überwiegen die Lymphozyten, manchmal, namentlich bei Komplikationen, die granulierten Formen; konstant sind auch die großen mononuklearen Leukozyten vermehrt. Noch polymorpher — leukämieähnlich — wird dieses Bild durch das Vorkommen von Myelozyten und Myeloblasten, die gelegentlich in großer Menge auftreten.

Die Diagnose macht man aus der schweren Anämie mit Milztumor und dem charakteristischen polymorphen Blutbilde.

Die Prognose ist nicht infaust, da selbst sehr schwere Fälle heilen können.

Die Pathogenese der Anaemia pseudoleucaemica infantum ist noch nicht aufgeklärt; sicher hat sie nichts mit der echten Leukämie und der perniziösen Anämie zu tun. Die Ätiologie ist nicht einheitlich. Rachitis, Lues, Tuberkulose, Ernährungsstörungen wirken schädigend auf das hämatopoetische Parenchym, das in dieser Altersstufe leicht wieder in einen Regenerationstypus wie zur Embryonalzeit zurückfällt; ebenfalls die Altersperiode erklärt das leichte Auftreten ausgedehnter Blutneubildungsherde in Milz, Leber, Niere, Lymphdrüsen etc. Es ist also die Anaemia pseudoleucaemica infantum nur ein — klinisch wohl charakterisierter — hämatologischer Symptomenkomplex, die schwerste Form der Säuglingsanämie, die ihre Besonderheiten durch den Boden gewinnt, auf dem sie sich entwickelt.

Anämien älterer Kinder

Die größte Gruppe umfaßt die toxisch-infektiösen Anämien, welche die Infektionen begleiten oder ihnen nachfolgen (Rekonvaleszentenanämie). Hieher gehört die Blutarmut nach Scharlach, Diphtherie, Typhus, Ruhr, Pyelocystitis, Rheumatismus, Malaria, Sepsis usw. Das klinische Bild setzt sich zusammen aus den anämischen Symptomen und den Erscheinungen der Grundkrankheit; Verlauf und Prognose richten sich nach der letzteren. Von dieser ist auch das Blutbild abhängig, namentlich was die Leukozyten anlangt.

Von den chronischen Infekten ist besonders die kongenitale Syphilis zu nennen, da ein großer Teil der splenomegalischen Kinderanämien auf Syphilis beruht. Das Blut kann die verschiedensten Grade und Formen der Anämie zeigen. Sehr häufig sind Erythroblasten und Myelozyten bei oft beträchtlich erhöhter Leukozytenzahl. Tuberkulose führt meist nur zu einer mäßigen sekundären Anämie.

Wurmanämien sind im Kindesalter selten. Bothriocephalus kann auch bei Kindern perniciosaähnliche Bilder erzeugen; bei Ankylostoma ist schwere Anämie beschrieben. Bei den hierorts vorkommenden Helminthen, Taenien, Oxyuren, Askaris, besteht gewöhnlich nur mäßige Anämie, geringe Leukozytose und die diagnostisch wichtige Eosinophilie.

Die Anämien bei Vergiftung durch Speisen (Giftschwämme), Schlangenbisse oder Medikamente (Extr. filic. mar., chlorsaures Kalium, Kohlenoxyd) entstehen durch Hämolyse, Zerfall der Erythrozyten im peripheren Blute. Auf gleiche Ursache dürfte die Anämie nach Verbrennungen zurückzuführen sein.

Eine häufige Anämieform älterer Kinder ist die sogenannte Anämie der Proletarierkinder und die Schulanämie. Als Ursachen derselben werden mangelhafte und unzweckmäßige Ernährung, das Leben in unhygienischem Milieu, Mangel an Luft und Licht, irrationelle Lebensweise des Schulkindes und auch psychische Momente (Ehrgeiz, Sorgen) angeschuldigt. Der anämisierende Effekt dieser Noxen ist zwar nicht bewiesen und in vielen Fällen dürfte es sich um Scheinanämie handeln; doch kommt gelegentlich auch recht beträchtliche Blutarmut durch hygienische Schäden vor. Die subjektiven Klagen dieser mageren, blassen, oft nervösen Kinder bestehen in Kopfschmerzen, Mattigkeit, Üblichkeiten, Appetitlosigkeit, Herzklopfen, Gliederschmerzen, Seitenstechen etc. Objektiv findet man am Herzen zuweilen etwas Verbreiterung der Herzdämpfung, systolische Geräusche und Nonnensausen. Es besteht Obstipation, manchmal orthotische Albuminurie und Indikanurie.

Der Blutbefund bei all diesen Formen zeigt mehr weniger hochgradige Oligozythämie und Oligochromämie, Poikilozytose, Polychromasie und basophile Punktierung der roten Blutkörperchen, gele-

gentlich einzelne Normoblasten; die Leukozytenvermehrung ist meist
mäßig.

Posthämorrhagische Anämie. Unmittelbar nach dem
akuten Blutverlust besteht eine echte Oligämie, die der Organismus
rasch durch Verwässerung des Blutes beseitigt. Blutbefund: Verminderung der Zahl der roten Blutkörperchen und des Hämoglobingehaltes; nach einiger Zeit, als Zeichen der Regeneration, Normoblasten, Leukozytose, eventuell auch Reizungsmyelozytose. Ursachen
der Blutung sind, abgesehen von Verletzungen, beim Neugeborenen
Nabelblutung, Meläna, beim älteren Säugling Morbus Barlow, später
Epistaxis, Purpura etc. Blutungen werden Kindern viel gefährlicher
als Erwachsenen; denn sie führen rasch zu Ohnmacht und lebens-
bedrohlichem Kollaps.

Chlorose

Sie ist eine Affektion des weiblichen Geschlechtes, die zur
Zeit der Pubertät auftritt und wahrscheinlich durch eine Störung
der inneren Sekretion der Ovarien bedingt ist. Die wichtigsten klinischen Zeichen sind: eine blasse, leicht grünliche Hautfarbe, Kopfschmerzen, Herzklopfen, Atemnot, Ermüdbarkeit, gelegentlich auch
dysmenorrhoische Beschwerden, Appetitlosigkeit und hartnäckige
Obstipation. Bei der Untersuchung findet man bei den oft auffallend
derbknochigen und wohlgenährten Mädchen Herzverbreiterung und
Geräusche, Nonnensausen, Gastroptose, gelegentlich einen kleinen
Milztumor.

Im Blute ist die Verminderung des Farbstoffes größer als die
der Erythrozyten, so daß, was für die Affektion charakteristisch ist,
ein abnorm niedriger Färbeindex zustande kommt. In
schwereren Fällen Polychromatophilie und Poikilozytose, gelegentlich auch Normoblasten. Die Leukozyten sind normal.

Chlorose ist in den letzten Jahren immer seltener geworden; diagnostiziert wird sie sehr häufig, indem Scheinanämie oder pseudo-
chloritische Zustände, wie sie bei beginnender Tuberkulose,
bei Nephritis oder Magengeschwür vorkommen, hiemit verwechselt
werden.

Hämolytische Anämie (hämolytischer Ikterus)

Die konstitutionelle hereditäre hämolytische Anämie ist schon im
frühen Kindesalter nachweisbar; sie ist vererbbar und tritt familiär auf. Sie ist durch drei Symptome charakterisiert: Anämie,
Ikterus und Milztumor, die nicht stets gleichzeitig vorhanden
sein müssen. Subjektive Beschwerden bestehen nur bei den hämolytischen Anfällen; sonst zeigen die Kinder ein blasses, subikteri-
sches oder ikterisches Kolorit. Der Ikterus macht keinen Juckreiz,
keine Pulsverlangsamung, erzeugt keine acholischen Stühle. Gallen-

farbstoff fehlt im Harn, dagegen ist massenhaft U r o b i l i n und U r o b i l i n o g e n nachzuweisen. Zum klinischen Bilde gehört ferner ein M i l z t u m o r von wechselnder Größe. Zeitweise, meist ohne äußeren Anlaß, können unter Fieber, Mattigkeit und Milzvergröße-rung Anfälle auftreten, die zur Verstärkung der Gelbsucht und Verschlimmerung der Anämie führen.

B l u t b e f u n d: Anämie, die zu Anfallszeiten hochgradig werden kann, fast stets mit Zeichen lebhafter Regeneration; erhöhter Färbeindex, Leukozytose. E i n g r o ß e r T e i l d e r r o t e n B l u t-k ö r p e r c h e n i s t a b n o r m k l e i n. Charakteristische Zeichen sind die h e r a b g e s e t z t e R e s i s t e n z d e r E r y t h r o z y t e n g e g e n h y p o t o n i s c h e K o c h s a l z l ö s u n g u n d d e r R e i c h-t u m d e s S e r u m s a n F a r b s t o f f e n, das hiedurch eine dunkel-gelbe Färbung erhält. Diese drei hämatologischen Symptome, M i-k r o z y t o s e, R e s i s t e n z v e r m i n d e r u n g und H y p e r c h r o-m i e d e s S e r u m s ermöglichen die Diagnose gegenüber verschie-denen Anämien und Splenomegalien. Das Wesen der Krankheit ist vielleicht in einer Überfunktion der Milz (Hypersplenie) gelegen, die eine gesteigerte Zerstörung der roten Blutkörperchen zur Folge hat. Doch auch die Annahme einer konstitutionellen Widerstandslosigkeit der roten Blutscheiben ist begründet. Die Prognose ist nicht schlecht. Leichtere Fälle werden ohne Beschwerden ertragen, bei schwerer Anämie bringt die M i l z e x s t i r p a t i o n Heilung.

Paroxysmale Hämoglobinurie

Anfallsweise, während der kalten Jahreszeit, nach Erkältung und Durch-nässung bei k o n g e n i t a l - l u e t i s c h e n Kindern unter Fieber, Frost-gefühl, Kreuzschmerzen, Anämie und Zyanose, auftretende Hämoglobinurie. Der Harn enthält nur Blutfarbstoff, keine Erythrozyten Das Blut zeigt mor-phologisch keine besonderen Abweichungen. Nach dem Anfall häufig Urobi-linurie und mäßige Leber- und Milzschwellung. Die Auslösung der Anfälle entsteht durch die in der Kälte erfolgende Bindung eines im Serum der Pa-tienten vorhandenen hämolytischen Ambozeptors, der bei Vorhandensein von genügend Komplement Auflösung der roten Blutkörperchen bewirkt.

Bei der **Diagnose der anämischen Zustände** ist zu berücksich-tigen, daß man sehr oft bei blassen Kindern mit anämischen Be-schwerden normale Zellmengen und Farbstoffgehalt im Blute nach-weisen kann. Es handelt sich in solchen Fällen um eine „S c h e i n-a n ä m i e" (P s e u d o a n ä m i e), bedingt durch eine dicke, wenig transparente Haut (O c h r o d e r m i e), oder angeborene mangel-hafte Entwicklung des Kapillarnetzes oder um Angiospasmen bei neuropathischen, lymphatischen Individuen.

Weiters ist dann die U r s a c h e der Anämie zu ergründen: An-stellung der W a s s e r m a n n schen Reaktion, Tuberkulinproben, Harnuntersuchung, Untersuchung des Stuhles auf okkulte Blutungen und Wurmeier, genaue Erhebung der Anamnese (Heredität, voran-gegangene Ernährungsstörungen, Infekte, etc.). Dann erst ist die

Blutuntersuchung zu machen, die Art und Grad der Anämie klar-
legen wird.

Bei der **Behandlung der Anämien** ist zunächst die anämisierende
Noxe (Lues, Rachitis, Tuberkulose, Helminthen oder Nährschaden)
zu bekämpfen; hierauf muß man trachten, die Leistungsfähigkeit der
blutbereitenden Organe zu heben.

B l u t t r a n s f u s i o n e n wirken bei Anämien nach Blutver-
lusten durch Substitution, bei anderen schweren Anämien als intensiver Reiz auf das erythropoetische System. Die direkten Methoden
der Transfusion (von der Arterie des Spenders in die Vene des Empfängers) erfordern besondere Apparatur und chirurgische Erfahrung.
Beim indirekten Vorgehen wird entweder ein durch Schütteln defibri-
niertes oder durch Zusatz von $^1/_{10}$ des Volumens 2,5% Natrium-
zitrat ungerinnbar gemachtes Blut gegeben. Man kann das Blut in
eine Cubitalvene, bei Säuglingen auch in die Vena temporalis, oder
in die Jugularis oder in den Sinus durch die Fontanelle infundieren.
Die Menge und die Zahl der Infusionen richtet sich nach der Art
und Schwere des Falles; Säuglingen kann man 20—50 *ccm*, älteren
Kindern 100—250 *ccm* und mehr infundieren; um Zwischenfälle zu
vermeiden ist neben s t r e n g s t e r A s e p s i s unbedingt die h ä m a-
t o l o g i s c h e (Feststellung der Blutgruppe des Spenders und
Empfängers, Hämotest) und die b i o l o g i s c h e Vorprobe (Beobachtung der Reaktion auf langsame Infusion einer kleinen Menge
Blutes) zu fordern. In chronischen, nicht dringenden Fällen hat man
gute Erfolge von wiederholten kleineren (5—10 *ccm*) intramusku-
lären oder intraperitonealen Blutinjektionen gesehen, wozu man bei
schnellem Arbeiten das entnommene Blut direkt verwenden kann. Das
einfachste Vorgehen besteht darin, daß mit einer sterilen erwärmten
Spritze Blut aus der Cubitalvene des Spenders entnommen wird,
und dieses sofort körperwarm dem Säugling intramuskulär eingespritzt wird. Will man Gerinnung vermeiden, so saugt man in eine
20 *ccm* Rekordspritze zunächst 2 *ccm* einer 2,5%igen Zitratlösung,
hierauf 18 *ccm* Spenderblut und infundiert nach Mischung und Nadel-
wechsel.

In geeigneten Fällen kann man versuchen, durch eine P r o t e i n-
k ö r p e r t h e r a p i e (durch mehrere Tage Injektion von 1 *ccm*
Serum) stimulierend auf das torpide blutbereitende Parenchym einzuwirken.

E i s e n t h e r a p i e: Die besten Wirkungen erzielt man mit
g r o ß e n D o s e n e i n e s e i n f a c h e n a n o r g a n i s c h e n P r ä-
p a r a t e s. Ferr. carbon. sach. (3mal täglich 0,5—1,0 *g*) oder Ferr.
lactic., oxydat., sacharat. oder Tinctura ferri. pomat., compos. oder
Liqu. ferri albuminati 3mal täglich 1—2 Teelöffel). Bei größeren
Kindern und speziell bei der Chlorose frisch bereitete, weiche
B l a u d sche Pillen (4—6 Pillen täglich). Eisenpräparate gibt man
am besten nach der Mahlzeit; eine besondere Diät ist nicht nötig.

A r s e n: Intern: Solut. arsen. Fowler zu gleichen Teilen mit

Aqu. menthae von zweimal täglich 2 bis 10—15—20 Tropfen steigend, unter Kontrolle der Verträglichkeit. Zu subkutanen Injektionen eignet sich z. B. Solarson, von 2—8 Teilstrichen ansteigend bei jüngeren Kindern. Für kombinierte Eisenarsenbehandlung Arsenferratin, Arsenferratose etc.

Diät: Bei der alimentären Säuglingsanämie ist das Prinzip möglichste Einschränkung der Milch, rasches Übergehen auf gemischte Kost mit reichlich Gemüsen, Hülsenfrüchten, Obst und bei älteren Kindern auch Fleisch. Man kann z. B. folgenden Speisezettel aufstellen: früh 100 Milch mit Kakao oder Malzkaffee, dazu Brot oder Zwieback mit wenig Butter und Marmelade, Honig. Vormittags Obst (Bananen, Äpfel) mit Zwieback oder Kuchen, älteren Kindern auch Butterbrot mit Ei. Mittags Suppe mit Einlage, Fleisch mit Kartoffelpüree und Gemüse, nachmittags dasselbe wie morgens und abends entweder ein Butterbrot mit Fleisch, Wurst, Weichkäse oder eine Mehlspeise (Pudding, Auflauf) und Obst. Häufig ist man bei appetitlosen neuropathischen Kindern genötigt, pikante Speisen (Salat, Radieschen, Sardellen etc.) zu geben, und die Kur durch Appetitmittel (Salzsäure, Orexin, Chinin etc.) zu unterstützen.

Ob bei schweren Anämien die bei Erwachsenen erfolgreiche Leberdiät besonders nützlich ist, müssen weitere Untersuchungen zeigen. Die bisherigen Erfahrungen sind günstig. Interne Zufuhr von rohem roten Knochenmark zeigt meist keine Wirkung.

Wichtig sind ferner alle jene Maßnahmen, die darauf hinzielen, möglichst günstige hygienische Bedingungen zu schaffen und Fehler der Lebensweise abzustellen. Hierher gehört: Aufenthalt in mittleren Höhen, oder an der See, in Waldschulen und Ferienheimen, möglichst dauernder Aufenthalt im Freien, Liegekuren mit vorsichtig dosierter Besonnung, im Winter auch Höhensonnenbestrahlung), ganz allmähliche Abhärtung (keine Kaltwasserbehandlung), viel Schlaf, wenig geistige Arbeit (Einstellung der Sprach- und Musikstunden), Sport und körperliche Betätigung, dosiert nach dem Grade der Anämie und der Leistungsfähigkeit.

Die Leukämien

Die Leukämien sind Systemerkrankungen des gesamten hämatopoetischen Parenchyms, bedingt durch maligne Hyperplasie desselben. Der leukämische Blutbefund ist ein Symptom, das nicht unbedingt zum Wesen des Prozesses gehört. Die Wucherung ist entweder eine die Organgrenzen respektierende Hyperplasie oder sie führt zu aggressivem Wachstum und zu heterotopen (metastasenartigen) Lokalisationen. Je nachdem ob myeloisches oder lymphatisches Gewebe an der Wucherung beteiligt ist, unterscheidet man M y e l o s e n und L y m p h a d e n o s e n resp. bei tumorartigem Wachstum M y e l o s a r k o m a t o s e n , L e u k o - und L y m p h o s a r k o m a t o s e n . Alle diese Affektionen können mit oder ohne Ausschwemmung von neugebildeten Elementen ins Blut einhergehen und wir unterscheiden demnach l e u k ä m i s c h e und a l e u k ä m i s c h e M y e l o s e n und L y m-

p h a d e n o s e n (nach früherer Terminologie: Leukämie und Pseudoleu-
kämie). Nach dem klinischen Verlaufe gibt es a k u t e und c h r o n i s c h e
L e u k ä m i e n. Im Kindesalter haben die leukämischen Prozesse die Tendenz zu maligner Wucherung und rapidem Verlauf, so daß die Lymphämien
fast stets akut und sehr oft mit sarkomatösem Wachstum verlaufen. Eine
chronisch-lymphatische Leukämie ist im Kindesalter noch nicht beobachtet
worden. Die Ätiologie der Leukämien ist nicht bekannt; manches spricht
dafür, daß ein infektiös-toxisches Agens den Reiz zur schrankenlosen Pro-
liferation der hämatopoetischen Gewebe gibt. N ä g e l i stellt die Hypothese
auf, daß eine Dysharmonie der innersekretorischen Regulation der Blutbildungsorgane Ursache der leukämischen Wucherung sei.

Bei den M y e l o s e n gerät das myeloide Parenchym in Wucherung, sowohl das im Knochenmark präformierte, als auch das extra-
medullär in der Milzpulpa, Leber, Lymphdrüsen, Nieren neugebildete oder aus indifferenten Parenchymzellen entstandene. Auch
tumorähnliches Wachstum mit heterotoper Lokalisation kommt vor.
Bei Überschwemmung der Blutbahn mit den gewucherten Zellen
(Myelozyten, Myeloblasten) entsteht das Bild der myeloiden Leukämie.

Akute myeloide Leukämie

Im frühen Kindesalter ist sie sehr selten, bei älteren Kindern
wurde sie gelegentlich im Anschluß an Varizellen und Scharlach
beobachtet; das Leiden verläuft mit hohem Fieber, geringem Milztumor, rasch zunehmender Blässe und Kräfteverfall, ulceröser Angina und Gingivitis, wobei die lokalen Lymphdrüsenschwellungen oft
nur geringfügig bleiben und führt in kurzer Zeit zum Tode. Häufig
wurden im Blute und in den Organen Streptokokken gefunden, weshalb
die Selbständigkeit der Krankheit angezweifelt und sie als eine Art
Sepsis mit myeloider Metaplasie der Organe gedeutet wurde.

B l u t b e f u n d : Schwere, rasch progrediente Anämie, häufig mit
Normo- und Megaloblasten. Nicht sehr hochgradige Leukozytenvermehrung, meist unvollständig leukämisches Blutbild: sehr zahlreiche neutrophile Myelozyten und Myeloblasten, aber meist keine
Vermehrung der Eosinophilen und Mastzellen. Fälle mit normalen,
ja sogar subnormalen Zahlen sind nicht selten.

Chronische myeloide Leukämie

Diese Form wird erst im späteren Kindesalter beobachtet; die
Symptome sind die gleichen wie beim Erwachsenen: ein mächtiger
harter Milztumor, Anämie mit den entsprechenden Begleiterscheinungen, Blutungen der Haut und Schleimhäute, ferner Knochenschmerzhaftigkeit, Albuminurie. Seltene Symptome sind Retinitis leucaemica
und Gehörstörungen; terminal tritt manchmal hohes Fieber auf.

B l u t b e f u n d : Die Anämie hält sich oft lange in mäßigen
Grenzen. Vermehrung der weißen Blutkörperchen ist fast immer

hochgradig, bis auf eine halbe Million und darüber; das Blutbild ist polymorph infolge reichlichen Vorkommens neutrophiler, eosinophiler und basophiler Myelozyten, Mastzellen, Myeloblasten und pathologischer Zellformen. Im Anfangsstadium der Krankheit, oder infolge therapeutischen Eingreifens (Arsen, Röntgen, komplizierende Infektionskrankheiten), kann ein aleukämischer oder subleukämischer Blutbefund zustande kommen, so daß klinisch das Bild einer m y e l o i d e n P s e u d o l e u k ä m i e vorliegt.

Bei den L y m p h a d e n o s e n gerät das lymphatische Gewebe in Wucherung, sowohl das in den Organen (Milz, Lymphdrüsen, Tonsillen, Thymus) vorhandene, als auch die ubiquitär im ganzen Organismus präformierten, mikroskopisch kleinen Lymphome. Dabei kommt es infolge überstürzter Zellneubildung zum Auftreten unreifer Zellen und pathologischer Elemente (Großlymphozyten, Leukosarkomzellen, Embryonalzellen etc.). Jene Formen, die mit Tumorbildung und atypischen Lokalisationen einhergehen, nennt man L e u k o s a r k o m a t o s e (S t e r n b e r g). Besonders häufig nehmen im Kindesalter solche Tumoren ihren Ausgang von dem Thymus und den mediastinalen Lymphdrüsen. In letzterem Falle machen sich neben den Zeichen der Blutkrankheit Symptome der Raumbeschränkung im Mediastinum, stridoröse Atmung mit Dyspnöe, Venenstauung, Ödeme, Vagusreizung etc. geltend. Ein anderer häufiger Ausgangspunkt sind die Halslymphdrüsen.

Die akute lymphatische Leukämie

Diese verläuft unter dem Bilde einer schweren Infektionskrankheit. Die Allgemeinsymptome sind dieselben wie bei der akuten myeloischen Leukämie: Anämie, hämorrhagische Diathese, Milztumor, Fieber; hiezu kommen noch als diagnostisch wichtige Zeichen schwere Veränderungen im Rachen, nekrotisierende Entzündung und Geschwürsbildung an der geschwellten und von Blutungen durchsetzten Mundschleimhaut und an den Tonsillen. Es entsteht ein Symptomenkomplex, der an septische Diphtherie, Skorbut oder Purpura erinnert.

B l u t b e f u n d : Schwere Anämie, absolute und relative Vermehrung der lymphozytären Elemente (70—90%) mit Auftreten atypischer großer Formen; neutrophile und eosinophile Zellen sind hochgradig vermindert.

Der **aleukämischen Lymphadenose** (Anfangs-, Remissions- oder Latenzstadium der lymphatischen Leukämie) entspricht das klinische Krankheitsbild der sogenannten echten P s e u d o l e u k ä m i e (T y p u s C o h n h e i m - P i n k u s); sie verläuft mit Lymphdrüsentumoren, Anämie, hämorrhagischer Diathese und geht terminal gewöhnlich in eine akute Lymphämie über.

Der B l u t b e f u n d zeigt bei normaler oder sogar verminderter Zahl der Leukozyten eine relative Lymphozytose, oft mit atypischen Zellen; der Nachweis des abnormen Blutbefundes ermöglicht die Diagnose gegenüber klinisch ähnlichen Krankheitsbildern, wie Purpura, chronische Sepsis, Lymphosarkom.

Chlorome

Sowohl von den Lymphadenosen als Myelosen gibt es eine Abart, bei der man bei der Obduktion die leukämischen Infiltrate und Tumoren grasgrün gefärbt findet. Charakteristisch für diese Variante ist die Tendenz zu malignem Wachstum und die Vorliebe der Wucherungen, sich an den Schädelknochen und am Skelettsystem zu lokalisieren. Das Chlorom ist eine Krankheit des Kindesalters und befällt vorwiegend männliche Individuen. Die klinischen Symptome ergeben sich aus der Lokalisation der Tumoren. Bei den S c h ä d e l - c h l o r o m e n findet man Tumoren am Schädel und in der Orbita, die Exophthalmus, Erblindung, Hirnnervenlähmung, Taubheit zur Folge haben; der durch die Geschwülste und die Protrusio bulbi verbreiterte Schädel (Froschkopf) gibt mit der fahlen Blässe, den Blutungen und der Kachexie ein pathognomonisches Bild. Erfolgt ein Einbruch der Tumoren in den Wirbelkanal, so entsteht Paraplegie mit Blasenstörung etc. Die Natur des bald nach der Sektion verschwindenden Farbstoffes ist unbekannt. Die übrigen Symptome und der Blutbefund sind die gleichen wie bei den ungefärbten Leukämien.

Lymphogranulomatose (Hodgkinsche Krankheit)

Ebenso wie das spezifische Parenchym des hämatopoetischen Apparates kann auch das Stützgewebe in maligne Wucherung geraten, wobei es zur Bildung eines eigenartigen, chronisch entzündlichen Gewebes kommt, das aus Fibroblasten, Epitheloidzellen, Eosinophilen, Plasmazellen, Mastzellen und eigenartigen Riesenzellen besteht; das spezifische Lymphgewebe wird erdrückt. Das neugebildete Gewebe zeigt Tendenz zu Nekrose und zu Bindegewebssklerose. Gewöhnlich tritt die Affektion zuerst in einer Lymphdrüsengruppe auf, befällt später systematisch den gesamten Lymphapparat, schließlich auch das Knochenmark und die Milz. Für einen Teil der Fälle wurde Tuberkulose als ätiologischer Faktor nachgewiesen. In einigen wenigen Fällen kommt Lues in Betracht, alle übrigen sind kryptogenetischer Ätiologie. Die S y m p t o m e bestehen in Lymphdrüsenschwellungen, sehr häufig zuerst am Halse, die je nach ihrer Lokalisation Druck- oder Verdrängungserscheinungen machen. Die Drüsen sind mächtig vergrößert, hart, wenig druckschmerzhaft, ohne Tendenz zur Verwachsung und zur Erweichung. Ganz allmählich entwickelt sich ein allgemeiner Kräfteverfall und eine Anämie. In vielen Fällen besteht ein eigenartiger rekurrierender Fiebertypus. Sehr oft findet man positive Diazoreaktion im Harn. Der Tod erfolgt nach monatelanger Dauer an Kachexie.

B l u t b e f u n d : Mäßige Anämie, normale Leukozytenzahl oder geringe Leukozytose, dabei ausgesprochene Vermehrung der polynuklearen, neutrophilen Zellen. Gelegentlich vorübergehend beträchtliche Eosinophilie.

Zur Diagnose gegenüber dem aleukämischen Stadium der Lymphadenosen dient der Blutbefund, gegenüber den skrofulösen oder lymphosarkomatösen Drüsenschwellungen kann mit absoluter Sicherheit nur die histologische Untersuchung einer exstirpierten Drüse entscheiden.

Therapie der leukämischen Affektionen. Ein spezifisches Heilmittel gibt es nicht. Vollständig machtlos ist jede Behandlung gegenüber den akuten Formen. Bei chronischem Verlaufe führen Röntgenbestrahlungen oft zu langdauernden Remissionen mit Besserung des Allgemeinbefindens und des Blutbefundes und Schwinden der Tumoren und der Milzschwellung; doch ist bei der Röntgentherapie große Vorsicht anzuwenden, da man auch akute Verschlimmerungen beobachtet hat. Spätere Rezidive sind trotzdem nicht aufzuhalten. Auch die Behandlung mit Radium, Thorium (Trinkkur oder intravenöse Injektionen) und Benzol hat Dauererfolge noch nicht gebracht.

Hämorrhagische Diathesen (Blutungsbereitschaften)

Unter dieser Bezeichnung werden ätiologisch und pathogenetisch ganz differente Krankheitsbilder zusammengefaßt, deren gemeinsames Symptom Blutungen in die Haut und aus den Schleimhäuten sind. Zur Entstehung von Hämorrhagien sind zwei Faktoren nötig. Erstens Schädigung oder Erkrankung der Blutgefäße. Die abnorme Zerreißlichkeit und Durchlässigkeit der Kapillaren kann bedingt sein durch Ernährungsstörungen (alimentäre Angiodystrophie beim Morbus Barlow) durch Toxine, Embolien, ferner durch Thrombosen, Entzündung (hämorrhagische Exantheme beim Fleckfieber, bei Sepsis, bei Meningitis epidemica, bei Vergiftungen mit Benzol, Salvarsan etc.). Der zweite Faktor ist die Herabsetzung der Gerinnbarkeit des Blutes infolge Mangel an Blutplättchen in der Zirkulation. Thrombopenie kommt zustande entweder durch mangelhafte Neubildung oder durch Zugrundegehen des thrombopoetischen Apparates (der Megakaryozyten) im Mark (leukämische Tumoren) oder durch erhöhte Thrombozytolyse bei abnormer Tätigkeit des retikuloendothelialen Apparates in der Milz (Hypersplenie). Meist sind wohl beide Momente, Läsion der Kapillaren und des Knochenmarkes, gleichzeitig vorhanden. Eine erhöhte Disposition zu Blutungen besteht unmittelbar nach der Geburt (namentlich bei Frühgeborenen), bei Stauungszuständen (Vitien, Pertussis) und bei Krampfanfällen (Eklampsie).

Die Purpuraerkrankungen lassen sich in zwei Gruppen teilen:

Der idiopathische Morbus Werlhof

Dieser verläuft meist als chronisch intermittierendes Leiden, ohne nennenswerte Störung des Allgemeinbefindens. Anfallsweise treten Blutungen auf, kutan oder subkutan, seltener intramuskulär. Die Flecken sind verschieden groß, nicht symmetrisch, regellos am ganzen Körper zerstreut, besonders an Stellen, die Traumen ausgesetzt sind. Hiezu kommen noch Blutungen aus Schleimhäuten: Nase: Zahnfleisch, Tonsillen, Hämaturie, Metrorrhagien, Blutbrechen etc. Langdauernde, sich wiederholende Blutungen können zu tiefster Anämie und schwersten lebenbedrohenden Erschöpfungszuständen führen. Gefährliche Zustände entwickeln sich ferner bei Blutungen in lebenswichtige Organe (Gehirn, Auge, Ohr).

B l u t b e f u n d : V e r l ä n g e r t e B l u t u n g s z e i t , f e h l e n d e R e t r a k t i l i t ä t d e s B l u t k u c h e n s , h o c h g r a d i g e V e r m i n d e r u n g d e r B l u t p l ä t t c h e n (bis unter 30.000 im *cmm*). Die Anämie entspricht dem Grade des Blutverlustes. Häufig ist die Zahl der Leukozyten niedrig mit relativer Lymphozytose. Durch Progredienz kann sich eine schwere aplastische Anämie entwickeln (h ä m o r r h a g i s c h e A l e u k i e).

Anaphylaktoide Purpura

Eine zweite Gruppe wurde wegen der Ähnlichkeit der Begleitsymptome mit denen der Serumkrankheit als a n a p h y l a k t o i d e P u r p u r a beschrieben (S c h ö n l e i n - H e n o c h scher Typus). Im Gegensatze zur Monotonie beim Morbus Werlhof ist hier das Krankheitsbild oft polymorph. Fieber, Gelenksschmerzen (P e l i o s i s r h e u m a t i c a), Urtikaria und andere polymorphe Exantheme, Ödeme, Albuminurie, manchmal Nephritis. Jene Fälle, wo Magendarmsymptome, Darmkoliken, Erbrechen und blutige Diarrhöen im Vordergrunde stehen, nennt man P u r p u r a a b d o m i n a l i s. Die Blutungen bedecken gewöhnlich größere Flächen des Körpers, bevorzugen die Streckseiten, sind meist symmetrisch angeordnete kleinere Ekchymosen. Schleimhautblutungen sind selten, und werden nicht bedrohlich. Das Leiden verläuft in häufigen Nachschüben.

B l u t b e f u n d : B l u t u n g s z e i t u n d G e r i n n u n g s z e i t s i n d n o r m a l , P l ä t t c h e n n i c h t v e r m i n d e r t ; geringe Leukozytose und Eosinophilie. Von beiden Typen sind akut, foudroyant bis zum tödlichen Ende verlaufende Varianten bekannt (P u r p u r a f u l m i n a n s).

Hämophilie

Darunter versteht man eine nur beim männlichen Geschlecht vorkommende, bestimmten Vererbungsgesetzen folgende Konstitutionsanomalie. Gesund bleibende Frauen (Konduktoren) vererben das Übel auf die männliche Nachkommenschaft. Man unterscheidet traumatische und hämorrhagische Hämophilie; bei ersterer treten die Blutungen gelegentlich auf Traumen, bei letzterer auch spontan auf. Die ersten Symptome zeigen sich oft schon beim Nabelabfall oder bei der Beschneidung, später können Zahnextraktionen oder Verletzungen etc. lebensbedrohlich werden. Häufig sind rezidivierende Gelenksblutungen, die durch Zerstörung des Knorpels zu Kontrakturen und Ankylosen führen können. Die Blutuntersuchung zeigt normale morphologische Verhältnisse, oft erhöhte Plättchenzahl, normale Retraktion. Dagegen ist die Gerinnungsfähigkeit in vitro hochgradig verlängert. Wahrscheinlich liegt dem Übel eine konstitutionelle Minderwertigkeit der Organe, die die Gerinnungsvorgänge regulieren (endokrine Regulierung der fermentativen Vorgänge) zugrunde.

Behandlung der Blutungsübel. Zur lokalen Blutstillung (Nase, Nabel, Zahnfleisch) kommen außer chirurgischen Maßnahmen (Unterbindung, Umstechung, Kompression etc.) in Betracht: Auflegen von Tampons, die mit Organextrakten Coagulen 10% oder Clauden oder einfach mit Serum oder Blut (von Mensch oder Tier) getränkt sind. Stryphnon als Gaze oder Spray kann man mit Erfolg anwenden, während die Adrenalinwirkung nur vorübergehend ist.

Zur Bekämpfung der Blutungsneigung bewähren sich am besten Bluttransfusionen. In dringenden Fällen größere Mengen Zitratblut intravenös, in milderen wiederholte intramuskuläre Einspritzungen frischen Spenderblutes in Mengen von 10—20 *ccm.* Weiters kommen in Betracht intramuskuläre Einspritzungen von Serum, sei es von einem menschlichen Spender oder von einem Tier (Normalpferdeserum oder ein Heilserum). Hypertonische Kochsalzlösung, mehrmals 5 bis 10 *ccm* einer 10% igen Lösung intravenös. Weniger wirksam sind Gelatine (5—10 *ccm* subkutan vom sterilen Merk schen Präparat, auch intern oder per Klysma) und Kalkpräparate (Calc. chlorat oder lactic 5 *g* der 10% igen Lösung). Gelegentlich sieht man Erfolge von der Röntgenbestrahlung der Milz mit Reizdosen. Bei schwerem, immer rezidivierendem Morbus Werlhof bringt die Milzexstirpation oft schnelle Heilung. Die Schönleinsche Purpura rheumatica-abdominalis erfordert meist keine hämostyptischen Maßnahmen. Man verordnet: Salizyl gegen die Gelenksschmerzen, eventuell einige Tropfen einer 1°/$_{00}$igen Atropinlösung gegen die Koliken.

Diathesen

Unter Diathesen verseht man angeborene Abweichungen der Organe in ihrem Aufbau und Zusammensetzung vom normalen Typus; hieraus ergibt sich abnorme Entwicklung (pathologischer

Habitus) und abnormes Funktionieren derselben. Das bedeutungsvollste und praktisch wichtigste Zeichen ist eine besondere Anfälligkeit im allgemeinen und eine Krankheitsbereitschaft für bestimmte Affektionen im besonderen. Die Anfälligkeit äußert sich in abnorm intensiven Reaktionen auf toxische, infektiöse, alimentäre oder psychische Reize.

Exsudative Diathese

Sie ist eine „Krankheitsbereitschaft" der Haut und der Schleimhäute zu exsudativen Prozessen und zu katarrhalischen Entzündungen. Das Wesen derselben ist nach C z e r n y in einer angeborenen Minderwertigkeit zu suchen, in einem kongenitalen Defekt des Chemismus speziell jener Organe, die mit dem Fettstoffwechsel und dem Wasserhaushalte in Beziehung stehen.

Die große Bedeutung der exsudativen Diathese liegt darin, daß sie ganz a u ß e r o r d e n t l i c h h ä u f i g ist und daß ihre Manifestationen in wechselnder Form und Intensität während der ganzen Kindheit immer wieder auftreten; beim Erwachsenen sind exsudative Symptome nicht mehr nachweisbar. An und für sich bedeuten schon die Erscheinungen dieser Diathese mannigfache Beschwerden und Funktionsstörungen; dazu kommt aber noch, daß infolge der häufigen Infektionen sekundäre Manifestationen auftreten, die ihr besonderes Kolorit durch eine gleichzeitig bestehende N e u r o p a t h i e gewinnen. In der Pathogenese der exsudativen Diathese spielt die H e r ed i t ä t eine wichtige Rolle. Die Vorfahren solcher Kinder haben an Stoffwechselstörungen (Gicht, Asthma, Diabetes, Lithiasis etc.) gelitten und waren Neuropathen. Die Diathese ist a n g e b o r e n, bleibt aber zunächst latent und macht sich beim Neugeborenen durch keine besonderen Zeichen bemerkabr; man kann sie bei Säuglingen nur aus dem nicht entsprechenden Gedeihen und dem abnormalen Verhalten des Gewichtes vermuten. Es sind dies entweder besonders magere Kinder, die dauernd schlechte Stühle haben und selbst bei Brustnahrung nicht gedeihen oder Säuglinge mit besonderer Mastfähigkeit, die bei jeder Diät dick, pastös und turgorlos werden. Beide Typen sind gegen Infekte besonders widerstandslos.

Ebenso wie bei der spasmophilen Diathese gewisse Momente die latente Erkrankung zur manifesten Tetanie steigern, so gibt es auch bestimmte Faktoren, deren Einwirkung die Symptome der exsudativen Diathese provozieren.

Solche sind: 1. I n t e r k u r r e n t e I n f e k t i o n s k r a n k h e it e n. Sehr häufig sieht man im Anschlusse an Masern oder an Grippe, aber auch an die Impfung oder Dentition die ersten Erscheinungen der Diathese auftreten und dann sich dauernd etablieren. 2. F e h l e r i n d e r E r n ä h r u n g. Jede Art von Überfütterung, lang fortgesetzte einseitige Überernährung mit Milch und jede Form von Mästung, namentlich die „kräftige Kost" wirkt provozierend. Es ist auffallend, daß die exsudative Diathese vor allem bei Kindern wohlhabender Familien vorkommt, wo die Pflege und Ernährung besonders sorgfältig ist.

Die p r i m ä r e n Manifestationen sind auf Grund der Exsudation sich entwickelnde Schwellungszustände und Desquamationen der oberflächlichen Schichten der Haut und Schleimhäute. Diese schaffen die Disposition zu Infektionen, die als Katarrhe und Entzündungsprozesse verlaufen und die s e k u n d ä r e n Manifestationen bilden. Sehr häufig findet man bei exsudativen Kindern Zeichen von N e u r o p a t h i e. Ob es sich um eine Kombination zweier Diathesen handelt, oder ob die Neuropathie erst auf Grund des exsudativen Krankseins sich entwickelt, ist nicht entschieden. Der Grad der nervösen, vasomotorischen und sekretorischen Störungen ist bedeutungsvoll für das exsudative Individuum; denn diese „nervösen Manifestationen" bedingen die Eigenart und Schwere des Verlaufs mancher Infektionskrankheiten. Schließlich kombiniert sich mit der exsudativen Diathese häufig eine weitere Konstitutionsanomalie, die universelle H y p e r p l a s i e d e s l y m p h a t i s c h e n S y s t e m s. In solchen Fällen entwickelt sich die Vergrößerung der Lymphdrüsen, der Gaumen- und Rachenmandeln nicht als ein Produkt wiederholter Entzündungen, sondern ist schon primär vorhanden.

S y m p t o m e: 1. H a u t. Das erste Zeichen bei jüngeren Säuglingen ist der G n e i s oder G r i n d, graue oder gelbliche, fettige Auflagerungen am Scheitel, aus denen sich oft ein s e b o r r h o i s c h e s oder k r u s t ö s e s E k z e m der Kopfhaut entwickelt; ferner der M i l c h s c h o r f, eine anfangs unscheinbare Rötung und schuppende Infiltration der Wange. Infolge des durch den intensiven Juckreiz verursachten Kratzens entstehen Ekzeme mit Tendenz zur weiteren Ausbreitung, gefolgt von Drüsenschwellungen und sekundären Infektionen. Besonders bei fetten Säuglingen entwickelt sich oft trotz sorgfältiger Pflege I n t e r t r i g o, ein nässendes Wundsein in der Genitalgegend, an Ohren, Hals und Gelenksbeugen. In späteren Monaten sehr häufig der L i c h e n u r t i c a t u s, Strophulus infantum, stark juckende Knötchen und Quaddeln am ganzen Körper. Sekundär entstehen daraus die verschiedenen Formen der chronischen hartnäckigen E k z e m e oder durch Infektion P y o d e r m i e n. Die nervösen Begleiterscheinungen äußern sich in heftigem J u c k r e i z und als Folge davon Unruhe, Schlaflosigkeit, Reizbarkeit etc.

2. S c h l e i m h ä u t e. Die Exsudation und Desquamation markiert sich deutlich in der L a n d k a r t e n z u n g e, die ein Frühsymptom der Diathese ist. Die Entzündungsbereitschaft erklärt die häufig rezidivierenden Katarrhe des Rachens (Angina, Adenoiditis, Pharyngitis), des Darmes (Darmkatarrhe, Colitis mucosa, Pseudoappendicitis), der Luftwege (Koryza, Laryngitis, Bronchitis), der Harnorgane (Balanitis, Vulvitis) und der Bindehaut (Konjunktivitis). Alle diese rezidivierenden Katarrhe der Haut und Schleimhäute haben Schwellungen der regionären Lymphdrüsen zur Folge.

Die hinzutretende Neuropathie läßt aus einem Kehlkopfkatarrh einen Pseudokrupp entstehen, steigert eine Bronchitis zum Asthmaanfall und bedingt den Blepharospasmus, den Reizhusten etc. Vasomotorische und sekretorische Störungen erzeugen aus einer Darmstörung eine Enteritis membranacea und bedingen das Auftreten von Dermographie und das Farbenwechseln bei diesen Kindern, ihre Schweiße, die Pseudoanämie etc.

3. Zur exsudativen Diathese wird auch noch gerechnet die Temperaturlabilität, die Neigung zu Kreislaufstörungen und die besondere Disposition zu schweren Ernährungsstörungen auf geringe alimentäre oder toxische Reize, die Tropholabilität.

Durch alle diese Momente ist auch die Neigung der exsudativen Individuen zu Erkältungen und die besondere Disposition zu Infektionskrankheiten erklärt. Die inneren Organe und der Stoffwechsel zeigen keine für diese Konstitutionsanomalie typischen Veränderungen; nur im Blute findet sich häufig Eosinophilie.

Bei der Behandlung der exsudativen Diathese stehen an erster Stelle diätetische Maßnahmen. Vor allem ist jede Überernährung zu verhüten. Beim Säuglinge bleibe man, sowohl bei der Brust, als auch bei der Flasche, bei möglichst kleinen Mengen. Bei Nichtgedeihen der ersteren ist Ammenwechsel meist zwecklos; eine Zufütterung oder Zwiemilchernährung mit fettarmen Gemischen, Eiweißmilch, Buttermilch, Kaseinzusatz etc. ist anzuraten. Jenseits des sechsten Monats geht man zu einer aus Suppe, Gemüse, Obst und Brei bestehenden Diät über. Die Kost größerer Kinder sei vorwiegend vegetabilisch und vermeide vor allem reichliche Fettzufuhr und die sogenannte roborierende Diät. Milch wird auf $\frac{1}{4}$—$\frac{1}{2}$ Liter täglich reduziert. Die Schädlichkeit des Eiergenusses ist nicht erwiesen. Zur Beseitigung der nervösen Komponente sind Sport, Bäder und psychisch-pädagogische Maßnahmen notwendig. Zwecks Verhütung von Erkältungen und Infektionen ist langdauernder Aufenthalt in günstigen klimatischen Verhältnissen angezeigt. Die Erkrankungen der Haut erfordern außerdem lokale Behandlung nach den Lehren der Dermatologie.

Lymphatismus

Die Individuen mit lymphatischer Diathese sind charakterisiert durch primäre Hyperplasie der Lymphdrüsen und der lymphatischen Organe (Tonsillen, Adenoide) und übermäßige Reaktion auf Infekte. Höhere Grade dieser Diathese werden als Status lymphaticus bezeichnet.

Beim Lebenden sind die Zeichen der thymisch-lymphatischen Diathese oft sehr wenig ausgesprochen; gewöhnlich sind es dicke, pastöse Kinder mit Hyperplasie der Lymphdrüsen, der Tonsillen und Zungengrundfollikel, mit Milztumor und anämischer Blutbeschaffenheit; sie sind häufig Rachitiker, weisen manchmal neuropathische Symptome auf oder bieten Zeichen, die ins Gebiet der exsudativen Diathese gehören. Der klinische Nachweis des vergrößeren Thymus durch Perkussion und Radioskopie ist schwierig. Anschließend an ein Bad, eine große Mahlzeit, oder gelegentlich einer kleinen Operation, oft schon nach den ersten Inspirationen des Narkotikums oder auch auf ein psychisches Trauma, z. B. bei der Untersuchung des Rachens, werden die Kinder plötzlich blaß oder zyanotisch, sinken bewußtlos um, Atmung und Herzbewegung sistieren und trotz Tracheotomie und künstlicher Atmung kann der Tod eintreten. Bei Ekzemkindern kann eine Ernährungsstörung, ein Diätwechsel, der zu Gewichtsverlusten führt, dieses Unglück veranlassen. Die Deutung solcher plötzlicher Todesfälle ist schwierig. Bei der Obduktion findet man Vergrößerung aller lymphatischen Organe (Tonsillen, Lymphdrüsen, Zungenfollikel etc.), Milztumor, abnorme Enge der Aorta und eine oft beträchtliche T h y m u s h y p e r p l a s i e. Ein Thymustod in dem Sinne. daß die abnorm große Thymusdrüse mechanisch durch Druck auf die Trachea oder Blutgefäße und Nerven den Exitus herbeigeführt hat, ist außerordentlich selten und die Annahme nur dann gestattet, wenn alle anderen Ursachen ausgeschlossen werden können.

Worin das W e s e n dieser konstitutionellen Minderwertigkeit, die familiär und hereditär vorkommt, gelegen ist, ist nicht klar; manche sehen in ihr nur d i e s c h w e r s t e F o r m d e r e x s u d a t i v e n D i a t h e s e u n d d a n n w ä r e d e r S t a t u s t h y m i c o - l y m p h a t i c u s n i c h t d i e U r s a c h e d e r p l ö t z l i c h e n T o d e s f ä l l e, s o n d e r n n u r e i n K e n n z e i c h e n d e r b e s o n d e r e n V u l n e r a b i l i t ä t d e s d a m i t b e h a f t e t e n I n d i v i d u u m s. Neue Forschungen sprechen dafür, daß es sich bei den plötzlichen Todesfällen um eine Dysfunktion des mit innerer Sekretion begabten Thymus mit gleichzeitiger Insuffizienz des chromaffinen Systems handeln kann.

Erkrankungen der Schilddrüse

Der Ausfall der Schilddrüse (Athyreose) oder ihr mangelhaftes, respektive fehlerhaftes Funktionieren (Hypo- oder Dysthyreose) führt zu schweren Schädigungen und Entwicklungshemmungen; die Verschiedenartigkeit der klinischen Krankheitsbilder erklärt sich aus dem Grade des Defektes, dem Alter, in dem sie sich entwickeln und der Ursache, die der Schilddrüsenerkrankung zugrundeliegt. Die einzelnen Typen sind:

1. K o n g e n i t a l e s M y x ö d e m, bedingt durch angeborenes vollständiges Fehlen der Schilddrüse (T h y r e o a p l a s i e), klinisch gekennzeichnet durch schwere myxödematöse Körperveränderungen, Wachstumshemmung, Kretinismus, ubiquitäres Vorkommen, Entwicklung in den ersten Lebensmonaten.

2. C a c h e x i a s t r u m i p r i v a kommt kaum mehr vor; sie trat als Folge einer zu radikalen Entfernung der Schilddrüse auf.

3. I n f a n t i l e s M y x ö d e m entsteht durch erworbene unzureichende Funktion der Schilddrüse und beruht ebenso wie das

4. M y x ö d e m d e r E r w a c h s e n e n auf Erkrankungen, die zu Atrophie oder kropfiger Entartung der Schilddrüse führen. Dieser Typus wird auch als s p o r a d i s c h e r K r e t i n i s m u s bezeichnet.

5. E n d e m i s c h e r K r e t i n i s m u s ist die Folge strumöser oder atrophischer Degeneration der Schilddrüse, die in bestimmten Gegenden endemisch vorkommt und sich auf Grund eines noch unbekannten Agens entwickelt.

Die Zusammengehörigkeit aller dieser Formen wird noch bestritten; einige Autoren wollen Myxödem vom endemischen Kretinismus scharf trennen und bei letzterem die Schilddrüsenaffektionen nur als eine den somatischen und psychischen Degenerationssymptomen koordinierte Erscheinung auffassen.

Myxödem (kongenitale Athyreose)

Die Entstehung des Schilddrüsendefektes fällt in früheste Perioden des Fötallebens; die Ursachen sind uns ganz unbekannt. Daß die ersten Symptome meist erst einige Wochen nach der Geburt auftreten, beruht darauf, daß die durch den Plazentarkreislauf und dann durch die Muttermilch überlieferten Schilddrüsenstoffe für einige Zeit ausreichend sind. Der Ausfall der Thyreoidea bewirkt Entwicklungshemmungen, Retardation des Wachstums, Stoffwechselstörungen und schwere Intelligenzschädigungen. Myxödem findet sich in überwiegender Häufigkeit bei weiblichen Individuen. Das Aussehen eines vollentwickelten Myxödems ist äußerst charakteristisch.

Die Haut ist fahlblaß, gelblich, kühl, marmoriert, auffallend trocken und schwitzt nicht. Sie ist schlaff und läßt sich überall in breiten Falten aufheben. Die Haare am Kopfe sind spärlich, spröde und glanzlos und reichen ohne scharfe Grenzen weit in das Gesicht hinein. Charakteristisch ist der Befund der eigenartigen Veränderung des Unterhautzellgewebes, besonders deutlich in den Supraklavikulargruben, in der Axilla, an Augenlidern, am Hand- und Fußrücken in Form von polsterartigen oder ödemähnlichen Schwellungen, die sich bei der Palpation eigentümlich flaumig oder weichkörnig anfühlen (M y x ö d e m).

An den S c h l e i m h ä u t e n erzeugt das Myxödem rüsselartige Schwellungen der Lippen und eine Vergrößerung der Zunge; diese M a k r o g l o s s i e bewirkt, daß in dem stets offengehaltenen Mund die dicke Zunge vorgestreckt sichtbar ist. Wahrscheinlich auf Grund der gleichen Veränderung im Kehlkopf entsteht die grunzende und gröhlende, tiefe, rauhe Stimme und das stridoröse Schnarchen. Das Gesicht hat einen so typischen Ausdruck, daß die Diagnose aus dem bloßen Aspekt zu machen ist. Es ist plump, abstoßend häßlich, gedunsen, die Stirne niedrig, Lider und Lippen geschwollen, die Nasenwurzel eingesunken, der Blick ausdruckslos.

Ein charakteristisches Symptom ist die W a c h s t u m s h e m m u n g. Alle Myxödeme sind Z w e r g e mit plumpen tatzenartigen Händen und Füßen. Am Kopfe bleibt der Verschluß der Fontanelle lange aus, wobei aber zum Unterschiede von Rachitis die Knochenränder hart sind; das Längenwachstum verzögert sich so bedeutend, daß Differenzen von 15—20 *cm* und mehr gegenüber gleichaltrigen Kindern entstehen. Die r a d i o l o g i s c h e Untersuchung läßt das hochgradige Zurückbleiben in der Entwicklung der Knochenkerne und das Ausbleiben der Verknöcherung der Epiphysenfugen erkennen. Die Knochen sind kurz und dick, die Verkalkung ist normal, es fehlt aber das epiphysäre und enchondrale Wachstum. Die Gelenke zeigen oft Schlaffheit der Bandapparate. Die Zahnentwicklung ist stark retardiert, das Milchgebiß bleibt bis in späte Jahre erhalten.

Die **Muskulatur** ist schwach entwickelt und schlaff, ihr Tonus herabgesetzt, worauf die Trägheit und Unlust zu Bewegungen zurückzuführen ist.

Der Ausfall des Schilddrüsenhormons bedingt eine Retardation des gesamten Stoffwechsels. Die Patienten frieren immer, die Temperatur ist subnormal, der Puls verlangsamt.

Von seiten der **Verdauungsorgane** besteht oft vollständige Appetitlosigkeit, langsames, ungeschicktes Schlucken und Kauen und eine so hochgradige Trägheit des Darmes, daß spontan tagelang kein Stuhl erfolgt. Das Abdomen ist weit vorgewölbt (Froschbauch) und zeigt konstant eine Nabelhernie. Die Stoffwechselträgheit äußert sich auch darin, daß die Assimilationsgrenze für Kohlenhydrate abnorm erhöht ist, so daß selbst auf Zufuhr sehr großer Mengen von Traubenzucker keine alimentäre Glykosurie erfolgt. Ebenso ist der Stickstoffumsatz verlangsamt und alle Oxydationsprozesse herabgesetzt.

Eine weitere Gruppe von Ausfallserscheinungen betrifft das Seelenleben. Die **Intelligenz** bleibt auf tiefster Stufe stehen. Charakteristisch ist die hochgradige Apathie; die Säuglinge und Kinder sind auffallend brav und ruhig, schlafen viel, bewegen sich wenig, greifen und spielen nicht, lachen nicht und äußern kein Interesse und keine Wünsche. Sie bleiben unrein, lernen erst in späteren Jahren sitzen, stehen und gehen, ihre Bewegungen sind träge, plump und ungeschickt. Solche Kinder lernen niemals ordentlich sprechen und sind unfähig die Schule zu besuchen. All ihrem Handeln fehlt die Spontaneität, so daß sie im besten Falle zu einigen einfachen Handlungen dressiert werden können. Auch die Geschlechtsentwicklung bleibt zurück.

Kongenitale Hypothyreose

Diese zeigt das Bild eines unvollständigen, milden Myxödems, wobei sich die Störungen und Entwicklungshemmungen allmählich geltend machen. Die Patienten werden in der körperlichen und geistigen Entwicklung von den jüngeren Geschwistern überholt. Sie bleiben klein, sind träge, stille, mürrische Kinder, die stets still sitzen, nicht spielen und in der Schule nicht mitkommen können.

Endemischer Kretinismus

Die Symptome des in manchen Alpengegenden endemischen Kretinismus sind im Kindesalter sehr wechselnd. Es bestehen fließende Übergänge von leichtem Schwachsinn bis zu schwerstem Kretinismus. Ebenso wechselt die Intensität der körperlichen Symptome. Eine gewisse Wachstumshemmung ist konstant vorhanden; kleine Individuen mit großem Kopf, stumpfer Nase, breitem Mund und kretinösem Ausdruck. Die Haut ist blaß, trocken, gedunsen. Die Schilddrüse kann fehlen oder kropfig entartet sein. Häufig ist in den Epidemiebezirken Taubstummheit.

Behandlung: Bei allen auf Hypofunktion der Schilddrüse beruhenden Leiden sind wir in der Lage, durch eine spezifische Substitutionstherapie überraschend große Erfolge zu erzielen. Dieselbe besteht in der Darreichung roher Schafschilddrüsen oder Thyreoidintabletten. Bei Überdosierung können sich Zustände von Hyperthyreoidismus: Herzklopfen, Unruhe, Diarrhöen, Pulsbeschleunigung und Schlaflosigkeit einstellen, Symptome, die an die B a s e d o w sche Krankheit erinnern.

Kleinen Kindern gibt man anfangs jeden zweiten Tag eine halbe, später täglich eine ganze Tablette à 0,1, älteren Kindern Tabletten à 0,3. Die Wirkung der Medikation ist am evidentesten bei den Hypothyreosen, wirkungsvoll bei kongenitalem Myxödem, nicht überzeugend bei endemischem Kretinismus. Am frühzeitigsten zeigt sich die Wirkung an der Haut und den Schleimhäuten. Die Haut rötet sich, wird glänzend und feucht, daß Haar weich, das subkutane Myxödem schwindet, wodurch dann die Haut zu weit und faltig wird; die Abmagerung und der beschleunigte Stoffwechsel bewirken im Beginne der Behandlung oft eine beträchtliche Gewichtsabnahme. Die Obstipation hört auf, die Nabelhernie geht zurück. Ganz außerordentlich wird ferner das Längenwachstum gefördert. Der Gesichtsausdruck verändert sich vollständig, die Kinder werden lebhaft, interessieren sich, lernen sitzen, gehen, essen und werden reinlich. Ihre Stimme wird klar, der Sprachschatz vergrößert sich. Niemals können aber solche Kinder vollständig normal werden, immer bleiben noch ziemlich bedeutende geistige Defekte zurück. Die Schilddrüsenmedikation muß lebenslänglich fortgesetzt werden; sowie man aussetzt, kehrt in wenigen Wochen das volle Bild des Myxödems zurück.

Morbus Basedow

Diese auf Hyperfunktion der Schilddrüse beruhende Erkrankung kommt auch im Kindesalter meist bei Mädchen vor. Die Symptome sind die gleichen wie beim Erwachsenen, nur ist der Exophthalmus und Tremor häufig bloß angedeutet, die Struma geringfügig, während die Tachykardie, Schlafstörung, nervöse Erregbarkeit oder Diarrhöen und Abmagerung im Vordergrund stehen.

T h e r a p i e : Bettruhe und Freiluftliegekuren im Gebirge. Wenn medikamentöse Behandlung mit Arsen, Antithyreoidin erfolglos ist, soll Röntgenbestrahlung herangezogen werden. Versagt auch diese, dann ist die nicht ungefährliche Strumektomie auszuführen.

Kropf

Die diffuse Vergrößerung der Schilddrüse, der Kropf, hat in den letzten Jahren eine enorme Verbreitung unter den Kindern fast der ganzen Welt gewonnen. Von den vielen Theorien ist die Jodmangeltheorie — Anpassung der Schilddrüse an eine jodarme Nahrung — am plausibelsten.

Die Therapie des Kropfes ist die Darreichung von Jod. Bei weichen parenchymatösen Strumen täglich Einreibung eines erbsengroßen Stückes der gewöhnlichen Jodkalisalbe durch drei Wochen; oder intern täglich 0,01—0,03 Jodkali oder ein organisches Jodpräparat: Jodostarin, Sajodin etc. Auch Schilddrüsenmedikation ist oft wirkungsvoll. Alle diese Kuren dürfen nur unter ärztlicher Kontrolle durchgeführt werden: sofortiges Aussetzen bei Symptomen des Jodismus, Schnupfen, Akne und besonders der Thyreotoxikose wie Herzklopfen, Abmagerung, Schlaflosigkeit etc.

Derzeit wird allenthalben, z. T. von Staats wegen K r o p f p r o p h y l a x e getrieben. Ausgabe von jodiertem Kochsalz (0,001 g Jod per Kilogramm) oder von Jodpräparaten an die Schulkinder unter Kontrolle des Lehrers und Schularztes, z. B. einmal wöchentlich 1 mg Jodkali durch 40 Schulwochen. Die gut zu nehmenden Jodostarintabletten mit Schokolade enthalten 4 mg organisches Jod, eine Dosis, die vielleicht zu groß ist; Dijodidkügelchen enthalten 0,0005—0,001 mg Jod.

Störungen des Körperaufbaues

Mongolismus, Mongolentypus der Idiotie

Die mongoloide Idiotie ist eine Entwicklungsanomalie, deren Ätiologie noch nicht bekannt ist. Sie ist vielleicht durch eine Störung einer Drüse mit innerer Sekretion bedingt; mit der Schilddrüse hat diese Erkrankung nichts zu tun. Mongolismus kommt bei Kindern beiderlei Geschlechtes vor, hereditäre Momente können nicht beschuldigt werden; auffallend oft sind es die letzten Kinder einer langen Geschwisterreihe oder die Eltern waren alt (Erschöpfung des mütterlichen Organismus). Die Abnormität ist schon beim Neugeborenen vollständig entwickelt und erkennbar. Der Gesichtsausdruck und der ganze Habitus sind im Gegensatze zu dem sorgenvollen und mürrischen beim Myxödem eher lustig und clownartig. Der Schädel ist brachyzephal, klein und rund, das Hinterhaupt steil abfallend, die Lidspalten verlaufen schräg, nach innen unten konvergierend, am inneren Augenwinkel befindet sich eine halbmondförmige Falte (Epikanthus) Die Stirne und Augenhöhlen liegen in einem Niveau, die knopfförmige Nase ist klein und breit eingesattelt, die Ohrmuscheln sind asymmetrisch und deformiert. Die lange, spitze Zunge wird häufig vorgestreckt gehalten. Der Gaumen ist steil und hat eine mediale vorspringende Kante. Die Haut fühlt sich weich und gut durchfeuchtet an, zeigt oft Zyanose und Marmorierung. Auffallend ist eine eigenartige Rötung an Kinn und Wangen. Ein sehr charakteristisches Symptom ist die Schlaffheit der Muskeln und Gelenke, die eine ganz bedeutende Überstreckung in den Gelenken und dadurch abnormale Bewegungen und Stellungen der Extremitäten ermöglicht; die Finger können bis zur Berührung mit dem Handrücken überstreckt werden. Das Wachstum, der Fontanellenschluß, der Zahndurchbruch sind meist in mäßigem Grade verzögert; die radiologische Untersuchung zeigt, daß die Knochenentwicklung unregelmäßig und verspätet ist. Sehr häufig bestehen bei Mongoloiden noch andere Mißbildungen: Kiemenfisteln, Hasenscharte, Syndaktylie, Kryptorchismus und ganz besonders oft kongenitale Herzfehler. Die Intelligenz bleibt dauernd auf niedriger Stufe; als Säuglinge sind sie meist torpid, werden später unbändig hemmungslos, lebhaft und heiter, grimmassieren und gestikulieren fortwährend, sind manchmal sehr reizbar und spielen gerne; sie lernen wohl in späteren Jahren sprechen, werden aber nur selten schulfähig. Schilddrüsentherapie kann nur auf eventuell gleichzeitig bestehende hypothyreotische Symptome einwirken: Anregung des Längenwachstums, Beseitigung der Obstipation. Meist muß der erethische, unsoziale, mongoloide Idiot einer Heilanstalt übergeben werden.

Mikromelie

Die Mikromelie ist eine Entwicklungsstörung, die das weibliche Geschlecht bevorzugt; sie hat nichts mit Kretinismus und Rachitis zu tun. Die Erkrankung läuft in den frühen Fötalmonaten ab und besteht in einer eigenartigen Knorpelaffektion (Chondrodystrophia foetalis). Das Längenwachstum an der Epiphysengrenze hört auf, während das Dickenwachstum weitergeht. Die Fugen verknöchern frühzeitig. Dadurch bleiben Arme und Beine kurz, während der Rumpf und Schädel weiter wachsen und letzterer daher abnorm groß erscheint. Das Resultat ist ein dysproportionierter Zwergwuchs. Die obere Extremität reicht nicht, wie normal, bis zur Mitte des Oberschenkels, sondern kaum bis zum Trochanter. Humerus und Femur sind am stärksten betroffen; die Knochen sind verdickt, hart und deformiert, die Epiphysen mächtig aufgetrieben. Die sonst normale Haut scheint infolgedessen zu weit zu sein und legt sich in dicke Wülste, die Muskulatur ist oft besonders kräftig entwickelt. Der Kopf ist abnorm groß, der Gesichtsausdruck ist der eines alten Menschen, Einsattelung und Eigenart der Formation der Nase entstehen durch frühzeitige Verknöcherung des Os tribasilare. Charakteristisch ist die kurze tatzige Mittelhand mit den abstehenden kurzen Fingern (Dreizackhand). Häufig ist eine Kyphose und ein watschelnder Gang. Temperatur, Stoffwechsel, innere Organe, Entwicklung der Sexualität sind ganz normal. Die Intelligenz ist vollkommen entsprechend, oft sind diese Kinder besonders lebhaft und klug. Eine Therapie der Mikromelie gibt es nicht.

Osteogenesis imperfecta (Osteopsathyrosis)

Eine seltene angeborene Affektion, charakterisiert durch mangelhafte Knochenbildung des Periostes und Endostes bei normaler Knorpelentwicklung. Die Folge davon ist abnorme Dünnheit der Kortikalis der langen, zarten Knochen, wodurch sich die zahlreichen Knochenfrakturen auf geringste Traumen und die daraus resultierenden grotesken Verunstaltungen der Glieder durch Kalluswucherungen erklären. Die mangelhafte Ossifikation des Schädels erzeugt den Lückenschädel. Die meisten dieser Fälle sterben im Laufe des ersten Lebensjahres. Die Therapie ist machtlos.

Vierter Abschnitt

Infektionskrankheiten

Allgemeines

Die Infektionskrankheiten spielen in der Pathologie des Kindesalters eine viel größere Rolle, als in der des Erwachsenen. Eine Anzahl derselben kommt fast nur bei Kindern vor und das epidemische Auftreten, namentlich der exanthematischen Formen, ist durch die Beteiligung dieser Altersstufe bedingt. Es besteht eine ausgesprochene Disposition des Kindesalters für diese Erkrankungen, die am stärksten zwischen dem 2. und 10. Lebensjahre vorhanden ist und dann allmählich abnimmt. Daß in den ersten beiden Lebensjahren Infektionskrankheiten seltener sind, erklärt sich außer durch die geringere Kontaktmöglichkeit auch durch den Umstand, daß der Neugeborene infolge des Überganges von Schutzstoffen von der Mutter, intrauterin durch den Plazentarkreislauf, extrauterin durch die Brustmilch, für einige Zeit passive Immunität besitzt. Erwachsene werden seltener von akuten Exanthemen befallen, weil sie eine geringere Disposition hiezu haben und infolge Überstehens der Infektionen in der Kindheit dauernde aktive Immunität erworben haben.

Für die Verbreitung der Infektionskrankheiten kommt weitaus am häufigsten der direkte Kontakt von Kind zu Kind in Betracht, wozu in Kindergärten, Schulen, Waisenhäusern etc. reichlich Gelegenheit gegeben ist; indirekte Übertragung durch dritte Personen oder Gebrauchsgegenstände, Spielsachen, ist viel seltener. Im Vorschulalter entstehen durch Schmutz- und Schmierinfektion (Herumkriechen am Boden, Hineinbringen beschmutzter Finger und Gegenstände in den Mund) Entzündungen in der Rachenhöhle und schaffen dadurch einen günstigen Nährboden und eine erhöhte lokale Disposition an der Eintrittspforte. Für die Entstehung und den Verlauf der Infektionskrankheiten sind die Konstitutionsanomalien, Lymphatismus, spasmophile und exsudative Diathese, infolge der durch sie bedingten Vulnerabilität und Herabsetzung der Zellimmunität und der lokalen Veränderungen (Hyperplasie des lymphatischen Rachenringes) von großer Bedeutung.

Bei vielen Infektionskrankheiten, speziell bei den akuten Exanthemen, ist der Erreger nicht bekannt; wahrscheinlich ist er in den

Sekreten, vor allem der Nase und des Rachens, enthalten und die Übertragung erfolgt durch T r ö p f c h e n i n f e k t i o n (Grippe, Masern, Keuchhusten, Tuberkulose). Eine i n d i r e k t e I n f e k t i o n kommt bei jenen Krankheiten in Betracht, wo die Erreger außerhalb des Organismus lebensfähig bleiben (Scharlach, Typhus). Für die meisten kontagiösen Kinderkrankheiten bildet die S c h l e i m h a u t d e s M u n d e s u n d d e r o b e r e n L u f t w e g e d i e E i n t r i t t s p f o r t e. Zur Erklärung der epidemischen Verbreitung ist auch der Umstand zu würdigen, daß Rekonvaleszente oder Geschwister von Patienten, ferner Ärzte und Pflegepersonen, ohne selbst krankhafte Symptome zu zeigen, virulente Erreger beherbergen und die Quelle zahlreicher Infektionen werden können; von großer Bedeutung sind diese B a z i l l e n t r ä g e r bei Diphtherie, Scharlach, Keuchhusten, epidemischer Meningitis und Typhus. Wann die I n f e k t i o s i t ä t eintritt und wie lange sie nach Ablauf der akuten Erscheinungen noch anhält, wissen wir bei vielen Krankheiten nicht.

Die D i s p o s i t i o n ist nicht für alle Infektionskrankheiten gleich; für Masern und Varizellen besteht wohl eine allgemeine Empfänglichkeit, für Diphtherie, Scharlach etc. ist das kindliche Alter ganz besonders disponiert. Die Ursache der besonderen Disposition des Kindes wird in der Vulnerabilität und Permeabilität der Schleimhäute gesucht und in dem Umstand, daß junge Kinder langsam und ungenügend Antikörper bilden.

Für alle Infektionskrankheiten charakteristisch ist ein symptomfreies Intervall vom Momente der Infektion bis zum Auftreten klinischer Erscheinungen, die I n k u b a t i o n. Zur Erklärung des Inkubationsstadiums nehmen P i r q u e t und S c h i c k an, daß die eingedrungenen und sich vermehrenden Keime die Zellen des Organismus zur Bildung von Antikörpern anregen; bis zur Entstehung derselben bestehen keine Krankheitssymptome. Sobald Antikörper in genügender Menge gebildet sind, treten sie in Beziehung zu den kreisenden Erregern (Antigen), die durch sie gelöst oder agglutiniert werden; die Folge davon ist Freiwerden von Endotoxinen und Kapillarverstopfung. Erstere verursachen die allgemeinen Intoxikationssymptome (Fieber etc.); durch die Kapillarembolien entstehen die Hautexantheme. Jene Infekte, die nach diesem Modus verlaufen, faßt man als R e a k t i o n s k r a n k h e i t e n zusammen und rechnet hiezu Morbillen, Variola, Vakzine; hieher gehört auch die Pollenkrankheit (Heufieber) und die Serumkrankheit, da es ja keinen prinzipiellen Unterschied macht, ob Serumeiweiß oder Bakterieneiweiß im Organismus zur Wirkung gelangt.

Die Verschiedenartigkeit der Symptome bei den einzelnen Infektionskrankheiten erklärt sich aus dem Verhalten der eingedrungenen Erreger. In einem Falle bleiben sie an der Eintrittspforte, vermehren sich nur lokal, ohne daselbst Erscheinungen zu machen und erzeugen durch ihre giftigen Stoffwechselprodukte die Krankheit (Tetanus); andere Erreger veranlassen außer der allgemeinen Intoxikation auch noch lokale Veränderungen an der Eintrittspforte (Diphtherie). In anderen Fällen dringen die Keime in den Kreislauf ein, vermehren sich daselbst (Bakteriämie) und erzeugen außer den durch die Toxine bedingten Allgemeinsymptomen (Fieber, Anämie, Kachexie) auch metastatische Lokalisationen in verschiedenen Organen (Sepsis).

Bei der P r o g n o s e der Infektionskrankheiten kommt im Kindesalter als günstiges Moment in Betracht, daß das noch nicht durch Alkohol, Nikotin, Überanstrengung und Arteriosklerose geschädigte Herz ganz außerordentlich kräftig und widerstandsfähig ist; als ungünstig, namentlich bei Säuglingen, der Umstand, daß Schutzstoffe und Antikörper nur langsam und mangelhaft gebildet werden. Einen verschlechternden Einfluß auf den Ablauf der Infektionskrankheiten haben bei Säuglingen die Ernährungsstörungen und bei größeren Kindern die Konstitutionsanomalien (Lymphatismus, exsudative Diathese, Neuropathie und Rachitis).

Bedeutungsvoll ist die K o m b i n a t i o n   z w e i e r   I n f e k t e, die sich verschiedenartig, meist ungünstig beeinflussen: Diphtherie im Verlaufe von Masern, Scharlach nach Varizellen etc.

Für die D i a g n o s t i k der Infektionskrankheiten haben einige biologische Methoden im Kindesalter ganz besondere theoretische und praktische Bedeutung erlangt. Die Komplementablenkung mittels der W a s s e r m a n n schen Reaktion hat in das Vererbungsproblem der kongenitalen Syphilis Licht gebracht, die Tuberkulinproben haben gezeigt, daß die Tuberkulose eine enorm verbreitete, in frühem Lebensalter erworbene Kinderkrankheit ist. Die W i d a l sche Reaktion bei Typhus ist auch im Kindesalter verläßlich. In jüngster Zeit gewinnen die Kutanproben zur Feststellung der Diphtherieempfänglichkeit (S c h i c k - T e s t) und Scharlachdisposition (D i c k - T e s t) eine große Bedeutung.

Die s p e z i f i s c h e   B e h a n d l u n g der Infektionskrankheiten kann auf verschiedene Weise erfolgen. Am idealsten ist eine a k t i v e   I m m u n i s i e r u n g durch Erzeugung einer modifizierten, milden Krankheit mittels abgeschwächter und veränderter Erreger. Das Paradigma hiefür ist die Vakzination; Überstehen der Vakzinekrankheit verleiht langdauernden Schutz gegen Variola. Bei Eitererkrankungen und Gonorrhöe, bei Sepsis und Coliinfektionen, verwendet man auch im Kindesalter gelegentlich V a k z i n e t h e r a p i e, Injektion der abgetöteten Erreger, eventuell aus dem Krankheitsherd des Patienten gezüchtet (A u t o v a k z i n e). Am häufigsten kommt die p a s s i v e   I m m u n i s i e r u n g zur Anwendung, die darin besteht, daß man das Serum eines Tieres, das mit den betreffenden Erregern vorbehandelt wurde und Antitoxine gegen dessen Gifte enthält, einspritzt. Die antitoxischen Heilsera gegen Diphtherie, Scharlach, Tetanus, Streptokokken etc. haben die Fähigkeit, die freizirkulierenden Toxine zu binden und unschädlich zu machen, während sie bereits an Körperzellen verankertes Toxin nur schwer oder nicht mehr losreißen können; das oberste Prinzip bei allen diesen kurativen Seris ist die möglich frühzeitige Anwendung. Da die Sera nur gegen die Stoffwechselprodukte, aber nicht gegen die Bakterien selbst gerichtet sind, haben sie keine direkte Wirkung auf den lokalen Prozeß und wirken nur insofern günstig ein, als sie allgemeine (Alexine) und lokale (Phagozytose) Schutzkräfte des Organismus mobilisieren. Vielversprechend ist die Behandlung mit R e k o n v a l e s z e n t e n s e r u m, mit dem man besonders bei Masern, in erster Linie prophylaktisch, aber auch therapeutisch durch Mitigierung verläßliche Wirkungen erzielt. Ein ganz großes Gebiet, wo die therapeutischen Möglichkeiten noch nicht ausgebaut sind, bilden die verschiedenen Formen der P r o t e i n k ö r p e r t h e r a p i e. Hieher gehört die Heterobakterientherapie: Tuberkulin bei Arthritis, Malaria bei kongenitaler Syphilis. Wichtiger ist die durch Injektion von Eiweißkörpern (Milch, Aolan, Omnadin, Caseosan, Yatren usw.) erzeugte P r o t o p l a s m a a k t i v i e r u n g, die bei chronischen Infektionen auch im Kindesalter mit Erfolg verwendet wird (Pyelitis, Pyodermien, chronischer Rheumatismus etc.).

Prophylaktische Injektionen kommen im Kindesalter fast nur bei Diphtherie in Betracht; der durch sie erzeugte Schutz dauert einige Wochen; sie haben den Nachteil, daß sie den Organismus anaphylaktisch, überempfindlich für eine eventuell später einmal nötige zweite Seruminjektion machen. Dies läßt sich vermeiden, wenn man zur prophylaktischen Injektion nicht Pferde-, sondern Rinder- oder Schafserum verwendet.

Die Prophylaxe durch neutralisierte Toxin-Antitoxingemische (B e h r i n g) oder durch ungiftige Toxoide ist für die Praxis noch nicht genügend erprobt, verspricht aber aussichtsvoll zu werden.

Scharlach (Scarlatina)

Der Scharlach ist eine der schwersten und durch seine Nachkrankheiten bedeutungsvollsten Infektionen des Kindesalters; er tritt in Epidemien von wechselnder Intensität und Ausbreitung auf. Der Erreger ist noch nicht mit Sicherheit bekannt, besondere hämolytische Streptokokken spielen zweifellos eine sehr wichtige Rolle, wie die Untersuchungen D i c k s zeigen und wofür die Erfolge des Scharlachstreptokokkenserums sprechen.

C a r o n i a beschuldigt ein ultrafiltrierbares Virus als Erreger, das anaerob kultivierbar ist. Der Scharlach wird von S c h l o ß m a n n als Überempfindlichkeitsreaktion bei einem durch wiederholte Streptokokkenanginen sensibilisierten Individuum gedeutet. S z o n t a g h sieht im Scharlach nur eine durch Bakterientoxine hervorgerufene Kutanreaktion auf alimentäre Gifte

Die Ansteckung erfolgt meistens durch direkten Kontakt von Kind zu Kind, zuweilen durch Mittelspersonen, die mit Scharlachkranken in Berührung waren (Ärzte, Pflegerinnen, Hauspersonal), seltener durch Gebrauchsgegenstände, Wäsche, Bücher, Spielsachen des Patienten und schließlich durch die geheilten Scharlachkranken selbst. Das Scharlachgift kann auch außerhalb des Organismus haften und virulent bleiben und Infektionen nach Monaten sind möglich. Der Erkrankte ist zweifellos in den ersten Tagen, zur Zeit der Angina, am ansteckendsten. Die Schuppen sind sicher weniger ansteckend als allgemein angenommen wird. Es scheint, daß das Scharlachvirus in der Mund- und Rachenhöhle der Patienten noch lange nach der Genesung haftet. Solche Individuen können nach der Rückkehr in die Familie, auch nach sorgfältigster Desinfektion, ihre Geschwister infizieren; die Zahl dieser „Heimkehrfälle" ist recht beträchtlich. Die Disposition ist am größten vom dritten bis zum achten Lebensjahr und nimmt nach dem zwanzigsten Lebensjahr rasch ab. Kinder mit exsudativer Diathese scheinen besonders empfänglich zu sein.

Die häufigste Eingangspforte sind die Tonsillen und Rachengebilde, deren Erkrankung (Angina) den Primäraffekt darstellt. Es gibt aber auch Fälle, wo sich der Scharlach an Verletzungen der Haut und Schleimhäute anschließt (extrabukkaler Wundscharlach); hier fehlt meist die Rachenaffektion und das Exanthem ist in der Umgebung der Wunde lokalisiert; hiezu sind Kinder mit Brandwunden und Laugenverätzungen besonders disponiert. Der Puerperal- und Menstruationsscharlach ist gleichfalls als Wundscharlach anzusehen.

Das Inkubationsstadium beim Scharlach ist kurz, dauert manchmal weniger als 24 Stunden, gewöhnlich 3—8 Tage und verläuft symptomlos. Die Krankheit setzt plötzlich aus voller Gesundheit mit Fieber oder Schüttelfrost, mit Erbrechen, das als wichtiges Initialsymptom anzusehen ist, mit schwerem Krankheitsgefühl und Halsschmerzen ein. Wenige Stunden später erscheint der Ausschlag. Selten geht der Eruption ein blasses, zartes Vorexanthem (rash) an der Innenfläche der Oberschenkel voraus.

Exanthem. Bei voller Entwicklung des Ausschlages sieht der Körper purpur- oder scharlachrot aus; die Färbung setzt sich aus kleinsten, im Hautniveau liegenden, dichtstehenden Fleckchen zusammen (wie rote Spritzmalerei); auf Fingerdruck blaßt die Haut ab und läßt deutlich eine ikterische Verfärbung sehen. Das Exanthem zeigt sich zuerst am Halse und Stamm, greift schnell auf die Extremitäten über, wo es die Beugeseiten bevorzugt. Stets bleiben im Gesicht Lippen und Kinn frei, wodurch eine für die Krankheit charakteristische, mit der Röte der Wangen kontrastierende periorale Blässe zustande kommt. Häufig findet man, namentlich an den Beugeseiten der Gelenke, feine, punktförmige Blutungen als Zeichen der abnormen Zerreißlichkeit der Hautkapillaren. Gleichzeitig mit dem Exanthem schwellen die Follikel der Haut an, wodurch sie sich uneben, wie weiches Chagrin-

leder anfühlt; bei stärkerer Exsudation bilden sich an der Kuppe der
Follikel kleine Bläschen (S c h a r l a c h f r i e s e l), was aber keine
Verschlechterung der Prognose bedeutet. Dagegen sind jene Fälle
sehr gefürchtet, wo sich nur ein spärliches, livides Exanthem entwickelt und wo es zum Aufschießen größerer papulöser Effloreszenzen von bläulicher Farbe (D o p p e l e x a n t h e m) inmitten
des Scharlachausschlages kommt. In typischen Fällen bleibt das
Exanthem zirka drei Tage in Blüte und blaßt dann ziemlich rasch ab.

Die R a c h e n a f f e k t i o n fehlt mit Ausnahme des chirurgischen Scharlachs in keinem Falle; sie kann in verschiedener Form
und Intensität auftreten. Stets vorhanden und für die Krankheit
charakteristisch ist eine diffuse blutrote oder düsterrote Verfärbung
der Tonsillen und des weichen Gaumens mit starker Gefäßinjektion,
zuweilen auch mit Blutungen daselbst und ein Ödem der Uvula. Auf
den geschwollenen Tonsillen bilden sich grauweiße oder grünliche,
weiche, schmierige, lakunäre Beläge. Gewöhnlich schwinden diese
samt den anginösen Beschwerden (Schmerzen, Schluckweh, Drüsenschwellung) mit dem Exanthem.

Der Scharlach zeigt ganz verschiedenartigen Verlauf, je nachdem ob die Intoxikation oder die lokale Rachenerkrankung im Vordergrunde steht.

Beim S c h a r l a c h d i p h t h e r o i d beherrscht die Rachenaffektion das Krankheitsbild und bedingt die Schwere der Erkrankung.
Die Beläge der initialen Angina ändern ihren Charakter, sie breiten
sich aus, bedecken die Tonsillen und greifen diphtherieähnlich auf
die Gaumenbögen und das Zäpfchen über. Diese sind dann bedeckt
mit gelb-weißen derben Massen, die in die Schleimhaut eingelagert
sind und in die Tiefe greifen; nach ihrer Entfernung oder Abstoßung
sieht man Substanzverluste in dem wie zernagt aussehenden Ge-
webe. Diese n e k r o t i s i e r e n d e S c h a r l a c h a n g i n a (S c h a r-
l a c h d i p h t h e r o i d) hat mit der echten Diphtherie gar nichts zu
tun; hier findet man keine L ö f f l e r - Bazillen, sondern immer nur
Streptokokken. In schweren Fällen greift die nekrotisierende Entzündung auch nach vorn auf die Mund- und Lippenschleimhaut
über, wo sie Geschwürsprozesse erzeugt, und weiters auf die Nebenhöhlen, auf die Rachentonsille, Nase und Ohr. Niemals gehen die
Beläge (im Gegensatz zur Diphtherie) auf den Kehlkopf über; sie
machen an den Stimmbändern halt. Wenn eine Larynxstenose auftritt, so ist sie durch kollaterales Glottisödem bedingt. Die mächtige
Schwellung der Tonsillen hat eine beträchtliche Pharynxstenose mit
Atembehinderung zur Folge. Das blutig-eitrige Sekret der Rhinitis
erzeugt Erosionen der Lippen. Ein weiterer Folgezustand ist die Lymphadenitis am Hals mit oft mächtigem periglandulären Ödem; dabei besteht wochenlang hohes Fieber und starker Kräfteverfall. Ein großer
Teil dieser Fälle endet tödlich, entweder durch Erschöpfung oder Komplikationen (Pneumonie) oder es entsteht eine Streptokokkenseptico-
pyämie mit eitrigen Metastasen (Gelenke, Perikard etc.). Die nekro-

tisierende Angina heilt meist nach verschieden langer Dauer mit oder ohne Narbenbildung; es kann aber gelegentlich zu ausgedehnten Zerstörungen und Perforationen, in seltenen Fällen durch Gefäßarrosion zu tödlichen Blutungen kommen. Man nennt diese Verlaufsart des Scharlachs, wo die Schwere der Erkrankung durch die Rachenaffektion und die daraus sich ergebenden Komplikationen bedingt ist, infektiöse Form des Scharlachs.

Eine andere, noch bösartigere Abart ist der toxische Scharlach, die Scarlatina gravissima oder fulminans; hier sind es die Toxine des Scharlacherregers, die das Bild einer Vergiftung erzeugen und oft rasch zum Tode führen. Die Schädigung gibt sich am deutlichsten am Gefäß- und Nervensystem zu erkennen. Frühzeitig tritt Herzdilatation und Sinken des Blutdruckes auf, der Puls wird klein und weich und enorm beschleunigt. Die schlechte Blutversorgung bedingt ein leichenfahles Hautkolorit, Auskühlen der Extremitäten, starke Zyanose und kardiale Dyspnöe; das Exanthem kommt entweder gar nicht zum Ausbruch oder tritt zurück, wird livid und zeigt multiformen Charakter. Die Vergiftung des Zentralnervensystems äußert sich in typhöser oder komatöser Benommenheit des Sensoriums, oder auch in furibunden Delirien, ununterbrochener motorischer Unruhe. Außerdem besteht unstillbares Erbrechen und profuse, wässerige, stinkende Diarrhöen. Im Harn findet man Eiweiß, Zylinder und positive Diazoreaktion. Fast immer ist die Temperatur sehr hoch und kann selbst 41⁰ überschreiten; seltener sind subnormale Temperaturen. Die Krankheitsdauer dieser schwertoxischen Fälle beträgt nur wenige Tage, manchmal nur Stunden.

Am anderen Ende der Reihe der vielgestaltigen Krankheitsbilder des Scharlachs stehen die abnorm leichten rudimentären Formen, wo die Erscheinungen auf der Haut spärlich und flüchtig, im Rachen sehr wenig ausgesprochen sind, wo bei geringen Temperaturerhöhungen kaum ein Krankheitsgefühl besteht. Hier kann der Scharlach leicht übersehen werden; die Kinder gehen damit herum und geben Gelegenheit zur Verbreitung.

Es kann auch Fälle geben, wo ein Ausschlag niemals sichtbar wird, Scarlatina sine exanthemate; hier findet man nur eine mehr weniger typische Angina und wird auf die eigentliche Bedeutung derselben oft erst nach Wochen durch Schuppung, Nephritis oder Lymphadenitis aufmerksam.

Temperatur. Charakteristisch für die Temperaturkurve des Scharlachs ist das Einsetzen mit hohem Fieber und Schüttelfrost, der lytische Abfall in unkomplizierten Fällen bis zur Entfieberung am 8. bis 12. Tage. Im allgemeinen geht die Höhe des Fiebers der Schwere der Krankheit parallel und jede neue Steigerung oder Verzögerung der Lyse zeigt eine Komplikation an.

Zirkulationsapparat. Der Puls ist beim Einsetzen der Krankheit oft stärker beschleunigt, als der Temperatur entspricht; im Stadium der Rekonvaleszenz konstatiert man nicht selten Arhyth-

mie und Bradykardie, was mit der Labilität des Pulses für eine postinfektiöse Schwäche des durch Toxine geschädigten Herzmuskels
spricht. Blutdrucksenkung ist als Zeichen der Vasomotorenschädi-
gung anzusehen. Doch wird die Herzmuskelaffektion selten so gefährlich wie bei der Diphtherie. Systolische Geräusche (Myokard-
schädigung, Atonie) sind in Frühstadium häufig, Endo- und Perikarditis kommen bei der septischen Form vor; seltene Komplikationen sind Thrombosen und Gangrän.

Verdauungsorgane. Die Zunge zeigt in den ersten Tagen
einen dicken, weißen Belag, reinigt sich bald vom Rande und von
der Spitze her, wobei die Follikelspitzen als hellrote Punkte erscheinen; nach vollständiger Abstoßung des Belages ist sie intensiv rot
und gibt mit den vorspringenden Papillen das charakteristische Bild
der Himbeerzunge. Die im Beginne der Erkrankung bestehende Appetitlosigkeit schwindet meist nach kurzer Zeit. Heftige
Diarrhöen begleiten stets die schweren toxischen Formen des Scharlachs. Von Wichtigkeit ist das Verhalten der Leber; sie ist bei stärkerer Scharlacherkrankung stets geschwellt und bleibt bis in die Zeit
der Rekonvaleszenz vergrößert. Die Schädigung ihrer Funktion könnte
die Ursache der subikterischen Hautfärbung und der Urobili-
nurie sein. Der Milztumor ist meist gering, nur bei septischen
Formen größer.

Respirationsorgane. Die Erkrankungen der Nase
und ihrer Nebenhöhlen sind fortgeleitet vom Rachenprozeß
und gehen der Schwere desselben parallel. Bei schwerer nekrotisierender Angina entsteht eine Rhinitis mit schleimig-eitriger, häufig
übelriechender Sekretion, die zu Exkorationen an den Lippen Anlaß
gibt. Ein Fortschreiten der nekrotisierenden Entzündung auf den
Larynx wird niemals beobachtet; vereiternde Pneumonien und Strepto-
kokkenempyeme erscheinen als Teilerscheinung der Scharlachsepsis.

Die Otitis media ist eine der häufigsten Scharlachkompli-
kationen; sie kann in jedem Stadium des Scharlachs einsetzen und
als leichte oder schwere Krankheit verlaufen. Bei einem großen Teil
der Fälle heilt die Mittelohrentzündung spontan oder nach Parazentese. Für die schwere Scharlachotitis, die bei den diphtheroiden
Anginen nicht selten vorkommt, ist die Tendenz zu rapidem Zerfall
des Trommelfelles, zur nekrotischen Abstoßung der Gehörknöchelchen
und zur Progredienz auf das Felsenbein charakteristisch. Hier können Mastoiditis, Sinusthrombose, Meningitis, Sepsis oder chronisches
Otorrhoe, schwere Hörstörungen als Folgeersheinungen auftreten.

Lymphdrüsen. Bei jedem Scharlach ist die Rachenerkrankung von einer schmerzhaften Schwellung der regionären Drüsen am
Kieferwinkel begleitet, die gewöhnlich mit dem Rückgange der
Schleimhauterscheinungen schwindet. Beim Scharlachdiphtheroid
schwellen die Drüsen zu mächtigen Tumoren an, begleitet von
starken Schmerzen und Beweglichkeitseinschränkung des Kopfes.

Es kann eine brettharte Infiltration wie bei einer A n g i n a L u d o v i c i entstehen; sie ist durch eine diffuse, nekrotisierende Entzündung bedingt. Inzidiert man eine solche Drüse, so findet man nur Infiltration und Nekrose, aber keinen Eiter. Ferner gibt es Fälle, wo bei relativ geringfügiger Rachenaffektion eine intensive Drüsenerkrankung als selbständige Komplikation auftritt, und die Heilung bis in die 2. und 3. Woche verzögert; bei dieser Form kommt es öfters zur Vereiterung.

Im H a r n findet man Urobilin und Urobilinogen und (im Gegensatz zu Masern) n e g a t i v e D i a z o r e a k t i o n; letztere tritt nur bei schwerster Intoxikation auf, wo auch Gallenfarbstoff nachweisbar wird. Febrile Albuminurie im Initialstadium ist häufig.

Das B l u t b i l d ist charakterisert durch neutrophile Leukozytose mit Linksverschiebung und — was den Scharlach von anderen Exanthemkrankheiten unterscheidet — durch V e r m e h r u n g d e r E o s i n o p h i l e n im Floritionsstadium des Ausschlages. Diagnostisch verwertbar sind feinste Körnchen innerhalb der Leukozyten (D ö h l e sche Einschlußkörperchen).

N e r v e n s y s t e m. Komplikationen sind relativ selten; in schweren Fällen bestehen oft initial zerebrale Symptome (Eklampsie, Delirien), manchmal auch meningeale Reizerscheinungen. Enzephalitis, Embolien und im Anschlusse daran Hemiplegie, Aphasie, Epilepsie sind seltene Komplikationen.

G e l e n k e. In der zweiten Woche kommt gelegentlich eine eigenartige Gelenksaffektion zur Beobachtung. Es bildet sich eine teigig-weiche Anschwellung, die infolge heftiger Schmerzhaftigkeit zur Ruhigstellung der affizierten Extremität zwingt; die Haut ist heiß, von erweiterten Venen durchzogen. Dabei besteht beträchtliches Fieber. Häufig sind symmetrisch die Sprung-, Hand- und Fingergelenke, seltener die großen Gelenke befallen. Nach höchstens achttägiger Dauer schwindet die Affektion spurlos. Von echtem Gelenksrheumatismus unterscheidet sich diese S y n o v i t i s s c a r l a t i n o s a, das S c h a r l a c h r h e u m a t o i d, durch die Gutartigkeit: es rezidiviert nicht und hat niemals Endokarditis zur Folge, ist auch nicht durch Salizyl zu beeinflussen. Diese Affektion hat keine Beziehung zu den im Gefolge einer Scharlachsepsis auftretenden multiplen Gelenksvereiterungen.

H a u t. Nach dem Abblassen des Exanthems bleibt die Haut eigenartig rauh und trocken; gewöhnlich in der zweiten Woche tritt die für Scharlach charakteristische S c h u p p u n g auf. Sie beginnt punktförmig auf der Höhe der Follikel und führt zur kleienförmigen Abschilferung an Gesicht, Hals, Schenkelbeugen. An Stellen mit derberer Epidermis ist sie oft großlamellös, wobei sich die Haut an Händen und Füßen in großen Fetzen handschuhartig abstößt. Es gibt jedoch auch Fälle von sicherem Scharlach, bei denen die Schuppung fehlt. Bei Kindern mit ichthyotischer Haut entstehen zarte Einrisse (S c h u p p u n g s r i s s e). Als trophische Störung ist eine

N a g e l v e r ä n d e r u n g aufzufassen, die noch nach längerer Zeit
die Diagnose des überstandenen Scharlachs gestattet. Es bildet sich,
frühestens in der 4.—6. Woche, ein querer Wall oder häufiger eine
Furche, die mit dem Wachstum des Nagels nach vorne rückt.

Das zweite Kranksein

Nachdem die Scharlacherkrankung abgeklungen ist, befinden sich
die Patienten vollkommen wohl und gesund. Bei einer gewissen Anzahl kommt es nach einer Latenzperiode von drei Wochen, meist um
den 18.—22. Tag, zu neuerlichen Erscheinungen von seiten verschiedener Organe. Ob und zu welchen Formen der postskarlatinösen Erkrankung es kommt, hängt vom Genius der Epidemie, von der Schwere
der primären Erkrankung, von familiärer Disposition und anderen
noch unbekannten Faktoren ab.

1. Nephritis. Zirka 5—10% der Scharlachfälle erkranken an
einer Nierenentzündung; ein Zusammenhang mit der Schwere des
Scharlachs besteht nicht, häufig ist sogar derselbe sehr leicht gewesen. Pathologisch-anatomisch besteht eine Glomerulonephritis, klinisch liegt das Bild einer akuten, hämorrhagischen Nierenentzündung
mit nephrotischem Einschlag vor. Manchmal gehen auffallende Gewichtszunahmen, Ödeme und leichte Fiebersteigerungen einige Tage
voraus; die Kinder werden blaß, müde, appetitlos. Sehr oft setzt aber
die Nierenaffektion plötzlich mit Schüttelfrost, Erbrechen und Kreuzschmerzen ein. Die Harnmenge, die oft schon einige Tage vorher
vermindert war, sinkt beträchtlich, selbst tagelange Anurie kann vorkommen.

Der Harn wird dunkel, trüb, je nach dem Blutgehalte rot bis
schwärzlich, in späteren Tagen schmutziggrün; der Eiweißgehalt ist
wechselnd, meist beträchtlich (bis über $10^0/_{00}$ Eßbach), das spezifische Gewicht erhöht, im Sediment findet man reichlich rote und weiße
Blutkörperchen, hyaline, granulierte und mit Blutkörperchen besetzte
Zylinder. Rasch entwickeln sich Ödeme der Haut, zuerst an Augenlidern, Skrotum und den unteren Extremitäten, im weiteren Verlaufe
zuweilen auch Ergüsse in die Körperhöhlen (Aszites, Hydrothorax,
Hydroperikard). Das Fieber hat keinen bestimmten Typus; es gibt
Fälle, die afebril verlaufen, ferner solche mit initialer Temperatur-
erhöhung und schließlich kann wochenlang hohes intermittierendes
Fieber bestehen.

Die Einwirkung der Nephritis auf den Zirkulationsapparat macht
sich frühzeitig durch B l u t d r u c k e r h ö h u n g, vermehrte Puls-
spannung und Akzentuation des zweiten Aortentons kenntlich. Entwickelt sich nach längerer Dauer eine Myokardaffektion, so entsteht Bradykardie, Pendelrhythmus und Herzhypertrophie; in seltenen schwersten Fällen folgt bald Dilatation des linken Ventrikels
und mit zunehmender Insuffizienz kardiale Dyspnöe und Orthopnöe,

Transsudate in die Brust- und Bauchhöhle oder in den Herzbeutel und schließlich auch Lungenödem.

Die Funktionsprüfung erweist die Insuffizienz der Wasser- und Kochsalzausscheidung. Bei gleichzeitiger Stickstoffretention droht Urämie. Der Rest-Stickstoff, normal 20—40 *mg* in 100 *ccm* Blut, kann bis auf 100 *mg* steigen. Die Symptome der echten Urämie sind Kopfschmerz, Ekel vor Nahrung, Erbrechen, Somnolenz, große Atmung und Myosis. Die Krampfanfälle bei Scharlach sind aber meistens durch eine Eklampsie, eine Pseudourämie infolge Hirnödem ausgelöst. Sie kann plötzlich einsetzen mit Anfällen von epileptiformen Krämpfen, mit Dyspnöe, Zyanose, weiten, lichtstarren Pupillen und Bewußtseinsverlust; meist gehen ihr tagelang als prämonitorische Zeichen leichte Somnolenz oder Schlaflosigkeit und Verwirrtheit, Kopfschmerzen und Sehstörungen voraus. Oft kündet sich die drohende Urämie durch Sinken der Harnmenge, gelegentlich bis zur vollständigen Anurie, bei gleichzeitig hohem Ansteigen des Blutdruckes, an. Zuweilen erfolgt nach einem oder mehreren Krampfanfällen der Exitus, häufiger aber schließt sich die Wendung zur Besserung an, die unter Polyurie zur Entwässerung des Organismus und Schwinden des Hirnödems führt. Manchmal kommt es im Anschlusse an einen urämischen Anfall zu vorübergehenden Störungen, wie Erblindung, Paresen etc. Es kann die Urämie auch ohne Krämpfe verlaufen und sich nur als Asthma, unstillbares Erbrechen, heftige Migräne, Schwindel etc. äußern.

Der Verlauf der meisten Scharlachnephritiden ist aber doch günstig; die subjektiven Beschwerden sind gewöhnlich gering, das Fieber sinkt nach einigen Tagen und mit dem Steigen der Harnmenge verringert sich der Eiweiß- und Blutgehalt des Harnes, die Ödeme schwinden, und überraschend schnell erfolgt vollständige Heilung. Zuweilen bleibt Eiweißausscheidung längere Zeit bestehen, wobei diese manchmal nach orthotischem Typus vor sich geht; ein Übergang in ein chronisches Nierenleiden ist selten.

2. Postskarlatinöse Lymphadenitis. Sie kommt bei zirka 10% der Scharlachfälle vor. Plötzlich in der zweiten oder dritten Woche entwickelt sich unter hohem Fieber (über 39°), zuweilen mit Erbrechen, eine schmerzhafte Anschwellung der Lymphdrüsen am Kieferwinkel einer oder beider Seiten mit periglandulärem Ödem. Mit starken Remissionen dauern Fieber, Schmerzen und Schwellung 3—5 Tage, worauf alle Symptome schwinden. Fast niemals kommt es zur Vereiterung. Von Wichtigkeit ist der Umstand, daß die Lymphadenitis oft gleichzeitig mit der Nephritis einsetzt oder ihr einige Tage vorausgeht.

3. Postskarlatinöses Fieber. Zur gleichen kritischen Zeit tritt häufig ein mehrtägiges hohes Fieber auf, ohne einen auffindbaren Organbefund, wobei die Kinder höchstens etwas blaß und gedunsen sind.

4. Scharlachrezidive. Zu gleicher Zeit wie die genannten Nachkrankheiten kann sich in seltenen Fällen die ganze Erkrankung wiederholen, wobei der zweite Scharlach leichter oder auch schwerer ist. Zur sicheren Diagnose eines Rezidivs ist der zweifellose Nachweis der ersten Erkrankung (Schuppung) nötig. Es kommt aber auch vor, daß sich als Nachkrankheit nur eine typische Rachenaffektion mit Fieber und Drüsenschwellung, aber ohne Exanthem entwickelt; solche postskarlatinöse Anginen kann man als rudimentäre Rezidive betrachten.

Von den Komplikationen des Scharlachs mit anderen Infektionskrankheiten hat vor allem die mit Diphtherie Bedeutung. Das Hinzutreten einer Diphtherie zum Scharlach verschlechtert die Prognose in jedem Stadium. Die Diagnose ist bei schwerer nekrotisierender Angina aus dem klinischen Aspekt oft nicht zu stellen; aber auch der kulturelle Nachweis der Löfflerbazillen mißlingt häufig. In jedem verdächtigen Falle ist daher sogleich Serum zu injizieren.

Diagnose: Wenn die Scharlachsymptome in voller Entwicklung vorhanden sind, ist die Diagnose nicht schwierig. Der plötzliche Beginn mit hohem Fieber und Erbrechen, das Exanthem und Enanthem, die Angina lassen diese Krankheit von jeder anderen exanthematischen unterscheiden. Bei mangelhafter Ausprägung der Kardinalsymptome sind die diagnostischen Schwierigkeiten oft sehr groß. Für Scharlach spricht das Rumpel-Leedesche Phänomen, das Auftreten von feinsten Blutungen in den Exanthemflecken unterhalb einer Stauungsbinde oder auf Kneipen. Ferner die Eosinophilie auf der Höhe des Exanthems und die Einschlußkörperchen in Leukozyten, die positive Urobilinogenreaktion im Harn und schließlich der Ausfall des Schultz-Charitonschen Auslöschphänomens.

Injiziert man 0,5 bis 1,0 *ccm* eines Scharlachrekonvaleszentenserums oder antitoxischen Scharlachstreptokokkenserums intrakutan an einer Hautstelle, wo das Exanthem stark ausgeprägt ist (meist Brust- oder Bauchhaut), so bringt man dadurch an dieser Stelle nach einigen Stunden das Exanthem in einem Umkreise von mehreren Zentimetern zum Verschwinden. Die Stelle bleibt dann die ganze Zeit, so lange am übrigen Körper das Exanthem besteht, blaß. Dieses Auslöschphänomen kommt nur beim Scharlachexanthem vor. Auch das Serum von Gesunden ist meist imstande, dieses Phänomen hervorzurufen, während das Serum Scharlachkranker (ungefähr während der ersten acht Tage) diese Fähigkeit nicht besitzt. Darauf beruht das sogenannte „indirekte" Auslöschphänomen. Injiziert man das Serum eines scharlachverdächtigen Falles, bei welchem man wegen geringen oder bereits abgeblaßten Exanthems das direkte Auslöschphänomen nicht mehr machen kann, einem sicheren Scharlach, so wird das Serum, falls der verdächtige Fall Scharlach ist, das Exanthem nicht zum Verschwinden bringen. Löscht das fragliche Serum jedoch aus, so kann man mit Sicherheit die Diagnose Scharlach ausschließen.

Eine weitere differentialdiagnostische Probe ist das sogenannte Dicktest, welchem man freilich keine absolute Verläßlichkeit zusprechen kann. Injiziert man 0,1 *ccm* einer Scharlachstreptokokkentoxin-Verdünnung 1 : 1000 (1 Hauttestdosis) intrakutan am Unterarme, so tritt bei Scharlachimmunen keine Reaktion auf, bei Scharlachempfänglichen nach 12—14 Stunden Rötung und Ödem, eventuell Infiltrat. Bei Scharlachkranken soll in den ersten Tagen die Reaktion noch positiv sein, um im Verlauf der Rekonvaleszenz negativ zu werden. Eine negative Reaktion bei einem scharlachverdächtigem Kinde während der ersten Krankheitstage soll gegen die Diagnose Scharlach sprechen.

Diagnostische Schwierigkeiten können konfluierende M a s e r n bieten; man achte darauf, daß das Exanthem bei Masern immer einzelne Hautstellen frei läßt und mehr bräunlich ist. Entscheidend sind, wenn noch vorhanden, die K o p l i k schen Flecken und die katarrhalischen Erscheinungen an Nase und Augen. Ferner spricht für Masern das Großfleckige des Ausschlages, das Befallensein von Kinn und Lippen, der allmähliche Beginn, die positive Diazoreaktion und die Leukopenie und Lymphozytose, im späteren Stadium die Pigmentierung und spärliche kleienförmige Schuppung.

Bei der Differentialdiagnose zwischen skarlatiniformen R u b e o l e n und ganz leichtem Scharlach entscheidet der Rachenbefund, der selbst bei schwachem Scharlach intensiver ist als bei Röteln. Für Röteln ist der Blutbefund (Plasmazellen) und die allgemeine Lymphdrüsenschwellung verwertbar. Bei den verschiedenen s c a r l a t i n i f o r m e n E x a n t h e m e n, welche die Infektionskrankheiten begleiten (Typhus, Grippe, Sepsis, Varicellen) bei Arzneiexanthemen (Luminal, Nirvanol, Chinin), beim S e r u m e x a n t h e m, bei S u d a m i n a und S c h r e i e x a n t h e m hilft die Beachtung der Anamnese, des Beginnes und Verlaufes, das Fehlen der Angina etc. zur richtigen Diagnose.

Sehr groß können die Schwierigkeiten bei der Entscheidung zwischen d i p h t h e r i t i s c h e r und s k a r l a t i n ö s e r A n g i n a sein. Derbe weiße Membranen und das Übergreifen derselben auf den Gaumen und Uvula spricht für Diphtherie, Gewebszerstörung für Scharlach; Mitbeteiligung des Larynx entscheidet für Diphtherie.

P r o g n o s e: Wegen des heimtückischen Charakters, der Möglichkeit schwerer Nachkrankheiten trotz leichten Beginnes, ist eine Voraussage schwierig. Dubios ist die Prognose bei allen Fällen, wo schwere toxische Erscheinungen, Hyperpyrexie, Benommenheit, Vasomotorenschwäche im Vordergrund stehen, und bei ausgebreiteten Rachennekrosen.

P r o p h y l a x e: Die Methoden der Immunisierung Gesunder mit verdünntem Toxin (D i c k und Z i n g h n e r) oder mit Vakzinen, ferner die prophylaktischen Injektionen mit Rekonvaleszentenserum oder Scharlachstreptokokkenserum sind für die Praxis noch nicht spruchreif; man spritzt in Abständen von einer Woche 500—1500 bis 3000 Hauttesteinheiten ein. Sie führen in einem großen Prozentsatz der Fälle zum Negativwerden der D i c k schen Reaktion.

Strengste Isolierung des Erkrankten durch mindestens 6 Wochen, am besten Abgabe in eine Heilanstalt, ist nötig. Die isolierten Geschwister müssen noch 14 Tagen vom Schulbesuch ferngehalten werden. Nach Entfernung des erkrankten Kindes ist die Wohnung gründlichst zu desinfizieren, in der dasselbe mit seinen Geschwistern erst nach wiederholten Bädern zusammentreffen darf.

Therapie: Die Serumbehandlung erscheint besonders für toxische Fälle aussichtsreich. Bewährt hat sich das Scharlachstreptokokkenserum nach Moser-Dick. In leichteren Fällen werden 10—20 *ccm*, in schwereren bis 50 *ccm* subkutan oder intramuskulär eingespritzt. Die Injektion kann am folgenden Tag wiederholt werden. Das Wiener Serotherapeutische Institut gibt ein konzentriertes antitoxisches Scharlachserum ab, von dem 10—20 *ccm* genügen. Der Erfolg zeigt sich in kritischem Abfall der Temperatur, Abblassen des Exanthems und Besserung des Allgemeinbefindens. Jeder Scharlach, auch der leichte, soll im Hinblick auf die Nachkrankheiten ungefähr drei Wochen zu Bett bleiben, wobei aber Lüftung, selbst Freiluftbehandlung nur vorteilhaft ist. Waschen und Baden ist erlaubt, zur Zeit der Schuppung sind tägliche Seifenbäder mit nachheriger Einfettung der Haut angezeigt.

Die Diät wird der Tradition gemäß oft drei Wochen lang fleischfrei gehalten. Eine lange fortgesetzte, ausschließliche Milchdiät ist ganz zwecklos, eine Nierenentzündung kann hiedurch nicht verhütet werden. Vielmehr scheint bei gemischter Kost die Anämie rascher zu schwinden und die Rekonvaleszenz schneller vor sich zu gehen. Man gibt nur bei Schluckbeschwerden flüssige oder dünnbreiige Nahrung, sonst eine reizlose, gemischte Kost: Milch, Kakao, Malzkaffee, Milchspeisen, Schleimsuppen, Mehlspeisen, Reis, Semmeln, Butter, Kartoffel, Obst, später auch Fleisch und Ei.

Zur Bekämpfung des Fiebers sind fast niemals Medikamente nötig, stets kommt man mit hydriatischen Prozeduren aus. Wichtig ist die Pflege der Rachenorgane. Bei leichten Fällen genügen milde Gurgelwässer (2—3% H_2O_2); bei schweren Fällen soll man den Rachen ausspritzen oder Sozojodolnatrium mit Sulfur praecipitat. einblasen. Neuerlich werden intramuskuläre Injektionen von Neosalvarsan empfohlen. Häufiges Reinigen und Einfetten der Nase und Lippen mit Borvaselin darf nicht unterlassen werden. Bei starker Sekretion Einträpfeln von 1%iger Lapislösung oder Adrenalinlösung 1 : 3000 in die Nase. Sobald sich Zeichen einer Otitis einstellen, träufle man mehrmals täglich 5% Karbolglyzerin lauwarm ins Ohr und mache warme Umschläge. Kommt es spontan oder nach Parazentese zur Perforation, so sorge man für fleißige Reinigung und Entfernung des Eiters. Bei drohender Mastoiditis ist Kühlapparat, lokale Blutentziehung, eventuell Operation nötig. Lymphdrüsenschwellungen werden mit Burowumschlägen und Ichthyol behandelt und werden erst dann inzidiert, wenn deutliche Fluktuation besteht und die Haut fixiert und gerötet ist. Gegen die rheumatoiden Beschwerden ist Salizyl wirkungslos; sie schwinden meist rasch auf Lagerung und Umschläge. Herzerscheinungen sind entsprechend mittels Exzitantien (Koffein, Digitalis, Kampfer oder Adrenalin) zu behandeln. Bei ausgebrochener Sepsis kann man Elektrargol subkutan oder als Klysma geben; pyämische Metastasen sind chirurgisch zu behandeln. Bezüglich der Behandlung der Nephritis siehe Kapitel Nierenkrankheiten.

Masern (Morbilli)

Die Masern sind charakterisiert durch ein typisches Exanthem, die hervortretende Beteiligung der Schleimhäute des Respirationstraktes und die besondere Herabsetzung der Widerstandskraft des Organismus. Der Erreger ist noch nicht bekannt. Vielleicht spielen die von Caronia gefundenen, anaerob züchtbaren Diplokokken eine Rolle. Die Übertragung des außerordentlich flüchtigen, an Gegenständen nicht lange haftenden Virus, erfolgt nur direkt durch den Erkrankten; es wird mit dem Sekret der Nase und des Rachens beim Husten und Niesen verstreut. Ansteckungsfähigkeit besteht sicher schon im Prodromalstadium, während die Kinder nach Abblassen des Exanthems nicht mehr kontagiös sind. Die Eintrittspforte ist wohl stets die Schleimhaut der Nase und des Rachens; die Empfänglichkeit ist ganz außerordentlich groß, das Überstehen der Krankheit verleiht meist eine Immunität für das ganze Leben. Die Inkubation beträgt fast genau 11 Tage bis zum Eintritt des prodromalen Fiebers, 14 Tage bis zum Ausbruch des Exanthems.

Der Verlauf der Masern läßt sich in mehrere Stadien trennen:

1. Das Inkubationsstadium, die ersten 9—12 Tage nach erfolgter Ansteckung sind fast stets frei von irgendwelchen krankhaften Erscheinungen; nur zuweilen besteht geringes Fieber. Das eigentliche Kranksein beginnt meist am 11. Tage mit dem

2. katarrhalischen Stadium, das sich anfangs kaum von einem gewöhnlichen Schnupfen und Bronchialkatarrh bei Erkältung unterscheidet. Die Temperatur steigt auf 38⁰ oder darüber; in typischen Fällen sinkt die Temperatur nach 24 Stunden wieder ab, bleibt dann zwei Tage lang normal oder ganz wenig erhöht, um am vierten Tage, unmittelbar vor dem Ausbruche des Exanthems hoch anzusteigen. Manchmal ist im Beginn häufiges Nießen und Nasenbluten vorhanden. In den nächsten Tagen kommt Lichtscheu, Rötung der Konjunktiven, Brennen und Jucken der Augen hinzu. Der Schnupfen, Rachenkatarrh und Tränenfluß werden intensiver, der Husten bellend, rauh, trocken. Die Kinder werden sehr verdrießlich, schlafen infolge des nächtlichen Reizhustens schlecht, sind ganz appetitlos. Um diese Zeit, zirka 1—2 Tage vor Ausbruch des Exanthems zeigt sich in der größten Mehrzahl der Fälle ein Symptom, das für die Diagnose höchst wertvoll ist, die sogenannten Koplikschen Flekken. Auf der diffus geröteten, samtartigen Wangenschleimhaut sieht man, besonders in der Gegend der Mahlzähne, feine 1—3 *mm* große, weiße Pünktchen. Sie haben manchmal etwas Ähnlichkeit mit Soor und sind namentlich bei schräg auffallendem Tageslicht gut zu

sehen. Koplik sche Flecken kommen nur bei Masern und bei
keiner anderen Krankheit vor. Manchmal besteht gleichzeitig mit den
Koplik schen Flecken auch schon ein Enanthem, und zwar in
Form von kleinen, dunkelroten, leicht erhabenen, isoliert stehenden,
sternförmig oder zackig begrenzten Fleckchen mit erweiterten Kapillaren an der Schleimhaut des weichen Gaumens und der Wangen.
Zu gleicher Zeit zeigt sich auf der Haut ein uncharakteristisches,
papulöses Präexanthem. Bald nach dem Erscheinen dieses Ausschlages beginnt unter neuerlicher Verschlechterung des Befindens
das

3. Stadium: das Exanthem. Die ersten Flecken finden
sich gewöhnlich im Gesicht, an den Schläfen, in der Umgebung der
Augen und hinter den Ohren. Für das Masernexanthem ist charakteristisch, daß es die Mitte des Gesichtes, Nase, Lippen, Kinn besonders stark befällt und stets von oben nach unten vorwärts schreitet, am Kopf beginnt und an den Fingern und Zehen endet. Wangen,
Knie, Nates und Ellbogen haben nur spärlichen Ausschlag oder bleiben frei. Gewöhnlich erreicht das Exanthem in $1\frac{1}{2}$—2 Tagen seine
volle Blüte. Die Masernefloreszenz ist im Beginn ein kleiner folli-
kulärer Erythemfleck, der in der Peripherie wächst; durch Konfluenz
entstehen ausgebreitete ring- oder scheibenförmige rote Herde. Sie
sind leicht papulös, hellrot, werden später dunkler und nehmen einen
deutlichen Stich ins Bräunliche an. Selbst bei ausgebreitetem Ausschlag bleiben immer einzelne Stellen der Haut ganz frei und normal;
die Haut fühlt sich samtartig weich an. Auf der Höhe des Exanthems haben die Kinder ein eigenartiges scheckiges Aussehen.
Während dieser Zeit und nachher besteht eine Vulnerabilität der
Hautgefäße; die einzelnen Flecken werden von Blutungen durchsetzt,
so daß das Exanthem manchmal auf weite Strecken hämorrhagisch
wird. Die Temperatur steigt mit dem Ausbruch des Ausschlages noch
einmal hoch an und hält sich durch 2—3 Tage auf beträchtlicher
Höhe, zwischen 39,5 und 40,5. Um diese Zeit ist auch das Allgemein-
befinden sehr gestört und die Kinder machen einen schwerkranken
Eindruck. Sie delirieren des Nachts und klagen über Schmerzen in
Muskeln und Gelenken. Die Beschwerden infolge der schleimig-
eitrigen Sekretion der Lider und Nase werden sehr intensiv, Heiserkeit und Bronchialkatarrh nehmen zu, die Zunge ist dick belegt, das
Zahnfleisch aufgelockert und mit dünnem grauen Belag bedeckt, die
Drüsen am Halse geschwollen; der Appetit liegt völlig darnieder. Im
Harn tritt Diazoreaktion und zuweilen etwas Albumen auf. Die
weißen Blutkörperchen zeigen auf der Höhe des Exanthems eine Verminderung ihrer Zahl mit Lymphozytose und Abnahme der Eosinophilen. Nachdem das Exanthem in 2—3 Tagen seinen Höhepunkt erreicht hat, sinkt die Temperatur rasch ab und mit schneller Besserung des Allgemeinbefindens tritt das Kind in die

4. Abheilungsperiode ein. Das Exanthem blaßt in derselben Reihenfolge ab, in der es erschienen ist und schwindet schließ-

lich ohne Schuppung oder mit höchst geringer kleienförmiger Abschilferung. Im Gegensatze zum Scharlach schuppen Hände und
Füße nicht. Pigmentierung bleibt oft noch lange bestehen. Etwas langsamer ist der Rückgang der katarrhalischen Erscheinungen. Häufig
beobachtet man postinfektiöse Leberschwellung und Bradykardie.

Verlaufsarten: Masernfälle mit besonders intensiven toxischen Symptomen, die in wenigen Tagen zum Tode führen, sind
sehr selten; betroffen sind Säuglinge oder durch andere Krankheiten
geschwächte Kinder. Klinisch liegt das Bild einer Intoxikation des
Zentralnervensystems mit Insuffizienz des Herzens und Vasomotorenlähmung vor: Delirien, Krämpfe, abnorm hohe Temperatur, Kollaps
und Zyanose; Exitus oft schon vor Exanthemausbruch. Es gibt ferner
Fälle, wo die rapide Entwicklung einer Kapillarbronchitis ein Livid-
oder Zyanotischwerden, oder ein Zurücktreten des schon entwickelten
Ausschlages bewirkt. Dies gilt mit Recht als prognostisch ungünsti-
ges Zeichen; dagegen bedeutet ein Hämorrhagischwerden des schon
entwickelten Ausschlages bei gutem Allgemeinbefinden keine Verschlechterung der Prognose. Während des Masernausbruches pflegen
chronische Ekzeme zu verschwinden. Die Frage, ob es Morbilli
sine exanthemate gibt, ist noch nicht entschieden.

Komplikationen und Nachkrankheiten sind bei
Masern besonders häufig; sie treten nach dem Exanthemausbruch
in der anergischen Periode ein. Eine der häufigsten Komplikationen ist die Otitis media; sie kündigt sich durch neuerliches
Ansteigen des Fiebers, starke Schmerzen im Ohr und Störung des
Befindens an. Es kommt entweder zu spontaner Aufsaugung oder
zur Perforation des Trommelfelles. Seltener als beim Scharlach ist
ein Weitergreifen des Prozesses vom Mittelohr auf den Warzenfortsatz. In der Mundhöhle können manchmal die Entzündungserscheinungen tiefer greifen und eine aphthoide oder ulzeröse Stomatitis veranlassen. Als seltene Komplikation ist bei kachektischen Kindern Noma zu befürchten. Die Beteiligung des Kehlkopfes pflegt bei normalen Fällen nicht über einen gewöhnlichen
Katarrh mit Heiserkeit hinauszugehen. Bei neuropathischen Kindern
setzt zuweilen die Laryngitis im Initialstadium mit einem
Pseudokruppanfall ein. Gelegentlich schließt ein wochenlanger, quälender Reizhusten an. Der schwere nicht diphtheritische
Masern-Krupp beruht auf Geschwürsbildung an der Larynx- oder
Trachealschleimhaut.

Gefürchtet ist die Kombination der Masern mit Diphtherie.
Die entzündete Schleimhaut ist ganz besonders zur Infektion mit
Diphtheriebazillen disponiert. Es ist wichtig zu wissen, daß der in
der Abheilungsperiode der Masern auftretende Larynxkrupp oft echte Kehlkopfdiphtherie bedeutet; dabei brauchen Beläge
im Rachen und an den Tonsillen nicht sichtbar zu sein. Die Erkrankung setzt mit Heiserkeit ein und führt unter zunehmender Stenose
rasch zu schweren Erstickungsanfällen, so daß oft Intubation oder

Tracheotomie notwendig wird. Die Prognose dieser Komplikation ist
auch dann schlecht, wenn frühzeitig reichlich Serum injiziert wird,
da die kruppöse Entzündung rasch bis in die feinen Bronchiolen absteigen kann (deszendierender Krupp).

Die gefürchtetsten Komplikationen, namentlich für die jüngsten
Altersstufen sind die entzündlichen Affektionen
der Bronchien und Lungen. Besonders be-
droht erscheinen schwächliche oder skrofulöse Kinder oder Säuglinge mit Thoraxrachitis. Die Gefahr besteht darin, daß die katarrhalische Entzündung bis in die feinsten Bronchien absteigt und eine
Bronchiolitis oder Kapillarbronchitis erzeugt. Im klinischen Bilde gibt sich dies durch hochgradige Dyspnöe, Blässe und
Zyanose, hohes Fieber und Pulsbeschleunigung zu erkennen. Über
den Lungen hört man, meist in den abhängigen Partien, reichliches
feinstes, klingendes Rasseln. Dabei ist das Nervensystem schwer beteiligt; Bewußtseinsstörung, Somnolenz oder Krämpfe. Oder es bilden
sich in den Lungen multiple, lobulärpneumonische Herde,
gekennzeichnet durch keuchende Atmung, unterdrückten Husten und
die entsprechenden physikalischen Symptome. Masernpneumonien
haben einen sehr schleppenden Verlauf, komplizieren sich häufig mit
Pleuritis und Empyem und brauchen viele Wochen bis zur vollständigen Lösung. Von seiten des Magen- und Darmtraktes sind als
Komplikation die schweren, oft dysenteriformen Diarrhö-
en zu erwähnen. Die überempfindliche Haut wird postmorbillös
oft von Furunkulose, Pemphigus oder ekthymaartigen Geschwüren
befallen.

Von großer Wichtigkeit ist die Beziehung zwischen Masern und
Tuberkulose. Häufig sieht man, daß sich bei Kindern mit latenten tuberkulösen Herden in Gelenken oder Bronchialdrüsen nach
Überstehen der Masern eine Miliartuberkulose oder eine tuberkulöse
Meningitis anschließt, das alte Herde in Lungen und Gelenken aufflammen oder eine Skrofulose (Auftreten von Phlyktänen, Aufschießen von Hauttuberkuliden) sich ausbildet. Dies erklärt sich daraus,
daß während der Masern die Schutzkräfte des Organismus gegen Tuberkulose schwinden, was durch das Negativwerden der Pir-
quetschen Reaktion während der Eruption biologisch
gekennzeichnet ist (anergische Periode).

Diagnose: Im katarrhalischen Stadium wird man schon zwei
Tage vor Ausbruch des Ausschlages die richtige Diagnose machen
können, wenn man nach den äußerst charakteristischen Koplikschen Flecken sucht. Im Exanthemstadium ist die Diagnose meist
ganz leicht. Farbe, Form und Ausbreitung des Exanthems schützen
vor Verwechslung mit Scharlach, Röteln, Serum- und Arzneiexanthemen. Selbst bei stark konfluierenden Masern wird die Unterscheidung
gelingen, wenn man daran denkt, daß hiebei besonders die Umgebung
des Mundes intensiv beteiligt ist, die bei Scharlach konstant freibleibt
und daß der Rachen bei Scharlach diffus, bei Masern fleckig gerötet

ist. Für Masern spricht der Befund ganz verschont gebliebener Hautpartien. Röteln können gelegentlich ähnlich aussehen, aber sie verlaufen mit geringem Fieber, ohne Komplikationen und ohne katarrhalische Erscheinungen der Luftwege; die Flecken sind meistens doch kleiner und heller. Bei den morbilliformen Arzneiexanthemen fehlt das Enanthem und die K o p l i k schen Flecken.

P r o p h y l a x e: An Masern sterben alljährlich eine große Zahl von Kindern. Gefährdet sind die drei ersten Lebensjahre, Rachitiker, tuberkulös infizierte oder disponierte Individuen und Kinder in unhygienischem Milieu. Diese sind also vor allem durch prophylaktische Maßnahmen zu schützen. Dies gelingt durch das M a s e r n r e k o n - v a l e s z e n t e n s e r u m nach D e g k w i t z. Das Serum wird von gesunden, tuberkulose- und luesfreien Individuen mit unkomplizierten Masern am 7.—14. Tage nach dem Fieberabfall gewonnen, das Serum mehrerer Patienten gemischt und mit ½% Karbolsäure versetzt. Man spritzt dem zu schützenden Kinde bis zum vierten Inkubationstag, das ist der Tag, an dem beim infizierenden Kind das Exanthem erscheint, eine Schutzeinheit, d. i. $3\frac{1}{2}$ ccm, am 5.—6. Tag 6—7 ccm intramuskulär ein. Diese Dosis schützt meist für 2—3 Monate. Injiziert man weniger oder zu spät, so kommt es zu mitigierten Masern, mit verlängerter Inkubation, spärlichem Exanthem, geringer Beteiligung der Respirationsorgane, mäßigem Fieber und komplikationslosem Verlauf.

Wenn sich in der Praxis Schwierigkeiten ergeben, kann man mit E r w a c h s e n e n b l u t, dem Blut der Mutter oder sonst einer absolut gesunden, jugendlichen Person, deren Masernerkrankung nicht zu weit zurückliegt, das Kind schützen oder die Krankheit abschwächen. Man geht so vor, daß man 20 bis 40 ccm des mit einer Spritze der Vene des Spenders entnommenen Blutes sofort dem Kinde intramuskulär injiziert.

T h e r a p i e: Eine Isolierung des erkrankten Kindes hat nur im frühesten katarrhalischen Stadium einen Zweck. Mit Ausbruch des Exanthems sind die Geschwister schon infiziert. Das Wichtigste bei der Behandlung der Masern ist sorgfäligste Pflege zur Verhütung von Komplikationen in der anergischen Periode. Wegen der Gefahr für die Atmungsorgane muß für fleißige Lüftung des warm und feucht gehaltenen Zimmers gesorgt werden. Bei Freiluftkuren sind die Erfolge ausgezeichnet. Die Augen werden täglich mit lauem Wasser gewaschen, die Wimpern mit 1% Präzipitatsalbe eingefettet. Lichtscheu bei heftiger Konjunktivitis erfordert Verdunkelung des Zimmers. Sorge für die Mundpflege und häufige Reinigung der Nase ist notwendig. Die Katarrhe des Kehlkopfes und der Bronchien behandelt man mit reichlicher Zufuhr warmer Getränke und Inhalationen (Bronchitiskessel); nur bei starkem schmerzhaften Husten ohne stärkeren Katarrh sind Narkotika (Kodein etc.) anzuwenden. Bei jeder stärkeren Affektion der Bronchien und Lungen muß frühzeitig eine Hydrotherapie einsetzen, und zwar gibt man am besten 2—3-stündlich Prießnitzumschläge. Kommt es zu Kapillarbronchitis, so sind heiße Bäder mit kalten Übergießungen, Senfbäder oder Senf-packungen und schweißtreibende Mittel notwendig. Frühzeitig be-kämpfe man die sinkende Herzkraft und Vasomotorenschwäche durch Koffein, Digitalis, Kampfer.

Bei Komplikation mit Larynxkrupp muß man sofort große Dosen von Diphtherieheilserum einspritzen und konstant inhalieren lassen. Bei zunehmender Stenose empfiehlt es sich, entweder primär zu tra-cheotomieren oder wenigstens die Intubation nur ganz kurze Zeit vorzunehmen, da sich auf der entzündeten Schleimhaut leicht ein De-kubitus ausbildet. Wegen der Gefahr der anschließenden Tuberkulose wird man disponierte Kinder noch lange Zeit als Rekonvaleszente betrachten und durch Landaufenthalt, sorgfältige, kräftige Ernährung ihre Widerstandskraft zu erhöhen suchen.

Röteln (Rubeola)

Die Röteln sind eine sehr gutartige Infektionskrankheit. Die Empfänglichkeit ist nicht so allgemein wie bei Masern; die Inkuba-tionsdauer beträgt 14 Tage bis 3 Wochen. Prodrome sind meist nur ganz geringfügig. Manchmal kann man vor Ausbruch des Haut-exanthems ein fleckiges Gaumenexanthem, Schwellung der Follikel am weichen Gaumen, geringen Schnupfen, auch katarrhalische An-gina beobachten. Koplik sche Flecke bestehen niemals. Der Ausschlag ist in typischen Fällen charakterisiert durch punktförmige, höchstens linsengroße, rundliche (nicht zackig wie bei Masern), rosenrote, wenig erhabene, isoliert stehende runde Flecken. Es gibt Fälle, wo die einzelnen Effloreszenzen größer sind und dann an Masern erinnern. Noch seltener kommt es vor, daß sie sehr klein und dichtstehend sind, so daß sie an Scharlach gemahnen. Immer gibt es aber dann Hautstellen, wo das Exanthem in typischer Form die Diagnose gestattet.

Der Ausschlag tritt zuerst im Gesicht an Nase und Lippen auf und verbreitet sich ziemlich schnell über den Stamm und die Extremi-täten; an letzteren sitzt er gewöhnlich an den Streckseiten dichter. Charakteristisch ist das rasche Abblassen des Exanthems, das nach 2—3 Tagen zum größten Teil schon verschwunden ist, nur selten Pigmentierung zurückläßt oder schuppt. Fieber in ganz mäßigem Grade besteht manchmal in den ersten Tagen. Ein konstantes Symp-tom der Erkrankung, zuweilen schon vor dem Exanthem auftretend, ist die Anschwellung der Lymphdrüsen. Für die Röteln typisch sind die oft recht beträchtlichen schmerzhaften Drüsenschwel-lungen im Nacken, hinter dem Ohre und am hinteren Rande des Kopfnickers; aber auch Vergrößerung der Lymphdrüsen in der Ach-sel, in der Ellenbeuge kommt vor. Das Blutbild zeigt im Beginne der Erkrankung Leukopenie und Neutropenie, später die charakteristische Vermehrung der Plasmazellen. Komplikationen kommen kaum jemals vor.

Diagnose: Zur Zeit einer Epidemie ist die Diagnose meist leicht. Schwierigkeiten können isoliert vorkommende Fälle manchmal bieten, wenn sie große Ähnlichkeit mit sehr abgeschwächten Masern zeigen. Für Röteln spricht das Fehlen der Koplikschen Flecken, der stärkeren Schleimhauterscheinungen, der Diazoreaktion; ferner die Schwellung der zervikalen Lymphdrüsen und die längere Inkubationszeit.

Therapie: Eine Isolierung und Behandlung ist bei dem milden Charakter der Erkrankung nicht nötig.

Erythema infectiosum

Es ist eine seltene, an einzelnen Orten in kleinen Epidemien auftretende selbständige Infektionskrankheit, die ohne Prodrome, ohne Fieber und Störungen des Befindens verläuft. Das einzige Symptom ist das Exanthem. Das Gesicht ist gedunsen, flammend rot durch Konfluenz großer, oft erysipelartig begrenzter Erythemflecken der Wangen. Am Stamme und an den Streckseiten der Extremitäten zeigt sich der Ausschlag in Form landkarten- oder guirlandenförmiger, abblassender und wieder aufflammender Flecken, als gyriertes, figuriertes, annuläres Erythem. Daher der Name Erythema variabile, Megalerythema. Die Schleimhaut ist nicht beteiligt. Komplikationen kommen nicht vor.

Windpocken (Varicellae)

Die Varizellen sind eine meist leicht verlaufende exanthematische Infektionskrankheit. Über den Erreger wissen wir nichts Bestimmtes. Das Virus ist sehr flüchtig und kann durch die Luft übertragen werden. Die Empfänglichkeit für Schafblattern ist während des ganzen Kindesalters sehr groß, Erwachsene erkranken nur selten an Varizellen, weil sie infolge der in der Kindheit überstandenen Krankheit immun sind. Eine Übertragung durch Inokulation von Bläscheninhalt auf die Haut ist möglich. Die Eintrittspforte dürften die oberen Luftwege sein. Die Inkubation dauert 14—17 Tage. Ätiologische Beziehungen zwischen Varizellen und Herpes zoster scheinen auf Grund klinischer Beobachtungen und experimenteller Versuche zu bestehen.

Symptome: Prodrome kommen nicht immer vor und bestehen nur in Appetitlosigkeit und Mattigkeit. In ganz seltenen Fällen kann ein ganz kurz dauerndes flüchtiges skarlatiniformes Erythem (Rash) während der Eruption an einzelnen Stellen auftreten.

Der Ausschlag beginnt zuerst im Gesicht und an der behaarten Kopfhaut und tritt meist erst später am übrigen Körper auf. Das Exanthem ist zu Beginn ein kleiner, runder Erythemfleck, der rasch bis zirka Linsengröße anwächst und sich in wenigen Stunden in ein kleines Knötchen oder eine Papel verwandelt. Von den letzteren bleibt ein Teil auf dieser Stufe stehen, ein anderer entwickelt sich weiter

zu ovalen, mit klarer Flüssigkeit gefüllten, manchmal leicht gedellten
Bläschen von Stecknadelkopf- bis Kleinerbsengröße, die von einem
schmalen roten Hof umgeben sind. Während diese in den folgenden
Tagen trüb werden, dann eintrocknen und sich mit den typischen
braunen kleinen Schildchen bedecken, treten in neuen Eruptions-
schüben Knötchen und Bläschen auf, so daß man stets das Exanthem
in verschiedenen Stadien der Entwicklung und Abheilung nebeneinander sieht. Nach spätestens einer Woche haben sich alle Bläschen mit
braunen Krusten bedeckt, die dann in weiteren zwei Wochen abfallen.
Die Heilung erfolgt ohne Narbenbildung. Während der Eruption besteht Fieber, etwas Juckreiz, sonst in unkomplizierten Fällen keine Beschwerden. Von den Schleimhäuten ist am häufigsten die Mundhöhle
befallen, wo sich an der Zunge, Gaumen, Tonsillen, Zahnfleisch,
durch Zerfall der mazerierten Bläschen fibrinöse Plaques entwickeln,
die einer Stomatitis aphthosa gleichen. Seltener sind Varizellenbläschen in der Vulva, an der Glans penis, an der Konjunktiva, am
After.

Es kommen abortive Formen vor, wo die Entwicklung im
Stadium der Papel- und Knötchenbildung stehen bleibt. Wichtiger
sind die konfluierenden Varizellen, wobei an einzelnen Stellen die
stark infiltrierte und entzündete Haut (im Gesichte, um die Augen
oder am Genitale) von dichtstehenden Bläschen bedeckt ist; eine
exematös veränderte oder durch Umschläge, Quarzlampenbestrahlung
gereizte Haut schafft die Disposition zu massenhafter Eruption. In
solchen Fällen besteht hohes Fieber und ein schweres Krankheitsbild.
Die Diagnose gegenüber echten Blattern kann hier sehr schwierig
werden. Bei gleichzeitig bestehendem Keuchhusten oder hämorrhagischer Diathese, können Blutungen in die Bläschen erfolgen, die dann
mit roter oder schwarzer Flüssigkeit gefüllt sind.

Infolge sekundärer Infektion der Bläschen mit Eiterkokken (meist Staphylokokken) entstehen Pusteln und impetigoähnliche Effloreszenzen, bei kachektischen, atrophischen oder tuberkulösen Individuen auch tiefgreifende, ekthymaartige Ulzerationen
(Varicellae gangraenosae). Namentlich von infizierten
Bläschen in der Vulva können Geschwürsbildungen ausgehen. Diese
Formen lassen nach der Heilung oft große Narben zurück.

Im Anschluß an Varizellen hat man Osteomyelitis, Sepsis, Noma
beobachtet. Nephritis kommt in seltenen Fällen vor, hat hämorrhagischen Charakter, pflegt aber ohne dauernde Folgen abzuheilen.

Die Diagnose ist bei typisch entwickelten Fällen sehr leicht.
Gelegentlich kann eine frische Eruption von Lichen urticatus zu
Verwechslung Anlaß geben; doch sind bei letzterem die Bläschen
hart und wachsartig glänzend. Wichtig und verantwortungsvoll für
den Arzt sind jene Fälle, wo die Differentialdiagnose zwischen
schweren Varizellen und abgeschwächter Variola oder Variolois zu
machen ist.

Verwendbar sind folgende Momente: Bei den Schafblattern fehlen

Prodromalerscheinungen: Mattigkeit, Somnolenz, Kreuzschmerzen, die bei Variola besonders schwer sind. Das gleichzeitige Vorkommen verschiedener Entwicklungsstadien der Effloreszenzen ist ein wichtiges Unterscheidungsmerkmal von echten Pocken, ebenso das Erscheinen des Ausschlages in Nachschüben. Die Variola erzeugt flache, runde, harte, deutlich gedellte Effloreszenzen mit eitrigem Inhalt, die am dichtesten im Gesicht und an den Händen stehen, die Varizellen bilden ungedellte, ovale, zuerst mit klarem Inhalt erfüllte, diffus am ganzen Körper zerstreute Bläschen. Wenn neben eitrigen, variolaverdächtigen Bläschen auch nur ganz vereinzelte, klare Bläschen vorhanden sind, so ist die Diagnose Variola schon auszuschließen. Ausgesprochene Leukozytose im Beginn des Exanthems spricht für Variola.

T h e r a p i e : Schutzimpfung durch Inokulation von Bläscheninhalt hat sich in der Praxis noch nicht bewährt. In leichten Fällen ist eine Behandlung nicht nötig, man hat nur durch Reinhaltung der Hände Sekundärinfektionen der Bläschen zu verhüten. Den Juckreiz bekämpft man durch Salizyltalkpuder, Betupfen mit ½% igem Mentholspiritus oder Alsolcreme; Bläschen und Geschwüre im Munde, am Lidrande, in der Vulva erfordern sorgfältigste Reinigung (Spülungen mit Wasserstoffsuperoxyd, Hypermangan, eventuell Lapisierung). Bei Fieber vermeide man, um die Haut nicht zu reizen, Umschläge und Wickel. Bei jedem blatternverdächtigen Fall ist bis zur Entscheidung strengste Isolierung und sofortige Vakzination des Patienten und seiner Umgebung unbedingt geboten.

Impfung (Vakzination)

Die Kuhpockenimpfung beruht auf der von J e n n e r (um 1790) gemachten Beobachtung, daß Melker nach Überstehen der Kuhpokken, einer Eutererkrankung der Kühe, vor echten Blattern geschützt waren. Er nahm an, daß durch die Tierpassage die Variolaerreger derart abgeschwächt werden, daß sie, in die menschliche Haut inokuliert, nur eine lokale Erkrankung provozieren, aber trotzdem langdauernde Immunität gegen Variola verleihen. Man verwendet heute ausschließlich die vom Kalbe gewonnene „animale Lymphe" und übt nicht mehr die Impfung von Mensch auf Mensch, im Hinblick auf die Gefahr der Übertragung von Krankheiten (besonders Syphilis). Man soll im ersten Lebensjahre, nach dem dritten Monat impfen, wobei die Jahreszeit ganz gleichgültig ist. Am besten eignet sich die Außenseite des Oberarmes oder des Oberschenkels, wo man unter strengster Asepsis nach Reinigung der Haut mit Äther mittels einer sterilen Impflanzette oder dem P i r q u e t schen Bohrer zwei ganz oberflächliche, nicht blutende Schnittchen anlegt und die Lymphe einbringt. Man läßt die Lymphe eintrocknen und schützt durch einen Impfverband die Impfstellen vor Berührung und vor Kontakt mit der Wäsche. Bis zum Auftreten der Papel darf noch gebadet werden, dann erst wieder, wenn die Pusteln mit trockenen Krusten bedeckt sind.

Eine Kontraindikation gegen Impfung bilden — wenn nicht Blatterngefahr besteht — akute Erkrankungen, schwere Kachexie infolge Atrophie, Tuberkulose oder Syphilis, und vor allem das Ekzem und andere juckende, eitrige Hautausschläge, schließlich auch Säuglinge mit Spasmophilie. Solche Kinder sind von Frischgeimpften fern zu halten.

Im Verlauf der Vakzination unterscheidet man vier Stadien.

1. Latenzzeit. Die ersten 3—4 Tage, wo nach Ablauf der traumatischen Reaktion keinerlei Erscheinungen zu sehen sind.

2. Entwicklung des Impfbläschens. Es bildet sich zunächst um die Skarifikationsstelle eine Rötung, die nach 24 Stunden eine Papel wird und sich am folgenden Tage in Papille (Knötchen) und Aula (Erythemhof) differenziert. Erstere wandelt sich in den nächsten Tagen in ein Bläschen um, das im Zentrum leicht eingesunken ist. Die Temperatur ist mäßig erhöht, das Befinden wenig gestört.

3. Entwicklung der Area. Um den neunten Tag post vaccinationem verbreitert sich plötzlich die Aula zu einem breiten roten Hof (Area), der sich in den nächsten 2—3 Tagen noch vergrößert und dann rasch abblaßt. Das Bläschen ist inzwischen zu einer eitrigen Pustel geworden. Gleichzeitig steigt die Temperatur hoch an (über 39°), die Kinder sind abgeschlagen oder reizbar, schlafen und trinken schlechter. Es besteht Schmerzhaftigkeit der Impfstellen und der axillaren Lymphdrüsen.

4. Involution. Die Pustel wird durch Eintrocknung zu einer braunen Borke, die nach 2—3 Wochen abfällt, um die typische Narbe zu hinterlassen. Von der Area bleibt nur eine kurz dauernde Pigmentierung zurück.

Zur Kontrolle bestellt man die Kinder für den 7.—10. Tag; die Impfung gilt als erfolgreich, wenn mindestens zwei Pusteln aufgegangen sind. Immunität tritt am 10. Tage ein, der Impfschutz dauert 6—10 Jahre.

In den ersten Tagen, bevor noch Immunität vorhanden ist, kann durch Autoinokulation Lymphe von der Impfstelle auf andere Körperstellen übertragen werden und schwere Veränderungen am Auge, Gesicht und Vulva sind oft die Folge (Vakzinose); namentlich Kinder mit juckenden, ekzematös veränderten Hautstellen sind gefährdet. Durch Beiimpfung ausgebreiteter Ekzemflächen können schwerste Krankheitsbilder entstehen. Ebenso wie sich selbst, können Impflinge auch andere, ungeimpfte Kinder durch den Inhalt zerkratzter Impfpusteln infizieren.

Zu den seltenen postvakzinalen Erkrankungen gehört das Kuhpocken- oder Vakzineexanthem, das um den 10. Tag auftritt und einen papulösen, masernähnlichen Ausschlag hauptsächlich im Gesicht und an den Extremitäten bildet.

Unter Vaccina generalisata versteht man einen sehr seltenen Pustelausschlag, der wahrscheinlich durch hämatogene Ver breitung der Erreger am 10.—12. Tage nach der Impfung am ganzen Körper auftritt.

Häufig entsteht ein Impfschaden durch sekundäre Infektion der Impfpusteln (Zerkratzen mit unreinen Fingern); die Folge ist eine impetigoähnliche Pustel oder ein Geschwür. Was man als I m p f - e r y s i p e l bezeichnet, ist oft nur eine stark ausgeprägte Area. Die Diagnose einer auf die Vulva oder andere Körperstellen übertragenen Impfpustel kann sehr große Schwierigkeiten bereiten, wenn das Bild einer diphtheritischen oder luetischen ulzerösen Affektion vorliegt. Zur Erkennung impft man davon auf die Kornea eines Kaninchens, wo sich nach 24 Stunden ein Infiltrat bildet, in dem man die G u a r n e r i schen Körperchen nachweisen kann. Verwertbar ist auch die K n ö p f e l m a c h e r sche V a k z i n e p r o b e. Auf die subkutane Injektion einer bis 1000fach verdünnten, durch Erhitzen auf 60⁰ avirulent gemachten Lymphe entsteht beim Geimpften nach 24 Stunden Rötung, Ödem und Infiltration. Das in den letzten Jahreu gelegentlich beobachtete Auftreten von p o s t v a c c i n a l e r E n c e - p h a l i t i s, hat mit der Impfung als solcher wahrscheinlich nichts zu tun; Encephalitis wurde auch nach verschiedenen anderen Infektionskrankheiten beobachtet.

Aussichtsreich erscheinen die Methoden durch subkutane, respektive intrakutane Einverleibung des Impfstoffes die Pustelbildung zu vermeiden, die Vakzination fieberlos und milde verlaufend zu machen und gleichzeitig Impfschäden zu verhüten. Nach der K n ö p - f e l m a c h e r schen Methode injiziert man s u b k u t a n 1 *ccm* einer 200fach verdünnten Lymphe und sieht als Reaktion ein nach acht Tagen auftretendes Infiltrat und Erythem.

Noch schonender ist die I n t r a k u t a n i m p f u n g nach L e i - n e r. Es werden 0,1 *ccm* einer 40—200fach verdünnten Lymphe intrakutan eingespritzt, worauf nach einer Inkubationszeit von 10 bis 12 Tagen ohne Fieber und Beschwerden sich ein kleines von einem Erythem begrenztes Infiltrat bildet. Der Wert der Intrakutanimpfung liegt in der Vermeidung der Impfnarben und in der Unmöglichkeit der Übertragung, so daß auch Ekzemkinder geimpft werden können.

Über das Wesen des Vakzinationsprozesses haben die Studien P i r - q u e t s Aufschluß gebracht: Die in die Haut eingebrachten Vakzineerreger vermehren sich lokal, wobei die Papille die Wachstumskurve einer Bakterienkolonie darstellt; sie veranlassen aber auch Antikörperbildung im Organismus. Sind diese reichlich gebildet, so treten sie in Reaktion mit den Vakzineerregern, auf die sie verdauend und vernichtend einwirken; der klinische Ausdruck für die dadurch entstehenden entzündungserregenden Apotoxine ist die Areabildung. Durch das Überstehen der Impfung wird die Reaktionsfähigkeit des Organismus geändert (Allergie); die Zellen des Hautorgans sind jetzt befähigt, auf erneuerte Vakzination viel rascher und ausgiebiger mit der Bildung virulizider Antikörper zu antworten. Revakziniert man längere Zeit nach der ersten Impfung, so ist die Latenzzeit abgekürzt, es kommt entweder nur zu Papelbildung (Frühreaktion) oder zu einer beschleunigten Reaktion mit kleinen Pusteln und schwacher, verfrühter Areabildung.

Diphtherie

Die Diphtherie ist eine Infektionskrankheit, verursacht durch den L ö f f l e r schen Bazillus. Derselbe erzeugt: *a)* Lokalsymptome: Exsudation membranöser Gebilde an der Stelle des Einbruches, meist im Rachen und in den oberen Luftwegen und *b)* allgemeine Symptome: Intoxikation und Lähmungen infolge Verankerung der giftigen Stoffwechselprodukte an die Zellen des Nervensystems und Degeneration des Myokards und der Parenchyme. Die pathologisch-anatomischen Vorgänge bestehen in einer Nekrose der oberflächlichen Epithelschichten, Entzündung der Schleimhaut und Bildung eines fibrinösen Exsudates. Im Organismus findet sich der Bazillus nur lokal in den Membranen, sehr selten im Blute. Bei manchen Patienten sind nach Abheilung Diphtheriebazillen noch wochenlang im Munde nachweisbar; solche Individuen, aber auch gesunde Menschen aus der Umgebung von Diphtheriekranken, sind als „Bazillenträger“ dauernde Infektionsquellen und können Anlaß zu epidemischer Ausbreitung der Krankheit geben. Die Übertragung erfolgt in den meisten Fällen von Mensch zu Mensch, seltener indirekt durch den Gebrauch von Spielsachen, Tüchern etc. Die Disposition ist nicht so allgemein wie bei Masern und Schafblattern; bevorzugt ist das Alter von 2—6 Jahren. Auch Säuglinge sind nicht verschont, doch tritt bei ihnen die Diphtherie oft in larvierter Form auf. Das Überstehen der Krankheit verleiht keine dauernde Immunität, was die wiederholten Erkrankungen beweisen. Zweifellos besteht auch eine individuelle Disposition, da besonders exsudative Kinder erkranken, die an Hypertrophie des lymphatischen Gewebes im Rachen leiden. Gesteigert ist die Disposition bei katarrhalischen Erkrankungen der oberen Luftwege; daher die Häufung der Diphtheriefälle im Herbst, und die besondere Gefährdung Masernkranker. Daß bei gegebener Infektionsmöglichkeit nur ein Teil der Kinder erkrankt, ist durch die verschieden großen Mengen von im Blutserum vorhandenen Antitoxin bedingt. Dies läßt sich durch die S c h i c k sche Probe demonstrieren. Spritzt man 0,1 *ccm* eines entsprechend verdünnten Diphtherietoxins ($^1/_{50}$ der für Meerschweinchen tötlichen Dosis) intrakutan ein, so entwickelt sich bei Individuen, die kein Antitoxin in ihrem Blute enthalten, also für Diphtherie empfänglich sind, nach 24 Stunden eine Rötung und ein Infiltrat, die bis zum dritten Tage zunehmen, und dann unter Schuppung und Pigmentierung verschwinden. Negative Reaktion bedeutet ein Vorhandensein von genügend Schutzstoffen; solche Individuen erkranken auch bei Gelegenheit zur Infektion nicht an Diphtherie, können aber Bazillenträger werden.

Die Inkubation beträgt gewöhnlich 2—8 Tage. Die Prodrome bestehen in ganz uncharakteristischen Störungen des Allgemeinbefindens. Die Krankheit beginnt mit Mattigkeit, Appetitlosigkeit, Blässe, Fieber und Erbrechen; die Kinder klagen über Kopfschmerzen, Halsschmerzen und Schluckbeschwerden. Letztere sind oft auffallend gering im Vergleich zur Ausbreitung der Beläge.

Das klinische Bild ist je nach der Lokalisation und der Virulenz der Bakterien ganz verschieden.

1. Rachendiphtherie. Man unterscheidet: a) die lokalisierte, b) die progrediente, c) die toxische Form.

a) Lokalisierte Rachendiphtherie. Die Tonsillen sind anfangs oft nur mäßig gerötet und geschwollen; im frühesten Stadium sieht man kleine weiße Fleckchen wie bei einer lakunären Angina, die rasch in wenigen Stunden unter zunehmender Schwellung der Mandeln zu größeren Belägen konfluieren. Die Konsistenz der anfangs dünnen, schleierförmigen Häutchen und später dicken Platten ist derb, fibrinös, manchmal mehr gelatinös, sulzig. Sie lassen sich auf dem Objektträger nicht zerreiben. Die Farbe ist in typischen Fällen reinweiß, oft seidenglänzend, seltener samtartig, grau oder gelblich. Sie haften fest auf der Unterlage und lassen sich nicht abwischen. Der Geruch aus dem Munde ist süßlich-leimig oder etwas faulig. Die Drüsen im Kieferwinkel schwellen an und erzeugen Schmerzen und Schluckbeschwerden; die Stimme ist klosig, die Atmung schnarchend. Das Verhalten der Temperatur ist wechselnd; sie ist meist durch einige Tage sehr hoch, kann aber während der ganzen Dauer der Erkrankung fast normal sein. Ihr Verhalten ist daher kein Maßstab für die Schwere der Erkrankung. Der Puls ist beschleunigt. Eine Erschwerung der Atmung tritt bei dieser Form nur dann ein, wenn die Schwellung der Rachengebilde höhere Grade annimmt. Die Abheilung unter Serumwirkung erfolgt derart, daß nach anfänglicher Zunahme der Schwellung und Beschwerden rasche Entfieberung und Besserung des Allgemeinbefindens eintritt, die Membranen unter Ausbildung eines dunkelroten Demarkationssaumes einschmelzen und dünner werden, sich vom Rande her einkrempeln und schließlich abstoßen. Es gibt einerseits ganz leichte Formen dieser lokalisierten Diphtherie, wobei sich nur einige weiße Pünktchen oder Streifen bilden (lakunäre Form), die erst durch bakteriologischen Nachweis als Diphtherie erkannt werden; anderseits schwerere Formen, wo die Beläge nicht mehr die Grenzen der Tonsillen respektieren, sondern auf Gaumen, Uvula und hintere Rachenwand übergreifen, wo schwere Allgemeinsymptome, Albuminurie, höheres Fieber, stärkere Drüsenschwellungen etc. bestehen. Von diesen Fällen gibt es fließende Übergänge zur

b) progrediente Form. Diese beginnt entweder schleichend mit lokalisierten Belägen oder setzt von Anfang an mit schweren Störungen des Allgemeinbefindens, Erbrechen, hohem Fieber, Drüsenschwellungen, Pulsbeschleunigung und starker Behinderung der Atmung und des Schluckens ein. Bei voller Entwicklung der Erkrankung findet man den ganzen Rachen, Tonsillen, Uvula, weichen Gaumen und die hintere Rachenwand mit weißen Platten ausgepolstert. Treten Mischinfektionen mit Streptokokken auf, so werden die Beläge mißfärbig, schmierig und fötid riechend. Bald stellen sich als Zeichen der Vergiftung auffallende Blässe, Pulsbeschleunigung, Zyanose, Herzverbreiterung, Leberschwellung, Albuminurie etc. ein. Bei dieser Form sind Komplikationen von seiten des Ohres, der Niere, des Herzens und spätere Lähmungen häufig. Die Beläge können einerseits nach vorne wuchern und diphtheritische Entzündung der Wangen-, Lippen- und Zungenschleimhaut erzeugen, oder sie kriechen durch den Rachen in die Nase oder sie steigen abwärts in den Kehlkopf und die tieferen Luftwege (siehe später).

c) T o x i s c h e F o r m. Sie ist die gefürchtetste aller Diphtheriearten und ihre Schwere ist in erster Linie durch die besondere Virulenz der Diphtheriebazillen bedingt, wozu noch die Giftwirkung der Mischinfektion, der in den Belägen nachweisbaren Streptokokken kommt. Der Bazillus fusiformis und anaerobe Bakterien dürften sekundär angesiedelte Keime sein. Für die Entstehung dieser Form sind vielleicht auch konstitutionelle Momente (Lymphatismus) von Bedeutung. Die Krankheit kann unter dem Bilde einer lokalisierten Diphtherie beginnen, wobei sich allmählich das Aussehen der Beläge ändert und das Befinden verschlechtert; meist aber setzt sie sofort maligen ein und schon von Anfang an besteht neben der hochgradigen lokalen Affektion das schwere Krankheitsbild einer A l l g e m e i n v e r g i f t u n g. Bei der Inspektion des Rachens sieht man die Rachengebilde mächtig geschwollen, ödematös und von Blutungen durchsetzt; sie sind bedeckt von schmierigen, zunderartig-weichen oder derben, grünlichen, braunen oder schwärzlichen Belägen, die sich weit auf den Gaumen, Uvula, Rachenwand und Mundhöhle erstrecken. Die Atemluft hat einen aashaft-fötiden Geruch. Aus der Nase entleert sich blutig-eitriges Sekret, das die Lippen erodiert. Der Mund wird offen gehalten, Zunge und Lippenschleimhaut sind mit schmierigem oder fuliginösem Belag bedeckt. Die Sprache ist klosig, unverständlich, die Nahrungsaufnahme fast unmöglich. Das ganze Gesicht ist gedunsen, der Hals durch die mächtige Lymphdrüsenschwellung und durch das periglanduläre Ödem verbreitert, der Kopf wird unbewegt gehalten. Das Allgemeinbefinden liegt schwer darnieder; die Kinder sind tief blaß, benommen und apathisch, die Temperatur ist hoch, der Puls beschleunigt und weich, der Blutdruck herabgesetzt. Die Haut ist kühl, fahlgelb und zyanotisch, zeigt häufig Blutungen und flüchtige (septische) Exantheme. Im Harn tritt Eiweiß, im Sediment Leukozyten und Zylinder auf. Die Leber ist vergrößert, die Milz geschwollen. Frühzeitig machen sich Symptome von seiten des Herzens geltend; die Herzdämpfung wird breit, der Spitzenstoß undeutlich, die Töne leise. In späteren Stadien tritt als Zeichen der Myokarderkrankung Herzerweiterung mit Geräuschen, Bradykardie auf, der Puls sinkt auf 40—60 in der Minute. Die Prognose ist sehr ungünstig; ein Teil der Fälle stirbt nach Ablauf der Rachenaffektion an einer toxischen Herz- und Vasomotorenlähmung, bei den ganz bösartigen Formen sterben die Kinder noch vor Ablauf der ersten Woche unter dem Bilde einer schwersten Vergiftung. Fast niemals zeigt sich die Tendenz zum Absteigen in den Kehlkopf. Überleben die Kinder die erste Woche, so kann auch noch späterhin durch nachfolgende Lähmungen oder eitrige Sekundärinfektionen der Tod eintreten. Diese Verlaufsart wird auch septische Diphtherie oder maligne Diphtherie (Diphtheria gravissima) genannt.

2. Nasendiphtherie. Sie entsteht entweder sekundär, als Fortsetzung einer primären Diphtherie der Rachentonsille, die hinter dem Gaumensegel in die Choanen hinaufkriecht, oder sie ist eine primäre Lokalisation. Letzteres ist namentlich bei Säuglingen der Fall, bei denen der Rachen dauernd freibleiben kann. Hier kann die Diagnose recht schwierig sein. Oft wird ein schwerer Säuglingsschnupfen erst dann als diphtheritische Erkrankung erkannt, wenn Beläge im Rachen sichtbar werden, oder wenn Kehlkopferscheinungen auftreten. Bei der Nasendiphtherie ist das Sekret auffallend dünnflüssig, häufig sanguinolent und führt zu Wundsein der Nasenöffnungen und der Oberlippen. Membranen sind meist nicht wahrzunehmen oder erst bei Spiegeluntersuchung in den Choanen oder an den Muscheln und am Septum aufzufinden. Das Allgemeinbefinden der Säuglinge ist schwer gestört; sie sind auffallend blaß und oft zyanotisch, die Temperatur ist erhöht, die Nahrungsaufnahme infolge der Behinderung des Saugens vermindert. Die Atmung ist schnarchend. Im Schlafe treten erstickungsartige Anfälle infolge der behinderten Luftpassage durch die Nase ein. Die Lymphdrüsen am Kieferwinkel sind stärker geschwollen. Abgesehen davon, daß Nasendiphtherie schon an sich eine ernste Erkrankung bedeutet, drohen den Säuglingen Gefahren aus dem Übergreifen des Prozesses auf die Respirationsorgane und aus sekundären Ernährungsstörungen.

3. Diphtherie des Kehlkopfes und der oberen Luftwege. Sie entsteht gewöhnlich durch Absteigen der Rachendiphtherie vier bis sieben Tage nach Beginn der Rachenaffektion. In sehr vielen Fällen aber zeigen sich nach kurzen uncharakteristischen Beschwerden sogleich laryngeale Symptome. Bei dieser scheinbar primären Larynxdiphtherie läßt sich oft eine vorangegangene Angina oder ein Schnupfen feststellen und im Nasen- und Rachensekret Diphtheriebazillen nachweisen. Es kommt aber auch eine primäre Lokalisation der Diphtherie im Kehlkopf vor, wenn eine Entzündung des Larynx eine besondere Disposition schafft; in der kalten Jahreszeit, bei Morbillen und Grippeaffektionen.

Das erste Zeichen des Larynxkrupp ist die rauhe, belegte Stimme, die Heiserkeit, die sich im Laufe weniger Stunden oder eines Tages zur vollständigen Aphonie steigert. Der Husten ist anfangs rauh, bellend, und wird allmählich ganz tonlos. Die Kinder fiebern, sind blaß und unruhig und klagen über Schmerzen im Halse. Bei der Inspektion des Rachens sieht man gelegentlich an der hinteren Rachenwand kleine Auflagerungen und kann manchmal durch das Auslösen einer Würgbewegung die gerötete, geschwollene und mit Belägen bedeckte Epiglottis zu Gesicht bekommen. Nur bei älteren Kindern gelingt bisweilen der Nachweis der Membranen im Kehlkopf durch Laryngoskopie.

Die relative Kleinheit des kindlichen Kehlkopfes hat zur Folge, daß es sehr bald zu Stenosenerscheinungen kommt. Im Beginne des stenotischen Stadiums ist die Atmung verlangsamt, das Inspirium verlängert und von einem rauhen, sägenden Geräusch (Stridor) begleitet; Stridor und Stenose steigern sich beim Schreien und in der Erregung. Mit zunehmender Behinderung der Luftpassage kommt es zur Inanspruchnahme der Auxiliärmuskeln; der ganze Thorax wird gehoben und an der Muskelarbeit beteiligt sich auch die mimische Gesichtsmuskulatur. Die Verminderung des Innendrucks im Thoraxraume bewirkt, daß inspiratorische Einziehungen im Jugulum, Epigastrium und am Rippenbogen entstehen. Alsbald ist auch das Exspirium erschwert, stridorös und unvollständig, woraus eine Lungenblähung resultiert, klinisch gekennzeichnet durch Tieferrükken und Unverschieblichkeit der Lungengrenzen, Schachtelton bei der Perkussion, Verkleinerung und Verschwinden der Herz- und Leberdämpfung. Das Ringen nach Luft wird immer intensiver, die Kinder sitzen mit ängstlichen, gequälten Mienen aufrecht im Bett. Zunehmende Schleimhautschwellung oder Membranablösung kann einen Erstickungsanfall auslösen. Hiebei sistiert die Atmung fast ganz, die Patienten werden schwer zyanotisch, sind mit kaltem Schweiß bedeckt und ringen qualvoll nach Luft; jetzt kann der Tod durch Erstickung eintreten, wenn es nicht noch rechtzeitig gelingt, durch Husten die Membranen zu expektorieren, wonach gewöhnlich für einige Stunden Erleichterung eintritt. Allmählich geht das stenotische Stadium in das asphyktische Stadium (fortschreitende Kohlensäureintoxikation) über. Die Kinder werden tiefblaß, es macht sich eine auffallende Ruhe, zunehmende Apathie und Somnolenz geltend. Dabei sind die Atembeschwerden und der Lufthunger scheinbar geringer geworden; der Puls wird sehr beschleunigt, fadenförmig, klein und weich. Die Extremitäten kühlen aus und die Kinder sterben nach langer Agonie an Erschöpfung.

Zuweilen macht die fibrinöse Entzündung nicht im Larynx halt, sondern steigt weiter durch die Trachea bis in die Bronchien hinab (Deszendierender Krupp). In solchen Fällen wird die Atmung sehr bald kollosal beschleunigt und oberflächlich, erfolgt angestrengt mit inspiratorischen Einziehungen. Bei der Auskultation findet man das Atemgeräusch durch Stenosengeräusche verdeckt und in einzelnen Lungenpartien ganz aufgehoben. Tritt nach Aushusten großer Membranen, ganzer röhrenförmiger Ausgüsse des Trachealrohres und der Bronchien, keine wesentliche Erholung ein, bleiben Zyanose und Dyspnöe bestehen, so ist dies ein Zeichen des Befallenseins der tieferen Luftwege.

Auch wenn die Erstickungsgefahr durch einen operativen Eingriff rechtzeitig beseitigt wird, drohen den Kindern mit diphtheritischer Larynxaffektion noch Gefahren von Komplikationen im Respirationstrakt: sekundäre Infektionen (Pneumokokken, Influenza) rufen katarrhalische und entzündliche Prozesse, Bronchitis, Pneumonie, Pleuritis, Empyem etc. hervor und können zu langdauernden, erschöpfenden Nachkrankheiten, eventuell spät noch zum Tode führen.

Seltenere Lokalisationen der Diphtherie sind:

4. Diphtherie der Konjunktiva: Die Bindehaut der Augen kann der primäre Sitz sein; meist wird sie sekundär bei Nasen- oder Rachendiphtherie infiziert. Es entwickeln sich dicke, gelbweiße Auflagerungen an der Lidschleimhaut mit starkem Ödem und reichlicher eitriger Sekretion.

5. Diphtherie der Vulva kommt meist sekundär bei kachektischen Kindern vor und bildet dicke Membranen auf den heftig entzündeten Labien, erzeugt tiefe Geschwüre und phlegmonöse Entzündung der Leistendrüsen. Fieber und Intoxikationserscheinungen sind meist hochgradig.

6. Hautdiphtherie ist fast stets sekundär und tritt besonders auf ekzematösen Hautpartien auf. Häufige Lokalisationen sind intertriginöse Stellen hinter dem Ohre und zwischen den Schenkeln; eine seltenere die Nabelwunde beim Neugeborenen. Die Haut ist ödematös, mit weißen, gelben oder grünlichen Belägen bedeckt, nach deren Entfernung oberflächliche Substanzverluste zurückbleiben. Gelegentlich kann Hautdiphtherie in Form ektymaartiger Pusteln auftreten.

Komplikationen und Nachkrankheiten

Herz. Bei jeder schweren Diphtherie, besonders bei der septischen Form, bewirken die Toxine eine Schädigung des Herzmuskels (Myolyse), eine fettige Degeneration mit interstitieller Entzündung. Dabei ist auch der intra- und extrakardiale Nervenapparat affiziert. Die so häufig gleichzeitig vorhandene Vasomotorenschwäche kann durch die anatomisch nachweisbare Degeneration der Nebennierenrinde bedingt sein.

Der diphtheritische Herztod droht in jedem Stadium der Krankheit. Bei der septischen Diphtherie können die Kinder schon im Anfangsstadium unter den Symptomen akutester Herzinsuffizienz sterben. Meist erfolgt das Ende nach der zweiten Woche; doch kann die Katastrophe, wenngleich selten, noch spät in der Rekonvaleszenz, um die 4.—6. Woche eintreten. Manchmal erfolgt dies ganz unerwartet, schlagartig, bei Kindern, die sich von der Diphtherieerkrankung scheinbar schon erholt haben; gelegentlich eines geringfügigen Anlasses, einer lebhafteren Bewegung werden sie tief blaß, sinken um und sterben nach wenigen Minuten unter schnappenden Atemzügen. Hier dürfte akuteste Dilatation des kranken Herzens die Ursache sein.

Gewöhnlich ist aber der Verlauf protrahiert und die drohende Gefahr macht sich durch warnende Zeichen bemerkbar. Nach Abheilung der Diphtherie erholen sich die Patienten nicht, sondern es bleibt das Bild einer Intoxikation bestehen. Die Kinder sind auffallend blaß, liegen müde und schlaff im Bette, zeigen aber die ängstliche Unruhe der Herzschwachen. Der Puls ist klein, weich, entweder beschleunigt, oft aber verlangsamt und arhythmisch; häufig bestehen Extrasystolen. Das Herz ist verbreitert, die Töne sind leise oder von Geräuschen verdeckt. Ein prognostisch schlechtes Zeichen ist das Verschwinden eines Herztones, oder das Auftreten von Galopprhythmus. Stets besteht vollständige Appetitlosigkeit, häufig quälender Brechreiz; sehr charakteristisch sind heftige Schmerzen im Abdomen, bedingt durch Leberschwellung oder durch Thrombosen in den Mesenterialgefäßen. Im Harn ist Eiweiß vorhanden. Dabei ist das Sensorium bis zum unabwendbaren Ende vollständig frei. Auf geringste Anstrengungen treten Pulsbeschleunigung, Erblassen, kalter Schweiß und Ohnmachtsanfälle ein. Nun genügt oft das bloße Aufsetzen, das Pressen beim Husten oder Stuhlgang, die Aufregung bei der Untersuchung, daß plötzlich die versagende Herzkraft das tödliche Ende herbeiführt.

N i e r e. Eine Erkrankung der Niere kommt wohl vor, besitzt aber nicht die große Bedeutung wie beim Scharlach. Die Harnmenge ist nur wenig verringert, der Eiweißgehalt wechselnd, oft reichlich, Blut fast niemals vorhanden, im Sediment findet man neben Leukozyten zahlreiche hyaline Zylinder. Die Nierenaffektion hat die Tendenz zu rascher Ausheilung, führt sehr selten zu Ödemen oder Urämie und geht nur ausnahmsweise in eine chronische Nephropathie über.

R e s p i r a t i o n s t r a k t. Komplikationen von seiten der Respirationsorgane, Bronchitiden, Lobulärpneumonien kommen bei schweren Formen der Nasen- und Rachendiphtherie, besonders häufig aber beim Larynxkrupp und bei der absteigenden Diphtherie vor und bilden bei septischen Fällen eine letale Komplikation. Intubierten und tracheotomierten Kindern drohen ganz besondere Gefahren durch den Eintritt von Lungenentzündungen. Nach längerdauernden Stenosen sind oft Zeichen von Lungenblähung nachweisbar; gelegentlich entsteht durch Luftaustritt aus geplatzten Alveolen Luftemphysem im Mediastinum und unter der Haut.

N e r v e n s y s t e m. Die p o s t d i p h t h e r i t i s c h e n L ä h m u n g e n, die Folgen der Verankerung des Diphtheriegiftes an die Nervenzellen (t o x i s c h e P o l y n e u r i t i s), manifestieren sich als Paresen und Lähmungen, die in der 2.—4. Woche auftreten, wenn die Beläge schon längst verschwunden sind. Am häufigsten ist die Lähmung des

a) G a u m e n s e g e l s. Die Stimme wird näselnd, die Sprache undeutlich, beim Trinken verschlucken sich die Kinder, es kommt zu heftigem Husten und die Flüssigkeit fließt durch die Nase zurück. Man sieht bei totaler Lähmung das Gaumensegel vollständig unbeweglich, bei halbseitiger Affektion auf einer Seite schlaff herunterhängen; beim Phonieren wird das Zäpfchen nach der gesunden Seite hin verzogen. In schweren Fällen sind auch die übrigen Pharynxmuskeln gelähmt, was zu vollständiger Schluckunfähigkeit führt.

b) Augenmuskellähmungen sind viel seltener. Die Parese der äußeren Muskeln (M. abducens, oculomotorius) äußert sich in Strabismus und Doppeltsehen, die der inneren Augenmuskeln (M. ciliaris) als Akkomodationslähmung. Die Kinder sehen nicht in der Nähe und können nicht lesen und schreiben.

c) Die Affektion der Extremitätennerven zeigt sich in leichteren Fällen nur als Abschwächung oder Verschwinden der Patellarreflexe; in schweren Fällen besteht Ataxie, Herabsetzung des Muskeltonus, taumelnder Gang und Schleifen der Beine wie bei Rückenmarkschwindsucht (Pseudotabes diphtheritica). Seltener ist Parese der Arme. Bei der Lähmung der

d) Nackenmuskulatur entsteht Unfähigkeit, den Kopf zu erheben, bei Lähmung der

e) Rumpfmuskeln fast vollständige Bewegungslosigkeit. In schwersten Fällen, wenn Lähmung der Atemmuskeln und des Zwerchfells eintritt, kommt es infolge Aspiration zu Pneumonie, Lungengangrän, Empyem. oder die Kinder gehen an Erstickung zugrunde.

Die Diagnose der Diphtherie ist in den meisten Fällen aus dem klinischen Aspekt, den charakteristischen Belägen, zu machen. Jeder Fall, wo Beläge die Tonsillengrenze überschreiten und auf die Gaumenbogen, Uvula, Rachenwand übergreifen, ist als diphtherieverdächtig anzusehen und zu behandeln. Mit Sicherheit wird die Diagnose durch die bakteriologische Untersuchung erwiesen, die in zweifelhaften Fällen niemals unterlassen werden darf.

Man entnimmt mittels einer Membranzange ein Stückchen des Belages, verreibt es mit einer ausgeglühten Platinöse auf dem Objektträger und färbt nach Fixierung in der Flamme mit Methylenblau. Man sieht unter dem Mikroskope neben reichlichem Fibrin und Leukozyten die Diphtheriebazillen in typischer palisadenförmiger Anordnung und in Nestern; ein anderer Teil der entnommenen Membran wird auf Löfflerschen Nährboden (Blutserum) verimpft; bereits nach 8—10 Stunden bei Brutofentemperatur hat sich eine Reinkultur der Bazillen entwickelt. Die Unterscheidung von den in Mund- und Nasenhöhlen saprophytisch lebenden Pseudodiphtheriebazillen ist morphologisch nicht möglich und gelingt nur durch die Prüfung der Virulenz im Tierversuch. Bei klinisch verdächtigen Fällen soll man das Ergebnis der bakteriologischen Untersuchung nicht abwarten, sondern jedenfalls Heilserum injizieren.

Differentialdiagnose: 1. Bei Rachenaffektion:

a) Angina lacunaris und follicularis. Bei gewöhnlichen Anginen besteht meist hohes Fieber, die Tonsillen sind stark geschwollen und gerötet, die Beläge sind weich, ohne Substanzverlust abhebbar, leicht zerreiblich, gelb, schmierig, gewöhnlich isoliert ste hend; selbst wenn sie konfluieren, bleiben die Tonsillengrenzen respektiert. Die durch Pneumokokken erzeugten Anginen bilden oft pseudomembranöse Beläge; hier bringt die sogleich vorzunehmende bakteriologische Untersuchung die Entscheidung. Da eine Diphtherie mit unscheinbaren lakunären Belegen beginnen kann, soll man in zweifelhaften Fällen nach einigen Stunden die Racheninspektion wiederholen.

b) **Angina aphthosa.** Die Aphthen an den Tonsillen bilden reinweiße Beläge; man findet aber stets auch noch auf der Zunge und an der Wangenschleimhaut typische Aphthen; dort ist ihre rundliche Form und der rote Entzündungshof kennzeichnend.

c) **Soor an den Tonsillen.** Auch hier ist die Unterscheidung meist leicht, da die Soorfleckchen kreideweiß und weich sind und sich außerdem an der Wange und Zunge charakteristisch ausbreiten.

d) **Scharlachangina.** Die nekrotisierende Halsentzündung (Scharlachdiphtheroid) kann sehr diphtherieähnliche Beläge erzeugen. Die Membranen sind aber mehr gelblich, sitzen mit Vorliebe am vorderen Gaumenbogen, sind in die Schleimhaut eingelagert und zernagen dieselbe. Ferner spricht das hohe Fieber, die meist viel intensivere Rachenrötung und die stärkere Drüsenschwellung für Scarlatina. Außerdem besteht um diese Zeit noch die Himbeerzunge, Reste von Exanthem und Enanthem. Eine diagnostische Schwierigkeit liegt darin, daß es einerseits Scharlachfälle mit diphtheroider Rachenaffektion und dabei minimalem oder fehlendem Exanthem und anderseits Diphtherien mit septischen, skarlatiniformen Exanthemen gibt.

e) **Angina ulcerosa.** Die Unterscheidung ist schwierig, da bei der septischen Diphtherie der Nachweis der Diphtheriebazillen oft nicht leicht gelingt. Der Bazillus fusiformis und die Spirochaete refringens kommen bei beiden Erkrankungen vor; bei der Diphtherie neben anderen Mikroorganismen, bei der Angina ulcerosa aber in Reinkultur. Letztere sitzt meist einseitig, und das Allgemeinbefinden ist weniger gestört; nach Ablösung des mehr schmierigbröckligen, weniger fibrinösen Belages bleibt ein Geschwür.

f) Die bei Säuglingen durch Infektion der **Bednaŕschen** Aphthen auftretende nekrotisierende Entzündung der Gaumenschleimhaut (**Pseudodiphtherie**) unterscheidet sich schon durch ihre Lokalisation und durch die schmetterlingsförmige Ausbreitung am Gaumen von der echten Diphtherie.

g) Verdacht auf Diphtherie erzeugen auch die auf **Tonsillotomiewunden** auftretenden weißen Beläge. Entscheidend ist neben der Anamnese die mikroskopische Untersuchung, die nicht unterlassen werden darf; denn gelegentlich kann sich auf der Operationswunde auch eine echte Diphtherie etablieren.

h) **Tonsillarabszeß.** Bei der phlegmonösen Halsentzündung ist die mächtig geschwellte Tonsille oft mit einem diphtherieähnlichen, aber sehr dünnen, bis auf den weichen Gaumen reichenden Belag bedeckt. Gegen Diphtherie spricht die Einseitigkeit des Prozesses und die besonders heftigen Schmerzen und Schluckbeschwerden.

i) L u e s. Ausgebreitete Papeln an den Tonsillen können Anlaß zur Verwechslung geben, namentlich wenn gleichzeitig Koryza und Laryngitis bestehen. Doch sind die luetischen Plaques mehr derb, gelblich und speckig, nicht membranös, und man findet meist noch an anderen Körperstellen syphilitische Manifestationen.

k) Bei einigen hämatologischen Affektionen entwickeln sich diphtherieartige Rachenaffektionen. Bei der akuten myeloiden L e u k ä - m i e und bei der A n g i n a   a g r a n u l o c y t o t i c a stehen Membranbildungen und Geschwüre an den Tonsillen oft im Vordergrund des klinischen Bildes. Bei Unwirksamkeit des Serums, Auftreten von Zeichen hämorrhagischer Diathese ist eine Blutuntersuchung zu machen, die zur richtigen Diagnose verhelfen kann.

2. Bei N a s e n d i p h t h e r i e. Der Schnupfen bei kongenitaler Lues ist oft kaum von dem bei Diphtherie zu unterscheiden. Bei beiden kann das Sekret dünnflüssig und sanguinolent sein. Da Membranen fast niemals herausbefördert werden, muß man es sich zur Pflicht machen prinzipiell bei jedem fieberhaften Schnupfen der Säuglinge das Sekret bakteriologisch zu untersuchen. Besteht gleichzeitig stärkere Heiserkeit, so liegt fast sicher Diphtherie vor; im Zweifelsfalle ist Serum zu geben. Das gleiche gilt für den skrofulösen Schnupfen mit Erosionen an den Lippen, wenn Fieber und stärkeres Krankheitsgefühl hinzutritt.

3. K e h l k o p f d i p h t h e r i e: Wenn sich die Larynxaffektion an eine Nasen- oder Rachendiphtherie anschließt, kann die Diagnose nicht zweifelhaft sein; nur wo scheinbar primär Heiserkeit und Stenosenerscheinungen eintreten, bietet sie Schwierigkeiten. Die wichtigsten in differential-diagnostische Erwägung kommenden Kehlkopfkrankheiten sind:

a) P s e u d o k r u p p. Derselbe setzt, im Gegensatz zur Diphtherie, bei vollem Wohlbefinden nachts im Schlafe p l ö t z l i c h ein, führt rasch zu Stenosenerscheinungen, wobei die Stimme oft verhältnismäßig frei bleibt. Am nächsten Tage ist gewöhnlich die Affektion behoben. Für Diphtherie spricht die heisere Stimme, die sich bis zur Aphonie steigert, das allmähliche Einsetzen der Stenose und die progrediente Steigerung derselben bis zum Erstickungsanfall.

b) Fast unüberwindlich können die diagnostischen Schwierigkeiten bei einer heftigen M a s e r n l a r y n g i t i s sein, wo die bedeutungsvolle Entscheidung zu treffen ist, ob eine einfache Laryngitis vorliegt oder ein diphtheritischer Krupp. Verwendbar ist neben anderen Symptomen und dem Ergebnis der bakteriologischen Untersuchung der Zeitpunkt des Einsetzens. Laryngitis gewöhnlich im Initialstadium, diphtheritischer Krupp in späteren Tagen der Masern.

c) Die gleiche Schwierigkeit kann bei der e p i d e m i s c h e n

Grippe bestehen, wenn die Erscheinungen eines akuten schweren Kehlkopfkatarrhs im Krankheitsbilde dominieren. Die Diagnose ergibt sich aus den anderweitigen Grippesymptomen.

d) Verwechslungen mit Stenosen infolge von Fremdkörpern, retrosternaler Struma oder Larynxpapillomen sind schon durch die Anamnese auszuschließen.

e) Beim Retropharyngealabszeß wird der Kopf nach vorn gebeugt gehalten, die Stimme ist nicht heiser, sondern eigenartig klosig, es bestehen Schluckbeschwerden und schnarchende Atmung. Bei der Untersuchung des Rachens sieht und fühlt man die Vorwölbung der hinteren Rachenwand.

Prognose: Die Zahl der Erkrankungen und Todesfälle wechselt mit jeder Epidemie und hat in den letzten Jahren sicher die Tendenz zum Absinken; nur gelegentlich kommt es an einzelnen Orten zu schweren Epidemien mit einer Mortalität bis zu 25% bei Injizierten. Im allgemeinen beträgt sie bei nichtinjizierten Fällen zirka 40%, bei injizierten 6—15%. Die schlechteste Prognose gibt der absteigende Krupp und die septische Form; besonders gefährdet sind die ersten zwei Lebensjahre, da in dieser Altersstufe Krupp am häufigsten ist und eine besondere Disposition zu Komplikationen von seiten der Atmungsorgane besteht; verschlechtert wird die Prognose durch die Komplikation mit anderen Infektionskrankheiten, wie Masern, Keuchhusten und Scharlach. Sehr groß ist die Mortalität der Tracheotomierten.

Prophylaxe: Zur Verhütung von Epidemien ist strengste Isolierung der Erkrankten für mindestens drei Wochen notwendig. Wünschenswert wäre die Fernhaltung vom Schulbesuch bis zur festgestellten Bazillenfreiheit des Rachens. Unumgänglich notwendig ist ferner die Desinfektion des Krankenzimmers. Die Geschwister sind durch eine Woche zu isolieren und täglich der Rachen zu kontrollieren; dann sind prophylaktische Seruminjektionen nicht nötig. Bei epidemischem Auftreten in geschlossenen Anstalten sind diese zu sperren, die Bazillenträger zu isolieren, mittels der Schickschen Probe die „schutzkörperfreien", also gefährdeten Kinder festzustellen und nur diese letzteren zu immunisieren. Man spritzt 300—1000 A. E., das ist 50 Einheiten pro Kilo Körpergewicht ein. Wenn möglich, verwendet man hiezu Rinderserum, um bei einer später notwendigen zweiten Heilseruminjektion anaphylaktische Folgen der Sensibilisierung gegen Pferdeserum zu vermeiden. Die Behandlung der Bazillenträger mit Diphthosan (1 : 5000), Flavicid, Pyozyanase etc. hat nicht viel Erfolg gezeigt.

Die spezifische Behandlung der Diphtherie besteht in der Injektion des Heilserums. Dasselbe ist ein antitoxisches und kein antibakterielles Serum; es kann nur die im Blute kreisenden und vom Erkrankungsherd aus stets neugebildeten Gifte neutralisieren, ist aber kaum noch imstande, die bereits an die Organzellen verankerten Toxine loszureißen. Es ist deshalb für den vollen Erfolg

notwendig, daß das Serum m ö g l i c h s t f r ü h z e i t i g injiziert
wird. Man verwendet hochwertiges Serum, das in wenigen Kubik-
zentimetern große Mengen Antitoxin enthält. Das elektrosmotisch
gereinigte und konzentrierte Serum hat den Vorteil, daß nur
kleine Mengen nötig sind und Serumkrankheit selten auftritt. Was
die Dosierung anlangt, so gibt man in leichten Fällen 100 A. E. pro
Kilo Körpergewicht, steigend nach der Schwere der Erkrankung bis
auf 500 A. E. Nach Bedarf können die Einspritzungen wiederholt
werden. Zwecks rascherer Resorption soll man das Serum i n t r a -
m u s k u l ä r injizieren. Intravenös gibt man karbolfreies Serum nur
in schweren Fällen und nur Kindern, die sicher noch kein Pferdeserum früher erhalten haben. Die evidentesten Erfolge erzielt man bei
frühzeitiger Injektion leicht toxischer und mäßig progredienter Fälle.
Nach den bisherigen Erfahrungen kann man die Verantwortung nicht
übernehmen, die Behandlung der Diphtherie mit Injektion von Normalpferdeserum zu empfehlen.

Bei der Behandlung diphtheriekranker Kinder vermeide man jede
Polypragmasie, unnötige Untersuchung, Aufregung und Anstrengung
des Patienten. Injektionen in die Tonsille, Pinselungen etc. sind zu
unterlassen; es genügt, die Rachenhöhle durch einfache Gurgelwässer
(Wasserstoffsuperoxyd, Hypermangan) zu reinigen. Wegen der oft
spät noch auftretenden Herzaffektionen und Lähmungen müssen die
Kinder 2—3 Wochen lang zu Bett bleiben. Die Ernährung muß anfangs wegen der Schluckbeschwerden und der Appetitlosigkeit aus
häufigen, kleinen aber konzentrierten Mahlzeiten bestehen. Von Kindern mit Gaumensegellähmung und von Intubierten werden dickbrei-
ige Speisen oft besser geschluckt.

Bei der septischen Diphtherie versucht man sehr große Mengen
Heilserum (20.000—50.000 A.-E.) und trachtet vor allem das Sinken
der Herzkraft und die Vasomotorenschwäche zu bekämpfen; Koffein
intern und Cardiazol subkutan. Frühzeitig sucht man den sinkenden
Blutdruck durch Injektionen von 1—2 ccm Adrenalin (1 : 1000), und
Pituitrin, ¼—½ Spritze, eventuell gleichzeitig mit subkutaner Koch-
salzinfusion zu heben. Sind Lähmungen eingetreten, so kann
man durch neuerliche Injektion großer Serumdosen die Toxinlos-
reißung versuchen. Außerdem macht man Strychnineinspritzungen
(1 ccm einer Lösung von 0,01 : 10,0) und versucht in der Rekonvaleszenz auf die paretischen Muskeln durch Bäder, vorsichtige Massage und Elektrizität einzuwirken.

K e h l k o p f d i p h t h e r i e. Sobald sich die ersten Zeichen des
Kehlkopfkrupps zeigen, muß sofort eine Dampfbehandlung einsetzen.
Man läßt entweder dauernd einen Dampfstrom mittels Inhalations-
apparates (Bronchitiskessel) zum Gesicht des Kindes hinströmen
oder bringt die Kinder in eine Dampfkammer. Manchmal wirkt im
Beginne eine schweißtreibende Einpackung günstig ein. Die psychische Komponente der Dyspnöe kann durch vorsichtige Gaben von

Codein (0,005—0,01), Narkophin (einige Tropfen der 10% Lösung) oder Morphium (0,0005—0,005) bekämpft werden.

Wenn die Einziehungen hochgradig werden, die Dyspnöe und Zyanose zunimmt, muß eine Operation Luft verschaffen. Die beiden Methoden sind die O'Dwyersche Intubation und die Tracheotomie. Die Intubation hat den Vorteil, daß sie ein unblutiges Verfahren ist und daß die Gefahren der Blutung und Wundinfektion vermieden werden, daß sie ohne Narkose und Assistenz auch im Privathause ausführbar ist, hat aber auch den Nachteil, daß sie technisch schwierig ist, daß die Gefahr des Shocks, des Herabstoßens von Membranen besteht und daß sie in der Privatpraxis nur bei dauernder Anwesenheit eines Arztes am Krankenbette ausgeführt werden kann; nachteilig ist ferner, daß sich bei längerem Liegen der Tube Druckgeschwüre bilden, die dann folgenschwere, narbige Veränderungen des Kehlkopfes veranlassen können. Man geht gegenwärtig über eine 80—100stündige Intubationsdauer (mit Intubationsintervallen) nicht hinaus; ist bis dahin die Stenose nicht beseitigt, so macht man die Tracheotomie. Kontraindikationen für die Intubation bilden: das erste Lebensjahr, hochgradige Pharynxstenose, Glottisödem und die septische Diphtherie.

Bei der Tracheotomie besteht während der Operation die Gefahr der Blutung, späterhin oft Schwierigkeiten beim Dekanulement. Die Nachbehandlung ist nicht selten durch Wundinfektion gestört, und außerdem begünstigt die Ausschaltung der Nasenatmung, namentlich bei jungen Kindern, das Entstehen lebensbedrohender Pneumonien.

Serumkrankheit

Unter diesem Namen faßt man die Krankheitserscheinungen zusammen, die im Anschluß an die Seruminjektion auftreten können. Wie wir jetzt sicher wissen, beruhen diese nicht auf einer Reaktion gegen die eingespritzten Antitoxine, sondern gegen das parenteral einverleibte artfremde Eiweiß. Aus der Wechselwirkung zwischen Antigen (Pferdeserum) und den vom Organismus dagegen gebildeten Antikörpern entstehen toxische Produkte, die die Serumerscheinungen auslösen. Der Verlauf der Serumkrankheit ist verschieden, je nachdem ob es sich um eine erstmalige oder wiederholte Injektion handelt. Nach der ersten Injektion von 2—15 *ccm* Serum kommt es bei ca. 5%, nach großen Dosen bei über 70% der Injizierten nach einem Inkubationsstadium von 8—12 Tagen zu einer Reihe von Symptomen:

1. Fieber. Dasselbe erreicht gewöhnlich nur mäßige Höhe und dauert in Remissionen mehrere Tage; Temperaturerhöhungen in den kritischen Tagen können zuweilen das einzige Zeichen der Serumkrankheit sein.

2. Exantheme. Sie treten entweder an der Injektionsstelle (lokales Serumexanthem) oder universell am ganzen Körper auf. Am

häufigsten sind sie urtikariell und dann mit starkem Juckreiz verbunden, seltener morbilliform oder polymorph. In unregelmäßiger Verteilung über den ganzen Körper bleiben sie tagelang bestehen. Scharlachähnliche Exantheme sind selten; die beschriebenen Fälle waren zum Teil echter Scharlach.

3. Lymphdrüsenschwellungen, sowohl regionär als allgemein, sind oft das früheste Symptom. Sie sind klein, wenig schmerzhaft und führen niemals zur Vereiterung.

4. Gelenksschmerzen, die das Bild eines Rheumatismus vortäuschen können.

5. Geringe Albuminurie, ohne Nierenelemente im Harn.

6. Ödeme, oft nur durch die Wage feststellbar, oder deutlich im Gesicht, besonders um die Augen.

7. Das Allgemeinbefinden ist nur dann stärker gestört, wenn große Serummengen injiziert wurden. Im Blute findet sich häufig

8. Leukopenie mit relativer Lymphozytose.

Die Erscheinungen nach wiederholter Injektion sind abhängig vom Zeitraum, der zwischen der ersten und zweiten Injektion verflossen ist. Reinjiziert man innerhalb der ersten Woche, so treten gar keine Erscheinungen auf. Liegt ein Zwischenraum von 16—42 Tagen zwischen erster und zweiter Einspritzung, so fehlt jede Inkubation und es tritt sofortige Reaktion ein. Wenige Minuten nach der Injektion, jedenfalls noch am selben Tage, entwickelt sich ein starkes Ödem und Erythem an der Injektionsstelle, die Temperatur steigt hoch an und es entsteht, manchmal unter schweren Allgemeinerscheinungen (Pulsschwäche, Schwindel, Brechreiz, Blutdrucksenkung, Zyanose, Dyspnoe, Kollaps), eine universelle Urtikaria; innerhalb 24 Stunden schwinden alle Erscheinungen. Erfolgt die Reinjektion später als zwei Monate, so entsteht beschleunigte Reaktion. Die Inkubationszeit ist von 8—12 auf 5—7 Tage verkürzt, die lokalen und allgemeinen Erscheinungen der Serumkrankheit laufen in kurzer Zeit ab. Die Fähigkeit, beschleunigt zu reagieren, bleibt viele Jahre erhalten. Die Reaktion ist spezifisch; bei vorausgegangener Injektion von Pferdeserum treten die Erscheinungen nur bei Reinjektion von Pferdeserum auf. Da die Reaktionen um so intensiver auftreten, je größere Serummengen injiziert werden, soll man möglichst konzentriertes, abgelagertes, entgiftetes Serum anwenden. Das Bestreben muß dahin gehen in Zukunft auch Heilsera von anderen Tieren als Pferden zu gewinnen. Um anaphylaktische Erscheinungen zu vermeiden spritzt man zuerst nur 0,5 bis 1,0 *ccm* Serum subkutan ein und läßt erst nach einigen Stunden die volle Dosis nachfolgen.

Mumps (Parotitis epidemica)

Der Mumps ist eine gutartige akute Infektionskrankheit, die sich als Schwellung der Ohrspeicheldrüse äußert. Der Erreger ist noch nicht bekannt. Es ist sehr wahrscheinlich, daß die Mundhöhle die Eintrittspforte darstellt. Die Krankheit ist kontagiös, die Empfänglichkeit allgemein verbreitet. Durch dritte Personen und Gegenstände wird sie nicht übertragen, sondern nur durch direkten Kontakt, wahrscheinlich durch Tröpfcheninfektion. Die Inkubation dauert 2—3 Wochen.

Symptome: Die Prodrome bestehen manchmal in Mattigkeit, geringem Fieber, Kopfschmerz, gelegentlichem Erbrechen und dauern höchstens zwei Tage. Die Krankheit beginnt mit einer Anschwellung, die an der Außenfläche des Unterkiefers liegt, die Grube zwischen Unterkiefer und Warzenfortsatz ausfüllt und, die Gestalt der Parotis imitierend, ungefähr Dreiecksform hat. Das Ohrläppchen wird in die Höhe gehoben und das Gesicht bekommt durch Verbreiterung einen plumpen, komischen Ausdruck. Die Haut über der Geschwulst ist manchmal gespannt und glänzend, aber nicht gerötet. Es besteht meist eine ausgesprochene Druckempfindlichkeit, manchmal Kaubeschwerden und gegen das Ohr ausstrahlende Schmerzen. Die Schwellung fühlt sich flaumig-elastisch an. Manchmal zur selben Zeit, meist aber erst in den nächsten Tagen, schwillt die andere Seite an und gelegentlich treten hiezu noch Anschwellungen der Glandula submaxillaris und sublingualis. Diese Drüsen können auch primär, in seltenen Fällen allein, ohne Beteiligung der Parotis erkranken. Während dieser Zeit besteht meist mäßiges Fieber; das Allgemeinbefinden ist gelegentlich recht beträchtlich gestört. Von Komplikationen ist die nur im Pubertätsalter zu beobachtende H o denentzündung von Wichtigkeit. Sie setzt gewöhnlich erst ein, wenn die Ohrspeicheldrüse bereits abgeschwollen ist und wird von hohem Fieber, starken Schmerzen, hochgradiger Schwellung des Organes begleitet. Man hat im Verlauf des Mumps Anfälle von heftigen Bauchschmerzen und Diarrhöen beobachtet, die auf eine E r k r a n k u n g d e r B a u c h s p e i c h e l d r ü s e bezogen werden. Schwere Komplikationen, wie Nierenentzündung, Otitis, Taubheit, Meningitis, Fazialislähmung, Endokarditis, Enzephalitis wurden als sehr seltene Vorkommnisse beschrieben.

D i a g n o s e: Bei der Diagnose hat man sich nur vor Verwechslung mit akuten Schwellungen der präaurikularen und retromandibularen Lymphdrüsen zu hüten. Die Schwellung beim Mumps ist durch die eigenartige Konsistenz, die Dreiecksgestalt und Abhebung des Ohrläppchens gegenüber Lymphdrüsentumoren charakterisiert.

T h e r a p i e: Die Behandlung braucht nur für Linderung der Beschwerden durch Watteverband und warme Umschläge zu sorgen. Während des Fiebers sind die Kinder im Bette zu lassen. Bei verzögerter Abschwellung legt man 6% Jodvasogen oder Ungt. kal. jodat. auf.

Keuchhusten (Pertussis)

Der Erreger des Keuchhustens ist mit größter Wahrscheinlichkeit das von B o r d e t und G e n g o u entdeckte influenzaähnliche

Stäbchen, das sich im Bronchialschleim von Keuchhustenkranken findet. Die Infektion erfolgt direkt durch das beim Husten zerstäubte Sputum; nicht sicher erwiesen ist die indirekte Infektion durch Spielsachen, Taschentücher etc. Durch die Ansteckungsfähigkeit im uncharakteristischen katarrhalischen Stadium erklärt sich die epidemische Ausbreitung. Die Eintrittspforte ist der Respirationstrakt, wo die Bazillen eine katarrhalische Affektion der Trachea und Bronchien erzeugen. Der Keuchhusten kommt schon im frühesten Kindesalter vor und erst mit Eintritt der Pubertät wird die Disposition geringer. Gewöhnlich ist während der rauhen Jahreszeit die Morbidität größer. Empfänglichkeit für Keuchhusten besteht in jedem Lebensalter, Influenza und Morbillen scheinen sie zu steigern. Überstehen von Keuchhusten schafft Immunität. Die Ansicht, daß der Keuchhusten eine Neurose sei, die besondere Reaktion neuropathischer Kinder auf verschiedenartige Affektionen des Respirationstraktes ist nicht bewiesen. In großen Städten ist der Keuchhusten unter den Kindern endemisch ausgebreitet.

Die Inkubationsdauer beträgt 1—2 Wochen. Prodromalsymptome sind manchmal vorhanden aber stets ganz uncharakteristisch. Bei der Krampfhustenkrankheit pflegt man drei Stadien zu unterscheiden.

1. Das Stadium catarrhale verläuft unter dem Bilde eines Katarrhs der oberen Luftwege mit Schnupfen, Konjunktivitis, Husten; letzterer noch nicht in charakteristischem Typus. Zuweilen gleicht dieses Stadium dem Prodromalstadium von Masern oder Grippe. Manchmal besteht leichtes Fieber. Dieser Zustand dauert 1—2 Wochen; nun beginnt sich die Art des Hustens zu ändern, er wird hartnäckiger, krampfartig und pflegt besonders nachts stärker zu werden. Auffallend ist bereits, daß der Husten auf Narkotika in den üblichen Dosen nicht reagiert. Ganz allmählich geht dieser Zustand über in das

2. Stadium convulsionis. Dieses ist gekennzeichnet durch den in Anfällen auftretenden Husten; ausgelöst wird er durch Weinen, Ärger, Erschrecken, manchmal auch durch Nahrungsaufnahme (kaltes Wasser, große Bissen). Die Anfälle treten aber auch spontan, sogar im Schlafe auf. Zuweilen geht eine Art Aura voraus, Kitzel oder Kratzen im Halse, Angst vor Erstickung, sodaß die Kleinen sich rasch erheben und an feste Gegenstände anklammern. Dann beginnt der Paroxysmus. Nach kurzem Atemstillstand und einigen Würgbewegungen erfolgt eine tiefe Inspiration und hierauf kommen heftige Exspirationsstöße mit ziemlicher Schnelligkeit in stakkatoartigem Rhythmus, durch einzelne tiefe ziehende Inspirationen unterbrochen. Auf der Höhe des Anfalles setzt eine Apnoe ein; das Kind wird zyanotisch, die Venen an Kopf und Hals erweitern sich, die Augen treten hervor und tränen, die blaue, geschwollene Zunge wird zwischen den Zähnen hervorgestreckt; hierauf erfolgt wieder eine langgezogene, krähende, angestrengte Inspiration („Aufziehen"), worauf mit der Lösung des Krampfes die Zyanose schwin-

det. Den Abschluß bildet Würgen und Erbrechen eines fadenziehenden, zähen, glasigen Schleims. Manchmal ist hiemit der Anfall beendet, zuweilen kommt nach kurzer Pause eine vollständige Wiederholung. Sofort nachher sind die Kinder meist wieder ganz normal, essen und spielen. Im allgemeinen geht es ihnen in diesem Stadium, in den Pausen zwischen den Anfällen, besser als im katarrhalischen Stadium. Bei der Untersuchung der Lungen findet man die Zeichen eines diffusen Katarrhs und zuweilen ein vergrößertes Volumen (Emphysem). Nach P o s p i s c h i l ist basales, kleinblasiges Rasseln charakteristisch für die P e r t u s s i s l u n g e. Die Zahl der Anfälle ist wechselnd, beträgt in mittelschweren Fällen 10—20 in 24 Stunden. Fieber gehört nicht zum einfachen Keuchhusten, sein Auftreten bedeutet das Einsetzen einer Komklikation. Nachdem die Hustenanfälle an Zahl und Stärke eine gewisse Höhe erreicht haben, werden die Paroxysmen allmählich seltener und die Inspirationen weniger krampfartig. Damit geht dieses Stadium nach einer Dauer von zwei Wochen bis zwei Monaten in das letzte Stadium über.

3. S t a d i u m d e c r e m e n t i. Es ist dies eigentlich eine Wiederholung der katarrhalischen Periode. Die Attacken schwinden allmählich und es bleibt ein gewöhnlicher, starker Husten mit schleimig-eitriger Sekretion zurück. In diesem Stadium kann eine Erkältung, ein Katarrh der oberen Luftwege ein Wiederaufflammen des Keuchhustens veranlassen.

Während des konvulsiven Stadiums entwickelt sich ein ganz eigenartiges Aussehen des Gesichtes; es wird gedunsen, die Lider und Lippen sehen ödematös aus; hiezu kommen noch die durch Druck und Stauung hervorgerufenen Hämorrhagien: Blutungen in die Conjunctiva bulbi, wodurch die Skleren schwarzrot gefärbt erscheinen, Blutungen in die Haut, die ein gesprenkeltes Aussehen bekommt. Diese F a c i e s p e r t u s s e a ist für die Krankheit absolut charakteristisch. Am Zungenbändchen entsteht häufig durch das fortwährende Anstoßen desselben an die Schneidezähne beim Husten ein kleines Geschwürchen (U l c u s s u b l i n g u a l e). Bei kachektischen Kindern breiten sich im Munde zuweilen aphthenartige Geschwüre aus.

K o m p l i k a t i o n e n sind bedingt durch die während des Anfalles zustandekommende Druckerhöhung und durch Venenstauung. Die Druckerhöhung kann zur Entstehung einer Nabelhernie oder eines Mastdarmprolapses führen. Die Blutungen infolge des Zerreißens der toxisch geschädigten Kapillaren erfolgen aus Nase, Mund (Zungenbiß), Ohren, sind aber meist nicht bedrohlich. Die wichtigen und ernsten Komplikationen drohen von seiten des R e s p i r a t i o n s t r a k t e s. Die große Mortalität, namentlich der jungen Säuglinge und jener Kinder, die durch vorangegangene Krankheiten, Masern, Ernährungsstörungen, sehr herabgekommen sind, ist bedingt durch die aus Sekundärinfektionen (besonders I n f l u e n z a) entstandenen Bronchialkatarrhe, Lobulärpneumonien, gelegentlich auch Lungenabszessen und Empyeme. Beim Eintreten einer Pneumonie werden zuweilen die Hustenanfälle seltener und schwächer und verlieren den krampfhaften Charakter. Nach langdauerndem Krampfstadium kann durch Relaxation ein Lungenemphysem entstehen, selten durch Austritt von Luft aus zerrissenen Lungenalveolen ein subkutanes Emphysem mit polsterartiger Schwellung der Haut des ganzen Oberkörpers. Die bei Sektionen nachweisbaren Bronchiektasien machen meist keine deutlichen klinischen Zeichen.

Bedeutungsvoll sind die Beziehungen zur Tuberkulose. Manchmal wird eine alte, latente Tuberkulose während des Keuchhustens manifest oder es schließt sich eine chronische Lungen- oder Drüsentuberkulose an. Man wird daran denken müssen, wenn im Verlaufe der Erkrankung die Kinder abmagern und kachektisch werden, wenn als Grund für einen längerdauernden fieberhaften Zustand keine andere Komplikation nachweisbar ist oder wenn bronchopneumonische Herde keine Heilungstendenz zeigen.

Am Zirkulationsapparate bewirkt die Stauung zuweilen Dilatation und Hypertrophie des rechten Ventrikels. Für den Ablauf des Keuchhustens ist das Verhalten des Nervensystems von größter Bedeutung. Zweifellos verläuft bei neuropathischen Kindern die Pertussis mit häufigeren und schwereren Anfällen und dauert länger; für spasmophile Säuglinge ist sie zuweilen eine lebensgefährliche Affektion, da sich an die Hustenattacken laryngospastische und eklamptische Anfälle anschließen können. Schwere Komplikationen von seiten des Nervensystems, wie Hemiplegie, Lähmungen, Erblindung und Gehörstörungen, psychische Störungen etc. infolge Blutung oder enzephalitischer Erkrankung sind selten und haben oft die Tendenz zu spontaner Rückbildung.

Die Diagnose ist in typischen Fällen sofort zu stellen. Sie stützt sich auf folgende Momente: Hustenparoxysmen mit Expektoration und Erbrechen glasigen Schleims bei geringfügigem Lungenbefund, Hustenanfälle besonders bei Nacht, Auslösbarkeit von Attakken durch Druck auf den Kehlkopf oder Berührung der Rachenwand mit dem Mundspatel, Facies pertussea, Ulcus sublinguale, Hämorrhagien, Leukozytenvermehrung mit relativer Lymphozytose.

In differentialdiagnostische Erwägung kann der Bifurkationshusten bei Bronchialdrüsentuberkulose kommen. Bei letzterer besteht Fieber, oft skrofulöser Habitus und positiver Lungenbefund, weiterhin fehlt beim Drüsenhusten das katarrhalische Anfangsstadium, das langgezogene krähende Inspirium und das Erbrechen. Selbst die Röntgenuntersuchung bringt oft nicht die Entscheidung, da auch im Verlaufe eines schweren Keuchhustens die Hilusdrüsen anschwellen. Die Diagnose gegenüber Reizhusten bei epidemischer Grippe ist oft sehr schwierig und erst durch Beobachtung des Verlaufes möglich. Hustenanfälle nach Aspiration von Fremdkörpern sind meist ohne Schwierigkeit zu erkennen. Wichtig ist der Umstand, daß nach lange abgeheiltem Keuchhusten neuropathische Kinder, gelegentlich eines Schnupfens oder gewöhnlichen Bronchialkatarrhs, wieder in Form von paroxysmalen Attacken (P s e u d o p e r t u s - s i s) husten. Dies wird als Folge der „Bahnung" der für den Husten in Betracht kommenden Reflexwege gedeutet, als pathologischer Bedingungsreflex.

Die P r o g n o s e ist infolge der häufigen Komplikationen und Sekundärinfektionen, vor allem der Respirationsorgane, viel ernster als gewöhnlich angenommen wird; namentlich bei Säuglingen ist die Mortalität sehr groß.

T h e r a p i e: Ein spezifisches Mittel gegen Keuchhusten gibt es nicht. Die Erfahrungen mit Vakzine, mit Injektion von arivulentem erhitztem Keuchhustensputum, mit Immun- oder Rekonvaleszentenserum sind noch nicht derart, daß die Anwendung für die Praxis empfohlen werden kann. Von größter Wichtigkeit sind allgemeine hygienische Maßnahmen: Sorge für dauernde Zufuhr frischer Luft, am besten F r e i l u f t b e h a n d l u n g, stets offene Fenster im Schlafzimmer; wenn irgend möglich empfiehlt sich das Zweizimmersystem. Bettruhe ist im Krampfstadium, bei fieberhaften Komplikationen oder bei schweren Anfällen notwendig, am besten Aufenthalt in einem Liegestuhl im Freien. Luftveränderung hat nur dann einen Wert, wenn damit der Übergang in ein wärmeres, staubfreies Klima verbunden ist. Nach Abheilung des Keuchhustens bedürfen namentlich auf Tuberkulose suspekte Kinder sorgfältigster Pflege und Überwachung. Bei der Ernährung sind häufige kleine Mahlzeiten zu empfehlen; alle scharfschmeckenden, harten oder bröckligen Speisen sind zu vermeiden; bei Abmagerung infolge heftigen Erbrechens ist konzentrierte Ernährung zweckmäßig.

Von den zahlreichen Medikamenten kommen in erster Linie C h i n i n p r ä p a r a t e und Narkotika in Betracht. Man verordnet vom Chinin hydrochlor, Chininperlen (0,1) oder Chininschokoladeplätzchen (0,1) oder von dem besser schmeckenden E u c h i n i n oder A r i s t o c h i n soviel Zentigramm als das Kind Monate und so viel Dezigramm als es Jahre zählt (nicht über 0,5 pro dosi) ungefähr eine Woche lang. Von C h i n e o n a l, einer Kombination mit Veronal, verschreibt man 3mal 0,1 bis 0,2.

Von den narkotischen Mitteln, die namentlich für neuropathische und spasmophile Kinder nötig sind, ist das Wirksamste das M o r - p h i u m. Es darf nicht verwendet werden bei Säuglingen und bei Kindern mit stärkerer Bronchitis. Ärztliche Kontrolle ist nötig. Man gibt es als Pulver oder in Lösung oder als Suppositorium durch 3—4 Tage und schaltet dann eine ebenso lange Pause ein.

Für Kinder im 3.—4. Lebensjahr 2—4mal täglich 1—2 *mg*,

für Kinder im 5.—10. Lebensjahr 2—4mal täglich 3—5 *mg*,

für Kinder vom 11. Lebensjahr an 2—4mal täglich 2—5 oder
mehr Milligramm.

Von Codein, Dicodid, Dionin ungefähr die dreifache Menge.

B e l l a d o n n a e x t r a k t hat zuweilen gute Wirkung (Extr.

Belladonn. 0,05 Aqu. amygd. amar. 10,0, 3mal täglich soviel Tropfen als das Kind Jahre alt ist; Steigerung bis auf die doppelte Menge gestattet). Bromnatrium in wäßriger Lösung Säuglingen 0,5 bis 1,0, größeren Kindern 3 *g* pro die. Mit Bromoform (Säuglinge 6—8 Tropfen, ältere Kinder höchstens 30—40 Tropfen täglich) sei man vorsichtig, da Intoxikationen vorgekommen sind. Von dem ungiftigen Papaverin kann man größere Dosen geben (Säuglingen 0,01—0,06, größeren Kindern bis 0,15 pro die). Selbstverständlich können auch andere Sedativa in nicht schlafmachender Dosis verschrieben werden: Luminal, Codeonal, Chloralhydrat. Von sonstigen Mitteln sei erwähnt: Extr. thymi sacharatum (Pertussin), 3 Kinderlöffel täglich, Dialysat. Thymi (Pilka) 2mal 3 Tropfen, Droserintabletten. Bei zäher Bronchitis wirken neben Hydrotherapie Inhalationen mit Zypressenöl günstig, das man auf im Zimmer aufgehängte Tücher aufträufelt. Ferner Vaporin, das man verdampfen läßt, Sauerstoffinhalationen. Manchmal ist auch Pinselung der hinteren Rachenwand mit Wasserstoffsuperoxyd, 2%iger Lapislösung oder Jodglyzerin nützlich. Bei Anwendung dieser Mittel spielt die Suggestion eine große Rolle. Dies gilt wohl auch von den berichteten Erfolgen mit Quarzlampenbestrahlung und den schmerzhaften Ätherinjektionen. In schwersten Fällen (namentlich mit eklamptischen Anfällen) ist manchmal eine Lumbalpunktion von ausgezeichneter Wirkung.

Ruhr (Dysenterie)

Ruhrerkrankungen haben in den letzten Jahren im Kindesalter an Häufigkeit zugenommen. Als Erreger kommen in unseren Gegenden fast niemals die Amöben, sondern nur die toxinbildenden Dysenteriebazillen (Kruse-Shiga) und Pseudodysenteriebazillen (Flexner, Y-Bazillen) in Betracht. Im klinischen Bilde ist zwischen den Stämmen kein Unterschied; beide erzeugen eine Entzündung im Dickdarm mit Geschwürsbildung in den Lymphfollikeln und bisweilen ausgebreitete nekrotisierende Prozesse der Darmschleimhaut. Die Krankheit beginnt meist ohne Prodrome unter dem Bilde eines akuten, fieberhaften Darmkatarrhs. Alsbald stellen sich die charakteristischen Entleerungen ein. Sie erfolgen 10 bis 30mal täglich oder noch öfter unter heftigem Tenesmus und Kolikschmerzen, immer nur in kleinen Mengen, bestehen aus glasigen, gelblichen oder grünlichen, schleimig-eitrigen Massen, in denen Blut in Form von Streifen oder größeren Klümpchen enthalten ist. Unter dem Mikroskop sieht man massenhaft Eiterzellen, rote Blutkörperchen und gramnegative, koliähnliche Stäbchen. Es gibt aber im Säuglingsalter auch Fälle, wo die Stuhlentleerungen nur den Charakter einer dyspeptischen Diarrhöe zeigen; gerade solche Fälle werden verkannt und können Anlaß zu Übertragung geben. Nach längerer Dauer des Leidens kann sich eine Sphinkterlähmung entwickeln, wobei aus der klaffenden Analöffnung die entzündete Schleimhaut hervorragt. Der Harn ist spärlich, wird oft unter Schmerzen entleert, und enthält Eiweiß, Zylinder und reichlich Indikan. Es gibt ganz leichte Fälle, wo nach 2—3tägigem Fieber und einigen blutig-schleimigen Entleerungen die Krankheit erledigt ist. Bei schweren Fällen überwiegen im Krankheitsbilde entweder die Symptome der Enteritis oder die einer Intoxikation mit Kollaps, Gewichtsstürzen und Vergiftungserscheinungen.

Infolge der Wasserverluste entstehen als Zeichen der Austrocknung: eingesunkene Fontanelle, halonierte Augen, greisenhaftes Aussehen, welke, tonuslose Haut. Zunge und Mundschleimhaut sind trocken und klebrig, häufig mit Soor oder fuliginösen Belägen bedeckt. Die Temperatur verläuft unregelmäßig, ist meist hoch; in schwersten toxischen Fällen und agonal kommen subnormale Temperaturen vor, wobei auch der Puls langsam und arhythmisch wird. Die Herzschwäche zeigt sich in der Zyanose und dem fahlgrauen Kolorit der Haut. Die Beteiligung des Nervensystems ruft Bewußtseinsstörung, Apathie, Somnolenz oder Delirien und Krämpfe hervor. Erbrechen besteht meist nur im Beginne der Krankheit, später sind die Patienten absolut appetitlos, aber von heftigem Durst gequält. Charakteristisch ist die Haltung der Kinder, die mit an den Bauch gezogenen Beinen, benommen und wimmernd mit schwerleidendem, schmerzhaftem Gesichtsausdruck im Bette liegen. Die Gefahren der Ruhr bestehen einerseits in der Möglichkeit des Eintretens eines Kollapses im Stadium der schweren Intoxikation, anderseits in den sehr häufigen Komplikationen. Die Herabsetzung der Immunität schafft die Disposition und die häufigen Verunreinigungen mit Stuhl sind die auslösende Ursache für die Entstehung von Furunkulose, Intertrigo, Dekubitus etc. Von den Darmläsionen kann eine Peritonitis oder Sepsis ausgehen. Nicht seltene Komplikationen sind ferner: Soor, Zystitis, Nephritis, Otitis, Pneumonie. Nach Ablauf der Erkrankung kommt es gelegentlich vor, daß sich Strikturen infolge Narbenschrumpfung ausbilden. Öfters bliebt ein chronischer Dickdarmkatarrh zurück, oder es entwickelt sich bei Säuglingen eine chronische Ernährungsstörung, die zu Dekomposition führen kann.

D i a g n o s e: Blutig-schleimige Entleerungen kommen bei Invagination, Purpura abdominalis und Tuberkulose des Darmes vor. In typischen Fällen ist die Diagnose leicht aus dem allgemeinen Krankheitsbild und vor allem aus den charakteristischen Entleerungen zu machen. Zur Feststellung der Erreger ist die bakteriologische Untersuchung der Stuhlentleerung notwendig. Vom Ende der ersten Woche an pflegt die Agglutinationsprobe positiv zu werden.

T h e r a p i e: Die spezifische Therapie besteht in Injektionen von p o l y v a l e n t e m D y s e n t e r i e - H e i l s e r u m, von dem man 10—20 *ccm* subkutan oder intramuskulär einspritzt. Man kann die Dosis in den folgenden Tagen wiederholen. Entgiftend durch Adsorption wirkt Tierkohle: Toxodesmin oder Carbo animalis pulv.

puriss. (auch Bolus alba) mehrere Kaffeelöffel in schleimigem Vehikel. Am Beginn der Erkrankung kann man ein Abführmittel geben, Ol. ricini 5—10—15 *g*, und nach Abklingen der akuten Entzündungserscheinungen Adstringentia; Tannigen, Tannalbin, Chininum tannicum etc. 4—6mal im Tag ½ *g* oder Uzaratabletten (à 0,02, 5—10 Tabletten täglich). Außerdem läßt man Stärkeklysmen oder Eingüsse von 150—200 *ccm* einer 1% igen Tanninlösung oder ½—1% igen Lösung von Argentum nitricum machen. Gegen die Schmerzen und den Tenesmus legt man warme Umschläge (Thermophor) auf den Bauch und verordnet Belladonna (Suppositorien à 0,001—0,005) oder Papaverin, mehrmals täglich 0,01—0,03 oder Tinct. opii. Bestehen starke Austrocknungserscheinungen, so muß physiologische Kochsalzlösung subkutan oder per Klysma zugeführt werden. Bei drohendem Kollaps verwende man rechtzeitig Herzmittel, Koffein und Kampfer.

Von größter Wichtigkeit ist die D i ä t. Nur ganz kurzdauernde Hungerperioden sind erlaubt, wobei aber gleichzeitig für reichliche Flüssigkeitszufuhr zu sorgen ist; die früher bevorzugte langdauernde Kohlenhydratdiät (Schleim, Kindermehle etc.) führt leicht zu schädlicher Inanition. Bei Säuglingen gehe man so vor wie bei den enteralen Durchfallskrankheiten angegeben; man beginne mit zusatzloser Buttermilch, dann Brust- oder Eiweißmilch, mit rasch steigendem Kohlenhydratzusatz. Bei Appetitlosigkeit erreicht man die nötigen Kalorienmengen durch Zufuhr konzentrierter Nahrung (Dubo, Breie etc.). Noch weniger ist bei älteren Kindern eine ängstliche Rücksichtnahme auf Stuhlbeschaffenheit angezeigt. Man vermeide nur jene Speisen, deren Schlacken den Dickdarm reizen können (Hülsenfrüchte, Gemüse, Schwarzbrot etc.) gebe aber sonst reichliche Nahrung: Schleimsuppe (mit Eiweißzusatz, Larosan etc.), Kartoffelpüree, Ei, Topfen, weißer Käse, Fleisch in Püreeform, Breie aus Grieß, Reis, Kindermehle, Fruchtsäfte (Heidelbeersaft), Bananen.

Da die Krankheit übertragbar ist, sollen die Patienten isoliert werden, und das Pflegepersonal ist zu strengster Reinlichkeit und fortwährender Desinfektion der Hände zu verhalten. Durch Bäder und spirituöse Abreibungen der Haut muß man eitrige Infektionen zu verhüten suchen.

Typhus abdominalis

Während bei älteren Kindern das Krankheitsbild, was Symptome, Verlauf und Komplikationen anbelangt, sich nicht wesentlich von dem beim Erwachsenen unterscheidet, zeigt der Typhus beim Säugling und jungen Kinde einige Besonderheiten. Es überwiegen die leichten Fälle; die einzelnen Perioden sind abgekürzt, Höhe und Dauer des Fiebers ist geringer. Die charakteristischen Stühle werden oft vermißt, Komplikationen, namentlich Darmblutungen sind viel seltener. Speziell beim Fehlen stärkerer nervöser Erscheinungen liegt oft nur das Bild des „gastrischen Fiebers" vor.

Die Krankheit beginnt mit uncharakteristischen Zeichen, Erbrechen, Mattigkeit, Appetitlosigkeit, Obstipation, Kopfschmerzen. Das Fieber erhebt sich, staffelförmig ansteigend, in wenigen Tagen zu einer hohen Continua, die 1—2 Wochen oder länger dauern kann, worauf es nach einem amphibolen Stadium treppenförmig zur Norm absteigt. In der Rekonvaleszenz auftretendes Fieber bedeutet Rezidiv oder Komplikation. Die Zunge ist mit einem dicken, weißen Belag bedeckt, die Lippen sind trocken und rissig, aber selten fuliginös. Nur bei mangelhafter Pflege kommt es in schweren Fällen zur Geschwürsbildung in Mund und Rachen, zu Noma oder eitriger Parotitis. Roseolen sind meist nur spärlich erst im Beginn der zweiten Woche zu finden; zur selben Zeit wird der weiche Milztumor nachweisbar, der zuweilen schmerzhaft ist; seine Größe geht öfters parallel mit der Temperatur. Die typischen Erbswasserstühle werden beim Kindertyphus oft während der ganzen Dauer der Erkrankung vermißt. Bei $\frac{1}{4}$ aller Kindertyphen besteht dauernd Obstipation oder normale Stühle. Meteorismus ist hingegen stets vorhanden. Ein diagnostisch verwertbares Frühsymptom ist die diffuse Bronchitis. Verlangsamung und Dikrotie des Pulses sind nur bei älteren Kindern vorhanden. Leukopenie des Blutes und Lymphozytose ist auch im Kindesalter nachweisbar und diagnostisch wertvoll. Die Harnuntersuchung ergibt positive Diazoreaktion, oft Albuminurie und Zylinder. Die Beteiligung des Nervensystems äußert sich entweder in Delirien, dauernder Benommenheit, Schlafsucht, oder bei sehr jungen Kindern in Schreianfällen. Nicht allzu selten entsteht durch toxische Hirnhautreizung das Bild einer Meningitis serosa. Schwerhörigkeit, Aphasie, Neuritiden kommen auch im Kindesalter gelegentlich vor. In der Rekonvaleszenz zeigt die Haut häufig infolge der Schweiße Sudamina, diffuse Schuppung oder Striae patellares. Ferner findet man trophische Störungen an den Nägeln (Querriefen) und häufig vorübergehenden Haarausfall. In schweren Fällen treten Blutungen als Zeichen hämorrhagischer Diathese auf. Von Komplikationen sind Stomatitis, Soor, Otitis media bei schwerbenommenen Kindern häufig. Parotitis suppurativa, Perichrondritis laryngea, Cholangitis, Darmblutungen, Perforation, Peritonitis sind im Kindesalter seltene Ereignisse.

Die D i a g n o s e ist in den ersten Tagen oft sehr schwierig. An Typhus soll gedacht werden, wenn bei hohem Fieber keine sichere Organerkrankung nachweisbar ist. Zentrale Pneumonie, Zystopyelitis, Otitis media, gastro-intestinaler Typ der Influenza, Miliartuberkulose, Meningitis sind durch sorgfältige, daraufhingerichtete Untersuchungen (Harnanalyse, Blutuntersuchung, Lumbalpunktion etc.) auszuschließen. Für Typhus spricht das staffelförmig ansteigende Fieber, der wachsende Milztumor, die Leukopenie mit Aneosinophilie und die Diazoreaktion; ferner die trockene belegte Zunge, Roseolen und die diffuse Bronchitis. Die Entscheidung bringen die biologischen Reaktionen. Typhusbazillen sind im Blute, Harn und Stuhl schon in den ersten Tagen, fast in 100% der Fälle nachweisbar.

5 *ccm* Blut werden in Eprouvetten mit 5 *ccm* steriler Galle aufgefangen: nach 1—2tägiger Anreicherung im Brutofen wird auf Drigalski- oder Endonährboden überimpft. Das diagnostisch so wichtige Agglutinationsphänomen tritt oft erst nach der ersten Woche auf. Handlich für den Arzt in der Praxis ist das F i k e r sche Diagnostikum.

B e h a n d l u n g : Bezüglich der Prophylaxe, Isolierung, Desinfektion der Exkrete, der Wäsche etc. gelten dieselben Vorschriften wie für Erwachsene. Bei der Unreinlichkeit und Unruhe kleinerer Kinder sind Pflegepersonen besonders gefährdet.

Das Wichtigste in der Behandlung des Typhus ist die Überwachung und Pflege. Sorgfältigste Reinigung der Haut, Alkoholwaschungen, Luftkissen etc. zur Verhütung von Dekubitus und Furunkeln, Reinigung des Mundes, Behandlung der Fissuren, der Stomatitis etc. Ein Grund zur knappen Ernährung besteht nicht. Man reicht, falls es von den appetitlosen oder benommenen Kindern genommen wird, reichlich Nahrung. Diese soll anfangs flüssig oder dünnbreiig sein. Milch mit Zusätzen von Kindermehlen, Kakao, Schleimsuppen mit Eidotter oder Eiweißpräparaten, Brei aus Gries und Zwiebackmehl, außerdem reichlich Flüssigkeit, Tee, Fruchtsäfte. Mit Abklingen des Fiebers kommt hiezu Kartoffelpüree, passierte Gemüse, Reis und Bananen und, erst wenn die Gefahr der Rezidive und Darmblutung vorüber sind, konsistentere Kost: Fleischpüree, Mehlspeisen. M e d i k a m e n t ö s e B e h a n d l u n g ist fast niemals nötig. Auch hier kann man wie bei der Dysenterie nach Rizinus eine Giftadsorption durch Tierkohle oder Bolus alba versuchen. Proteinkörpertherapie in Form von Milch- oder Vakzineinjektionen (Typhus, Coli) kann versucht werden. Bei älteren Kindern pflegt man Kopfschmerzen und andere durch das hohe Fieber bedingten Beschwerden durch Pyramidon (0,05—0,2) zu bekämpfen. Bei Erregungszuständen ist Chloral oder Brom zu geben, bei Vasomotorenschwäche Koffein, Kampfer etc. Am wirksamsten ist auch im Kindesalter die H y d r o t h e r a p i e : In einfachen Fällen genügen mehrmals täglich ausgeführte Waschungen und Einpackungen. Bei schwereren Fällen Bäderbehandlung. Bäder von 28—25 Grad Reaumur 5—10 Minuten lang, eventuell mehrmals täglich, bei Status typhosus oder drohender Entwicklung einer Pneumonie mit Übergießungen von 2—3 Liter eines um 5 Grad kühleren Wassers.

Paratyphus. Fast immer handelt es sich um Infektionen mit dem Bac. paratyphi B. Das klinische Bild ist gewöhnlich das eines fieberhaften, akuten Brechdurchfalls — gastroenteritisch oder dysenteriform oder typhoid — manchmal mit geringen Störungen des Allgemeinbefindens, zuweilen mit nervösen Symptomen. Die Diagnose ist schwierig und nur durch bakteriologische und serologische Untersuchung zu stellen, die Therapie die gleiche wie bei schwerer Enteritis oder Typhus.

Akuter Gelenksrheumatismus

Der akute Gelenksrheumatismus ist eine n i c h t k o n t a g i ö s e Infektionskrankheit, gekennzeichnet durch eine fieberhaft verlaufende Gelenksaffektion und durch die Tendenz der Entzündungen, sich am E n d o k a r d und an anderen serösen Häuten zu lokalisieren. Ein spezifischer Erreger ist noch nicht nachgewiesen; für die infektiöse Natur sprechen der Verlauf und das gehäufte Auftreten. Die Eingangspforte dürften die Rachenorgane sein; sehr häufig findet man im Beginne oder im Verlauf des Rheumatismus eine Angina. Das Überstehen der Krankheit schafft keine Immunität, sondern im Gegenteil erhöhte Disposition. Es ist eine Affektion des Schulalters, in jüngeren Jahren ist sie viel seltener. Die veranlassende Ursache bildet nach allgemeiner Erfahrung eine Erkältung oder Durchnässung. Zuweilen leiten Prodrome allgemeiner Natur oder eine lakunäre Angina die Gelenksaffektion ein. Ziemlich plötzlich, unter hohem Fieber, entwickelt sich hierauf ein seröser Erguß und eine Schwellung eines oder mehrerer Gelenke; es bestehen heftige spontane, auf Berührung sich verstärkende Schmerzen; die Haut ist gerötet und fühlt sich heiß an, die Beweglichkeit ist eingeschränkt. Gewöhnlich wird zuerst das Knie- oder Fußgelenk befallen, später wandert der Prozeß weiter und ergreift sprunghaft immer neue Gelenke; häufig Schulter und Ellbogen, seltener und später die Finger- oder Zehengelenke oder die Wirbelsäule. Das anfangs hohe Fieber sinkt bald ab und pflegt jedesmal anzusteigen, wenn ein neues Gelenk befallen wird. Fieber und Stärke der Gelenksaffektion gehen aber nicht immer parallel.

Das Allgemeinbefinden ist durch die starken Schmerzen und die Schweiße sehr gestört. Die Dauer des Rheumatismus hängt von der Zahl der befallenen Gelenke ab; im allgemeinen, bei unkompliziertem Verlauf, zirka 2—3 Wochen. Mit der Abheilung des Prozesses stellt sich die Funktion der Gelenke allmählich wieder vollständig her. Dieser typische Verlauf ist nicht häufig. Es ist für den Rheumatismus im Kindesalter charakteristisch, daß die Gelenksaffektion oft nur recht geringfügig ist; Schwellung und Rötung können fehlen. Ist die Schmerzhaftigkeit nur wenig ausgesprochen, so kann es vorkommen, daß erst das Auftreten einer Herzaffektion die Bedeutung der vorangegangenen vagen Gelenksschmerzen (Wachstumsschmerzen) erweist.

Als Begleiterscheinung schwerer Rheumatismen kommt es zuweilen, namentlich nach mehreren Rezidiven, zum Auftreten von hanfkorn- bis linsengroßen Knötchen unter der Haut oder Faszie, besonders in der Nähe der Gelenke (Ellbogen, Handrücken, Knie), die häufig dem Verlauf der Sehne folgen oder nahe den Muskelansatzpunkten gelegen sind. Die Knötchen sind nicht schmerzhaft (R h e u m a t i s m u s n o d o s u s).

Die ernste Bedeutung des kindlichen Rheumatismus liegt darin, daß noch viel häufiger als beim Erwachsenen, in 60—80% der Fälle das

Herz in Mitleidenschaft gezogen wird; dabei ist zu bemerken, daß sich schwere Herzveränderungen oft an einen ganz leichten Rheumatismus anschließen. In solchen Fällen kann es scheinen, als ob die Endokarditis das primäre Leiden wäre. Die ersten Zeichen der einsetzenden Herzaffektion sind neben neuerlicher Temperaturerhebung zunehmende Blässe, Pulsbeschleunigung und auffallende Dyspnöe, gelegentlich Herzklopfen oder Schmerzen in der Herzgegend. Am allerhäufigsten ist die Mitralklappe befallen und der Ausgang ihrer Entzündung ist die M i t r a l i n s u f f i z i e n z. Die Entzündung des H e r z b e u t e l s ist viel seltener (10 bis 20%) und gehört zu den schwersten Komplikationen des Rheumatismus. Sie kommt fast nur in Verbindung mit Endokarditis vor und führt entweder akut durch Myodegeneratio zum Tode oder erzeugt durch Verwachsung des Herzbeutels ein chronisches Leiden.

Seltenere Komplikationen sind die rheumatische P l e u r i t i s und N e p h r i t i s.

Es gibt eine Anzahl von Krankheitsbildern, die in enger Beziehung zum Rheumatismus stehen, gleichzeitig oder abwechselnd mit ihm bei demselben Patienten vorkommen und wahrscheinlich durch dieselbe „r h e u m a t i s c h e N o x e“ bedingt sind. Hieher gehören außer den genannten H e r z a f f e k t i o n e n, manche Formen von S k l e r i t i s und I r i t i s und ferner verschiedene E x a n t h e m e. Ein typisches „r h e u m a t i s c h e s E x a n t h e m“ ist das E r y t h e m a a n n u l a r e, bestehend aus sehr blassen, rötlichen oder bläulichen Ringen oder polyzyklische Figuren bildenden Flecken, hauptsächlich am Stamme, das pathognomonisch für die Endokarditis ist; ferner das E r y t h e m a m u l t i f o r m e, und andere papulöse oder urtikarielle Exantheme und schließlich auch eine Nervenkrankheit, die C h o r e a m i n o r. Man hat diese Affektionen auch als „r h e u matische Ä q u i v a l e n t e“ bezeichnet und zweifellos stehen Rheumatismus, Chorea, polymorphe Erytheme und Anginen in naher Beziehung. Im Laufe der Jahre wechseln bei demselben Patienten rheumatische Attacken, Chorea, Erytheme etc. miteinander ab und alle diese Krankheiten können eine Endokarditis zur Folge haben.

Die D i a g n o s e ist bei vollentwickeltem Krankheitsbild sehr leicht. Befallenwerden mehrerer Gelenke, die Schmerzhaftigkeit, die Wirksamkeit von Salizylpräparaten sprechen für Gelenksrheumatismus. Bei Gonorrhöe ist bei bestehender oder abgeheilter Blennorrhöe der Vulva oder Konjunktiva die Gelenksaffektion meist monartikulär. Bei Gonokokkensepsis entstehen multiple Gelenksabszesse. Bei kongenitaler Lues sind gewöhnlich beide Kniegelenke betroffen; bei letzterer ist der Verlauf fieberfrei, die Gelenksaffektion wenig schmerzhaft und es finden sich daneben andere Luessymptome (Keratitis parenchymatosa, hyperplastische Osteoperiostitis der Tibien, positive W a s s e r m a n n sche Reaktion). Die flüchtigen Gelenksaffektionen, „R h e u m a t o i d e“, bei Scharlach und Serumkrankheit, die fungösen Erkrankungen bei Tuberkulose und die eitrigen Formen bei Sepsis unterscheiden sich durch Anamnese und Verlauf.

Außerdem entscheidet die Therapie: Die echten Rheumatismusformen reagieren prompt auf Salizyl. Auch im Kindesalter sind große Dosen zu verordnen. Natrium salicylicum (älteren Kindern 1,5—5,0 g pro die) oder eines der Ersatzpräparate wie Aspirin, Kalmopyrin, Apyron etc. Man gibt die volle Dosis bis das Fieber und die Schmerzen schwinden und dann noch einige Tage das Medikament in verringerter Menge. Außerdem Ruhigstellung des Gelenkes, eventuell in gepolsterten Schienen; schmerzstillend wirken Prießnitzumschläge oder Pinselung mit 10% Itchthyol. Wenn Salizyl versagt, kann auch im Kindesalter Atophan gegeben werden.

Um Herzkomplikationen zu vermeiden, lasse man die Kinder lange im Bette liegen und sorge in der Rekonvaleszenz durch entsprechende Kleidung und Lebensweise dafür, daß Erkältungen und Rezidiven verhütet werden. Die Disposition zu rheumatischen Erkrankungen muß bei der Berufswahl berücksichtigt werden. Bei häufig rezidivierendem Rheumatismus hat man von der Tonsillenschlitzung oder noch besser von der Tonsillektomie oft gute Resultate gesehen. Außerdem sollen Erkrankungen der Zähne als mögliche Infektionsquellen entsprechend behandelt werden.

Chronischer Gelenksrheumatismus

Diese auch im Kindesalter nicht seltene Erkrankung kann in verschiedenen Formen auftreten. Als sekundäre chronische Arthritis, die sich nach wiederholten Anfällen von akutem Gelenksrheumatismus entwickelt und häufig von Herzkomplikationen begleitet ist, oder als primäre chronische Arthritis. Bei letzterer ist niemals ein akutes Stadium vorangegangen, sondern ganz allmählich, unter zunehmenden Schmerzen entstehen die Gelenksveränderungen. Zuerst werden gewöhnlich symmetrisch Finger und Zehen befallen, später auch die Gelenke der Wirbelsäule, der Kiefer etc.; sie sind verdickt und hochgradig schmerzhaft. Infolge der Ankylosierung und Deformierung kann vollständige Unbeweglichkeit der Patienten resultieren. Im Verlauf der Krankheit entwickelt sich eine hochgradige Atrophie der Muskulatur. Häufig sind vasomotorische Störungen, wie Erytheme und starke Schweiße. Findet sich außerdem noch ein Milztumor und Drüsenschwellungen, so liegt das Bild der Stillschen Krankheit vor. Ein weiterer Typus ist der Rheumatismus tuberculosus (Poncet). Chronische, auf Salizyl nicht reagierende Entzündungen einzelner Gelenke bei tuberkulösen Individuen, mit geringem Erguß und Neigung zu Deformierung.

Bei der Pertheschen Krankheit, der Osteoarthritis deformans juvenilis, die gewöhnlich unter dem Bilde eines Koxitis beginnt, führt das Schwinden der Schenkelhalsepiphyse zur Koxavarastellung. Diese Form kann ausheilen. Bei den anderen Typen des chronischen Gelenksrheumatismus ist die Prognose schlecht, da das Leiden nach vorübergehender Besserung und zeitweisen Stillstand schließlich nach jahrelanger Dauer doch durch Entkräftung zum Tode führt.

Behandlung: Salizyl und Atophan haben nur im Stadium akuter Verschlechterung Wirkung; auf den Verlauf der Krankheit sind sie ohne Einfluß. Zu versuchen ist die Darreichung von Jod oder Arsen; ferner Proteinkörpertherapie (Milch, Caseosan), weiters intramuskuläre Schwefel-injektionen. Am erfolgreichsten ist die physikalische Therapie: Massage und Gymnastik zur Mobilisierung der Gelenke, Schwefelbäder, Fangokuren, Heißluft- oder Sandbäder, Höhensonne, Diathermie und schließlich Radium in Form von Bade- und Trinkkuren.

Epidemische Grippe (Influenza)

Die Bezeichnung Grippe wird für zwei ganz verschiedenartige Prozesse verwendet. Man nennt Grippe einmal jene schwere Infektionskrankheit, die zuletzt im Jahre 1918 als Pandemie ganz Europa befallen hat. Diese pandemische (spanische) Grippe ist identisch mit der Influenza, die 30 Jahre vorher Europa durchzogen hat. Sie ist aber prinzipiell zu unterscheiden von den infektiösen Katarrhen der Respirationsorgane, die alljährlich, besonders in der kalten Jahreszeit, massenhaft, endemisch, auftreten und die vielfach auch „Grippe" genannt werden.

Zur Vermeidung von Mißverständnissen ist es zweckmäßig, für die wohlcharakterisierte Seuche den Namen Influenza zu belassen, und die durch verschiedenartigste Erreger erzeugten Katarrhe der Luftwege „Grippekrankheiten" zu nennen.

Der Erreger der Influenza dürfte wahrscheinlich der Pfeiffersche Bazillus sein, während Streptokokken und andere in den Lungenherden nachweisbare Bazillen nur als Sekundärinfektionen betrachtet werden. Doch ist die Möglichkeit eines invisiblen filtrierbaren Virus als ätiologischer Faktor nicht ausgeschlossen. Die Übertragung geschieht direkt durch die beim Husten und Nießen verstreuten Tröpfchen. Durch die hochgradige Kontagiosität und allgemeine Disposition erklären sich die plötzlich einsetzenden Massenerkrankungen.

Im Gegensatze zu den Grippeerkrankungen erkranken hauptsächlich Erwachsene und Kinder über sechs Jahre, während Säuglinge oft leichter befallen werden oder verschont bleiben.

Die Inkubation ist sehr kurz, 1—3 Tage, charakteristische Prodromalerscheinungen bestehen nicht. In leichtesten, namentlich bei Säuglingen zur Beobachtung gelangenden Fällen besteht nichts weiter als das bekannte Bild des fieberhaften Katarrhs der oberen Luftwege. Die typische Erkrankung älterer Kinder setzt ohne Prodrome mit rasch ansteigendem Fieber ein, das entweder nur einige Stunden, meist aber 2 bis 4 Tage dauert, um dann entweder kritisch mit Schweißausbruch oder remittierend zu enden. Dabei besteht schweres Krankheitsgefühl, oft sehr intensive Gliederschmerzen, Kopfweh, Lichtscheu und Augenschmerzen mit starker Injektion der Konjunktiven.

Die Zeichen von seiten der Respirationsorgane sind: S c h n u p - f e n, m e i s t o h n e s t ä r k e r e S e k r e t i o n, ziemlich häufig auch Nasenbluten. Charakteristisch ist der Rachenbefund: eine i n t e n - s i v p u r p u r - o d e r b l ä u l i c h r o t e, g l ä n z e n d e I n j e k t i o n d e s G a u m e n s, s t r e i f e n f ö r m i g p a r a l l e l m i t d e n G a u - m e n b ö g e n v e r l a u f e n d, manchmal mit einzelnen punktförmigen Blutungen, Ödem und Injektion der Uvula, Rötung und Schwellung der Mandeln und des Rachens mit den entsprechenden Schluckbeschwerden. Seltener als bei den Grippekrankheiten ist eine Otitis media, häufiger eine beträchtliche Schwellung der Nackendrüsen.

Das Ergriffensein des Kehlkopfes äußert sich in schmerzhaft quälendem, u n s t i l l b a r e m, h e i s e r e m H u s t e n, der oft keuchhustenartig mit besonders starken nächtlichen Attacken verlaufen kann. Schwere Fälle von Laryngitis mit membranöser Entzündung ohne Diphtheriebazillen können zu Stenoseerscheinungen und zu an Pseudokrupp gemahnenden Anfällen führen.

Auch im Kindesalter sind es die G r i p p e p n e u m o n i e n, die den schweren Charakter der Epidemie und die Höhe der Mortalität bedingen. Der entzündliche Katarrh der Luftwege breitet sich manchmal so rapid aus, daß wenige Stunden nach dem Beginn der Erkrankung schon eine dichte diffuse kapilläre Bronchitis vorliegt; oder es führt bei Entwicklung multipler hämorrhagisch-nekrotisierender Entzündungsherde in den Lungen die Allgemeinintoxikation noch vor Ausbildung von Infiltrationsherden zum Tode. Dann gibt es Fälle, wo in wenigen Stunden ausgebreitete konfluierende Lobulärpneumonien sich entwickeln und die Kinder unter hochgradiger Dyspnöe und Unruhe oder auch Somnolenz, manchmal unter dem Bilde einer Erstickung zu Grunde gehen. Wie bei Erwachsenen wurden auch bei Kindern Lungenabszesse, seltener Lungengangrän beobachtet. Pleuritis ist recht häufig, das Exsudat entweder dünn-eitrig oder auch blutig-serös.

Bei dem g a s t r o i n t e s t i n a l e n Typus der Grippe stehen M a g e n d a r m s y m p t o m e im Vordergrund: Erbrechen, schleimige, eitrige, selbst blutige Diarrhöen, die das Bild einer Dysenterie oder eines Typhus kopieren können. Die Milz ist meist nur wenig angeschwollen.

Wie beim Erwachsenen droht auch im Kindesalter bei schwerer Intoxikation ein Versagen der Herzkraft und der Vasomotoren. Zeichen drohender V a s o m o t o r e n s c h w ä c h e sind: auffallende Hinfälligkeit, Dyspnöe, ein eigenartig blaugraues Kolorit der Haut, beschleunigter, weicher, leicht unterdrückbarer Puls und Herzverbreiterung. Das Blutbild unkomplizierter Fälle weist Leukopenie auf. Auf der Haut hat man verschiedenartige toxische Exantheme und recht häufig Herpes labialis gesehen.

Die D i a g n o s e ist während der Epidemiezeit nicht schwierig. Für die Influenza ist charakteristisch, daß bei geringem klinischen

Befund in den Respirationsorganen die Zeichen der Intoxikation und Allgemeinerkrankung in den Vordergrund treten, während bei den banalen Grippeerkrankungen das Umgekehrte der Fall ist. In manchen Fällen wieder gleicht eine beginnende Influenza vollständig dem Bilde der Masern unmittelbar vor Ausbruch des Exanthems; hier hilft das Fehlen der Koplikschen Flecken zur Diagnose. Bei entwickelter Pneumonie spricht für Grippe und gegen kruppöse Entzündung die Unregelmäßigkeit des Fiebers, der Rachenbefund, das Fehlen der Leukozytose und der Chloridverminderung im Harn.

Behandlung: Ein verläßliches Heilmittel besitzen wir nicht. Grippe-Serum und -Vakzine setzen öfters die Temperatur herab, verhindern aber nicht die schweren Entzündungen der Luftwege. Bei dem Überwiegen der leichten Fälle im Kindesalter kommt man meist mit der bei Katarrhen der oberen Luftwege üblichen Therapie aus: Bettruhe, Hydrotherapie, Aspirin, Schwitzenlassen; Urotropin und Chinin haben bei Kindern keine Erfolge gezeigt. Bei den Fällen mit toxischer Gefäßlähmung sind frühzeitig energische Stimulantia: Koffein, Adrenalin, Kampferöl anzuwenden. Die Bronchitiden, Pneumonien, Pleuritiden, Darmkatarrhe und Nervenerscheinungen erfordern die gleiche Behandlung wie bei sonstiger Ätiologie.

Tuberkulose

Allgemeines Nach den Ergebnissen der Bakteriologie und Immunitätsforschung ist die Tuberkulose als Kinderkrankheit aufzufassen, und zwar als die häufigste und bedeutungsvollste Infektion dieser Altersstufe. Im frühen Kindes-alter infiziert sich der Organismus mit den Bazillen, die oft erst im späteren Lebensalter zu klinisch nachweisbarer Krankheit führen. Der Erreger ist der Kochsche Tuberkelbazillus, und zwar in der großen Mehrheit der Fälle der Typus humanus; die Infektion mit dem bovinen Typus ist viel seltener und verursacht meist eine leichtere Erkrankung. Die bazilläre Invasion kann in jeder Altersstufe eintreten. Eine kongenitale Tuberkulose, bei der die Infektion in utero stattfindet, ist sehr selten.

Bei der Säuglingstuberkulose handelt es sich meist um eine post partum akquirierte Tuberkulose, indem das Kind sehr frühzeitig von der phthisischen Mutter infiziert wird. Nicht bewiesen ist die indirekte Schädigung der Kinder tuberkulöser Eltern durch den Übergang von Toxinen, welche Dystrophie und Minderwertigkeit zur Folge haben sollen (Paratuberkulose). Asthenischer Habitus und allgemeine Schwächlichkeit kommt auch bei Kindern nicht-tuberkulöser Eltern vor. Es gibt vielleicht eine familiäre, vererbbare Minderwertigkeit der Respirationsorgane, die besonders zur Erkrankung disponiert. Zur Infektion ist der Kontakt mit bazillenhältigem Material notwendig; fast stets ist es der kranke Mensch, respektive das

Sputum hustender tuberkulöser Individuen, das beim Sprechen und
Husten verstäubt wird, das die Ansteckung übermittelt. Der weitaus häufigste Infektionsmodus im Kindesalter ist
der aerogene, die Inhalation, wobei die bazillenhaltigen Tröpfchen den Erreger in den Organismus bringen. Geringere Bedeutung
hat die Inhalation bazillenhaltigen Staubes. Bei älteren Kindern
kommt noch die Schmierinfektion in Betracht, wobei der bazillen-
haltige Schmutz in den Mund gebracht wird. Seltener ist der enterogene Infektionsmodus, durch den Genuß der Milch perl-
süchtiger Rinder; manche durch den Typus bovinus erzeugte Formen
von Abdominaltuberkulose können so entstanden sein. Noch seltener
ist die Haut die Eintrittspforte, dermatogene Infektion.

Am Orte des Einbruches (Rachen, Tonsillen, Darm oder
Genitale) machen die Bazillen meist gar keine Reaktion, sie pas-
sieren die Schleimhaut und werden auf dem Lymphwege weiterver-
schleppt. Im Kindesalter ist die erste Lokalisation
des Tuberkulosebazillus weitaus am häufigsten die
Lunge. Die bei der bronchogenen Infektion eingedrungenen Bazillen erzeugen dort den Primäraffekt. Er sitzt niemals
in der Spitze, sondern an verschiedenen Stellen des Lungengewebes,
am häufigsten an der Basis des rechten Oberlappens (Ghon). Hier
bildet er ein bis erbsengroßes, das Lumen eines Bronchiolus umge-
bendes Infiltrat, das rasch verkäst und später bindegewebig induriert
und verkalkt. Stets sind gleichzeitig die auf dem
Lymphwege infizierten, regionären Lymphdrüsen
am Lungenhilus mitergriffen, vergrößert und spezifisch
tuberkulös erkrankt. Beides zusammen, Primärherd und Hilusdrüsenschwellung nennt man den Primärkom-
plex, das erste Stadium der Tuberkulose. In diesem
Stadium besteht ausgesprochene Heilungstendenz; als Rest ist bei Erwachsenen in späteren Jahren nur noch eine pigmentierte Narbe
oder verkalktes Knötchen nachweisbar. Tritt Heilung nicht ein, so
schreitet der Tuberkuloseprozeß vom Lungenherde oder von den
Drüsen weiter, und setzt in der Umgebung oder nach Einbruch
in einen Bronchus oder Verschleppung auf dem
Lymphwege an entfernteren Stellen neue Tuberkuloseherde. Bedeutungsvoll ist der Einbruch in die Blutbahn. Durch De-
ponierung in den verschiedensten Stellen, Knochen, Gelenken, Haut,
Drüsen, Meningen entstehen die tuberkulösen Affektionen dieser
Organe und auch die Miliartuberkulose. Diese bilden das
2. Stadium. Das 3. Stadium, die chronische Tuberkulose der Organe, speziell die kavernöse Phthise ist im Kindesalter seltener. Dagegen kommt es gar nicht selten in der Umgebung des
Primärherdes zu einem Ödem oder auch einer entzündlichen unspe-
zifischen Infiltration (perifokale oder epituberkulöse Infiltration).

Das Inkubationsstadium verläuft symptomlos;

vom Momente der Infektion bis zum Auftreten der positiven Tuberkulinreaktion vergehen drei Wochen oder mehr, wobei sich die Kinder völlig normal entwickeln. Sich stets wiederholende Infektionen, Superinfektionen und dauernder Kontakt mit Bazillenhustern scheint bedeutungsvoll für die Ausbreitung und den Verlauf der Tuberkulose zu sein, indem solche die Heilung des Primärinfektes hindern und die Generalisation fördern.

Von Wichtigkeit ist ferner, ob die Infektion intra- oder extrafamiliär stattgefunden hat, indem bei ersterem Modus mehr chronische, bei letzterem mehr akute Verlaufsformen vorkommen. Von größter Bedeutung ist das Alter, in dem die Infektion erfolgt. Im ersten Lebensjahr führt sie oft zum Tode, im Schulalter meist zu chronischer, gutartiger Entwicklung.

Der Verlauf und die Eigenart der kindlichen Tuberkulose sind nicht nur durch die Bazillen und die Gewebsveränderungen bedingt, sondern auch durch das biologische Verhalten des Organismus. Wie bei jeder Infektion regen auch die Tuberkelbazillen die Bildung von Antikörpern an; letztere treten einige Wochen nach der Infektion auf und erreichen nach einigen Monaten ihr Maximum. Der Organismus hat durch das Überstehen dieser ersten Erkrankung die Fähigkeit erlangt, auf neuerliche Infektion prompter und ausgiebiger mit Antikörperbildung zu reagieren (Allergie). Sein Schicksal bei Reinfektionen, denen jedes Individuum sehr oft ausgesetzt ist, hängt einerseits von der Menge der eindringenden Bazillen und anderseits von der Leistungsfähigkeit seiner biologischen Abwehrvorrichtungen ab. Die Invasion spärlicher Bazillenmengen beantwortet der Organismus, auch wenn sie häufig stattfindet, mit rascher Produktion schützender Antikörper. Ist die Schutzkörperbildung nicht ganz ausreichend, so können an einzelnen Stellen lokalisierte Tuberkelherde entstehen. Erfolgt aber eine Überschwemmung des Organismus mit Bazillenmassen von außen her oder von innen durch Einbruch in den Kreislauf, so entsteht eine allgemeine Miliartuberkulose. Die Bedingungen hiezu sind besonders dann gegeben, wenn die Fähigkeit der Antikörperproduktion gelähmt ist (z. B. in der anergischen Periode nach Masern).

Art und Intensität des Verlaufes der Tuberkulose sind abhängig von dem Grade der Widerstandskraft und Reaktionsfähigkeit des Organismus. Zuweilen ist die Wehrlosigkeit angeboren oder ererbt, gewöhnlich aber wird sie erworben, und zwar durch alle jene Umstände, die die Vitalität des Organismus herabsetzen: mangelhafte und unzweckmäßige Ernährung (massenhafte Zunahme der Tuberkulose während des Hungers im Kriege), Leben in unhygienischem Milieu, Infektionskrankheiten (Masern, Keuchhusten) und rezidivierende Affektionen des Respirationstraktes; letztere schaffen die besondere lokale Disposition.

Die Häufigkeit der Infektion mit Tuberkulose

ist ganz enorm, wie die Untersuchungen mit den diagnostischen Tuberkulinproben ergeben haben. Von städtischen Proletarierkindern reagieren mit 5 Jahren die Hälfte, mit 10 Jahren fast alle positiv. Das heißt, daß fast alle Menschen während ihrer Kindheit irgendeinmal mit Tuberkulose zu tun gehabt haben, eine tuberkulöse Infektion durchgemacht haben. Es bedeutet aber nicht, daß sie im klinischen Sinne an Tuberkulose erkrankt sind. Es ist ein strenger Unterschied zu machen zwischen auf Tuberkulin reagierenden und tuberkulös erkrankten Individuen. Der positive Ausfall der Reaktion beweist nur, daß eine tuberkulöse Infektion stattgefunden hat und Antikörper dagegen gebildet wurden.

Die Mortalität an Tuberkulose (in den letzten Jahren allgemein abnehmend), ist während des ersten und zweiten Lebensjahres sehr hoch, sinkt dann schnell auf niedrige Werte und bleibt gering während der ganzen Kindheit, um erst gegen das 20. Lebensjahr mit der Häufung der Fälle von Lungenphthise wieder anzusteigen.

Die klinischen Bilder der Tuberkulose sind äußerst wechselnd; typische, sofort als Tuberkulose zu erkennende Erscheinungen machen nur die lokalisierten Tuberkuloseerkrankungen der Haut, der Hoden, der Knochen und der Gelenke.

Das Primärstadium der Tuberkulose ist als solches nicht zu diagnostizieren, denn es bestehen meist nur vieldeutige Allgemeinerscheinungen. Erst wenn der Herd mit den dazugehörigen Drüsen eine gewisse Größe erreicht hat, wird er durch physikalische Untersuchungen nachweisbar. Die mehrtägige Temperaturerhöhung, die einige Wochen nach stattgefundener Infektion ohne sonstige Symptome auftritt (Initialfieber) und das sogenannte „Exanthem der Tuberkuloseinfektion" bleiben meist unbeachtet. Die Allgemeinerscheinungen beim Säugling äußern sich entweder unter dem Bilde eines Nährschadens oder als Anämie, zuweilen mit Leber- und Milztumor, und schließlich in unregelmäßigen Temperatursteigerungen. Oft genug aber bleibt, selbst bei weit vorgeschrittener Tuberkulose der Ernährungszustand der Säuglinge lange Zeit ganz normal.

Auch bei älteren Kindern macht sich das erste Stadium zunächst nur durch vage, vieldeutige Zeichen bemerkbar. Es sind Kinder, die wegen dauernder Appetitlosigkeit, mangelhafter Zunahme und Entwicklung, wegen Nachtschweiße oder Seitenstechen, oder wegen anämisch-chlorotischer Beschwerden, Müdigkeit, Verdrießlichkeit etc. und namentlich wegen häufiger unmotivierter Fieberzustände zum Arzte gebracht werden. Die abendlichen Temperaturerhebungen sind meist gar nicht sehr hoch, 37,5⁰ bis 38⁰, und werden oft erst durch fortgesetzte zweistündliche Messungen entdeckt. Zuweilen laufen die Kinder mit diesen Temperaturen herum, fühlen sich nur abends etwas müde und mißlaunig. Nun ist aber das Symptom der abendlichen subfebrilen Temperaturen sehr vieldeutig. Wir finden es bei Kindern mit chronischen Infekten des Nasenrachenraumes; hier schwindet es nach Entfernung der Tonsillen und Adenoide. Ferner auch bei Otitis, Lymphdrüsenschwellung, Coliinfektionen, ganz milder Endocarditis. Wichtig ist es zu wissen, daß es vasolabile Individuen mit habitueller Hyperthermie gibt, bei denen die rektale Temperatur, speziell oft nach Bewegungen, Fieber ergibt. Besteht nun gleichzeitig irgendein Husten und positive Tuberkulinreaktion, so ist sehr naheliegend, solche Fälle als Tuberkulose zu deuten und zu behandeln.

Jeder langdauernde Husten ist wohl verdächtig, doch ist auch dieses Symptom vieldeutig, da chronische Katarrhe des Nasopharynx, unspezifische Bronchitiden, Reizhusten der Neuropathen, ganz gleiche Bilder liefern. Das gleiche gilt für das Symptom der Anämie (Blässe der Vasoneurotiker, Pseudoanämie).

Für die Beurteilung derartiger unklarer Krankheitsbilder ist die Anamnese (intra- und extrafamiliäre Ansteckung) und das Aussehen der Patienten von großer Bedeutung. Bei Kindern, die frühzeitig infiziert worden sind, wird häufig ein sogenannter „phthisischer Habius" angetroffen: langer schmaler, schlecht gewölbter Thorax, abfallende Schultern, geringes Fettpolster; in beginnenden Fällen oft ein besonders liebliches Gesicht mit zartem Teint, blonden Haaren, rosigen Wangen, weiten Lidspalten und langen dunklen Wimpern, Hypertrichosis und Gefäßektasien am Rücken. Aber weder das Hochaufgeschossensein noch die Engbrüstigkeit, weder der asthenische Habitus noch der „Traviatatyp" sind für die infantile Tuberkulose beweisend.

Bei **Bronchialdrüsentuberkulose** ist das wichtigste Symptom der eigenartige Husten; er ist klingend, „bitonal", tritt manchmal in keuchhustenähnlichen Anfällen, aber ohne Sputum und krähendes Inspirium auf, ist hartnäckig, trocken, manchmal mit metallischem Timbre; er entsteht durch den Reiz, den der Druck der Drüsenpakete auf die Bifurkation und den Nervus recurrens ausübt. Ein zweites wichtiges Zeichen, das namentlich bei jungen Kindern zur Beobachtung kommt, ist das exspiratorische Keuchen, ein in der Ruhe kaum hörbares stridoröses Geräusch während der verlängerten Exspiration, das beim Schreien deutlicher wird; es erinnert an das forcierte Ausatmen beim Bronchialasthma.

Haben die Drüsenschwellungen größeren Umfang erreicht, so erzeugt der durch sie ausgeübte Druck auf Gefäße und Nerven markante Symptome einer Raumbeschränkung im Mediastinum: Zyanose, Venenerweiterungen und Gedunsensein des Kopfes und Halses, Dyspnöe, Atembeschleunigung, Schluckbeschwerden, Pulsalteration und Pupillendifferenz; seltener Exophthalmus und Trommelschlegelfinger. Bei älteren Kindern hört man zuweilen ein Venen-

kompressionsgeräusch in der Jugularis beim Rückwärtsbeugen des
Kopfes (S m i t h sches P h ä n o m e n). Die physikalischen Zeichen
sind inkonstant und nicht sehr verwertbar. Bei der Perkussion konstatiert man gelegentlich eine E m p f i n d l i c h k e i t   e i n z e l n e r
D o r n f o r t s ä t z e (Spinalgie), im Gebiete der Drüsenschwellung,
Schallverkürzung vorne neben der Herzdämpfung, oder am Rücken
interskapular. Die i n t r a s k a p u l a r e D ä m p f u n g ist meist undeutlicher als die des Sternums. Häufiger wahrzunehmen ist bei der
Auskultation eine V e r b r e i t e r u n g d e r Z o n e d e s H i l u s -
a t m e n s. Gelegentlich ist auch das d'E s p i n e sche Zeichen verwertbar, der bronchiale Beiklang der naheklingenden Flüsterstimme
bis zum 4—5 Brustdorn. Bei der Schwierigkeit der Deutung der klinischen Symptome ist die R ö n t g e n o g r a p h i e oft von großem
Nutzen. Die Ergebnisse der Radiologie dürfen n u r i m Z u s a m -
m e n h a n g e m i t a l l e n k l i n i s c h e n S y m p t o m e n verwertet
werden. Drüsenschatten im Röntgenbilde allein gestatten noch keinen
Schluß auf die tuberkulöse Ätiologie. Hilusdrüsenschwellungen treten im Gefolge aller möglicher entzündlichen Affektionen auf, wie
Masern, Grippe, aber auch bei den chronischen Katarrhen der Mundatmer. Das gleiche gilt für die verstärkte Hiluszeichnung. Diagnostisch wertvolle Hinweise sind, wenn vorhanden, tuberkulöse Manifestationen an der Haut in Form von Folliklis, Lichen scrophulosorum, Lupus, Scrophuloderma, ferner Phlyktänen und andere
Zeichen der Skrofulose. Der Verlauf der Bronchialdrüsentuberkulose ist verschieden. In den meisten Fällen heilt die Tuberkulose-
erkrankung nach verschieden langer Dauer durch Abkapselung und
Verkreidung. Selten einmal entsteht durch Einbruch einer verkästen
Drüse in den Bronchus ein schweres Krankheitsbild mit Erstickungsanfällen; selbst dann kann noch nach Aushustung verkäster Massen
Heilung eintreten.

Hilusdrüsentuberkulose kann aber auch der Ausgangspunkt
einer Miliartuberkulose werden, oder durch Übergreifen auf das
Lungenparenchym zur Entwicklung einer P e r i b r o n c h i t i s t u -
b e r c u l o s a, einer H i l u s p h t h i s e oder k a s e o s e n P n e u m o -
n i e Anlaß geben.

Bei diesen letzteren Formen, die namentlich bei jüngeren Kindern vorkommen, bestehen außer den Allgemeinerscheinungen noch
die Zeichen einer Bronchitis oder Pneumonie, die sich aber von gleichen Affektionen aus anderer Ätiologie durch den chronischen Verlauf, die mangelnde Heilungstendenz, durch das Fehlen lokaler Beschwerden, den hektischen Fiebertypus und die progrediente Kachexie unterscheiden. Man wird daran denken müssen, wenn ein Katarrh
oder eine Infiltration der Lunge, die im Anschlusse an Pertussis oder
Morbilli entstanden war, keine Tendenz zur Lösung zeigt. Leichtere
Formen verlaufen unter dem Bilde einer p e r i h i l ö s e n I n f i l -
t r a t i o n und können oft nur durch Röntgenuntersuchung erkannt
werden.

Ein typisches, seltenes Krankheitsbild ist die **epituberkulöse Infiltration.** Es sind dies unter den klinischen Zeichen einer chronischen Infiltration verlaufende, oft ausgedehnte Entzündungsprozesse bei tuberkulösen Individuen, die selbst nach monatelangem Bestehen noch spurlos verschwinden können, e n t z ü n d l i c h e H e r d r e a k t i o - n e n b e i e x s u d a t i v e n I n d i v i d u e n u m e i n e n T u b e r - k u l o s e h e r d. Die epituberkulöse Infiltration beginnt meist schleichend im Anschluß an Masern oder Grippe; die sich rasch über größere Lungenbezirke ausbreitende Infiltration gibt als klinische Zeichen massive Dämpfung mit leisem Bronchialatmen, meist ohne Rasseln.

Die **chronisch-kaseose Lobulärpneumonie** beginnt stets ganz allmählich mit den bekannten Allgemeinerscheinungen. Man findet über einem Lappen Dämpfung, abgeschwächtes Bronchialatmen, aber auch Rasselgeräusche aller Art. Hier kann es durch Zerfall der kaseosen Massen zu Kavernenbildung kommen. Diese Fälle geben meist schlechte Prognose. Im Falle der Ausheilung können zirrhotische Prozesse und Schrumpfungen, Bronchiektasien und andere schwere Zustände die Folge sein.

Im **sekundären Stadium** der Tuberkulose kommt es durch Verschleppung der Tuberkelbazillen auf dem Blut- oder Lymphwege zu lokalen Manifestationen oder zur allgemeinen Infektion. Bezüglich der Lokalisationen in Knochen und Gelenken (Karies, Fungus) wird auf die Lehrbücher der Chirurgie verwiesen; tuberkulöse Affektionen der Haut und der serösen Häute (Pleura, Peritoneum, Perikard), des Gehirnes und der Lymphdrüsen sind in den betreffenden Kapiteln beschrieben.

Miliartuberkulose entsteht durch Einbruch von Tuberkelbazillen in die Blutbahn und massenhafte Aussaat in alle Organe auf hämatogenem Wege. Eine auslösende Ursache kann fehlen; oft aber sieht man, daß sich im Anschlusse an Keuchhusten und Masern oder an eine Operation tuberkulöser Drüsen und Knochen durch Mobilisierung und Aktivierung bisher latenter Herde bei bestehender Widerstandslosigkeit des Organismus eine allgemeine Miliartuberkulose entwickelt. Sie kommt einmal scheinbar primär bei Kindern vor, die bisher keine manifesten Zeichen aufgewiesen haben, ein andermal ist sie der Schlußakt einer tuberkulösen Drüsen- oder Organerkrankung. Für das frühe Kindesalter charakteristisch ist die fast konstante Mitbeteiligung der Hirnhäute; nervöse Symptome dominieren so sehr im klinischen Bilde, daß die meisten Miliartuberkulosen als M e n i n g i - t i s t u b e r c u l o s a verlaufen.

Bei älteren Kindern bietet die Miliartuberkulose oft das vage Bild einer schweren Infektionskrankheit, die an T y p h u s oder S e p s i s erinnert: hohes, unregelmäßiges Fieber, rasch fortschreitende Anämie und Kachexie, Delirien oder Somnolenz. Auffallend ist bei dem oft geringfügigen physikalischen Lungenbefund, der nur einer diffusen Bronchitis entspricht, die schwere Zyanose und die stark beschleunigte, ächzende Atmung bei geringem Husten. Ferner findet man Leberschwellung und Milztumor, zuweilen Meteorismus und Diarrhöen, im Harn positive Diazoreaktion. Wertvoll für die Diagnose sind der Nachweis von Hauttuberkuliden und von Chorioidaltuberkeln. Die Tuberkulinreaktion kann negativ sein.

Chronische Lungentuberkulose älterer Kinder. (Tertiäres Stadium.) Die ersten Zeichen der sich entwickelnden Lungenphthise sind ganz uncharakteristisch und vieldeutig. Die Kinder bleiben in der Entwicklung stehen, nehmen nicht zu, werden leicht ermüdbar und reizbar, sind appetitlos und blaß, haben morgendlichen Husten ohne Auswurf. Es liegt zuweilen das Bild einer Chlorose oder einer Ernährungsstörung vor. Hämoptoe ist äußerst selten. Von großer Wichtigkeit sind fortlaufende häufige Temperaturmessungen, die schon in frühem Stadium unregelmäßige, meist abendliche Fiebersteigerungen nachweisen. Die physikalische Untersuchung ergibt im Beginne der Erkrankung oft einen recht geringfügigen Befund. Erst nach längerer Dauer gelingt es, Dämpfung oder Tympanismus, klingende Rasselgeräusche etc. aufzufinden. Der Ausgangspunkt ist oft nicht die Spitze, sondern die Infraklavikulargegend oder eine andere Stelle des Oberlappens. Der weitere Verlauf ist dann derselbe wie im späteren Alter; es entwickeln sich Schrumpfungsprozesse oder Kavernen, es kommt häufig zu Pleuritis, seltener zu Infektion des Larynx und Darmes. Nachtschweiße, Abmagerung, hektisches Fieber, quälender Husten mit Expektoration etc. stellen sich ein. Der Tod erfolgt durch Kachexie, Amyloidose oder durch hinzutretende Komplikationen. In anderen Fällen ist der Verlauf gutartiger; jahrelang bleibt das Allgemeinbefinden und der klinische Befund stationär, um erst zur Zeit der Pubertät sich wieder zu verschlechtern (P u b e r t ä t s p h t h i s e).

Diagnose der Tuberkulose. Mit Sicherheit kann Tuberkulose durch den Nachweis der K o c h schen B a z i l l e n erkannt werden. Man findet dieselben im Sputum, Eiter, Zerebrospinalflüssigkeit, Harn etc. nach den bekannten Färbemethoden als säurefeste Bazillen, oder führt die Entscheidung durch den Tierversuch herbei. Von klinischen Bildern gestatten nur die Meningitis tuberculosa, der Lupus und die Tuberkulide, ferner Fungus und Karies mit Sicherheit den Schluß auf Tuberkulose. Mit Wahrscheinlichkeit kann man ihn bei manchen Formen von Pleuritis, Peritonitis machen. Verdächtig auf Tuberkulose sind Kinder mit einem Symptomenkomplex, der sich aus Blässe, Abmagerung, abendlichem Fieber, Nachtschweißen und rezidivierenden Bronchialkatarrhen zusammensetzt und die einen asthenischen, langen, schmalen, schlecht gewölbten Thorax, Hypertrichosis und die Zeichen des Habitus phthisicus aufweisen und hereditär belastet sind.

Wertvolle diagnostische Ergebnisse liefert die R a d i o l o g i e; bezüglich der Hilusschatten sei darauf hingewiesen, daß auch nach Keuchhusten, Masernpneumonien, Grippe etc. große Drüsenschatten nachweisbar werden.

Von größter diagnostischer Bedeutung für die Praxis sind die biologischen Methoden, die Tuberkulinreaktionen. Das Wesen derselben besteht darin, daß auf die Einbringung von Tuberkulin (die durch bestimmte Methoden gewonnene giftige Leibessubstanz der Bazillen) nur diejenigen Individuen reagieren, die mit Tuberkelbazillen infiziert sind. Wo das Tuberkulin mit frei zirkulierenden oder an Zellen gebundenen Tuberkuloseantikörpern zusammentrifft, entsteht eine Tuberkulinreaktion: am Orte der Einverleibung die Lokalreaktion, an der Stelle der tuberkulösen Erkrankung die Herdreaktion (Entzündungserscheinungen, Schmerzen, vermehrtes Sputum, Aufflammen von Lupusherden etc.) und schließlich durch Giftwirkung die Allgemeinreaktion (Fieber, Krankheitsgefühl). Zur diagnostischen Anwendung sind nur jene Methoden geeignet, die Allgemein- und Herdreaktionen möglichst vermeiden.

Positive Reaktion bedeutet nicht Tuberkulosekrankheit, sondern nur stattgefundene Tuberkuloseinfektion. Bei Kindern der ersten zwei Lebensjahre hat eine positive Reaktion großen diagnostischen Wert, denn hier bedeutet sie meist aktive Tuberkulose. Weniger wertvoll ist die Probe in späteren Jahren, wo sie mit zunehmendem Alter in schnell steigendem Prozentsatz positiv ausfällt; in dieser Altersstufe kann sie nur als wertvolles Hinweissymptom bei unklaren Prozessen verwertet werden. Die negative Tuberkulinreaktion ist viel bedeutungsvoller; durch sie kann in zweifelhaften Fällen Tuberkulose fast mit Sicherheit ausgeschlossen werden. Eine negative oder schwach positive kachektische Reaktion kommt auch bei ungenügender Antikörperbildung im Endstadium der Miliartuberkulose, bei Kachexie infolge hochgradiger Unterernährung, während des Höhestadiums mancher Infektionskrankheiten, Genickstarre, Scharlach, Typhus, Grippe und während und nach der Eruption der Masern und schließlich während einer langdauernden intensiven Tuberkulinkur zustande. Betont muß werden, daß man nicht aus dem Ausfall der Reaktion allein diagnostische Schlüsse ziehen darf; sie erhält ihre große Bedeutung erst bei gleichzeitiger Verwertung aller klinischen Symptome.

Tuberkulinproben:

a) die Kochsche subkutane Tuberkulinprobe findet im Kindesalter wenig Anwendung, da man ja Herd- und Allgemeinreaktionen vermeiden will.

b) Pirquetsche Kutanreaktion. Man gibt auf die Beugeseite des Vorderarmes an zwei Stellen je ein Tröpfchen Kochsches Alttuberkulin, das man durch drehende Bewegung eines impflanzettähnlichen Meißels in die Haut einbringt.

Kontrolle: Hautreizung mit demselben Instrument ohne Tuberkulin.

Ergebnis: Nach 24—28 Stunden eine rote Papel von 5—25 mm Durchmesser. Die Modifikationen durch Skarifikation (Petruschky) oder Reiben mit Schmiergelpapier Hautläsionen zu setzen, in die dann das Tuberkulin eingebracht wird, sind weniger beliebt.

c) **Intrakutanreaktion** (Mendel, Mantoux). $^1/_{10}$ *ccm* einer 1%igen Tuberkulinlösung wird mittels Pravazspritze möglichst oberflächlich in die Haut injiziert.

Ergebnis: Rötung und Infiltration.

d) **Moros Perkutanreaktion.** Eine Tuberkulinsalbe wird intensiv in die vorher durch Äther entfettete Rücken- oder Brusthaut eingerieben. Am meisten Verwendung findet das **Ektebin** (Moro), eine konzentrierte Tuberkulinsalbe mit abgetöteten Tuberkelbazillen und einem Zusatz von keratolytischen Substanzen, ferner das **Dermotubin** (Loewenstein), bestehend aus eingedickter Bouillonkultur von Tuberkelbazillen.

Ergebnis: Zahlreiche kleine rote Knötchen, ähnlich einem frischen Lichen scrofulosorum.

e) **Calmettes Konjunktivalreaktion.** Einprozentiges Tuberkulin wird in den Konjunktivalsack eingeträufelt.

Ergebnis: Konjunktivitis, Injektion der Bindehaut, Schwellung und Ödem der Lider.

Die **Calmette**sche Probe wird im Kindesalter nicht mehr gemacht, da sie schmerzhafte Entzündungen und Phlyktänen provozieren kann.

In der Praxis geht man am besten so vor, daß zuerst die **Pirquet**sche **Probe**, oder wo diese „als Impfung" abgelehnt wird, eine Salbenprobe gemacht wird. Fällt sie positiv aus, so ist nichts weiter zu veranlassen; bei negativem Ausfall macht man nach einigen Tagen eine intrakutane Injektion von 0,1 *mg*, d. i. 0,1 *ccm* einer 1%igen Tuberkulinlösung, nimmt, um **Pseudoreaktionen** zu vermeiden albumosenfreies Tuberkulin, und soll bei negativem Ausfall die Injektionen mit 1, 10 und 100 *mg* wiederholen.

Die **Prognose** der Tuberkulose ist natürlich in erster Linie abhängig von der Lokalisation: daher bei Meningitis und Miliartuberkulose infaust. Sie ist ferner bestimmt durch das Alter des Kindes im Zeitpunkt der Infektion. Bei den im ersten Halbjahr infizierten Säuglingen ist die Mortalität groß. Gar nicht schlecht sind die Aussichten bei den lokalisierten chirurgischen Formen und auch bei der beginnenden Lungentuberkulose, da im Kindesalter eine viel größere Tendenz zur Ausheilung besteht als beim Erwachsenen. Offene Tuberkulose gibt auch im Kindesalter eine schlechte Prognose; zur Beurteilung der Prognose ist der Ausfall der **Diazo-** und der **Urochromogenreaktion,** die **gesteigerte Senkungsgeschwindigkeit** der Erythrozyten verwertbar.

Prophylaxe. Die ideale Forderung der Behütung des Kindes vor jeder Tuberkuloseinfektion ist nicht zu erreichen. Trotzdem soll das Möglichste an **Expositionsprophylaxe** versucht werden, die wichtiger ist als **Dispositionsprophylaxe.** Die Verhütungsbestrebungen haben mit dem Momente der Geburt einzusetzen. Sind die Eltern tuberkulös, so sollte das Kind — eine selten durchsetzbare Forderung — sofort nach der Geburt aus der Umgebung der Bazillenstreuer entfernt werden, um Infektion und Superinfektion zu verhüten. Wo dies nicht möglich ist, sind Trennung des Schlafraumes, Verhütung des Kontaktes zu verlangen. Wirkungsvoller sind

die Bestrebungen zur Verhütung der (nicht seltenen) e x t r a -
f a m i l i ä r e n Infektion. Vorsicht bei der Wahl der Amme, Pflegerin, des Hauspersonales. Es ist anzustreben, daß durch gesetz-
liche Maßnahmen tuberkulöse Personen von Berufen ferngehalten
werden, wo sie mit Kindern in dauerndem Kontakt sind (Lehrer etc.).
Das Richtigste wäre die Ausschaltung aller Bazillenhuster aus dem
allgemeinen Verkehr (Aufnahme in Heilstätten, Waldschulen etc.).
Für offene Lungentuberkulose besteht Anzeigepflicht. Verhütung von
Schmierinfektionen durch Erziehung zur strengsten Reinhaltung der
Hände, Spielsachen, Gebrauchsgegenstände, Verhinderung des Her-
umkriechens am Boden in Wohnungen von Phthisikern. Die Versuche
von F r i e d m a n n und C a l m e t t e durch prophylaktische Schutz-
impfungen eine dauernde Immunität zu erzielen, sind noch nicht für
die allgemeine Praxis zu empfehlen.

Die D i s p o s i t i o n s p r o p h y l a x e erstrebt die Resistenz
und die Abwehrkräfte des Kindes so zu heben, daß es nach stattgefundener Infektion nicht zum Ausbruch einer manifesten Erkrankung kommt. Hieher gehören alle Maßnahmen zur Kräftigung des
Organismus: Reichliche (namentlich fettreiche) E r n ä h r u n g
(Ausspeiseaktionen) s t u n d e n l a n g e r A u f e n t h a l t i m F r e i -
e n b e i j e d e m W e t t e r (Dachgärten, Erholungsheime an der See
und im Gebirge, aber auch Tagesheimstätten, Waldschulen etc.),
A t e m g y m n a s t i k und S p o r t in freier Luft, richtige A b h ä r -
t u n g. Alle diese Maßnahmen sollen schon im V o r s c h u l a l t e r
getroffen werden. Gefährdete Kinder sind vor Katarrhen der Luftwege
und Infektionen, namentlich Masern und Keuchhusten zu behüten
(Verbieten des Schulbesuches, Mitigierung durch Rekonvaleszentenserum). Die Versuche, durch milde Tuberkulinkuren bei positiv reagierenden Kindern ohne klinische Symptome die biologischen Abwehrkräfte zu steigern sind noch nicht spruchreif.

Therapie: I n f r ü h e m S t a d i u m k a n n b e i e n t s p r e -
c h e n d e r B e h a n d l u n g j e d e T u b e r k u l o s e a u s h e i l e n.
Die s p e z i f i s c h e T h e r a p i e, die T u b e r k u l i n b e h a n d -
l u n g, steht im Kindesalter nicht an erster Stelle. D i e m e i s t e n
F ä l l e h e i l e n u n t e r A l l g e m e i n b e h a n d l u n g. Zur Tuberkulinbehandlung geeignet sind fieberfreie, nicht zu weit vorgeschrit-
tene Fälle von chronischer Lungentuberkulose, manche Formen von
Pleuritis, Peritonitis und chirurgische Affektionen. Die Kur muß
vorsichtig durchgeführt werden, soll Allgemein- und stärkere Herdreaktionen vermeiden, und erfordert viel Erfahrung. Man verwendet
Verdünnungen des K o c h schen Alttuberkulins, beginnt mit kleinsten
Dosen, $^{1}/_{10000}$ *mg* und steigt, zweimal wöchentlich injizierend, ganz
langsam, unter Vermeidung jeder fieberhaften Reaktion bis zu 1 *mg*.
Die toxischen Symptome: Fieber, Anämie, Appetitlosigkeit und Müdigkeit werden oft sehr günstig beeinflußt. Nicht indiziert ist sie bei
der Säuglingstuberkulose und bei fiebernden oder kachektischen
Kindern. Die mildeste Form der Tuberkulinbehandlung erfolgt mit

dem Linimentum Petruschky (zweimal wöchentliche Einreibung von 2—5 Tropfen). Auf kutanem Wege kann Tuberkulin
durch wiederholte Pirquetimpfungen oder durch die
Einreibung in Impfschnittchen (Ponndorf) eingebracht werden.
Sie werden weniger verwendet, ebenso wie die Injektionen von Par-
tialantigenen nach Deyke-Much. Bequem verwendbar
sind Einreibungen mit Tuberkulinsalben: Ektebin, Dermotubin: in 1—3 wöchentlichen Intervallen wird ein ½ cm großer Sal-
benzylinder in die entfettete Haut eingerieben. Über die Wirksamkeit
des Friedmannschen Mittels sind die Meinungen geteilt. Über
Sanocrysin liegen noch nicht genügende Erfahrungen vor.

Das wichtigste Mittel bei der Tuberkulosebe-
handlung ist die Allgemeinbehandlung, die Kräftigung des Organismus. Die Kinder müssen reichlich und kräftig ernährt werden; bei unterernährten Kindern führe man unter
Erhaltung des Appetites eine Mastkur durch; bei pastösen oder konstitutionell Mageren ist sie zwecklos. Die Kost sei abwechslungsreich, enthalte reichlich Fett und Eiweiß, weniger Kohlenhydrate.
Der Wert der Milch wird überschätzt. Lebertran gibt man wegen
des Fett- und Vitamingehaltes.

Die wichtigsten Heilfaktoren sind Freiluft und Sonne. Da-
bei ist es ziemlich gleichgültig, welches Klima man aussucht. Er-
folge sieht man zu jeder Jahreszeit in den klimatisch differentesten
Orten, am Meere, in der Wüste, im Hochgebirge; im Notfalle an jedem
beliebigen Orte, ja sogar am Dachgarten eines Spitales inmitten der
Großstadt. Vorsichtiger Beginn, allmähliche Steigerung. Wirksame
Faktoren sind bei einer Freiluftbehandlung die Besonnung, die
Abhärtung und die Hebung des Appetites und des gesamten
Turgors. See- und Solbäder kommen bei Skrofulose, bei Knochen-
und Gelenksaffektionen in Betracht. Sehr gute Erfolge erzielt man
mit der Quarzlampenbestrahlung bei Haut-, Hilusdrüsen-,
Peritonealtuberkulose. Röntgenbehandlung kommt bei
Lymphdrüsen und Abdominalaffektionen in Betracht, Finsenthe-
rapie besonders bei Lupus.

Bei dem chronischen Verlauf der Tuberkulose wird eine medikamentöse Behandlung häufig erforderlich sein. Beliebt sind Guajakol-
und Kreosotpräparate: Kreosotlebertran (1,0 : 100), Duotal (0,2 pro
die), Sirolin. Bei Tuberkulose der äußeren und inneren Lymphdrüsen wird oft Jodeisensyrup und Einreibungen mit Jodvasogen,
Schmierseife oder Lebertran verordnet. Empfohlen wurde ferner
Kieselsäure (Silistren) und Kalk (bei Skrofulose). Gegen starken
Hustenreiz gibt man Expektorantia, eventuell mit Zusatz narkotischer
Mittel; Belladonna, Kodein, Heroin, im Endstadium auch Morphium.
Proteinkörpertherapie in Form von Milchinjektionen, täglich ½—1—2 ccm Pferdeserum durch längere Zeit fortgesetzt, erwies
sich in manchen Fällen als günstig. Bei chronischer Lungentuber-
kulose, in Fällen wo die Allgemeinbehandlung keinen Erfolg gebracht

hat, hat man auch im Kindesalter mit Erfolg einen k ü n s t l i c h e n
P n e u m o t h o r a x angelegt. Hiezu eignen sich Fälle, wo der Prozeß einseitig und nur auf einen Lappen beschränkt ist, ferner hartnäckige rezidivierende Pleuritis.

Was die Tuberkulose der Knochen und Gelenke anlangt, so sei
man eingedenk, daß dieselbe im Kindesalter eine ganz besondere
Heilungstendenz hat und daß mit Heliotherapie und Landaufenthalt
ausgezeichnete Resultate erzielt werden; man sei daher möglichst
konservativ und hüte sich vor frühzeitigen operativen Eingriffen.

Skrofulose

Unter S k r o f u l o s e versteht man einen bei tuberkuloseinfizier-
ten Kindern auftretenden Symptomenkomplex, bestehend aus eigenartigen chronischen Entzündungserscheinungen der Haut und
Schleimhäute.

S y m p t o m e : Phlyktänen, Konjunktivitis und Keratitis ekzemato-
sa (lymphatica), gelegentlich mit schweren Folgen: Hornhautgeschwü-
re, Pannus scrophulosus; ferner chronische Blepharitis mit Blepharospasmus, Verdickung und Deformierung der Lider infolge chronischen
Ekzems. Die Kinder sind oft lichtscheu und nehmen eine eigenartige,
gesenkte Kopfhaltung an; sie verstecken sich gern in dunklen Ecken
oder verbergen den Kopf in den Kissen.

Chronisch schleimig-eitrige Rhinitis, die ein Ekzem mit Borken
und Rhagaden am Naseneingang und an der Oberlippe hervorruft.
An Nase und Lippen bildet sich ein chronisches Ödem, das schließlich zu rüsselartiger Verdickung der letzteren führt.

Auf der Haut des Gesichtes, des Kopfes, der Ohren entwickeln
sich nässende oder impetiginöse oder krustöse Ekzeme, torpide Abszesse und Geschwüre ohne Heilungstendenz. Häufig ist chronische
Otitis media, deren Sekret zu Ekzemen der Ohrmuschel Anlaß gibt.
Sehr oft besteht zirkuläre Zahnhalskaries. Als Folgen dieser Prozesse schwellen die Lymphdrüsen am Kieferwinkel, am Nacken und
am Halse an, häufig bis zu großen Tumoren.

Die Gesamtheit dieser Symptome bedingt eine arge Entstellung
der Kinder, deren Gesicht, F a c i e s s c r o p h u l o s a, an einen
Schweinekopf (Scrofa) erinnert. Daneben finden sich bei skrofulösen Kindern sicher t u b e r k u l ö s e Manifestationen: Tuberkulide,
Lupus, Skrofulodermen und besonders oft Lichen scrophulosorum;
ferner Spina ventosa, Knochenkaries und Fungus mit ihren Folgeerscheinungen; chronische Lymphadenitis mit Verkäsung und Fistel-
bildung. Bei einem größeren Teil der Kinder besteht Bronchialdrüsentuberkulose.

Bei allen skrofulösen Kindern fallen die T u b e r k u l i n p r o-
b e n p o s i t i v aus; sie sind also tuberkulös infiziert. Anderseits gelingt der Nachweis von Tuberkelbazillen in den Entzündungsproduk-
ten nicht und die eigentlichen skrofulösen Symptome schwinden gegen
Ende der Kindheit und sind durch unspezifische Faktoren, Ernäh-

rung, Reinlichkeit, exquisit beeinflußbar. Es ist also nicht möglich, die Skrófulose einfach nur als eine besondere Form der kindlichen Tuberkulose zu definieren. Es müssen noch andere Momente hinzu kommen. In erster Linie sind dies konstitutionelle Faktoren. Die lymphatische und exsudative Diathese sind insofern von Bedeutung, als die abnorme Beschaffenheit der Gewebe (erhöhte Durchlässigkeit) und die lymphatischen Hyperplasien den Boden bereiten, auf dem dann die Tuberkulose in der eigenartigen Form der Skrofulose verläuft. Aber trotz der großen Häufigkeit der exsudativen Diathese bei Kindern der wohlhabenden Klassen kommt Skrofulose dort fast niemals vor. Sie ist eine Krankheit der armen, verwahrlosten, in unhygienischem Milieu lebenden Kinder, die häufigen Schmutz- und Schmierinfektionen ausgesetzt sind, und die sehr oft mit Pedikulosis behaftet sind. Für die Entstehung der Skrofulose kann man annehmen, daß diese und die exsudative Diathese, jene Gewebsveränderungen schaffen, wo sich dann die Tuberkulose in Form der Skrofulose manifestiert.

Die Diagnose bietet keine Schwierigkeiten, die Prognose ist günstig, was die skrofulösen Veränderungen anlangt.

Die Behandlung der Skrofulose deckt sich im wesentlichen mit der der Tuberkulose. Erfolge wird man vor allem durch soziale Maßnahmen zur Hebung der Hygiene erzielen.

Syphilis

Kongenitale Syphilis.

Die große Bedeutung der angeborenen Syphilis liegt in der Häufigkeit dieses sowohl für das Individuum als auch für die Volksgesundheit folgenschweren Leidens. Der Erreger ist die von Schaudinn 1905 entdeckte Spirochaeta pallida, die sich reichlich in allen Organen der syphilitischen Kinder findet. Erkrankung an Syphilis erzeugt kolloidale Veränderungen im Serum, die sich durch die Komplementbindungsreaktion, die Wassermannsche Probe nachweisen lassen. Positive Wassermannsche Reaktion bedeutet, daß das betreffende Individuum syphilitisch infiziert und erkrankt ist. Durch diese beiden Entdeckungen ist die vielumstrittene Frage der Vererbung oder besser Übertragung etwas geklärt worden. Es könnte eine solche germinativ erfolgen durch Infektion des Keimes (Sperma, Ovulum), oder durch Infektion der Frucht durch das syphilitische Sperma (ex patre) oder schließlich durch Eindringen der Spirochaeten in die Frucht von der Plazenta her (ex matre).

Eine Infektion des Ovulums ist selbst bei Annahme einer Sporenform der Spirochaete nicht leicht vorstellbar. Für die paterne Übertragung scheinen manche klinische Erfahrungen zu sprechen. Die syphilitische Früchte gebärende Mutter bleibt dauernd frei von Luessymptomen und zeugt später mit einem gesunden Manne gesunde Kinder; Behandlung des syphilitischen Mannes genügt, um gesunde Nachkommenschaft hervorzubringen. Die Hauptschwierigkeiten der Annahme einer paternen Infektion liegen darin, daß diese syphilisfreien Mütter gegen Lues immun sind, und daß sie von ihrem manifestsyphilitischen Kinde nicht infiziert werden (Colles-Bauméssches Gesetz). Ausnahmen von diesem Gesetze sind sehr selten und nicht beweisend; zur Erklärung der Unempfänglichkeit der „Collesschen" Mütter für Syphilis wurde die Annahme gemacht, daß sie durch den Übertritt von Schutzstoffen vom kranken Fötus her, immun seien. Der Nachweis von Spirochaeten in der Plazenta und Nabelschnur, die positive Wassermannsche Reaktion bei den Müttern kongenitalsyphilitischer Früchte, spricht sehr überzeugend für den plazentaren Übertragungsmodus. Warum bei den Müttern die Syphilis einen so abnorm leichten, andersartigen Verlauf nimmt, ist noch nicht geklärt; sie zeigen außer der positiven Wassermannschen Reaktion keine anderen klinischen Erscheinungen. Man kann sich die Syphilisübertragung folgendermaßen vorstellen. Das infektiöse Sperma gelangt in die Uterushöhle der Frau und macht sie syphilitisch, ohne daß klinische Symptome wahrnehmbar werden. Wird diese Frau schwanger, so können Spirochaeten in die Plazenta gelangen, und von dort aus, sei es embolisch durch das Nabelvenenblut, sei es auf dem Lymphwege längs der Nabelschnurgefäße den Fötus infizieren. Vielleicht verläuft die Syphilis bei intrauteriner Infektion anders als bei kutaner, oder es handelt sich —was unwahrscheinlich ist — um Spirochaetenträgerinnen, die ohne eigentlich zu erkranken, doch immunbiologische Reaktionen zeigen.

Da man nun bei einem sehr hohen Prozentsatz (90%) von Müttern syphilitischer Früchte positive Wassermannsche Reaktion findet, so heißt das, daß sie selbst latent syphilitisch sind; der Prozentsatz ist um so größer, je kürzere Zeit seit der Geburt des letzten luetischen Kindes vergangen ist. Auf Grund biologischer Tatsachen müssen wir die germinative Übertragung für unwahrscheinlich halten und annehmen, daß der Fötus durch die erkrankte Mutter auf plazentarem Wege infiziert wird.

Die Infektion des Fötus kann in jeder Periode der Entwicklung stattfinden; die Schwere der Erkrankung und damit die Lebensfähigkeit der Frucht ist außerdem von der Virulenz der Lues der Erzeuger abhängig. Ist die Mutter rezent syphilitisch oder wird sie sehr bald nach der Empfängnis infiziert, so erfolgt meist das Absterben des Fötus. Wird die Mutter in den ersten Monaten der Schwangerschaft infiziert (postkonzeptionelle Syphilis), so erkrankt das Kind sicher. Bei Infektion in den letzten Wochen kann es der Infektion entgehen. In manchen Fällen kann die Frucht erst im Momente der Geburt durch direkten Kontakt mit den Sekreten der Mutter angesteckt werden, so daß die Erkrankung sich erst nach einigen Wochen zeigt.

Die Abschwächung, die die Syphilis der Eltern im Laufe der

Jahre erfährt, markiert sich deutlich in der typischen Anamnese von Luesfamilien. Zuerst erfolgen Aborte und Frühgeburten, dann werden mazerierte Früchte geboren, später kommen reife Kinder, die bei der Geburt schon krank sind oder nach kurzer Zeit ihre Syphilis manifest werden lassen und schließlich werden gesunde Nachkommen gezeugt. Doch kommt es auch vor, daß zwischen syphilitischen Frühgeborenen ein reifes gesundes Kind zur Welt gebracht wird. Kinder syphilitischer Eltern zeigen oft Allgemeinstörungen und Mißbildungen, sind dystrophisch, anämisch und degeneriert, ungewöhnlich widerstandslos, geistig und körperlich minderwertig. Man nahm an, daß durch Toxine eine Depravation der Keimzellen zustandekommt; doch ist eine vererbte t o x i s c h e P a r a s y p h i l i s nicht bewiesen.

Die Verschiedenheit des Verlaufes der kongenitalen Syphilis von der erworbenen Lues der Erwachsenen ist darin begründet, daß der Organismus des Säuglings einen ganz ausgezeichneten Nährboden für die Spirochäten darstellt, die sich in ihm massenhaft vermehren, so daß man von einer S p i r o c h ä t e n s e p s i s (S p i r i l l o s e) sprechen kann. Auch der Infektionsmodus ist ein anderer als bei der akquirierten Lues; der Befund reichlicher Spirochäten in der Nabelschnur und Leber spricht dafür, daß ein direkter Einbruch der Parasiten in die Blutbahn stattgefunden hat. Ein Teil der Kinder bringt die Symptome des Leidens mit auf die Welt; ein anderer Teil wird scheinbar gesund geboren, und erst nach einer L a t e n z z e i t von einigen Tagen oder Wochen wird die Lues manifest. Je später nach der Geburt die ersten Syphiliszeichen auftreten, desto leichter ist meist die Krankheit.

Fötale Syphilis. Bei frühzeitiger Infektion des Fötus kommt es, begünstigt durch den Mangel an Schutz- und Antikörpern, zur Überschwemmung des Organismus mit Spirochäten; es entstehen Syphilome und Infiltrate in Leber, Milz, Thymus, Nieren, Lunge (weiße Pneumonie) und Entzündungen an der Knorpelknochengrenze (O s t e o c h o n d r i t i s s y p h i l i t i c a). Meist führt die schwere viszerale Syphilis zu Fruchttod, zu Abortus und Geburt faultoter Früchte. Kinder, die mit fötaler Syphilis rechtzeitig oder frühgeboren zur Welt kommen, sind untergewichtig, lebensschwach und besonders widerstandslos. Man findet bei ihnen Leber- und Milzschwellungen, Knochenveränderungen und an der Haut als charakteristische Manifestation den P e m p h i g u s s y p h i l i t i c u s.

Säuglingssyphilis. Zu den Frühsymptomen gehört d e r S c h n u p f e n, d i e C o r y z a s y p h i l i t i c a. Die durch anfangs trockene Schwellung der Schleimhäute bedingte Behinderung der Nasenatmung erzeugt das auffallende kontinuierliche Schnaufen, eine Dyspnöe, die sich zu Erstickungsanfällen steigern kann, Saugbehinderung und nasalen Beiklang der Stimme; später entwickelt sich eine schleimig-eitrige, manchmal blutige Sekretion, die zu Rhagaden- und Borkenbildung am Naseneingang führt. Ein weiteres Frühymptom ist der P e m p h i g u s s y p h i l i t i c u s. Eitrige Blasen, die am ganzen

Körper, besonders an den Handtellern und Fußsohlen
(zum Unterschiede vom Pemphigus neonatorum), auf brauninfil-
trierter Basis sitzen; nach dem Zerplatzen liegt das nässende, blutige
Korium vor, oder die Blasen bedecken sich mit Borken und Krusten
und erzeugen schwere Hautveränderungen. Er ist gewöhnlich mit
viszeraler Syphilis kombiniert und bedeutet eine ernste Prognose.

Charakteristisch für die Säuglingssyphilis, bei der erworbenen
Lues niemals vorkommend, sind die diffusen Infiltrationen
der Haut, die flächenhaften Syphilide. Sie infiltrieren
weite Hautstrecken, können den ganzen Körper befallen, lokalisieren
sich aber mit Vorliebe im Gesicht, auf Handflächen, Fußsohlen und
jenen Hautstellen, die Reizungen ausgesetzt sind. Die Gesichtshaut
nimmt einen eigentümlichen Farbenton an, den man mit einem lichten
Milchkaffee oder mit den Fingern des Zigarettenrauchers verglichen
hat. Bräunlichrote Infiltrate finden sich an den Augenbrauen, an
den Nasenflügeln, umsäumen das Lippenrot. Die Haut ist glänzend,
verdickt und unelastisch, und an den Stellen, die der Reizung und
Mazeration ausgesetzt sind, entstehen tiefe blutige Rhagaden, die sich
bis in die Schleimhaut erstrecken und nach ihrer Abheilung die für
Erbsyphilis so charakteristischen radiären Narben am unscharf begrenzten Lippensaum zurücklassen. An Handtellern und Fußsohlen
ist die Haut livid und braunrot, eigenartig wachsartig glänzend (wie
gefirnist), derb infiltriert und polsterartig verdickt, in späteren Stadien lamellös schuppend (Psoriasis palmaris und planta-
ris). Zuweilen sind Nates und Innenseite der Oberschenkel in Reit-
hosenform diffus befallen.

An der behaarten Kopfhaut und den Augenbrauen führt die Erbsyphilis zu fleckweisem oder diffusem Haarausfall (Alope-
cia syphilitica). Die Erkrankung des Nagelbettes (Parony-
chia syphilitica) hat bräunliche, mit Schuppen oder Borken bedeckte Infiltrate, trophische Störungen des Nagels, Riefenbildung und
Nagelausfall zur Folge.

Neben den diffusen Infiltrationen erscheinen auch zirkumskripte Exantheme, die in ihrem Aussehen den Effloreszenzen
der erworbenen Syphilis gleichen. Nur die Roseola, wie bei der
erworbenen Lues, kommt nicht vor; die häufigste Erscheinungsform
ist das makulo-papulöse Exanthem, rötlichbraune, kupfer-
rote oder lachsfarbige, später mehr gelbliche Effloreszenzen von verschiedener Größe, die, wenn sie dicht stehen und konfluieren, an ein
Masernexanthem oder an Herpes tonsurans erinnern können. Nach
dem Abblassen bleibt eine gelbliche Pigmentierung zurück. Sie kommen am ganzen Körper, im Gesichte, an der behaarten Kopfhaut und
an den Extremitäten vor, wo sie die Streckseiten bevorzugen. Durch
sekundäre Veränderungen entwickeln sich besondere Exanthemfor-
men. An Stellen, die der Mazeration ausgesetzt sind (Analgegend),
können nässende Papeln eine intertrigoartige Dermatitis vortäuschen.
Bei kachektischen Kindern entstehen torpide, mit Borken bedeckte

Geschwüre, **u l z e r ö s e s S y p h i l i d** (**R u p i a s y p h i l i t i c a**).

In anderen Fällen ändern infolge äußerer Anlässe — stärkere Exsudation oder Mazeration, Abmagerung, mangelhafte Pflege etc. — die Eruptionsformen ihren Charakter und es entstehen **p u s t u - l ö s e** (**S p ä t p e m p h i g u s**), **e k t y m a a r t i g e** oder **s e b o r - r h o i s c h e F o r m e n** (Stirn, Kopfhaut, Augenbrauen). Stärkere Exsudation erzeugt nässende Effloreszenzen, die sich mit Krusten bedecken; **k r u s t ö s e S y p h i l i d e** finden sich besonders am Kopfe, an den Augenbrauen und im Gesichte und erinnern an Eczema seborrhoicum oder impetiginosum.

Außer an der Nasenschleimhaut kommt in der **f r ü h e n** Epoche der Säuglingssyphilis Papelbildung an den Schleimhäuten nur selten vor. **B r e i t e K o n d y l o m e** entstehen mit Vorliebe in der Umgebung des Afters und der Genitalien und haben, wenn sie mazeriert sind, eine nässende, speckig belegte Oberfläche. Papeln im Munde sind selten, meist handelt es sich um fortgeleitete Entzündungen von infizierten Lippenrhagaden. Papeln im Kehlkopf werden gewöhnlich bei älteren Kindern beobachtet und führen zu Heiserkeit und Atemstörungen.

S k e l e t t s y s t e m. An den **R ö h r e n k n o c h e n** erzeugt die Lues eine typische Störung der periostalen und endochondralen Ossifikation, die **W e g n e r** sche **O s t e o c h o n d r i t i s s y p h i l i - t i c a**, die als eine der frühesten syphilitischen Affektionen auch schon bei der Fötalsyphilis vorkommt. An der Epiphysengrenze ist die Verkalkungszone stark verbreitert, mit zackigen Ausläufern in den hyalinen Knorpel, die Verkalkung ist mangelhaft, unscharf gegen die Knochensubstanz abgegrenzt, diaphysenwärts ist die Markraumzone stark verbreitert und durch ein weiches, gelbliches Granulationsgewebe substituiert. Dieses verkalkte Knorpelgewebe (statt Knochengewebe) ist widerstandslos, brüchig, zeigt Spalten und Hohlräume, so daß es zu einer Lockerung zwischen Dia- und Epiphyse kommen kann. Diese Verhältnisse sind auch im Röntgenbilde deutlich wahrnehmbar: die stark verbreiterte dunkle Verkalkungszone begrenzt sich epiphysenwärts nicht geradlinig, sondern mit unregelmäßigen zackigen Ausläufern, diaphysenwärts mit einer welligen Linie; gegen die Diaphyse zu sind hinter der rarefizierten Verkalkungszone unregelmäßige Aufhellungen zu sehen. Dazu kommen noch die durch Periostitis bedingten Schattenstreifen.

Die Störung der Knochenbildung durch die syphilitische Entzündung an der Knorpelknochengrenze kann so hochgradig werden, daß geringste Traumen genügen, um an dieser Stelle eine Fraktur — **E p i p h y s e n l ö s u n g** — zu erzeugen. Dieselbe kann an allen Röhrenknochen auftreten, bevorzugt aber ganz besonders das Ellbogengelenk.

Die **P a r r o t** sche **P s e u d o p a r a l y s e** ist ein typisches Bild einer reflektorischen Schmerzlähmung. Der Arm liegt einwärts rotiert schlaff neben dem Rumpfe und auf Reize erfolgen nur geringe Abwehrbewegungen in den Fingern; das Gelenk ist verdickt, verbreitert, die Knochenauftreibung und eventuelle Epiphysenlösung durch Palpation nachweisbar. Es bestehen heftige Schmerzen, die sich bei passiven Bewegungen verstärken; die elektrische Untersuchung ergibt normale Befunde. Neben der Knochenaffektion ist gewöhnlich auch eine syphilitische Muskelentzündung vorhanden. Die durch die Osteoperiostitis und Myositis erzeugten Schmerzen sind die Ursache der lähmungsartigen Unbeweglichkeit des Armes.

Weitere Knochenaffektionen findet man an den k u r z e n K n o c h e n der Finger und der Zehen. Gewöhnlich sind die Grundphalangen (am häufigsten des Zeigefingers), manchmal sämtliche Fingerknochen befallen. Die P h a l a n g i t i s l u e t i c a führt zur Verdickung und Verbreiterung des Knochens, wodurch eine flaschenförmige Gestalt des Fingers erzeugt wird. Schmerzen bestehen nicht, es kommt niemals zu Nekrose oder Vereiterung, wie bei der ähnlich aussehenden Spina ventosa oder zu einer Gelenkserkrankung.

An den S c h ä d e l k n o c h e n finden sich hyperostotische Verdickungen, besonders entsprechend den Protuberanzen. Es resultiert daraus eine hochgewölbte, „olympische Stirn", und bei stärkerer Ausbildung der Hyperostosen und allgemeiner Vergrößerung des Schädels entstehen durch tiefe Furchen getrennte, vorspringende Höcker, das C a p u t n a t i f o r m e.

I n n e r e O r g a n e. Bei jedem kongenitalsyphilitischen Säugling findet man Symptome der V i s z e r a l s y p h i l i s. Ein konstantes Zeichen ist die v e r g r ö ß e r t e M i l z, die als derber, breiter Tumor den Rippenbogen überragt. Fast stets besteht gleichzeitig eine S c h w e l l u n g d e r L e b e r. Viele syphilitische Säuglinge haben ein fahlgelbes Kolorit; A n ä m i e verschiedenen Grades ist in jedem Falle vorhanden. Im Blute findet man Verminderung des Hämoglobins und der Erythrozyten, Leukozytenvermehrung und neben der Lymphozytose oft Normoblasten und Myelozyten. Wird die Anämie hochgradig, so kann bei gleichzeitigem Leber- und Milztumor das klinische Bild der Anaemia pseudoleucaemica infantum vorliegen. Im Harn findet man in schweren Fällen reichlich Eiweiß und Zylinder; diese l u e t i s c h e N e p h r o s e verläuft meist symptomlos, nur selten treten Ödeme auf, sie reagiert prompt auf Quecksilber und gibt eine gute Prognose. Störungen von seiten des Ohres kommen im Säuglingsalter wohl noch nicht vor. Lymphdrüsenschwellungen sind häufig, aber weder die allgemeine M i k r o p o l y a d e n i e noch die K u b i t a l d r ü s e n sind für Syphilis beweisend. Gar nicht selten sind plastische I r i d o c y k l i t i d e n, die zu Synechien und Herabsetzung der Sehschärfe führen können. Häufiger sind Affektionen des Nervensystems. Neben der P a c h y m e n i n g i t i s h a e m o r r h a g i c a i n t e r n a verdient besonders der durch Erkrankung des Plexus chorioideus und der Hirnhäute entstandene H y d r o c e p h a l u s l u e t i c u s Erwähnung; er bietet dieselben Zeichen wie

der kongenitale Wasserkopf (Visus hydrocephalicus, Herabdrän-
gung der Augäpfel, Fontanellenspannug, Spasmen, Reflexstörung,
Konvulsionen, Retardation der geistigen und körperlichen Entwicklung), unterscheidet sich aber von diesem dadurch, daß er immer
schleichend beginnt, langsam wächst, nur mäßige Größe erreicht
und niemals zu ballonartiger Auftreibung führt. Die Venenerweiterungen an Stirn und Schläfe (F o u r n i e r sche V e n e) sind nicht
für Lues beweisend. Außerdem kommen meningeale, enzephalitische
und gummöse Prozesse selten einmal vor. Die Lumbalpunktion ergibt erhöhten Druck, klare Flüssigkeit, Pleozytose, Lymphozytose,
ferner oft positive W a s s e r m a n n sche Reaktion.

Die E n d a r t e r i t i s s y p h i l i t i c a macht in der Säuglings-
periode kaum klinische Erscheinungen. Während des Exanthem-
ausbruches besteht zuweilen unregelmäßiges Fieber, anhaltendes,
besonders nächtlich intensives Schreien, Appetitlosigkeit und Magendarmstörungen.

Junge kongenital luetische Säuglinge sind ausgesprochen w i d e r-
s t a n d s l o s g e g e n ü b e r I n f e k t i o n e n. Ihre große Mortalität ist bedingt durch Komplikationen von seiten der Lungen (Bronchitis, Pneumonie) und durch die verschiedenen Formen der Sepsis,
für die die Hautläsionen die Eintrittspforte bilden und die sich bei
der großen Widerstandslosigkeit schrankenlos ausbreiten. Hier
zeigen sich oft ausgebreitete Blutungen in Haut und Schleimhäuten,
purpuraartige Zustände (h ä m o r r h a g i s c h e S y p h i l i s).
Stets bietet die Ernährung große Schwierigkeiten. Selbst bei Brustnahrung ist der Ansatz und das Wachstum sehr langsam. Bei
künstlicher Ernährung treten sehr leicht schwere Störungen ein, da
die Toleranz eingeschränkt ist.

Rezidive können in wechselnden Pausen durch die ganze
Kindheit hindurch die verschiedenen Organe befallen, wobei mit zunehmendem Alter allmählich die Lokalisationen an der Haut in den
Hintergrund treten. Die Periode bis zum vierten Jahre ist ziemlich
symptomenarm. Am häufigsten sieht man breite, nässende Kondylome, mit Vorliebe in der Gegend des Genitales und des Anus, flache,
konfluierende, speckig belegte, gelbliche Geschwüre. Häufig sind
ferner hartnäckige, rezidivierende Plaques an den Tonsillen und
der Zunge, die speckig belegte, manchmal papillomatöse Infiltrationen bilden. Sitzen sie an der Kehlkopfschleimhaut, so sind Aphonie
und schwere Erstickungsanfälle die Folge. Gummen der Knochen
in Form von kariesartiger Osteomyelitis oder einer Spina ventosa
gleichend, kommen in den ersten Lebensjahren gelegentlich vor.
Kombiniert sich hiezu Naseneiterung, Lymphdrüsenschwellung, Seh-
störung (infolge Chorioiditis), so resultiert ein an Skrofulose gemahnendes Bild. Von viszeralen Affektionen dieser Periode ist die
Hodenentzündung zu nennen. Affektionen des Nervensystems sind
bedingt durch die spezifische Endarteritis: Hemiplegien mit Sprachstörung, Intelligenzdefekten und Krämpfen.

Spätsyphilis. Die Erscheinungen der Syphilis der späteren Lebensjahre (nach dem 4. Jahr) entsprechen im allgemeinen der T e r t i ä r l u e s der erworbenen Form und werden als k o n g e n i t a l e S p ä t s y p h i l i s (S y p h i l i s t a r d a) zusammengefaßt. In dieser Periode stehen Gummen, hyperplasierende Knochenentzündungen und Erkrankungen innerer Organe im Vordergrund.

H a u t: Hautgummen, die Skrofulodermen gleichen, lupus- und lepraähnliche Formen, die, bei tiefgreifendem Zerfall, zu argen Entstellungen der Nase und Lippe führen können, oder guirlandenförmig begrenzte serpiginöse Infiltrate und nierenförmige Geschwüre. Die im Innern der Nase sich abspielenden gummösen Prozesse haben durch Zerstörung des Septums oder anderer Knochen bleibende stigmatisierende Veränderungen zur Folge: Sattelnase, Bocksnase etc.

S i n n e s o r g a n e: Am Auge: K e r a t i t i s p a r e n c h y m a t o s a, I r i t i s, C h o r i o r e t i n i t i s u n d N e u r i t i s o p t i c a. Von seiten des Gehörorganes: L a b y r i n t h - u n d A k u s t i k u s - a f f e k t i o n e n, die zu vollständiger Taubheit führen können.

K n o c h e n s y s t e m: Im Gegensatz zur Frühsyphilis, wo sich der Prozeß an der Epiphysengrenze abspielt, befällt bei der Spätsyphilis die Erkrankung den Diaphysenschaft. Es kommen sowohl g u m m ö s e a l s d i f f u s h y p e r t r o p h i s c h e P r o z e s s e vor. Ganz besonders bevorzugt sind die T i b i e n. Unter lebhaften Schmerzen, die sich besonders nachts verstärken und oft fälschlich als Rheumatismus oder Wachstumsschmerzen gedeutet werden, bilden sich an den Schienbeinen zunächst umschriebene Knoten aus, an die sich später eine diffuse Hyperostose (zuweilen partieller Riesenwuchs) anschließt. Das Bein ist verdickt, verlängert, s ä b e l - s c h e i d e n f ö r m i g gekrümmt, die vordere Kante unscharf und uneben. In selteneren Fällen werden auch andere Knochen befallen.

Außerdem kommen in dieser Periode der Erblues auch Knochengummen vor (Schädel, Sternum, Extremitäten), harte Knoten, die nach ihrem Zerfalle tiefe Geschwüre, Fisteln und Sequesterbildung ohne Heilungstendenz hinterlassen.

G e l e n k e: Affektionen derselben entstehen entweder in Begleitung der spezifischen Knochenprozesse oder selbständig. In letzterem Falle bilden sich ohne Fieber und meist ohne große Schmerzen und Beschwerden h y d r o p i s c h e E r g ü s s e, g e w ö h n - l i c h b e i d e r K n i e g e l e n k e, die lange Zeit bestehen bleiben. Diese Gonitis hat die Neigung, immer wieder zu rezidivieren; kommt es zu hyperplastischer Verdickung der Gelenkskapsel, so entsteht ein Bild, das an tuberkulösen Fungus erinnert. Auffallend oft ist diese Gelenksaffektion mit Keratitis parenchymatosa kombiniert.

Gummen am Gaumen und an der Zunge können nach narbiger Ausheilung zu Sprach- und Schluckstörungen Anlaß geben, eine syphilitische Perichondritis laryngea durch Striktur Erstickungsanfälle veranlassen und Tracheotomie nötig machen. Erwähnt sei noch, daß die meisten Fälle von paroxysmaler Hämoglobinurie luetischen Ursprungs sind.

Nervensystem: Die Störungen, die die Syphilis am Zentralnervensystem setzt, sind äußerst mannigfach. Nur ein kleiner Teil ist bedingt durch Gummen im Hirn, meist entstehen infolge Endarteritis syphilitica, durch luetische Gefäßerkrankung der Hirngefäße, Blutungen, Erweichungen, Entzündungen, die klinisch als zerebrale Lähmung, Enzephalitis, Epilepsie, in Erscheinung treten. Aus luetischer Erkrankung des Nervensystems entstehen die verschiedenen Formen des Schwachsinns, von leichter Imbezillität bis zu schwerster Idiotie. Die seltenere Lues cerebri und Meningitis syphilitica unterscheidet sich in ihren Symptomen nicht wesentlich von denen der Erwachsenen; dasselbe gilt von der infantilen Tabes und Paralysis progressiva. Die kindliche Tabes ist dadurch charakterisiert, daß die Patellarreflexe oft lange erhalten bleiben, daß die Ataxie fehlt. Frühsymptome sind: Pupillenstarre, Blasenstörung und Paraesthesien. Bei der Paralyse dominiert im Kindesalter stets die schwere Demenz. Die Kinder sind läppisch, teilnahmslos, haben Sprachstörungen und Schluckbeschwerden. Erregungszustände mit Wahnideen kommen kaum vor, häufiger paralytische Anfälle mit langdauernder Bewußtlosigkeit.

Vielfach findet man bei syphilitischen Kindern im Spätstadium Reizbarkeit, Schlaflosigkeit, Hemikranie, Charakteranomalien und andere Zeichen von Neuropathie. Schließlich sei noch erwähnt, daß vielleicht manche Formen der Raynaudschen Krankheit durch luetische Arterienveränderung verursacht sind.

Diagnose der kongenitalen Lues: Schon im Hinblicke auf die Infektionsgefahr ist es unbedingt nötig, frühzeitig die richtige Diagnose zu machen. Wertvoll ist vor allem die Anamnese; wiederholte Aborte und Polyletalität der Früchte sprechen für Syphilis. Farbe, Form und Ausbreitung des Exanthems und der Hautinfiltrate gestatten meist leicht die richtige Diagnose. Sie ist in jenen Fällen schwierig, wo nur ein spärlicher, uncharakteristischer Ausschlag vorliegt, oder wo die Lues ohne einen solchen verläuft; im letzteren Falle führt die Beachtung der Koryza, Anämie, Leber- und Milzschwellung zur Diagnose. Schwierigkeiten kann die Unterscheidung zwischen Pemphigus neonatorum und syphiliticus bieten; makulopapulöse Exantheme können an Ekzem, nässende Papeln an Intertrigo gemahnen. Nicht leicht wird auch die Unterscheidung zwischen luetischer, diphtheritischer und grippöser Rhinitis sein. Der differentialdiagnostischen Erwägungen zwischen Parrotscher Paralyse, Entbindungslähmung, Clavicularfraktur, Morbus Barlow ist bereits gedacht worden.

In späteren Lebensjahren, wenn alle Erscheinungen geschwunden sind, kann man oft noch aus verschiedenen Dauerzeichen die kongenitale Lues nachweisen. Als luetisches Stigma gilt die sogenannte H u t c h i n s o n sche T r i a s, bestehend aus K e r a t i t i s p a r e n c h y m a t o s a, T a u b h e i t und einer Z a h n a n o m a l i e, gekennzeichnet durch einen halbmondförmigen Schmelzdefekt an den bleibenden mittleren oberen Schneidezähnen. Ein fast eindeutiges Zeichen sind die r a d i ä r v e r l a u f e n d e n N a r b e n an Mund, Nase und Augen und eine unscharfe Begrenzung des Lippenrotes. Diagnostisch wichtig ferner die Deformierung der Nase, Gaumendefekte, das Caput natiforme und die olympische Stirn, fleckweise Alopezie, Vitiligo, säbelscheidenförmige Verkrümmung der Tibien. Verdächtig auf Erblues sind Kinder, bei denen ohne sonstigen Grund ein Zurückbleiben der Entwicklung in körperlicher und geistiger Beziehung (Infantilismus) besteht.

Was die W a s s e r m a n n sche Reaktion betrifft, so ist zu merken, daß der positive Ausfall luetische Infektion bedeutet. Das gelegentliche Vorkommen positiver Reaktion bei Pneumonie und Scharlach stört nicht die hohe. diagnostische Brauchbarkeit. Von größter Bedeutung ist der Nachweis der positiven W a s s e r m a n n schen Reaktion in der Zerebrospinalflüssigkeit, was eine Lokalisation der Spirochäten im Zentralnervensystem selbst bei fehlenden Hirnsymptomen anzeigt und auf die Gefahr späterer Erkrankung hinweist. Weniger beweisend ist die negative Reaktion, da manche sicher luetische Säuglinge nach der Geburt im Latenzstadium negativ reagieren. Die diagnostische Bedeutung der W a s s e r m a n n schen Reaktion für die Erkenntnis der luetischen Natur mancher Affektionen der Haut, Knochen, Sinnesorgane, mancher Erkrankungen innerer Organe und des Nervensystems, vieler Dystrophien, ist ebenso groß wie beim Erwachsenen.

Brauchbar hat sich bei der kongenitalen Syphilis die L u e t i n p r o b e erwiesen. Spirochätenkulturen oder Organextrakte syphilitischer Organe werden kutan oder intrakutan eingebracht und geben bei luetischen Individuen nach 24—36 Stunden eine typische Reaktion.

P r o g n o s e: Die Sterblichkeit der kongenital luetischen, nichtbehandelten Kinder ist im ersten Lebensjahre sehr groß, besonders bei Frühgeborenen und bei Kindern mit Pemphigus und mit Viszeralsyphilis. Je später nach der Geburt Symptome manifest werden, desto milder pflegt die Krankheit zu verlaufen. Je früher, intensiver und länger die Behandlung vorgenommen wird, desto seltener und schwächer sind Rezidive und Späterscheinungen.

Die akquirierte, erworbene Syphilis ist viel seltener und ihr Verlauf unterscheidet sich von dem beim Erwachsenen nur dadurch, daß sie meist viel milder ist. Die Infektion kann durch das Saugen an der Brust einer syphilitischen Amme, durch Küsse syphilitischer Erwachsener, durch infizierte Gebrauchsgegenstände, Löffel, Schnuller, Zahnbürste, durch Instrumente (z. B. bei der Zirkumzision), bei älteren Kindern durch Stuprum, erfolgen. Den Primäraffekt findet man meist in der Umgebung des Mundes oder im Rachen, seltener an anderen Körperstellen. Derselbe kann ganz uncharakteristisch sein, wie eine infiltrierte Hautverletzung aussehen; auch das erste Exanthem kann so unbedeutend sein, daß es übersehen wird, und daß erst Rezidiverscheinungen (Papeln, Kondylome) deutliche klinische Erscheinungen machen. In solchen Fällen kann die Unterscheidung zwischen kongenitaler und akquirierter Lues schwierig sein.

Therapie. Die besten Erfolge sieht man bei der Kombination von Quecksilber und Salvarsan. Quecksilber kann gegeben werden a) intern als Kalomel oder besser Hydrargyrum jodatum flavum (0,01—0,02 täglich); b) perkutan durch Schmierkur. Es wird 0,1 pro Kilo Körpergewicht auf die gereinigte Haut intensiv, in bestimmtem Turnus eingerieben; entweder benützt man die offizinelle graue Salbe, oder ein mit Resorbin, Ebaga, Vasogen hergestelltes Präparat; c) subkutan oder intramuskulär injiziert man entweder unlösliche oder lösliche Quecksilberpräparate. Von ersteren Kalomel in Ol. olivarum, 0,1 ccm pro Kilo Körpergewicht intramuskulär, von letzteren Sublimat 0,1—0,2 folgender Lösung: Hydrargyr. bichlor 0,1, Natr. chlor. 0,2, Aqu. dest. ad 10,0, Die Injektionen werden 1—2mal wöchentlich gegeben, im ganzen zirka 12 bei einer Kur, unter Kontrolle von Harn, Stuhl und Allgemeinbefinden.

Von den Salvarsanpräparaten werden nur die löslichen verwendet: Neosalvarsan und Myosalvarsan; letzteres kann intramuskulär gegeben werden ohne Infiltrate und Entzündung zu machen. Ersteres gibt man womöglich intravenös; älteren Kindern in eine Vene am Ellbogen, jungen Säuglingen in eine Schädelvene, eventuell in die Jugularis oder den Sinus longitudinalis. Die Dosierung ist 0,010—0,025, selbst 0,03 pro Kilo Körpergewicht (zur ersten Injektion vorsichtshalber weniger). Die Einzeldosis soll aber bei Säuglingen nicht über 0,15 betragen, kann bei älteren Kindern 0,2—0,3 erreichen. Eine kombinierte Kur nach Erich Müller besteht aus 12 Kalomel- und 12 Neosalvarsaninjektionen innerhalb 12 Wochen. Salvarsan kann auch intern gereicht werden; von Stovarsol oder Spirocid 0,03 als Einzeldosis im Beginn, bei jungen Säuglingen bis zu 0,12, bei älteren bis 0,25 steigend.

Die kombinierte Salvarsan-Quecksilberbehandlung muß unter Kontrolle durch die Wassermannsche Reaktion anfangs zirka alle drei Monate, später seltener wiederholt werden, womöglich so lange, bis die Blutprobe negativ geworden ist. Bei ulzerösen Formen wurden Sublimatbäder empfohlen (½—1 g pro Bad, Holzwanne, sorgfältige Verwahrung der Pastillen). Bei Lähmung infolge Osteochondritis umwickelt man das affizierte Gelenk mit grauem Pflaster, das auch bei Paronychien und Phalangitis ausgezeichnet wirkt. Zur Dauerbehandlung während der Latenzperiode kann man den Merkolintschurz tragen lassen. In die Nase führt man Tampons mit 1—5%

Präzipitalsalbe ein. Hartnäckige Schleimhautrezidive werden mit Chlorwasser betupft und hierauf mit Kalomelpulver bestreut oder wiederholt lapisiert.

Auch die verschiedenen Wismutpräparate (Milanol, Spirobismol, Bismogenol, Embial etc.) sind bei der kongenitalen Lues mit Erfolg anzuwenden. Die Wirkung entspricht ungefähr der des Quecksilbers; sie eignen sich besonders für Fälle, die gegen Salvarsan und Quecksilber resistent sind. Man gibt pro Kur 15—20 Injektionen (2—3 in der Woche), im Säuglings- und Kleinkinderalter 0,002—0,004 g metallisches Wismut pro Kilogramm Körpergewicht, bei größeren Kindern die halbe bis ganze Erwachsenendosis (eine Originalampulle). Auch für kombinierte Kuren mit Neosalvarsan wird es vielfach verwendet (10—15 Injektionen).

Bei Spätsyphilis macht man wieder Salvarsaninjektionen in Kombination mit Quecksilber (Schmierkur) oder verordnet Jod; Jodnatrium (0,1—0,5 pro die) muß monatelang genommen werden. Mirion, eine kolloidale Jodlösung, wird intramuskulär eingespritzt (0,1—0,2). Es ist namentlich bei luetischen Erkrankungen des Nervensystems angezeigt. Bei Spätsyphilis, wo Knochen- und Nervensymptome im Vordergrunde stehen, leisten Bäderbehandlung und Trinkkuren (Bad Hall) Ausgezeichnetes. Affektionen der Augen, Ohren, des Larynx, der Knochen und des Nervensystems bedürfen spezialistischer Behandlung.

Krankheiten der Respirationsorgane

Diagnostische Bemerkungen

Die Besonderheiten des anatomischen Baues und der Funktion der Atmungsorgane bedingen die Häufigkeit und Eigenart der kindlichen Respirationskrankheiten. Nase, Rachen, Kehlkopf sind klein und eng, so daß schon relativ geringfügige Schwellungen bedeutende Hindernisse für die Luftzirkulation darstellen; horizontaler Verlauf, Weite und Kürze der Tuba Eustachii erklären die Häufigkeit der komplizierenden Otitis media bei entzündlichen Prozessen der Rachenhöhle. Der Thorax des Neugeborenen hat einen kreisrunden Querschnitt, die Rippen verlaufen gerade nach vorne, und erst mit dem Übergang in die aufrechte Körperhaltung senkt sich das Brustbein und der Thorax erweitert sich im transversalen Durchmesser. Dadurch ist es verständlich, daß bei dem fast in Inspirationsstellung stehenden Brustkorb des Säuglings der Atemtypus diaphragmatisch ist und erst in späterer Kindheit thorakoabdominal wird; vom 10. Lebensjahr an beginnt sich der Unterschied in der Atmung der Knaben (abdominal) und Mädchen (thorakal) auszubilden. Der Neugeborene und junge Säugling atmet infolge der Unergiebigkeit des einzelnen Atemzuges zirka 60mal in der Minute, unregelmäßig in Rhythmus und Tiefe, am Ende des 1. Lebensjahres 30mal, am Ende des 5. zirka 25mal. Die Kinder atmen normalerweise durch die Nase, Mundatmung ist immer pathologisch. Nasenflügelatmen ist ein pathognomonisches Zeichen für entzündliche Prozesse der tiefen Luftwege. Veränderungen der Zahl und des Rhythmus der Atmung haben geringere diagnostische Bedeutung als beim Erwachsenen; Verlangsamung kommt bei Gehirnkrankheiten, Hydrozephalus, Sklerem, beim beginnenden Krupp und agonal vor. Vom Cheyne-Stokesschen Atmen (im Endstadium der Meningitis, bei Urämie etc.) ist zu unterscheiden die „große Atmung" (Säureatmung) mit vertieftem In- und Exspirium ohne Atempause, die bei schwerer alimentärer Intoxikation und beim zyklischen Erbrechen mit Azetonämie auftritt. Diagnostisch wichtig ist die stoßende Atmung mit der Pause nach dem Inspirium und dem kurzen betonten Exspirium bei der Pleuropneumonie und das exspiratorische Keuchen bei Bronchialdrüsentuberkulose; charakteristisch ferner das Schniefen bei verlegter Nase (Lues), die schnarchende Atmung bei Adenoiden und Retropharyngealabszeß. Auch die Beobachtung der Stimme und Sprache (z. B. Myxödem, postdiphtheritische Gaumensegellähmung), der verschiedenen Dyspnöe- und Stridorformen bietet bedeutsame diagnostische Anhaltspunkte.

Inspiratorische Dyspnöe mit verlängerter, angestrengter Einatmung, von Einziehungen und Stridor begleitet, findet sich bei allen Stenosen der oberen Luftwege; exspiratorische Dyspnöe bei kapillärer Bronchitis und besonders beim Asthma. Bei den meisten Erkrankungen der Lunge und des Rippenfells besteht gemischte Dyspnöe. Beschleunigte oberflächliche Atmung läßt auf schmerzhafte Affektionen im Thorax (Pleuritis) oder Abdomen (Peritonitis) schließen. Bezüglich der inspiratorischen Einziehungen ist zu bemerken, daß dieselben bei sehr jungen Säuglingen physiologisch sind, und in späteren Jahren bei Rachitis auch ohne Passagehindernis infolge besonderer Nachgiebigkeit der weichen Rippen entstehen können.

Der Husten ist manchmal pathognomonisch: es sei erinnert an den heiser-bellenden Husten bei Larynxdiphtherie und Pseudokrupp, den Stakkatorhythmus mit Aufziehen bei Keuchhusten und ähnlich bei der epidemischen Grippe, den klingenden, „bitonalen" Husten und das exspiratorische Keuchen bei Bronchialdrüsenschwellung, den kurzen, schmerzhaften, angehaltenen Husten bei Pneumonie, den angestrengten bei Asthma etc., das trockene, kurze Räuspern bei Rachenaffektionen und bei Tussis nervosa.

Bei der Untersuchung des Thorax sind die abnormen Thoraxformen (Trichter-, Hühnerbrust, phthisischer, emphysematöser, asthenischer Habitus etc.), und vor allem die durch Rippen- und Wirbelsäulenrachitis bedingten Asymmetrien zu beachten. Bei der Perkussion achte man auf symmetrische Haltung. Die Vorderseite des Thorax untersucht man bei kleinen Kindern am besten bei Rückenlage, die Hinterseite beim sitzenden Kinde. Die Perkussion soll stets leise, am besten Finger-Fingerperkussion, ausgeführt werden. Scheinbare Dämpfungen können bedingt sein durch pressendes Schreien und asymmetrische Haltung; zu starkes Beklopfen gibt rechts hinten unten manchmal Schallverkürzung (relative Leberdämpfung). Infiltrationen und Ergüsse markieren sich früher und deutlicher als durch Schalldifferenzen durch das erhöhte Resistenzgefühl. Das beim Schreien zuweilen wahrnehmbare Münzenklirren ist ohne Bedeutung. Intensive, ausgebreitete Dämpfung einer Seite spricht für Pleuritis. Bei Ergüssen im Pleuraraum findet man oft eine paravertebrale und parasternale Dämpfung der gesunden und entsprechende Aufhellung der erkrankten Seite. Bei der Auskultation, die am besten direkt mit dem Ohr oder biaurikulären Stethoskop vorzunehmen ist, vergesse man nicht, daß wegen der guten Schalleitungsverhältnisse auch über einem Exsudat das Atemgeräusch oft laut zu hören ist, daß normalerweise das Atmen schärfer (pueril) ist und daß man interskapular normalerweise Bronchialatmen

(Hilusatmen) hören kann. Eine Pneumonie ist häufig früher durch das abnorm nahe und laute Klingen der Schreistimme (Bronchophonie) zu erkennen, bevor noch Bronchialatmen und Dämpfung nachweisbar sind.

Die Untersuchung des Sputums stößt auf Schwierigkeiten, da es von den Kindern geschluckt wird; zur Gewinnung desselben reizt man durch Berührung der hinteren Rachenwand mit dem Spatel oder durch Druck auf den Kehlkopf zum Husten und holt während desselben mittels eines gestielten Tupfers das emporgeschleuderte Sputum aus dem Rachen. Reichlichere Expektoration tritt bei Keuchhusten, Bronchiektasie und Gangrän in charakteristischer Weise auf.

Von den übrigen Untersuchungsmethoden wird die Laryngoskopie und die Bronchoskopie immer häufiger bei Kindern verwendet, und die Röntgenuntersuchung liefert namentlich zur Erkennung vergrößerter Hilusdrüsen, wertvolle Dienste. Die wichtigsten diagnostischen Ergebnisse gewinnt man durch die Probepunktion. Da sie leicht auszuführen und, richtig und aseptisch gemacht, gefahrlos ist, sollte sie in zweifelhaften Fällen, wo die Diagnose zwischen Erguß und Infiltrat schwankt, nicht unterlassen werden. Nötig ist gute Fixation des sitzenden Kindes; der Arm der zu punktierenden Seite wird über den Kopf erhoben. Nach Jodierung Einstich an der Stelle der stärksten Dämpfung in der hinteren Axillarlinie mit nicht zu dünner Kanüle auf einer gut ziehenden Spritze; das gewonnene Punktat dient zur zytologischen und bakteriologischen Untersuchung.

Die grippösen Erkrankungen

Die Erkrankungen der Atmungsorgane stehen in der Mortalität und Morbidität während der ersten drei Lebensjahre an zweiter Stelle nach den Ernährungsstörungen. Während letztere in den Sommermonaten ihre verderbliche Wirksamkeit entfalten, sind die infektiösen Katarrhe der Luftwege hauptsächlich an die rauhe Jahreszeit gebunden. Tauwetter, feuchte Winde etc. scheinen durch „Erkältung" eine allgemeine Disposition zu schaffen. Sie treten dann geradezu epidemisch in Kinderspitälern, Säuglingsheimen, Waisenhäusern, Schulen auf. Die Bezeichnung „Grippe" ist nur ein klinischer Begriff, ein Sammelname für die katarrhalischen Affektionen der Respirationsorgane. Es liegt keine ätiologische Einheit vor, da die grippösen Katarrhe durch die verschiedenartigsten Bakterien (Pneumokokkus, Mikrokokkus catarrhalis, Streptokokkus u. a.) erzeugt sein können. Alle diese katarrhalischen Infektionen der oberen Luftwege werden am besten unter der Bezeichnung „grippöse Erkrankungen" zusammengefaßt. Sie sind etwas ganz anderes als die echte Influenza, die nicht an eine bestimmte Jahreszeit gebunden ist und nach jahrelangen Pausen in Pandemien einen großen Teil der Bevölkerung befällt (s. Seite 169).

Die infektiösen Katarrhe der Luftwege werden auf Säuglinge

meist durch Tröpfcheninfektion von an Schnupfen und Rachenkatarrh erkrankten Erwachsenen übertragen; bei älteren Kindern kommen daneben auch die Schmierinfektionen in Betracht. Die großen Gefahren der grippösen Erkrankungen im Säuglingsalter liegen einerseits in der geringen Resistenz des Organismus und anderseits in der Beeinflußung des Ernährungsvorganges. Der erste Umstand bewirkt, daß schon ein Schnupfen oder eine Pharyngitis ein schweres Krankheitsbild erzeugt, das mit hohem Fieber einhergeht und die Tendenz zum Absteigen und zur Ausbreitung über die gesamten Luftwege hat. Der Mangel an Schutzkräften gestattet ein schrankenloses Wuchern der Bakterien und begünstigt die Entstehung verschiedener Komplikationen (Otitis, Lymphadenitis, Retropharyngealabszeß etc.) und selbst allgemeiner Sepsis. Besonders gefährlich wird die Erkrankung jenen Kindern, die infolge konstitutioneller Minderwertigkeit besonders empfindliche Luftwege haben (Rachitis, Lymphatismus und exsudative Diathese).

Das Krankheitsbild ist äußerst wechselnd und hängt weniger vom Erreger, als von der Konstitution des Kindes, dem Charakter der Epidemie, dem Alter und dem Ernährungszustand ab. Beim Säugling setzt sich das Bild zusammen aus Symptomen des lokalen Prozesses im Nasenrachenraum und den daraus entstehenden Folgen: behinderte Atmung, Schlaflosigkeit, erschwertes Schlucken, Appetitlosigkeit; greift die Entzündung auf die tieferen Luftwege über, so entsteht Tracheobronchitis, Pneumonie. Die Mitbeteiligung der Verdauungsorgane äußert sich in Erbrechen und Diarrhöen und erzeugt entweder das Bild einer Dyspepsie oder einer Toxikose (Bronchoenterokatarrh). Als nervöse Symptome treten eklamptische Anfälle initial oder terminal auf. Der grippöse Katarrh älterer Kinder weist die gleichen Symptome wie beim Erwachsenen auf.

Erkrankungen der Nase und der Ohren

Schnupfen (Coryza, Rhinopharyngitis)

Der akute schleimig-eitrige Katarrh der Nase, immer kombiniert mit Rachenkatarrh, daher besser als Rhinopharyngitis zu bezeichnen, ist bei Kindern eine sehr häufige Erkrankung.

Bei älteren Kindern liegt das gleiche Bild wie beim Erwachsenen vor: Fieber, Mattigkeit, anfangs seröse, später schleimig-eitrige Sekretion aus der Nase. Das Fieber dauert 1—2 Tage. Bei der Untersuchung findet man nur Rötung und Schwellung der mit Schleim bedeckten Nasen- und Rachenschleimhaut. Als Folgezustände sind Pfeiffersches Drüsenfieber und länger dauernder Reizhusten zu erwähnen.

Ernster kann der Zustand bei Säuglingen werden. Sie fiebern oft sehr hoch, zuweilen intermittierend, schlafen schlecht, können wegen der behinderten Nasenatmung schlecht saugen, bekommen sogar erstickungsartige Anfälle und verlieren rasch an Gewicht; auffallend ist bei stark verlegter Nase eine opisthotonische Kopfhaltung. Besteht gleichzeitig Fontanellenspannung und Hyperästhesie, so entsteht ein an Meningitis gemahnendes Krankheitsbild. Der bedrohliche Charakter des Schnupfens in dieser Altersstufe liegt einerseits darin, daß die verstopfte Nase ein Saughindernis bildet, durch Inanition zu Ernährungsschäden führt, und anderseits in der Häufigkeit der Komplikationen (Otitis) und der Tendenz zum Absteigen in die tiefen Luftwege. Die katarrhalische Entzündung beschränkt sich nicht auf die Nasenschleimhaut, sondern ergreift stets auch die Schleimhaut des Nasenrachenraumes (Rhinopharyngitis), erzeugt Drüsenschwellungen am Halse und Nacken. Gelegentlich kann ein grippöser Schnupfen der Ausgangspunkt einer Sepsis sein.

D i a g n o s e : Rhinitis ist ein konstantes Initialsymptom der Masern, und kommt, freilich uncharakteristisch, im Beginne der Meningitis epidemica und der Poliomyelitis vor. Bei diesen Affektionen, und auch bei Variola, bildet die Nasenschleimhaut die Eintrittspforte der Erreger. Von diagnostisch großer Bedeutung ist der blutigeitrige Schnupfen bei Diphtherie und Scharlach. Charakteristisch ist ferner der Schnupfen bei kongenitaler Lues und Skrofulose.

Vom Standpunkte der P r o p h y l a x e ist zu fordern, daß an Schnupfen und Husten erkrankte Erwachsene von Säuglingen ferngehalten werden. Ärzte und Pflegerinnen sollen speziell in Epidemiezeiten eine Gazemaske vor Mund und Nase tragen.

B e h a n d l u n g : Warmes Zimmer, Erzeugung von feuchter Luft. Zur Fieberbekämpfung genügen Packungen; bei älteren Kindern versucht man durch eine Schwitzkur den Schnupfenanfall zu kupieren (heißes Bad, Tee, Aspirin). Auch wurde empfohlen, am Beginn der Erkrankung 1 Tropfen 10% Jodtinktur in 100 g Wasser trinken zu lassen. Atrocal, eine Kombination von Calcium lact. mit Atropin, kann verordnet werden. Säuglinge sollen im gelüfteten Zimmer fleißig herumgetragen werden. Um die Luftpassage und das Saugen zu ermöglichen, träufelt man in jedes Nasenloch je 1—3 Tropfen Adrenalinlösung 1 : 3000, oder Flavicid 1 : 1000, ein, oder führt Bormelin, Burowsalbe, älteren Kindern Renoformsalbe in die Nase ein; bei hartnäckigem Katarrh legt man Tampons mit 1% Arg. nitr. oder 1% Protargol ein. Nasenspülungen sind nicht zweckmäßig, da die Gefahr des Hineingelangens der Spülflüssigkeit in die Tube besteht. Naseneingang und Oberlippe sind mit Borvaselin einzufetten. Bei hartnäckigem Fieber kann man manchmal von Proteinkörpertherapie Erfolg sehen (Injektion von Omnadin, Kaseosan etc.).

Chronischer Schnupfen kommt bei kongenitaler Syphilis und Skrofulose vor, oder entwickelt sich bei Fremdkörpern in der Nase, bei Adenoiden, auch infolge häufig rezidivierender Katarrhe bei Kindern mit exsudativer Diathese. Eine selbständige Form ist die durch einen spezifischen Erreger erzeugte O z ä n a, die zur Atrophie der Schleimhaut führt. Es bilden sich dicke Krusten, unter denen der Eiter stagniert, in Fäulnis gerät und den charakteristischen fötiden Geruch erzeugt. Die Beschwerden beim chronischen Schnupfen sind die gleichen wie bei adenoiden Wucherungen. Dauernd behinderte Nasenatmung soll infolge ungenügender Ventilation der Lungen, namentlich der Spitzen, eine mangelhafte Entwicklung der oberen Thoraxapertur zur Folge haben.

Diagnose: Durch die Wassermannsche Reaktion und Pirquetsche Probe sind die syphilitischen und skrofulösen Formen abzuscheiden, die Rhinoskopie kann die Veränderungen der Schleimhaut nachweisen (Hypertrophie, Atrophie, Krustenbildung, Fremdkörper, Polypen, Adenoide).

Therapie: Entsprechend der Grundkrankheit ist zunächst antiluetische oder antiskrofulöse Behandlung einzuleiten, Adenoide, Fremdkörper zu entfernen; außerdem sorge man für Hebung des Allgemeinbefindens durch diätetische Maßnahmen. Die lokale Behandlung besteht in Erweichung der Krusten durch Borvaselin, Einblasung antiseptischer Pulver (10% Sozojodolnatrium, Bolus alba), Spülungen mit 1% Kochsalzlösung oder Ätzung der Schleimhaut mit 2% Lapislösung. Oft wirkt ein Aufenthalt an der See günstig ein.

Epistaxis ist ein recht häufiges Vorkommen im Kindesalter; abgesehen von Traumen oder Blutungen aus erweiterten Gefäßchen, Zerkratzen eines Geschwürchens am Septum, begleitet sie viele Infektionskrankheiten (Masern, epidemische Grippe, Sepsis, Typhus), tritt bei Stauung auf (Nephritis, Pertussis, Vitium) und ist ferner ein Symptom der hämorrhagischen Diathese (Hämophilie, Morbus Werlhof, Leukämie, Barlowsche Krankheit). Schließlich gibt es ein habituelles Nasenbluten bei Schulkindern in überhitzten Klassenzimmern.

Die Behandlung besteht in manueller Kompression, Einbringung kleiner Eisstückchen oder Tamponade mit Stryphnonstreifen oder Dermatolgaze, die man in Adrenalinlösung (1 : 1000) oder Wasserstoffsuperoxyd oder 10% Koagulenlösung eintaucht, und ferner in Ätzung der blutenden Stellen.

Otitis media

Sie ist eine sehr häufige Erkrankung im Kindesalter und ihre Erkennung muß jedem Kinderarzt geläufig sein; er soll die Untersuchungstechnik soweit beherrschen, um das Vorhandensein eines pathologischen Prozesses nachweisen zu können. Die Otitis entsteht durch Einwanderung der Bakterien durch die Tube, kommt bei Affektionen des Nasenrachenraumes und als Komplikation vieler Infektionskrankheiten, Masern, Scharlach, Diphtherie und häufig bei grippösen Katarrhen vor. Bei Säuglingen mit Ernährungsstörungen kann auch das Erbrechen die Ursache sein. Der häufigste Erreger ist der Diplococcus pneumoniae, sonst findet man Streptokokken, Staphylokokken etc.

Bei Säuglingen können lokale Symptome so wenig ausgesprochen sein, daß man durch das Auftreten des Eiterausflusses überrascht wird. Wenn spontane Schmerzen wenig betont sind, so ist hohes Fieber zuweilen das einzige Zeichen; man versäume nie, bei fiebernden Säuglingen einen leichten Druck auf den Tragus auszuüben; Zusammenzucken und intensives Geschrei weisen auf die Ohraffektion hin. In den meisten Fällen sind aber die Hinweissymptome sehr ausgesprochen. Die Kinder sind in dauernder Unruhe, bohren mit dem Kopf in die Kissen, zerren an den Ohren, verweigern die Nahrung oder schreien stundenlang. Auch mit einem eklamptischen Anfall kann die Entzündung einsetzen, oder meningeale Symptome (Erbrechen, Nackenstarre) können das Bild beherrschen. Höhe und Dauer des Fiebers wechseln nach der Schwere der Infektion. Häufig konstatiert man schmerzhafte Lymphdrüsenschwellung hinter dem Ohr. Der Verlauf der Otitis ist meist günstig. In einem großen Teil der Fälle geht die Entzündung spontan zurück; kommt es zur Perforation, so besteht anfangs eine blutig-seröse, dann eitrige und zuletzt schleimige Sekretion; schließlich heilt der Prozeß nach 1—2 Wochen fast immer ohne Schädigung des Gehörs. Übergreifen auf den Warzenfortsatz macht sich durch Druckschmerzhaftigkeit des Processus mastoideus und durch Ödem und Rötung der Haut hinter den Ohren, Erkrankung des inneren Ohres durch Fazialisparese bemerkbar. Übergang in chronische Otorrhöe und schwere Gehörstörungen sind relativ selten; es besteht diese Gefahr nur bei schlechtem Allgemeinzustand bei tuberkulösen oder syphilitischen Kindern. Bezüglich der seltenen Komplikationen, Cholesteatom, Sinusthrombose, Hirnabszeß, Meningitis oder otogene Sepsis, sei auf die betreffenden Kapitel und die Lehrbücher der Otologie verwiesen.

Die D i a g n o s e macht man aus dem Ohrenspiegelbefund: Trübung, Schwellung, später Rötung und Vorwölbung des Trommelfells und Verschwinden des Reflexes.

B e h a n d l u n g: Da in vielen Fällen das Exsudat sich resorbiert, und da bei Spontanperforation die Heilungsdauer nicht verlängert ist, so wartet man, namentlich bei jungen Säuglingen, zu und macht nur dann die Parazentese, wenn unter hohem Fieber und starken Schmerzen eine deutliche Vorwölbung des Trommelfells sichtbar wird. Im Beginne der Erkrankung gelingt es oft durch Abführmittel und eine Schwitzkur die Entzündung zum Rückgang zu bringen. Gegen die Schmerzen appliziert man heiße Breiumschläge aufs Ohr und träufelt warmes, 5%iges Karbolglyzerin, 3% Alypin oder Otalgan ein. Besteht nach erfolgtem Durchbruch reichliche Eiterung, so wird der Gehörgang durch mehrmals täglich eingeträufeltes 3% Wasserstoffsuperoxyd gereinigt. Bei beginnender Mastoiditis ist ein Kühlapparat und lokale Blutentziehung von Nutzen; doch darf darüber der richtige Zeitpunkt für das chirurgische Eingreifen nicht versäumt werden.

Erkrankungen des Kehlkopfes, der Luftröhre und der Bronchien

Laryngitis und Pseudokrupp

Die akuten Katarrhe des Kehlkopfes sind häufige Teilerscheinungen entzündlicher Erkrankungen der Luftwege; entweder wie diese selbständig oder symptomatisch bei Infektionskrankheiten (namentlich bei Influenza und Masern). Bedeutungsvoll werden sie dadurch, daß infolge der Kleinheit des kindlichen Kehlkopfes schon geringe Schwellungen der Schleimhaut imstande sind, Stenosenerscheinungen auftreten zu lassen.

Die Symptome des akuten Kehlkopfkatarrhs sind wie beim Erwachsenen, Heiserkeit, rauher Husten, brennende Schmerzen im Kehlkopf, Empfindlichkeit des Larynx und Fieber. Die Inspektion des Rachens ergibt starke Rötung und Schwellung der mit Schleim bedeckten Rachenwand, durch Laryngoskopie sind bei größeren Kindern die gleichen Veränderungen an der Epiglottis und an den Stimmbändern nachzuweisen. Bei der Influenza-Laryngitis entwickelt sich zuweilen ein schweres Krankheitsbild mit Dyspnöe, oft hochgradiger Stenose und unstillbarem schmerzhaften Reizhusten infolge kruppöser Entzündung der Schleimhäute.

Tritt zu der oberflächlichen katarrhalischen Entzündung noch eine subchordale Schwellung, so kann bei einem bestimmten Typus von Kindern ein eigenartiges Krankheitsbild entstehen, der **Pseudokrupp** (falsche Bräune). Es sind meist wohlgenährte, exsudative Kinder im Alter von drei bis fünf Jahren, bei denen stets ausgesprochene Zeichen von Neuropathie nachweisbar sind. Nach vorausgegangenem geringen Unwohlsein und leichtem Katarrh der Luftwege setzt plötzlich nachts der Anfall ein. Die Kinder erwachen mit Atemnot und Aufregungszuständen; ihre Stimme ist heiser aber nicht aphonisch, der Husten rauh und bellend und unter zunehmender Angst entwickelt sich rasch eine starke Stenose, eine alarmierende Atemnot mit Zyanose und Einziehungen. Bei jungen Kindern kann der Zustand recht gefährlich werden, bei älteren tritt gewöhnlich nach einigen Stunden der Aufregung Beruhigung und Schlaf ein. Bis zum Morgen ist das bedrohlich aussehende Krankheitsbild meist geschwunden. Geringe Heiserkeit kann noch tagelang bestehen bleiben, der Anfall kann sich in der folgenden Nacht wiederholen.

Die Diagnose des Pseudokrupp ist schwierig und verantwortungsvoll. Plötzliches Einsetzen in der Nacht spricht für Pseudokrupp, schleichender Beginn und allmähliche Progredienz der Stenose für Larynxdiphtherie; bei Pseudokrupp ist trotz Heiserkeit und stridoröser Atmung die Stimme meist auffallend laut und rein, bei diphtheritischer Larynxaffektion stets heiser. Nase, Tonsillen und besonders die hintere Rachenwand sind genau zu inspizieren, jeder membranöse Belag ist als diphtherieverdächtig anzusehen. Man denke ferner daran, daß eine pseudokruppartige Laryngitis zu den häufigen Initialsymptomen der Masern gehört. Laryngospastische Anfälle bei Tetanie sind wohl kaum mit Pseudokrupp zu verwechseln; bei Asthma besteht exspiratorische Dyspnöe und niemals Aphonie.

Therapie: Zunächst trachte man ausgiebiges Schwitzen zu erzeugen, am besten durch ein heißes Bad, Aspirin und reichliches Trinken von heißem Tee oder Limonade. Man lasse ferner heiße Umschläge um den Hals machen und warm gurgeln. Durch Inhalationsapparate (Bronchitiskessel), Aufhängen feuchter Tücher, soll die

Zimmerluft möglichst warm und feucht gehalten werden. Expektorantien, wie Ipecacuanhainfus (0,1 : 100), mit Liqu. ammon. anis. (1,0—2,0) wirken nicht viel. Bei schmerzhaftem Hustenreiz gibt man Kodein 0,005—0,03 oder Papaverin 0,05—0,10. Die nervöse Komponente der Affektion erfordert besondere Beachtung. Durch Beschäftigung und Spielen im erleuchteten Zimmer sucht man die Kinder abzulenken, ihr Angstgefühl und das der Eltern zu beruhigen. Bei stärkerer Erregung sind unbedingt Narkotica zu geben: Natr. brom. (0,5—1,0—2,0) oder Chloralhydrat ((0,5—1,0), Adalin (0,2—0,4), Luminal (0,05—0,15). Intubation ist kaum jemals notwendig.

Stridor congenitus

Darunter versteht man eine Respirationsstörung, die als krähendes, ziehendes, hochtönendes Inspirationsgeräusch bei reiner Stimme ohne Dyspnöe und meist unbehindertem Exspirium bei Kindern in den ersten Lebenstagen in Erscheinung tritt. Der Stridor ist angeboren; er wechselt in seiner Intensität und ist, wenn auch meist leise, auch im Schlafe zu hören. Gewöhnlich schwindet der Stridor im zweiten Lebensjahr. Die Ätiologie des kongenitalen Stridors ist nicht einheitlich. Aspiration der Epiglottis gegen die Stimmritze bei angeborener Weichheit des Kehldeckels, in manchen Fällen vielleicht zentrale Innervationsstörungen infolge Geburtstrauma, kann in Frage kommen.

Zur Diagnose gegenüber Thymushyperplasie und substernaler Struma, bei welchen meist dauernde exspiratorische Dyspnöe besteht, ist die Röntgenuntersuchung heranzuziehen. Durch den Zeitpunkt des Beginnes, das Fehlen von Fieber und sonstigen Krankheitszeichen unterscheidet sich der kongenitale Stridor von anderen Stridorformen (Myxödem, diphtheritische, luetische oder tuberkulöse Larynxerkrankung, Laryngospasmus).

Tracheitis und Bronchitis

Der akute Katarrh der Luftröhre und der großen Bronchien ist in den meisten Fällen eine Teilerscheinung einer grippösen Erkrankung; eine spezifische Bronchitis begleitet Masern und Keuchhusten. Eine allgemeine Neigung zu Bronchialkatarrhen besteht bei anämischen und skrofulösen Kindern, eine lokale Disposition schafft die Thoraxrachitis und die Mundatmung infolge von Adenoiden. Bronchitis findet sich ferner bei Asthma, Emphysem und als Stauungskatarrh bei Herzinsuffizienz.

Symptome: Bei älteren Kindern liegt das gleiche Bild wie beim Erwachsenen vor: geringes oder stärkeres Fieber, je nach der Ausbreitung des Katarrhs und der Virulenz der Erreger; Husten, anfangs trocken, später mit schleimig-eitrigem Sputum, meist diffus, oft am dichtesten über den Unterlappen, zuweilen mit Schmerzen auf der Brust. Die Perkussion ergibt normale Verhältnisse, bei der Auskultation hört man verschärftes Atmen mit trockenen oder feuchten Rasselgeräuschen. Häufig sind die Geräusche mit der aufgelegten Hand zu fühlen.

Säuglinge haben stärkere Beschwerden; selbst eine einfache Bronchitis hat oft Dyspnöe mit Einziehungen und eine ausgesprochene Beeinträchtigung des Allgemeinbefindens, Erbrechen, Diarrhöen, Appetitlosigkeit und Gewichtsabnahme zur Folge.

Die D i a g n o s e ist leicht; bei beginnendem Katarrh achte man auf Masern, bei hartnäckigem Katarrh mit geringem Fieber, wenn die Heftigkeit des Hustens nicht in Einklang mit dem klinischen Befund steht, denke man an beginnende Pertussis.

B e h a n d l u n g: Zur Verhütung von Bronchialkatarrhen ist die disponierende Grundkrankheit (Adenoide, Rachitis, exsudative Diathese) zu behandeln, die Kinder vor Kontakt mit katarrhalischen Erwachsenen zu bewahren und durch entsprechende Maßnahmen abzuhärten: Schlafen bei offenem Fenster, Turnen, systematisches Frottieren, Abreibungen mit lauem (nicht kaltem) Wasser.

Kinder mit akutem fieberhaften Katarrh werden ins Bett gelegt. Im Beginne der Erkrankung kann man versuchen, durch eine Schwitzkur (Aspirin in heißen Getränken) die Erkrankung zu mildern und abzukürzen. Reichliche Zufuhr warmer Getränke und Mineralwässer (Emser, Gleichenberger, Selters) ist angezeigt. Die Luft im Zimmer soll häufig erneuert, warm und feucht erhalten werden; am einfachsten ist es, Wasser mit Zusatz von Salz, Eukalyptusöl, oder ein Mineralwasser in einem Topf oder im Bronchitiskessel verdampfen zu lassen. Säuglinge dürfen nicht dauernde Rückenlage einnehmen, müssen herumgetragen werden.

Das beste Mittel ist H y d r o t h e r a p i e: Brustwickel, je nach der Höhe des Fiebers, kühl oder lau, die stündlich oder zweistündlich gewechselt werden. Bei hohem Fieber, starker Alteration und drohender Ausbreitung auf die tieferen Luftwege ist Bäderbehandlung wie bei Pneumonie nötig. Gegen die Brustschmerzen wirken warme Umschläge oder das Auflegen eines Thermophores günstig ein. Viel weniger wirksam sind Medikamente. Man verschreibt gewöhnlich ein Ipecacuanhainfus (0,1—0,3—0,5 : 100) oder ein Senegadekokt (1,0 bis 3,0 : 100) mit Liqu. ammon. anis. 1,0—2,0. Bei sehr starkem Hustenreiz sind Narkotika zu verwenden: Kodein 0,01 bei Säuglingen, älteren Kindern 0,02—0,05 pro die., Pantoponsyrup (2—5mal täglich 1 Teelöffel), Dionin 0,005—0,02 ein- bis zweimal täglich.

Chronische Bronchitis

Nach häufigen Rezidiven von Katarrhen der oberen Luftwege, nach schwerem Keuchhusten, auch nach Masern, Influenza oder Pleuritis entwickelt sich manchmal eine lang dauernde Bronchitis. Es gibt ferner Kinder, die aus konstitutioneller Anlage oder erworbener Disposition immer wieder an Husten erkranken. Es sind dies Rachitiker, Mundatmer mit flachem, engem Thorax, lymphatische, skrofulöse und asthmatische Individuen. Die anatomische Grundlage kann in bronchiektatischen Erweiterungen, Peribronchitis, Hilusdrüsenschwellung etc. gelegen sein. Die Symptome bestehen in hartnäckigem Husten, der besonders abends und morgens störend ist und sich bei jeder Erkältung verstärkt, manchmal etwas Anämie und Appetitlosigkeit.

Zur D i a g n o s e gegen Tuberkulose sind unbedingt Tuberkulinproben und Röntgenuntersuchung heranzuziehen.

T h e r a p i e: Beseitigung disponierender Faktoren, Behandlung der Rachitis, der Skrofulose, möglichste Behebung der exogenen klimatischen Schädlichkeiten. Bei akuten Verschlechterungen ist die übliche Bronchitisbehandlung anzuwenden. Bei verzögerter Lösung ist Jodnatrium 0,2—0,5 pro die. und Kreosotpräparate nützlich (Duotal, Guajakolsyrup, Sirolin, Sulfosot). Ferner Inhalationen mit Ol. Terebinth., Ol. Eukalypt., Thymol und anderen Balsamicis. Von günstigstem Einfluß sind klimatische Kuren, wobei auf staubfreie, windgeschützte, besonnte Gegenden zu achten ist: im Sommer Seebäder, im Winter Hochgebirge. Als Ersatz zuhause Höhensonnenbestrahlungen und systematische Abhärtung durch Luft- und Sonnenbäder. Von sehr guter Wirkung sind lang fortgesetzte Atemübungen.

Bronchiektasien

Diese Affektion ist im Kindesalter selten. Zylindrische oder sackförmige Erweiterungen des Bronchiallumens können sich in einem chronisch entzündeten Lungengewebe (langdauernde Pneumonien, Empyemschwarte) entwickeln; dauernde Drucksteigerungen bei heftigen Katarrhen, am häufigsten nach Pertussis, seltener nach Masern und Tuberkulose, können hiezu führen. Für das Leiden typisch sind Hustenanfälle, die so lange dauern, bis es zur Expektoration großer Mengen eines schleimig-eitrigen oder auch putriden, übelriechenden Sputums kommt. Die physikalische Untersuchung gibt nur bei größeren Hohlräumen die bekannten Kavernensymptome, amphorisches Atmen, großblasiges klingendes Rasseln, meist sind nur die Zeichen eines diffusen, hartnäckigen Katarrhes oder einer diffusen Infiltration nachweisbar. Weitere klinische Zeichen sind dauernde leichte Dyspnöe und Zyanose und als fast pathognomonisch nach längerer Dauer des Leidens die Trommelschlegelfinger. Das Röntgenbild zeigt, besonders nach vorheriger Jodipininstillation in die Trachea, eine diffuse Verschattung mit wabenartigen Lücken und Strängen.

Bei der D i a g n o s e ist Tuberkulose zunächst auszuschließen. In Frage kann auch chronische Stauung bei angeborenen Herzfehlern kommen.

B e h a n d l u n g: Außer den bei der chronischen Bronchitis genannten Medikamenten und physikalischen Heilfaktoren (Freiluftliegekur) wird man bei putrider Entzündung Neosalvarsaninjektionen versuchen. Auch intramuskuläre Einspritzungen von Transpulmin (1 *ccm*) oder Terpichin werden empfohlen. Längerdauernde Durstkuren wirken oft sehr günstig ein. Atemgymnastik und bei Versagen aller anderen Mittel, chirurgische Eingriffe (Pneumothorax, Thorakoplastik) müssen herangezogen werden.

Asthma bronchiale und Bronchitis asthmatica

Wenn auch seltener als beim Erwachsenen kommt echtes A s t hm a b r o n c h i a l e auch bei Kindern jeden Alters vor. Oft sind es besonders stigmatisierte Individuen. In der Anamnese hören wir von Asthma oder Stoffwechselanomalien der Eltern, und die Kinder selbst hatten an Erkrankungen gelitten, die sich auf Grundlage der exsudativen Diathese entwickeln: chronische, hartnäckige Ekzeme oder

rezidivierender Lichen urticatus. Stets findet man daneben Zeichen
nervöser Übererregbarkeit, sehr häufig auch Ernährungsstörungen
(Obstipation, Diarrhöen, Enteritis membranacea). Wie bei den anderen Formen der exsudativen Diathese besteht auch beim Asthma
im Blute Eosinophilie. Neuerlich wird das Asthma (analog wie das
Heufieber) als „anaphylaktische Erkrankung" angesehen,
als Reaktion des sensibilisierten Organismus gegen ein Protein
(Milch, Fleisch, Fisch, Tierhaare, Staub, Getreidepollen etc.).

Während bei Säuglingen und jungen Kindern die Affektion oft
als asthmatische Bronchitis verläuft, kommt es bei älteren
Kindern zum echten asthmatischen Anfall. Dieser wird entweder durch einen Katarrh der Nase (A. nasale) oder einen Diätfehler (A. ex indigestione) ausgelöst, oder ist provoziert durch psychische Erregung. Entweder nach tagelanger Bronchitis oder plötzlich, meist nachts, setzt der Anfall ein; die Kinder sitzen mit zunehmender schwerer Atemnot angstvoll im Bett, sind zyanotisch, ringen nach Luft. Langdauerndes qualvolles Husten fördert nur wenig
zähes Sputum heraus. Bei der Untersuchung findet man den Thorax
in unbeweglicher Inspirationsstellung, sieht inspiratorische Einziehungen der Zwischenrippenräume und hört ein langgezogenes, stridoröses, krampfhaftes Exspirium und reichlich trockenes Rasseln.
Die Perkussion ergibt Schachtelton (Lungenblähung), Tiefstand und
Unbeweglichkeit der Lunge, Überlagerung der Herzdämpfung. Im
Sputum kann man eosinophile Zellen und sehr selten Curschm-
mannsche Spiralen nachweisen. Der Anfall dauert einige Minuten
bis mehrere Stunden und Tage, und kann in wechselnden Pausen
jahrelang rezidivieren. Nach dem Abklingen des Anfalles bleibt eine
zähe Bronchitis oft noch tagelang zurück. Es gibt ganz leichte Fälle,
wo nur die Hartnäckigkeit der immer wieder rezidivierenden Bronchitis auffällt, manchmal auch der zähe Charakter der Rasselgeräusche, das verlängerte Exspirium oder bei älteren Kindern die Lungenblähung und der faßförmige Thorax. Bei diesen Formen, die
fieberlos und mit wenig Husten verlaufen, ist das Allgemeinbefinden
oft auffallend wenig gestört.

Diagnose: Der voll entwickelte Anfall ist kaum zu verken-
nen; nur die Bronchiolitis kann ein ähnliches Bild geben. Für letztere spricht der allmähliche Beginn, das hohe Fieber, der feuchte
Charakter der Rasselgeräusche und die Dyspnöe in beiden Phasen.
Bei der seltenen Bronchotetanie sind Zeichen von Rachitis und Spasmophilie stets vorhanden. Bei leichten chronischen Formen kann man
in die Lage kommen, zwischen Asthma und Bronchialdrüsentuberkulose unterscheiden zu müssen. Man achte auf Anamnese und Habitus, auf das anfallsweise Einsetzen, untersuche Sputum und Blut:
die Pirquetsche Reaktion und die Röntgendurchleuchtung des
Thorax müssen herangezogen werden. Kardiales und urämisches
Asthma lassen sich leicht durch Beachtung des Verlaufes und klinische Untersuchung ausschließen.

Therapie: Ein akuter Anfall kann durch eine subkutane Injektion von ½—1 *ccm* einer Asthmolysinlösung rasch kupiert werden. Ähnlich wirkt Adrenalin oder Suprarenin (¼—½ *ccm* der Lösung 1 : 1000) oder Ephetonín. Bei asthmatischer Bronchitis gibt man Atropin, 0,1—0,5 *ccm* einer 1°/$_{00}$ Lösung als Injektion oder bei Säuglingen 10 Tropfen intern. Weniger wirksam ist die interne Darreichung von Extr. Belladonnae (0,005 pro dosi). Von Narkoticis ist bei starker Unruhe und Angstgefühl Chloralhydrat (0,25—0,5) in Klysma zu verordnen. Sobald der akute Anfall abgeklungen ist, lasse man Natr. jodatum durch einige Tage, 0,2—1,0 nehmen. Bei häufig rezidivierenden Anfällen wird Inhalation einer 1°/$_{00}$ Adrenalinlösung durch Zerstäuber empfohlen. Im gegebenen Falle sind Veränderungen in der Nase spezialärztlich zu behandeln. Ist eine Überempfindlichkeit gegen bestimmte Proteine zu eruieren oder durch „Teste" zu erweisen, so ist dieser Umstand bei der Diät und Lebensweise zu berücksichtigen, eventuell durch eine Injektionskur eine Desensibilisierung zu versuchen. Auch mit vorsichtigen Tuberkulinkuren kann man gelegentlich Erfolg haben. Die Konstitutionsanomalie bekämpft man durch diätetische Maßnahmen (Übergang auf ein vegetarisches Regime) und vor allem durch Aufenthalt in entsprechendem Klima (Meeresküste oder Gebirge). An jenem Orte, wo das Kind sicher keine Anfälle bekommt, soll es viele Monate bleiben. Zur Behandlung der Thoraxstarre sind Atemgymnastik, Anlegen der Kuhnschen Lungensaugmaske nützlich; auch Höhensonnenbestrahlung und Röntgentherapie wurde empfohlen.

Lungenentzündungen

Kapillarbronchitis und Lobulärpneumonie

Wenn eine katarrhalisch-eitrige Entzündung die feinsten Bronchien erfaßt, so entsteht eine Bronchiolitis und durch Mitbeteiligung des umgebenden Lungengewebes eine Bronchopneumonie (katarrhalische, lobuläre Pneumonie). Eine scharfe Trennung der beiden Formen ist nicht möglich. Die kapilläre Bronchitis kommt fast nur bei Kindern der ersten zwei Lebensjahre vor; gefährdet erscheinen ganz besonders Säuglinge mit Thoraxrachitis, mit weichen Rippen und schlechter Lungenventilation. Sie entsteht meist aus einer Bronchitis durch Fortschreiten bis in die feinsten Bronchiolen, besonders gern nach Masern, Influenza, Keuchhusten. Lobulärpneumonie ist die gefürchtetste Komplikation intubierter und tracheotomierter Kinder. Da jede Störung der Respiration und Zirkulation, jede Herabsetzung des Immunitätszustandes des Organismus die Disposition erhöht, so sieht man Lobulärpneumonien im Endstadium aller möglichen Krankheiten auftreten, und sie bedingen den tödlichen Ausgang bei Ernährungsstörungen, Herzkrankheiten, septischen Prozessen. Hypostatische

L o b u l ä r p n e u m o n i e n entstehen — zuweilen fast symptomlos, ohne besonderes Fieber — infolge dauernder Rückenlage bei schwerkranken, benommenen Kindern, namentlich oft bei debilen Frühgeborenen aus Atelektasen. Häufig sind sie streifenförmig längs der Wirbelsäule gelegen (p a r a v e r t e b r a l e P n e u m o n i e). A s p i r a t i o n s p n e u m o n i e n entwickeln sich bei Neugeborenen durch Aspiration von Fruchtwasser, bei älteren Kindern durch Verschlucken infolge Benommenheit (Meningitis) oder Gaumensegellähmung (Diphtherie).

S y m p t o m e: Die Kapillarbronchitis der Säuglinge kann sich an einen Katarrh der Bronchien anschließen, wobei das hochansteigende Fieber, die zunehmende Atemnot und die bläuliche Blässe auf das Herabsteigen der Entzündung in die Bronchiolen hinweisen. Sehr oft setzt sie aber ohne vorausgegangenen Katarrh der Luftwege plötzlich mit hohem Fieber, Erbrechen, sogar mit eklamptischen Anfällen ein. Die Verkleinerung der Respirationsfläche erzeugt Zyanose, und auffallend starke Beschleunigung der Atmung (60—80—100), mit Nasenflügelatmen und inspiratorischen Einziehungen im Jugulum und Epigastrium. Die Atmung ist immer ganz auffallend beschleunigt; sie ist anfangs angestrengt und vertieft und wird mit abnehmender Kraft der Respirationsmuskeln oberflächlich, unregelmäßig, keuchend, das Exspirium stoßend; der Husten im Beginne der Erkrankung schmerzhaft, unterdrückt, wird im Endstadium ganz tonlos. Mit sinkender Herzkraft wird der Puls immer beschleunigter, schließlich kaum fühlbar; manchmal treten agonal Ödeme auf. Gesicht und Extremitäten kühlen aus und sind mit kaltem Schweiß bedeckt. Die Kinder sind anfangs in hochgradiger Unruhe und werden mit zunehmender Verschlechterung apathisch und benommen. Häufig liegen sie dauernd mit in den Nacken zurückgeworfenem Kopf und vorgewölbtem Thorax. Die physikalische Untersuchung ergibt viel weniger als man bei der Schwere des Krankheitsbildes erwarten würde; normalen, oder paravertebral wenig abgeschwächten Perkussionsschall, gelegentlich mit tympanitischem Beiklang, manchmal Relaxationsschall an den Stellen kompensatorischer Lungenblähung. Feinblasiges Knisterrasseln ist im Beginne meist gar nicht, später nur in den unteren Lungenpartien oder diffus zu hören.

Die Allgemeinsymptome bei der L o b u l ä r p n e u m o n i e sind fast die gleichen wie bei der kapillaren Bronchitis. Bei der physikalischen Untersuchung werden erst dann deutliche Zeichen gefunden, wenn die Herde eine gewisse Größe erreicht haben. Sie entwickeln sich mit Vorliebe in den hinteren unteren Partien, bei atrophischen Säuglingen oft streifenförmig neben der Wirbelsäule, zuweilen aber auch im Oberlappen oder zentral. An diesen Stellen hört man neben Giemen und Pfeifen ein klingendes, feinblasiges Knisterrasseln. Bronchophonie, das Laut- und Naheklingen der Schreistimme, ist oft schon wahrnehmbar, bevor ein Bronchialatmen zu hören ist. Erst mit zunehmender Größe der Herde wird dieses und Dämpfung mit tympanitischem Beiklang nachweisbar; dann zeigt sich auch verstärkter Stimmfremitus, Resistenzgefühl und vikariierendes Emphysem der gesunden Lungenteile (Verkleinerung der Herz- und Leberdämpfung durch geblähte Lunge). Manchmal bleiben die Herde disseminiert, in anderen Fällen werden durch Konfluenz ausgedehnte Partien der Lunge befallen und es ergibt sich der gleiche Befund wie bei einer kruppösen Pneumonie (pseudolobäre Form).

Die P r o g n o s e der Kapillarbronchitis ist stets ernst; die Krankheit kann in kürzester Zeit unter dem Bilde der Erstickung zum Tode führen. Der Verlauf der Lobulärpneumonie ist verschieden, abhängig vom Ernährungszustand, Alter, Konstitution des Kindes und von der Art des Erregers. Es gibt Fälle, die rasch unter septischen Erscheinungen zugrunde gehen, und andere, die sich wochenlang hinziehen, wobei immer neue Lungenpartien ergriffen werden, sodaß die Kinder schließlich an Erschöpfung oder an einer der häufigen Komplikationen: Empyem, Meningitis, Otitis, Dyspepsie oder an Herzschwäche sterben. Bei den asthenischen Formen der Lobulärpneumonie bei ernährungsgestörten Säuglinge ist die Reparationsfähigkeit des Nährschadens das Entscheidende.

Die D i a g n o s e bietet meist keine Schwierigkeit. Plötzlicher Anstieg der Temperatur, die rasche Entwicklung eines besonders schweren Allgemeinzustandes mit Dyspnöe und Zyanose im Verlauf einer grippösen Erkrankung, spricht für Kapillarbronchitis. Die Unterscheidung, ob diese vorliegt oder lobulärpneumonische Herde, ist nicht immer leicht, für die Behandlung aber bedeutungslos. Zu beachten ist, daß, wenn auch selten, eine tuberkulöse, kaseose Pneumonie oder epituberkulöse Infiltration unter den Erscheinungen einer konfluierten Lobulärpneumonie mit verzögerter Lösung verlaufen kann; Tuberkulinreaktion und Beobachtung des weiteren Verlaufes bringen die Entscheidung.

B e h a n d l u n g: Spezifische Mittel gibt es nicht. Chinin, Optochin, Solvochin ist nicht zuverlässig und nicht ganz ungefährlich. Verwendet werden intramuskuläre Injektionen von Chininurethan (Chinin 1,0, Urethan 1,0—2,5, Aqu. 10,0, 1—2 *ccm*). Pneumokokkenserum zeigt keine verläßliche Wirkung. Manchmal scheint eine Proteinkörpertherapie günstig zu sein (Omnadin, Kaseosan 1—2 *ccm*). Das Wesentliche bei der Behandlung ist die Erhaltung der Herzkraft. Bei den ersten Zeichen von Kreislaufschwäche gebe man Koffeinsalze (Säuglingen 0,03—0,06, größeren Kindern 0,1—0,3 innerlich oder subkutan), bei Herzschwäche auch Digitalis (mehrmals 3—10 Tropfen Digalen oder Digipurat). Bei sinkender Herzkraft Adrenalininjektionen, $\frac{1}{2}$ *ccm* der $1^0/_{00}$ Lösung mehrmals täglich. Am wirksamsten sind Kampferpräparate, die man am besten subkutan in nicht zu kleinen Dosen gibt. Außer Injektionen des 10% Kampferöles können die neueren Präparate, Hexeton (mehrmals täglich $\frac{1}{2}$ Ampulle intramuskulär) oder Koramin oder Cardiazol (intramuskulär, intravenös und intern) verwendet werden.

Wichtig ist die Sorge für die Ernährung; namentlich bei Säuglingen wähle man eine Diät, die das Eintreten einer Dyspepsie möglichst verhindert (Brust-, Eiweißmilch). Bei hochgradiger Anorexie sind häufige kleine Mahlzeiten oder konzentrierte Nahrungsgemische angezeigt.

Jeder fieberhaften Bronchitis ist sorgfältigste Pflege und Behandlung zu widmen. Namentlich schwächliche junge Kinder darf man nicht ruhig liegen lassen, sondern soll sie fleißig aufrecht herumtragen; auch zeitweilige Bauchlage erleichtert den Abfluß des Sekretes. Die Allgemeinbehandlung und Pflegemaßnahmen bei Kapillarbronchitis sind die gleichen wie bei einer gewöhnlichen Bronchitis. Feuchte Luft im gelüfteten, sonnigen Zimmer, Inhalation, Spray, Bronchitiskessel. Zweistündliche Brustwickel mit zimmerwarmem Wasser. Bei älteren Kindern macht man eventuell nach vorhergegangener Kampferinjektion eine Ganzpackung oder ein Senfbad.

Auf eine große Wolldecke kommt ein kleines nasses Leintuch, in dieses wird das Kind eingehüllt, darüber die Wolldecke geschlagen. Ein-, eventuell zweimalige Wiederholung nach je 15 Minuten. Bei Säuglingen wirken, namentlich wenn das Sensorium getrübt ist. heiße Bäder mit Übergießungen günstig ein, die mehrmals täglich wiederholt werden können. Im Bade von 37—40 Grad Celsius wird das Kind mit Wasser von 20—25 Grad übergossen und hierauf mit warmen Tüchern frottiert. Noch kräftiger anregend für die Atmung sind Senfwickel. Zwei Handvoll Senfmehl werden in 1 Liter warmem Wasser geknetet, bis die Senföldämpfe Nase und Augen reizen. Ein eingetauchter warmer Wickel wird um das Kind geschlagen, darüber eine Wolldecke. Nach 10 Minuten Abspülen mit warmem Wasser und ein Wasserwickel mit nachfolgendem Schwitzen für 2 Stunden. Schließlich eventuell noch ein laues Bad. Senfbäder: 50—100 *g* Senfmehl in einem Leinwandbeutel werden in kochendem Wasser durch 2 Minuten geschwenkt. Nach 5—10 Minuten Badedauer entsteht schon lebhafte Rötung der Haut. Bei Herzschwäche und Spasmophilie sind Senfprozeduren kontraindiziert.

In Fällen schwerer Zyanose haben langdauernde Sauerstoffinhalationen auf das subjektive Befinden günstigen Einfluß. Ein Aderlaß kann ein lebensrettender Eingriff sein. Entziehung von 30—50 *ccm* Blut aus der Vena mediana oder dem Sinus longitudinalis. In verzweifelten Fällen kann man durch Arteriotomie, Durchtrennung der Arteria radialis, einen Aderlaß ersetzen.

Kruppöse Pneumonie

Die durch den Diplococcus pneumoniae erzeugte fibrinöse Entzündung eines Lungenlappens verhält sich bakteriologisch und anatomisch beim Kinde ganz gleich wie beim Erwachsenen; klinisch bestehen einige Besonderheiten. Sie kommt mit Ausnahme des ersten Lebensjahres in jeder Altersstufe vor. Am häufigsten ist der rechte Oberlappen erkrankt; dann folgt der linke Unterlappen. Auch mehrere Lappen können gleichzeitig oder nacheinander befallen werden.

Der Beginn der Erkrankung ist nur bei älteren Kindern durch

einen Schüttelfrost markiert, bei jüngeren tritt an dessen Stelle ein plötzliches, heftiges Erbrechen oder ein eklamptischer Anfall und scheint den Beginn einer zerebralen Affektion anzukündigen. Das Fieber verläuft meist als hohe Kontinua. Herpes an Lippen und Nase ist häufig und tritt gewöhnlich am 2.—4. Krankheitstage auf. Charakteristisch für die Kinderpneumonie ist, daß die pleuralen Schmerzen sehr oft ins Abdomen lokalisiert werden, wodurch der Verdacht einer Blinddarmentzündung wachgerufen werden kann (Pseudoappendicitis). Um den 3.—4. Krankheitstag wird der Atemtypus pathognomonisch; das Inspirium ist ungehindert, das Exspirium forciert, seufzend oder stöhnend, die Atempause erfolgt nach der Einatmung. Die Atmung ist schmerzhaft und beschleunigt; der Husten schmerzhaft, kurz und leise, kann aber bis zur Krise fehlen. Deutliche Dämpfung mit Tympanismus ist oft erst einige Tage nach Beginn der Erkrankung, manchmal erst unmittelbar vor der Lysis nachzuweisen; bei leiser, vergleichender Perkussion ist der Herd durch das Gefühl der erhöhten Resistenz oft frühzeitig nachweisbar. Bei der Auskultation richte man das Augenmerk auf den klingenden Charakter der feinen Rasselgeräusche, auf das hauchende, abnorm nahe zu hörende Exspirium, auf den verstärkten Stimmfremitus und vor allem auf die Bronchophonie, die sich namentlich beim Schreien deutlich markiert. Bei zentralen Pneumonien ist die Veränderung des Atemgeräusches oft gerade infraklavikulär oder in der Axilla am deutlichsten zu hören. Knisterrasseln ist im Beginne der Erkrankung selten, im Lösungsstadium häufig wahrzunehmen. Auf der Höhe der Erkrankung bietet die Anämie, die Zyanose, das subikterische Kolorit der Haut und das benommene Sensorium das Bild eines schweren Leidens. Die Kinder bevorzugen meist die Lage auf der kranken Seite. Wie beim Erwachsenen besteht im Harn Verminderung der Chloride, im Blute polynukleare Leukozytose; charakteristisch ist das Verschwinden der Patellarreflexe auf der Höhe der Erkrankung, die postinfektiöse Bradykardie und Leberschwellung. Ein Sputum rubiginosum ist selten zu beobachten. Der Verlauf ist bei Kindern viel günstiger als beim Erwachsenen (95% Heilungen). Um den 5.—8., meist am 7. Tag tritt die Krise ein; doch kommen auch im Kindesalter Pseudokrisen, Wanderpneumonien, verzögerte Lyse etc. vor. Die Pleura ist fast stets beteiligt, wobei sich geringe Fibrinauflagerungen oder spärliches Exsudat klinisch nicht besonders geltend machen.

Von Komplikationen und Nachkrankheiten sind als häufigste die seröse oder eitrige Pleuritis und die Otitis media zu nennen; seltener kommt Perikarditis, Endokarditis, Osteomyelitis, Meningitis oder Pneumokokkensepsis vor. Bei stärkerer Betonung der zerebralen Symptome, infolge toxischen Hirnödems, die besonders gern bei Oberlappenpneumonien vorkommen, spricht man von z e r e b r a l e r P n e u m o n i e. Erbrechen, Kopfschmerz, Delirien oder Sopor, Nackenstarre, Hyperästhesie der Haut, Zeichen einer Meningitis serosa beherrschen das Krankheitsbild. Die Lumbalpunktion ergibt in diesen Fällen eine unter erhöhtem Druck sich entleerende, klare, sterile Flüssigkeit. In jenen Fällen, wo Erscheinungen des Magen-Darmkanales, Erbrechen, Diarrhöen, Ikterus, Milztumor besonders hervortreten (rechter Unterlappen) spricht man von b i l i ö s e r P n e u m o n i e.

D i a g n o s e: So leicht dieselbe bei voll entwickeltem Krankheitsbilde ist, so schwierig kann sie bei beginnender oder zentraler oder atypisch verlaufender Pneumonie sein; Fehldiagnosen sind sehr häufig. Bieten schwere zerebrale Begleitsymptome das Bild einer Meningitis, so ist die Lumbalpunktion zur Entscheidung heranzuziehen; für die Unterscheidung von Typhus ist der Blutbefund (Leukopenie und Lymphozytose bei Typhus, polynukleare Leukozytose bei Pneumonie) zu verwerten. Große diagnostische Schwierigkeiten können Pneumonien mit starken abdominellen Schmerzen machen; schon wiederholt wurden solche Kinder unter der Diagnose Perityphlitis operiert. Beginn mit Schüttelfrost, Schmerzfreiheit des Mc. B u r n e y schen Punktes, spricht für Pneumonie. Bei chronischen Fällen und lange verzögerter Lyse hat man mit der Möglichkeit zu rechnen, daß sich eine Pleuritis oder Tuberkulose angeschlossen hat. Das Bestehen der ersteren wird durch Probepunktion und Röntgenaufnahme nachgewiesen; für letztere spricht die positive Tuberkulinreaktion, dauerndes Fieber und zunehmende Kachexie.

Die B e h a n d l u n g ist die gleiche wie bei der Lobulärpneumonie. Die Hauptsache ist sorgfältige Pflege zur Verhütung von Komplikationen. Gegen das Fieber und die Entzündungserscheinungen ist Hydrotherapie am zweckmäßigsten. Prießnitzumschläge, zweistündlich gewechselt, Teilwaschungen, Bäder mit Übergießungen. Antipyretica sind meist zu entbehren; gelegentlich Aspirin oder Pyramidon oder Chinin. Von Medikamenten kann man Optochin basicum, 3mal 0,1 durch 3 Tage geben oder Chinin-Urethan (Vorsicht wegen möglicher Schädigung des Nervus opticus) einspritzen. Wenn Zeichen von Herz- und Vasomotorenschwäche auftreten, so sind rechtzeitig Analeptica (Digitalis, Kampfer) in Anwendung zu bringen. Gegen den oft quälenden Hustenreiz verordne man Kodein (0,01 bis 0,03 täglich). Bezüglich der sonstigen therapeutischen Maßnahmen gilt das gleiche wie für die Lobulärpneumonie.

Rippenfellentzündungen

Wie in späteren Lebensjahren unterscheidet man auch im Kindesalter eine seröse, fibrinöse und purulente Pleuritis. In den ersten Lebensjahren überwiegen die eitrigen Formen. Bei Neugeborenen ist ein Empyem oft eine Teilerscheinung der Sepsis; bei Säuglingen und jungen Kindern entwickelt es sich am häufigsten im Anschlusse an eine Lungenentzündung oder grippöse Erkrankung der Respirationsorgane (metapneumonisches Empyem). Bei älteren Kindern kommen außer aus dieser Ursache Empyeme auch durch Fortleitung auf dem Lymphwege von einer Perikarditis, Perityphlitis, subphrenischem Abszeß zustande, oder gelegentlich als Komplikation bei Scharlach, Keuchhusten etc. Als Erreger findet man weitaus am häufigsten den Diplococcus pneumoniae, seltener Influenzabazillen, Streptokokken oder andere Eitererreger.

Die Ursachen der im späteren Kindesalter häufigen s e r o f i b r i - n ö s e n P l e u r i t i s sind T u b e r k u l o s e (Lunge, Hilusdrüsen) oder die r h e u m a t i s c h e n E r k r a n k u n g e n (Gelenksrheumatismus, Angina, Erkältung). In diesen letzteren Fällen sind Erreger in der Exsudatflüssigkeit nicht nachweisbar. Steril ist das Exsudat auch bei der seltenen Pleuritis nach N e p h r i t i s.

Serofibrinöse Pleuritis

Der Beginn der Erkrankung ist wechselnd. In jenen Fällen, wo die Pleuritis als Komplikation einer Pneumonie, eines Rheumatismus oder einer Tuberkulose auftritt, können die Symptome des Grundleidens so sehr im Vordergrund stehen, daß das Einsetzen des Pleuraergusses ganz unbemerkt bleibt; dann macht erst das Ausbleiben der Erholung und der Entfieberung auf die schleichend eingetretene Rippenfellentzündung aufmerksam. In anderen Fällen (z. B. nach Anginen oder leichtem Rheumatismus) sind die Zeichen der Erkrankung des Rippenfells so sehr betont, daß eine p r i m ä r e Pleuritis vorzuliegen scheint. Von Anfang an besteht hohes Fieber, Kopfschmerz, allgemeines Krankheitsgefühl und Seitenstechen. Besonders bei rasch wachsenden Exsudaten tritt als frühzeitiges Symptom eine starke Dyspnöe auf. Die Atmung ist beschleunigt, schmerzhaft, das Exspirium wie bei der Pneumonie, ächzend; dabei besteht ein trockener, quälender Husten und stechende, bei tiefer Atmung sich verstärkende Schmerzen in der erkrankten Thoraxhälfte. Die Patienten liegen mit Vorliebe auf der kranken Seite, vermeiden lautes Sprechen und Schreien. Appetit und Schlaf sind gestört, es entwickelt sich eine höhergradige Anämie und die Harnmenge sinkt. Bei der Untersuchung findet man bei größerem Exsudat eine deutliche Erweiterung der kranken Seite, Vorwölbung der Zwischenrippenräume, ein Stillstehen oder Zurückbleiben der erkrankten Brusthälfte bei der Atmung. Die Perkussion ist manchmal schmerzhaft und ergibt wie beim Erwachsenen die dem Erguß entsprechende Dämpfung und Unverschieblichkeit der Lungengrenzen. Charakteristisch ist die Begrenzung durch eine zur Axilla schräg aufsteigende Linie. Bei der Untersuchung achte man darauf, nur leise zu perkutieren, da bei starkem Beklopfen durch Mitschwingen der gesunden Thoraxhälfte kleine Dämpfungen übersehen werden können. Diagnostisch wertvoll ist das Gefühl der verstärkten Resistenz. Sehr oft läßt sich im Gebiete des Exsudates neben der Wirbelsäule eine dreieckige Zone nachweisen, wo der Schall etwas aufgehellt ist, wäh-

rend eine paravertebrale Dämpfung auf der gesunden Seite (R a u c h-
f u ß sches Dreieck) auftritt.

Größere Exsudate bedingen Verdrängung der benachbarten Organe. Bei linksseitigem Erguß kann das Herz bis weit in die rechte
Thoraxhälfte verschoben sein, bei rechtsseitigem bis in die linke Axilla
und gleichzeitig die Leber weit nach unten gedrängt sein. Bei der
Auskultation ist zu beachten, daß bei Kindern infolge der guten
Fortleitung das Atemgeräusch über dem Erguß oft nur wenig abge-
schwächt ist und man bei großen Ergüssen, namentlich an der oberen
Grenze, fernklingendes Bronchialatmen (Kompressionsatmen) hören
kann. Weiches oder rauhes Reiben hört man besonders an der oberen
Grenze des Exsudates und während der Resorption desselben. Der
Stimmfremitus ist fast stets deutlich abgeschwächt. Raschwachsende
Ergüsse können durch starke Verdrängung des Herzens und kon-
sekutives Lungenödem lebensgefährlich werden. In den meisten Fäl-
len resorbiert sich der Erguß allmählich und führt relativ selten zur
Schwartenbildung und in weiterer Folge zu Schrumpfungsprozessen
im Mediastinum, Verkleinerung der Thoraxhälfte, Dislokation des
Herzens, Skoliose etc.

Empyem

Der Beginn der Eiterbildung im Brustfellraum kann infolge
der Schwere der Grundkrankheit (Sepsis, Perikarditis, Leber-
abszeß etc.) oft unbemerkt bleiben. Die physikalischen Symptome
des Ergusses sind die gleichen wie bei den serösen Formen. Nur die
Allgemeinerscheinungen, Krankheitsgefühl, Blässe, Abmagerung sind
schwerer. Das Fieber bleibt nach Ablauf der Pneumonie dauernd hoch oder nimmt intermittierenden Charakter an. Diagnostisch
verwertbar ist ein Ödem der Thoraxhaut. Verlauf und Ausgang des
Empyems hängen von der Virulenz des Erregers und von der Menge
des gebildeten Eiters ab; nur kleine Exsudatmengen (parapneumoni-
sches Empyem) können völlig resorbiert werden. Häufige Folgen
nach Empyem sind Schwarten im Brustfellraum und Mediastinum,
Bronchiektasien. Lungenschrumpfung etc. Erfolgt bei sehr großen
Ergüssen keine operative Entleerung, so kann der Eiter nach Zerstörung des Lungengewebes in Kommunikation mit einem Bronchus
treten und dann ausgehustet werden oder es erfolgt der Durchbruch durch die Thoraxwand (Empyema necessitatis). In solchen
nicht operierten Fällen führt die langdauernde Eiterung zu septischen
Zuständen, zu Kachexie und manchmal auch zu Amyloidose (speziell
bei Empyem nach tuberkulöser Wirbelsäulenkaries). Eine weitere
Gefahr besteht in der Mitbeteiligung des Herzens, sei es durch toxische Myokarditis, sei es durch Übergreifen des eitrigen Prozesses
auf das Perikard.

Bei der D i a g n o s e d e r R i p p e n f e l l e n t z ü n d u n g e n
hat man zunächst zu entscheiden, ob Infiltrat oder Erguß vorliegt.

Gegen Infiltrat und für Exsudat spricht: eine intensive, bei Lagewechsel verschiebliche, gegen die hintere Axillarlinie ansteigende Dämpfung, der verminderte Stimmfremitus, Kompressionsatmen, Verdrängung benachbarter Organe, Erweiterung und Zurückbleiben der affizierten Thoraxhälfte bei der Atmung, starkes Seitenstechen und Zwangslage auf der kranken Seite. Der Diagnose schwer zugänglich sind kleine Eiteransammlungen zwischen den Pleurablättern zweier Lungenlappen. An solche Empyeme im Interlobärspalt wird man denken müssen, wenn nach Ablauf einer Pneumonie Fieber und Husten, ohne physikalische Zeichen eines Ergusses oder einer anderen Komplikation bestehen bleiben. In jedem zweifelhaften Falle ist eine Probepunktion zu machen, die auch Aufklärung über die Natur des Ergusses liefert. Bei seröser Pleuritis ist das Punktat eine leicht gelbe, schwachgetrübte Flüssigkeit von hohem spezifischen Gewicht, mit reichlichem Eiweißgehalt, und unterscheidet sich hiedurch von Transsudaten. Die mikroskopische Untersuchung ergibt spärliche Zellen, die bei den tuberkulösen Formen hauptsächlich aus Lymphozyten bestehen. Beim Empyem entleert sich Eiter. Beim Diplokokkenempyem ist er oft dickschleimig, grünlich und enthält reichliche Eiterzellen und zahlreiche, häufig in Ketten angeordnete Diplokokken. Der durch Streptokokken erzeugte Eiter ist mehr dünnflüssig und gelb. Wertvolle Dienste leistet die Röntgenuntersuchung, durch die auch klinisch nicht sicher nachweisbare, interlobäre Empyeme aufgefunden werden.

Behandlung: Serofibrinöse Pleuritis. Bei nichttuberkulösen Formen kann man im Beginne der Erkrankung Salizyl in größeren Dosen verordnen. Gegen Schmerz und Hustenreiz gibt man Kodein oder Dionin und läßt die Haut über dem Krankheitsherd mit Jodtinktur oder Jodvasogen einpinseln. Linderung der Beschwerden verschafft die Hydrotherapie. Im Anfangsstadium gibt man kühle Wickel um die Brust, später andauernde Prießnitzumschläge. Wohltuend wirkt oft Wärmeapplikation (Thermophor, Bestrahlung). Verzögert sich die Resorption des Ergusses, so nützen manchmal Diuretika, eventuell mit Zusatz von Digitalis. Durstkuren mit Kochsalzeinschränkung sind meist nicht nötig. Wenn das Exsudat hochgradig ist und bedrohliche Herzsymptome oder beträchtliche Verdrängungserscheinungen auftreten, oder wenn die Resorption sich wochenlang verzögert, so entleere man auf einmal oder in mehreren Punktionen größere Mengen des Exsudates. Nach Ablassung resorbiert sich der Rest oft sehr schnell. Bei der tuberkulösen Pleuritis stehen alle Maßnahmen, die zur Hebung des Allgemeinzustandes beitragen, im Vordergrund. Zur Verhütung oder Behebung von Schwartenbildung und Thoraxdeformitäten sind Atemgymnastik, Solbäder, Massage, Turnen zweckmäßig.

Empyem. Ist durch Probepunktion Eiter nachgewiesen, so ist derselbe zu entleeren. Am besten bewährt haben sich, namentlich bei Säuglingen und Kleinkindern, wiederholte Punktionen, wobei jedesmal mehrere Spritzen Eiter entleert werden. Nachspülung mit Kochsalz- oder Rivanollösung (1 : 3000) ist nicht nötig. Viele Empyeme heilen unter dieser schonenden Behandlung. Genügen die Punktionen nicht, so kann man bei älteren Kindern die Thorakotomie mit oder ohne Rippenresektion machen und ein Ventildrainrohr einführen. Bei sehr großen Ergüssen soll man nicht gleich die gesamte Eitermenge ablassen, da dies Kollaps zur Folge haben kann. Bei chronischem Empyem sind komplizierte chirurgische Eingriffe notwendig. Zur Behandlung der oft schweren Folgezustände (Schwartenbildung, Retraktion der Lunge) sind systematische Atemgymnastik durch lange Zeit fortzusetzen und klimatische Kuren in Anwendung zu bringen.

Krankheiten der Zirkulationsorgane

Diagnostische Bemerkungen

Die erste Inspiration entfaltet das breite Strombett des Lungenkreislaufes und bewirkt nach der Unterbindung der Nabelschnurzirkulation neue Stromrichtungen und Druckverhältnisse, bringt fötale Wege zum Verschlusse und erzeugt die vollständige Trennung des rechten und linken Herzens, des kleinen und großen Kreislaufes, von denen der letztere von nun an nicht mehr gemischtes Blut führt.

Beim Fötus fließt das in der Plazenta arteriell gewordene Blut in der Nabelschnur durch die Nabelvene, die sich zum Teil in die Pfortader, zum Teil durch den Ductus venosus Arantii in die untere Hohlvene ergießt. Aus dem rechten Vorhof strömt das gemischte Blut zum größten Teil durch das Foramen ovale in den linken Vorhof, von hier in den linken Ventrikel und die Aorta, zum kleineren in den rechten Ventrikel, Arteria pulmonalis, von wo die Hauptmenge durch den Ductus Botalli in die Aorta zurückkehrt. Das venöse Körperblut gelangt durch die aus der Arteria hypogastrica entspringenden Nabelarterien durch die Nabelschnur in die Plazenta zurück. Nach Etablierung des bleibenden Kreislaufes veröden die Nabelgefäße schnell und wandeln sich in Bindegewebsstränge um. Die Arterien werden zu den Ligamenta umbilicalia lateralia, die Vene zum Ligamentum teres. Teils durch die geänderten Druckverhältnisse, teils durch die neue Stromrichtung und Ventilwirkung schließen sich der Ductus Botalli und das Foramen ovale. Mit der Entwicklung des Lungenkreislaufes ist nunmehr das rechte Herz entlastet und die zunehmende Belastung des linken Herzens hat die überwiegende Größe der linken Kammer zur Folge.

Mit zunehmender Körperentwicklung und größerer Leistungsfähigkeit sinkt die Zahl der Herzaktionen, die beim Fötus 130—140 pro Minute beträgt, im ersten Lebensjahre auf 100—110 und im Schulalter auf 80—100 ab. Die Beurteilung der Pulsqualitäten bietet, namentlich bei jüngeren Kindern, große Schwierigkeiten wegen der durch Unruhe und Schreien behinderten Untersuchung und wegen der physiologischen Labilität; es empfiehlt sich daher, womöglich beim schlafenden Kinde zu untersuchen. Da beschleunigter Puls physiologisch ist und bei Fieber, bei körperlicher Anstrengung, bei nervösen Kindern auch auf psychische Erregung in die Höhe geht, so ist T a c h y k a r d i e in dieser Altersstufe diagnostisch wenig verwertbar. Bei älteren Kindern wird d a u e r n d e Tachykardie als Symptom der Vaguskompression durch mediastinale Lymphdrüsen verwertet; außerdem gibt es Fälle von Struma mit einer thyreotoxischen Pulsbeschleunigung. Die Herzaktion ist bei exsudativen und spasmophilen Kindern, ganz besonders aber bei Neuropathen labil (Pulsverlangsamung bei Schreck, Palpitationen bei Masturbation). Am Ausgang des Kindesalters findet sich bei mageren, großen, asthenischen Kindern gelegentlich ein Symptomenkomplex, bestehend aus hebendem Spitzenstoß, verstärktem zweiten Aortenton und Herzklopfen (P u b e r t ä t s h e r z). Diese funktionelle Störung wird durch die Inkongruenz zwischen dem langsamen Wachstum des Herzens und der raschen Körperentwicklung erklärt. Viel bedeutungsvoller ist die B r a d y k a r d i e. die meist mit A r h y t h m i e verbunden ist.

So findet sich schon normalerweise als respiratorische Arhythmie: Beschleunigung bei der Einatmung, besonders bei vasolabilen Individuen um die Pubertätszeit und kann als lästiges Herzklopfen empfunden werden. Ferner beobachtet man Arhythmie bei zerebralen Affektionen: Meningitis tuberculosa, wo sie ein wichtiges initiales Symptom darstellt, und bei Erkrankungen, die mit Hirndruck verbunden sind (Hydrozephalus, Hirntumoren); postinfektiös in der Rekonvaleszenz nach Pneumone, Typhus, Scharlach, bei Myokardaffektionen, besonders bei Diphtherie, bei chronischen Ernährungsstörungen und Hunger, zuweilen im Kollaps, bei Sklerem, Asphyxie; bei Vergiftung (Digitalis, Opium), Autointoxikationen (Ikterus, Urämie).

E x t r a s y s t o l i e n werden im Kindesalter erst nach dem 10. Lebensjahre beobachtet: nach Anginen, bei der postdiphtheritischen Kreislaufschwäche und als Zeichen der Überdosierung von Digitalis.

Postinfektiöse p a r o x y s m a l e T a c h y k a r d i e ist selten.

Bedeutungsvoll sind die Zeichen der R e i z l e i t u n g s s t ö r u n g e n. Am häufigsten bei der Myokarderkrankung nach Diphtherie, wo der Herzblock auf das drohende tödliche Ende hinweist, seltener nach anderen Infektionskrankheiten (Streptokokkenangina, Grippe, Rheumatismus etc.).

Die übrigen Veränderungen der Pulsqualitäten (P. celer, paradoxus, Kapillarpuls etc.) sind im Kindesalter oft schwer zu beurteilen; sie haben dieselbe Bedeutung wie bei Erwachsenen.

Der Blutdruck ist in den ersten Lebensjahren sehr niedrig; 60 bis 80 *mm* Quecksilber; er beträgt am Ende der Kindheit 100—120 *mm*.

Von Gefäßphänomenen sind V e n e n e r w e i t e r u n g e n von diagnostischer Bedeutung. Man findet solche am Schädel beim rachitischen, luetischen und kongenitalen Hydrozephalus und hochgradig bei der Sinusthrombose; am oberen Thorax und Hals bei Bronchialdrüsentuberkulose und Mediastinaltumoren; am Abdomen bei Aszites und Leberkrankheiten.

Nonnensausen ist ein in beiden Phasen hörbares lautes, blasendes, auf Druck sich verstärkendes Geräusch, über den Halsvenen bei Anämie, Chlorose und Struma. Als Smithsches Phänomen wird ein Venenkompressionsgeräusch bezeichnet, das über dem Manubrium sterni zu hören ist und bei Rückwärtsbeugung des Kopfes lauter wird; es gilt als ein Symptom der Bronchialdrüsentuberkulose. Die Beobachtung der Kapillaren unter dem Mikroskope in vivo dürfte noch wichtige Ergebnisse liefern.

Bei der Perkussion des Herzens gelten dieselben diagnostischen Überlegungen wie beim Erwachsenen. Wegen der besseren Schallleitungsverhältnisse muß stets leise, Finger auf Finger, perkutiert werden; zu merken ist ferner, daß der beim Säugling nicht sichtbare Spitzenstoß im vierten Interkostalraum außerhalb der Mamillarlinie liegt und später in den fünften innerhalb derselben rückt. Das Herz liegt näher der Brustwand an, das Zwerchfell steht höher. Die absolute Dämpfung beginnt bei jungen Kindern an der dritten Rippe, die relative im zweiten Interkostalraum. Bei jungen Säuglingen findet man oft ober dem Sternum Schallverkürzung (Thymusdämpfung). Sehr große Dämpfungen ohne sichtbaren Spitzenstoß mit Herzbuckel weisen auf Perikarditis oder Dilatation des Herzens infolge Insuffizienz hin.

Bei der Auskultation (am besten biaurikuläres Schlauchsthetoskop) hat man zu beachten, daß im frühen Kindesalter der erste Ton an allen Ostien lauter ist als der zweite und daß unreine Töne oder Spaltung des zweiten Pulmonaltones keine pathologische Bedeutung haben. Akzidentelle Geräusche kommen in den ersten 2 Lebensjahren kaum vor; laute Herzgeräusche in diesem Lebensalter bedeuten daher fast immer einen angeborenen Herzfehler. Jenseits des dritten Lebensjahres, besonders im Schulalter sind funktionelle Geräusche zeimlich häufig und die Unterscheidung von organischen kann sehr schwierig sein. Sie können bedingt sein durch die Dünnflüssigkeit des Blutes (anämische Geräusche), durch eine relative Schwäche der Muskulatur (atonische Geräusche) oder andere physikalische Umstände. Sie sind als weiches, systolisches Blasen bei erhaltenem ersten Ton, am deutlichsten über der Pulmonalis zu hören, variieren in ihrer Intensität bei Atmung, Körperhaltung und Anstrengungen; es besteht hiebei keine Vergrößerung der Herzdämpfung und keine Akzentuation des zweiten Pulmonaltones.

Bei versagender Herzkraft schwindet bei jungen Säuglingen oft der zweite Ton vollständig. Verkleinerung der Dämpfungsfigur tritt auf bei Lungenemphysem, Pertussis, bei der alimentären Intoxikation.

Die beim Erwachsenen verwendeten Methoden der Herzdiagnostik, Radiographie, Sphygmographie, Blutdruckmessung und Elektrokardiographie finden auch im Kindesalter sinngemäße Anwendung, und ihre Ergebnisse haben dieselbe diagnostische Bedeutung. Bezüglich der P r o g n o s e der Herzaffektionen im Kindesalter ist zu bemerken, daß das Herz und das Gefäßsystem, noch nicht geschädigt durch Arteriosklerose, Alkohol, Nikotin und Infektionen, sehr leistungsfähig ist und selbst bei schweren Störungen und Zirkulationshindernissen sehr lange Zeit funktionstüchtig bleibt.

Angeborene Herzfehler

Die Ursachen der kongenitalen Herzfehler sind meist Mißbildungen (Störungen der komplizierten fötalen Herzentwicklung) oder seltener Folgen einer im Foetalleben abgelaufenen Entzündung des Klappenapparates. Sie finden sich häufig mit anderen körperlichen Defekten kombiniert vor; auffallend oft beim Mongolentypus der Idiotie.

Ein großer Teil der mit Herzfehlern behafteten Kinder kommt tot zur Welt; längeres Leben ist nur dann möglich, wenn sich ein ausgleichender Kreislauf etablieren kann. Das häufigste Symptom, die Z y a n o s e, hat Anlaß zur Bezeichnung M o r b u s c o e r u l e u s gegeben. Die Zyanose ist oft schon bei der Geburt vorhanden und erzeugt eine bläuliche bis blauschwarze Verfärbung der Haut des Gesichtes, der Hände und Füße, die sich beim Schreien verstärkt; sie ist zum Teil auf die Stauung, hauptsächlich auf die Vermischung von arteriellem mit venösem Blut zurückzuführen (M i s c h u n g s z y a n o s e). Verstärkt wird sie durch die Vermehrung der roten Blutkörperchen (über 8 Millionen und über 130% Hämoglobin); diese H y p e r g l o b u l i e kann als Bestreben des Organismus, sein Sauerstoffbedürfnis durch Vermehrung der Sauerstoffträger zu decken, angesehen werden. Als Folgen der chronischen Stauung entwickeln sich manchmal T r o m m e l s c h l e g e l f i n g e r und zuweilen, nach jahrelangem Bestehen, auch Knochenschwellungen an anderen Stellen (O s t e o a r t h r o p a t h i e h y p e r t r o p h i a n t e). Herzfehlerkranke Kinder zeigen sehr oft eine eigenartige beschleunigte und vertiefte Atmung, eine Dyspnöe, die sich zu E r s t i c k u n g s a n f ä l l e n mit Bewußtlosigkeit und Konvulsionen steigern kann; zuweilen kommen selbst Anfälle zustande, die der Angina pectoris der Erwachsenen gleichen. Ödeme treten auffallend selten auf. Die Kinder mit angeborenen Herzfehlern bleiben oft bedeutend im Wachstum und in der Entwicklung zurück. (K a r d i a l e r I n f a n t i l i s m u s.)

Die wichtigsten Typen der angeborenen Herzfehler sind:

1. Septumdefekt (Morbus Roger). Ein Defekt in der membranösen Scheidewand der beiden Ventrikel kommt, entweder isoliert vor oder ist mit anderen Herzfehlern, besonders mit der Pulmonalstenose kombiniert. Bei sehr großem Defekt kann ein Herzgeräusch ganz fehlen; in typischen Fällen, bei mittelgroßen Lücken hört man ein lautes, rauhes, systolisches Sausen, das sein Punktum maximum im dritten Interkostalraum, links neben dem Sternum hat, woselbst zuweilen auch ein Schwirren palpabel ist. Außerdem besteht Akzentuation des zweiten Pulmonaltones und in späteren Jahren geringe

Hypertrophie des rechten Herzens. Bei isoliertem Septumdefekt besteht keine Zyanose und oft durch lange Jahre keine subjektiven Beschwerden. Die Diagnose ist im ersten Lebensjahre leicht, im späteren Alter kann sie gegenüber Mitralinsuffizienz schwierig werden, da die Symptome sehr ähnlich sind; sind die Geräusche weich und blasend und am lautesten an der Herzspitze zu hören, so spricht dies für Mitralinsuffizienz.

2. **Die Pulmonalstenose** ist der häufigste angeborene Herzfehler; sie kann jahrelang ohne Beschwerden ertragen werden, wenn gleichzeitig ein Septumdefekt oder offener Ductus Botalli besteht. Bei reiner Pulmonalstenose ist das Herz nach rechts verbreitert und man hört ein lautes, rumpelndes, systolisches Geräusch über der Pulmonalis und einen abgeschwächten oder fehlenden zweiten Pulmonalton. Bei gleichzeitigem Septumdefekt wird das Geräusch in die Aorta und Halsgefäße fortgeleitet, bei offenem Ductus Botalli ist der zweite Pulmonalton verstärkt. Bei diesem Vitium findet man die stärksten Grade von Zyanose und die durch chronische Stauung bewirkten eränderungen.

3. **Aortenstenose.** Nur bei jenen Fällen, wo die Verengerung an der Einmündungsstelle des Ductus Botalli sitzt (Isthmusstenose), besteht die Möglichkeit einer längeren Lebensdauer. In leichteren Fällen ist der Befund derselbe wie bei der erworbenen Aortenstenose: systolisches Geräusch, rechts neben dem Sternum, keine Abschwächung des 2. Pulmonaltones; bei hochgradiger Verengerung kann es zur Entwicklung kollateraler, pulsierender Arterien (Art. mammar. int., intercostales etc.) kommen.

4. **Offenbleiben des Ductus Botalli.** Die Symptome sind: eine der Herzdämpfung aufgesetzte Zone (Gerhardtsche Dämpfung) links im ersten und zweiten Interkostalraum neben dem Sternum, die im Röntgenbild einen typischen Schattenstreifen gibt (erweiterte Art. pulmonalis); ein langgezogenes systolisches Geräusch über dem Manubrium sterni, das besonders gut in die linke Karotis fortgeleitet wird, fühlbares Schwirren im Jugulum, klappender, akzentuierter zweiter Pulmonalton und palpabler Klappenschluß.

Die anderen Formen, wie Gefäßtransposition oder die Kombinationen einzelner Fehler, entziehen sich meist einer genaueren Diagnose und sind mit einer längeren Lebensdauer unverträglich.

Zu den seltenen angeborenen Herzaffektionen gehört das idiopathische Cor bovinum bei meist gleichzeitig vorhandenem Status lymphaticus.

Die angeborene Hypoplasie des Gefäßsystems hat Retardation der Entwicklung zur Folge. Die betroffenen Individuen bleiben klein, zart, blaß. Die Pubertätsentwicklung ist verzögert. Charakteristisch ist die Neigung zu Chlorose. Diese Kinder erweisen sich bei akuten Infekten besonders widerstandslos.

Von differential-diagnostischen Momenten gegenüber erworbenen Herzfehlern ist zu erwähnen: Vergrößerung des rechten Herzens bei Kindern in den ersten zwei Lebensjahren mit normalem oder abgeschwächtem Spitzenstoß und laute, rauhe Geräusche bei normaler Herzgröße sprechen für kongenitale Affektion, ferner das Auftreten von Geräuschen an der Basis bei reinen Tönen an der Spitze, ebenso die Abschwächung des zweiten Pulmonaltones bei bestehendem systolischen Geräusch.

Die P r o g n o s e der angeborenen Herzfehler ist im allgemeinen ungünstig; nur bei unkompliziertem Scheidewanddefekt und bei Pulmonalstenose mit offenem Foramen ovale ist längere Lebensdauer möglich. Ein Teil der Kinder stirbt frühzeitig an interkurrenten Affekten, namentlich der Luftwege, jene, die älter werden, akquirieren auffallend häufig eine Lungentuberkulose.

Endokarditis

Eine akute Entzündung der Herzklappen kann schon im Foetalleben vorkommen, wo sie sich mit Vorliebe an den Pulmonalklappen lokalisiert. Der Ausgang dieser Affektion ist ein kongenitales Vitium. Im postfötalen Leben spielt sich die Entzündung am häufigsten an der Mitralklappe ab. Im Säuglingsalter ist die Endokarditis eine Teilerscheinung des s e p t i s c h - p y ä m i s c h e n P r o z e s s e s, während in späteren Lebensjahren als wichtigster ätiologischer Faktor der akute G e l e n k s r h e u m a t i s m u s anzusehen ist (zirka 60—80%). In zweiter Linie stehen die „rheumatischen Äquivalente": C h o r e a, A n g i n e n und E r y t h e m a m u l t i - f o r m e. Von den Infektionskrankheiten haben Scharlach, Erysipel, Gonorrhoe gelegentlich eine Erkrankung des Endokards zur Folge.

S y m p t o m e: Wenn die Endokarditis im Verlaufe einer rheumatischen Erkrankung auftritt, so können die Erscheinungen der beginnenden Herzerkrankung oft lange Zeit durch die der Gelenkaffektion verdeckt sein; ihr Einsetzen markiert sich dann zuweilen nur durch Verschlechterung des Befindens, Zunahme der Anämie und neuerlichen Fieberanstieg. Sie kann aber auch, wenn ein milder Rheumatismus oder eine geringe Angina klinisch kaum bemerkbar waren, schleichend, scheinbar primär, einsetzen und dann besteht außer einer auffallenden Anämie und Schwäche oft lange Zeit nichts anderes als unregelmäßige subfebrile Temperaturen und besondere Müdigkeit. Gerade diese Fälle bieten, solange über Herzbeschwerden nicht geklagt wird und Geräusche nicht hörbar sind, große diagnostische Schwierigkeiten.

Bei vollentwickelter Klappenentzündung sind die auffallende, beim Sprechen sich verstärkende Kurzatmigkeit und die Klagen über Beklemmungen oder Schmerzen in der Herzgegend charakteristische Symptome. Die Pulszahl ist schwankend, geht auf geringe Anstrengungen sofort in die Höhe. Oft besteht quälender Hustenreiz, Unruhe und Schlaflosigkeit. Eine Mischung von Blässe und Zyanose verleiht der Haut ein eigenartiges Kolorit.

Bei der an den Mitralklappen lokalisierten Entzündung wird zunächst der erste Ton an der Spitze leise und unrein. Das später sich entwickelnde Geräusch ist langgezogen, weich, hauchend, seltener musikalisch, am deutlichsten in der Systole an der Herzspitze zu hören. Der Spitzenstoß ist verbreitert, aber nicht hebend. Charakteristisch für die kindliche Endokarditis ist es, daß die Herzdämpfung lange in normalen Grenzen bleibt und Stauungen im Lungenkreislauf relativ spät auftreten. Eine Akzentuation des zweiten Pulmonaltones macht sich oft erst nach längerer Krankheit bemerkbar. Primäre Lokalisation der Endokarditis an den Aortenklappen ist selten, meist werden diese erst bei späteren Rezidiven affiziert. Im Verlaufe der Endokarditis tritt häufig am Stamme ein typisches Exanthem auf, bestehend aus blaßbläulichen Ringen. Dieses E r y t h e m a a n n u l a r e kommt bei keiner anderen Erkrankung vor und scheint so pathognomonisch für die Endokarditis zu sein, daß man aus der Hautaffektion die Klappenerkrankung diagnostizieren kann.

Auch im Kindesalter kommt, wenn auch selten, eine m a l i g n e u l z e r ö s e E n d o k a r d i t i s vor. Klinisch besteht das Bild einer schweren Sepsis. Im Vordergrund steht der schwere Allgemeinzustand. Schüttelfröste, Zyanose, schlechter Puls, Hämorrhagien, Herzdilatation. Geräusche treten oft erst terminal auf.

Die durch den Streptococcus viridans erzeugte E n d o c a r d i t i s l e n t a ist im Kindesalter selten: schleichender Beginn mit subfebrilen Temperaturen, progredienter Anämie, hämorrhagischer Diathese, Milztumor, Nephritis.

Die akute Endokarditis im Kindesalter ist dadurch ausgezeichnet, daß im Gegensatz zu Erwachsenen v o l l s t ä n d i g e A u s h e i l u n g m ö g l i c h i s t. Der gewöhnliche Ausgang ist aber ein bleibender Klappenfehler.

Die D i a g n o s e kann bei fieberhaftem Rheumatismus oder Infektionskrankheiten gegenüber akzidentellen Geräuschen große Schwierigkeiten machen; das Konstantbleiben und Deutlicherwerden des Geräusches im Verlaufe der Erkrankung und die Unveränderlichkeit bei Stethoskopdruck und Atmung sprechen eher für Endokarditis.

Die B e h a n d l u n g erfordert in erster Linie l a n g d a u e r n d e, a b s o l u t e B e t t r u h e und Vermeidung körperlicher Bewegungen und seelischer Erregungen. (Kein Aufsetzen zur Untersuchung und Nahrungsaufnahme). Kälteapplikation (Kühlschlauch) auf die Herzgegend ist üblich, der Nutzen zweifelhaft. Im Beginne oder bei noch bestehenden rheumatischen Beschwerden gibt man Salizylpräparate; Digitalis und andere Herzmittel sind im akuten Stadium ohne Komplikationen n i c h t anzuwenden; sie kommen erst bei drohender Herzinsuffizienz in Betracht.

Bei aufgeregter Herzaktion, bei Beklemmungen und Schlaflosigkeit sind Brompräparate; bei schmerzhaftem Husten und Dyspnöe Kodein angezeigt. Bei dauerndem Fieber gibt man Chinin oder Pyramidon in kleinen häufigen Dosen. Die moderne Therapie versucht, auf die Bakterien und das Blut direkt einzuwirken. Man injiziert intravenös kolloidale Silberpräparate wie Dispargen oder Argochrom.

Vitium cordis, Herzklappenfehler

Die häufigste Ursache der Klappenfehler im Kindesalter ist die rheumatische Endokarditis. Pathologisch-anatomisch bestehen keine wesentlichen Verschiedenheiten gegenüber den Befunden bei Erwachsenen, im klinischen Verlaufe aber zeigen sich vielfach Besonderheiten. Die Klappenfehler bei Kindern sind durch die Bevorzugung der Mitralklappe und die relative Gutartigkeit charakterisiert. Ein Herzfehler kann, wenn die akute Endokarditis nicht entdeckt wurde, während der ganzen Kindheit bis zur Pubertät unerkannt bleiben. Solche Kinder sind oft nur etwas blaß, klagen über Kopfschmerzen und sind leichter ermüdbar und reizbar; zuweilen aber sind sie selbst zu stärkeren körperlichen Anstrengungen (Bergsteigen etc.) vollständig geeignet. Bei der großen Akkommodationsfähigkeit des kindlichen Herzens bleibt die Kompensation bei einfacher Mitralinsuffizienz oft jahrelang vollständig erhalten, besonders da die schädlichen Momente des späteren Lebens, Arteriosklerose, Syphilis, Alkohol, Nikotin, Blei, schwere Arbeit in dieser Altersstufe nicht in Betracht kommen. Stauungskatarrhe und Ödeme treten lange Zeit nicht ein, nur die Hypertrophie des linken Ventrikels (Verbreiterung und Hebung des Spitzenstoßes) ist frühzeitig nachweisbar. Zu sichtbarer Vorwölbung der Herzgegend kommt es nur dann, wenn nach wiederholter Endokarderkrankung sich ein kompliziertes Vitium oder bei Myokarditis oder Herzbeutelverwachsung ein mächtig vergrößertes Herz (Cor bovinum) entwickelt hat. Die Geräusche sind gewöhnlich sehr laut, pflanzen sich sehr gut fort und sind auch weithin am Thorax und Rücken zu hören.

Der Verlauf ist dadurch charakterisiert, daß bei reiner Mitralinsuffizienz die Möglichkeit vollständiger Ausheilung gegeben ist, daß jahrelang volle Kompensation bestehen kann und Stauungserscheinungen und Dekompensation erst dann eintreten, wenn sich durch Rezidive oder Herzbeutelaffektion das Leiden kompliziert, oder wenn im späteren Lebensalter die Leistungsfähigkeit des Herzmuskels für die erhöhten Ansprüche nicht mehr ausreicht.

Bezüglich der D i a g n o s e der einzelnen Formen der Herzfehler ist zu bemerken, daß die Mitralinsuffizienz weitaus der häufigste Herzfehler ist und daß Aortenfehler nur im späteren Kindesalter und kombiniert mit Mitralfehlern vorkommen. Bezüglich der speziellen Symptomatologie und Diagnostik, die im Kindesalter nicht anders ist, als in späteren Lebensjahren, wird auf die Lehrbücher der inneren Medizin verwiesen.

Die T h e r a p i e d e r k o m p e n s i e r t e n V i t i e n besteht vor allem in prophylaktischen Maßnahmen: Rheumatische Erkrankungen und Infektionen (Anginen, Keuchhusten etc.) sind möglichst zu verhüten und wenn entstanden, sorgfältigst zu behandeln. Kranke Tonsillen, die zu wiederholten Halsentzündungen Anlaß geben, sind zu entfernen. Durch entsprechende Kleidung soll man die Herzkranken vor Erkältungen schützen. Bei tadelloser Kompensation darf ein Kind mit konstatiertem Herzfehler nicht als schwerkrank oder besonders schonungsbedürftig von Schulbesuch, Spielen im Freien und leichter körperlicher Betätigung fern gehalten werden. Nur ausgesprochen sportliche Betätigung wie Bergsteigen, Radfahren, Schwimmen ist bis über die Pubertät zu verbieten. Alle Reizmittel wie Kaffee, Tee, Alkohol und Nikotin sind untersagt.

Myokarditis, Herzmuskel- und Kreislaufinsuffizienz

Eine Erkrankung des Herzmuskels (parenchymatöse, fettige Degeneration, Myolyse, interstitielle Entzündung) kann sich im Verlaufe vieler Infektionskrankheiten (Diphtherie, Scharlach, Typhus, Pertussis, Sepsis), bei Nephritis, bei schweren Anämien und im Anschlusse an Endo- und Perikarditis entwickeln. Die Folge der Verminderung, resp. des Verschwindens der Reservekraft des Herzens ist die relative oder absolute Herzmuskelinsuffizienz. Hiezu addiert sich bei akuten Infektionskrankheiten ein Versagen des Blutkreislaufes, bedingt durch bakteriell-toxische Schädigung der Gefäßwände, (Kreislaufschwäche) und zuweilen auch eine zentrale Vasomotorenlähmung.

Das Einsetzen einer Myokardaffektion im Verlaufe einer Infektionskrankheit macht sich durch auffallende Verschlechterung des Befindens kenntlich: die Kinder werden blaß, cyanotisch, kurzatmig, ängstlich und unruhig. Der Puls wird niedrig, labil, beschleunigt oder verlangsamt. Die Herzdämpfung wird breiter, und bei Abschwächung oder Verschwinden einzelner Töne werden leise Geräusche hörbar. Als frühzeitiges Stauungssymptom tritt eine schmerzhafte Schwellung der Leber auf. Die besonderen Verhältnisse des Verlaufes der Myokarditis bei Diphtherie sind auf Seite 147 geschildert.

Die Herzinsuffizienz zeigt im Kindesalter dieselben Symptome wie beim Erwachsenen; bei der besonderen Anpassungsfähigkeit und großen Reservekraft des kindlichen Herzens, dem Wegfall einer Anzahl von Schädigungen (Alkohol, Nikotin, Arteriosklerose etc.) sind solche Zustände viel seltener. Im klinischen Bilde unterscheidet sich die Herzinsuffizienz des Kindes von der des Erwachsenen dadurch, daß im Kindesalter Leberschwellungen und eine, ohne Katarrh der Luftwege bestehende Dyspnöe im Vordergrund stehen, während Trikuspidalinsuffizienz und Ödeme viel seltener beobachtet werden. Anfälle von Angina pectoris, kardialem Asthma und Lungenödem sind sehr selten, Hydrops in den Körperhöhlen, Stauungskatarrhe des Nieren- und des Magendarmtraktes häufiger zu beobachten.

Bei den leichtesten Graden der Herzinsuffizienz, der beginnenden Dekomposition, sind die Kinder in der Ruhe ganz beschwerdefrei und die verminderte Leistungsfähigkeit des Herzens wird erst bei körperlichen und geistigen Anstrengungen manifest: Kurzatmigkeit und Herzklopfen, Kopfschmerz, Schwindel, auffallende Müdigkeit oder Appetitlosigkeit.

Die Behandlung in diesem Stadium besteht in erster Linie in einer Regulierung der Lebensweise, die sich der Leistungsfähigkeit des Kindes anpassen muß. Jeglicher Sport, Tanzen, lebhafte Spiele sind einzustellen, Spaziergänge und mäßige Tätigkeit dagegen gestattet. Es genügt dann oft, das Kind mehrmals täglich, am besten im Freien, für einige Stunden liegen zu lassen, um die Herzfunktion wieder in Ordnung zu bringen. Nur bei stärkerem Herzklopfen ist auch ein Herzkühler anzuwenden. Sehr gutes leisten Kohlensäurebäder im Hause oder in einem Kurorte. Medikamentös kommen Brom- oder Baldrianpräparate in Betracht. Digitalis ist in diesem Stadium nicht angezeigt.

Die Behandlung der höheren Grade der Herzinsuffizienz richtet sich nach dem Grade der Kompensationsstörung. Unbedingt strengste Bettruhe, Vermeidung körperlicher Bewegung und seelischer Erregung. Sorge für leichten Stuhlgang, milde Diät, im Beginn der Behandlung ein oder mehrere Milchtage.

Medikamente: Digitalispräparate sind von eklatanter Wirkung bei dekompensierten Herzfehlern; weniger wirksam bei Herzschwäche im Gefolge von Infektionskrankheiten. Im Kindesalter sind gebräuchlich: Pulv. fol. digit. titrat, im ersten Lebensjahr 0,05, im 5. Jahr bis 0,15 pro die. Von Digitalisinfus 0,1—0,3 : 100, je nach dem Alter zwei- bis dreistündlich ein Kaffee- oder Kinderlöffel. Von den Präparaten Digalen, Digipurat, Digifolin, Digitalysat, Adigan entspricht eine Tablette, resp. 1 ccm (20 Tropfen) 0,1 der titrierten Blätter. Wenn Digitalispräparate intern nicht vertragen werden, kann man sie auch als Klysma oder subkutan verabreichen. Um eine energische Wirkung zu erzielen, gibt man durch 3—5 Tage die volle Digitalisdosis und reduziert dann die Menge. Zeichen der Kumulierung sind: Erbrechen, Pulsverlangsamung mit Arhythmie, Schwindel, Kopfschmerz, Unruhe.

Bei chronischer Herzinsuffizienz gibt man eventuell einmal wöchentlich Digitalis in voller Dosis oder kombiniert kleine Mengen mit Chinin.

Bei akutem Versagen des Herzens kann eine intravenöse Injektion von 0,2—0,3 mg Strophantin (2—3 Teilstriche des Inhaltes einer Ampulle) lebensrettend wirken. Bei akuter Kreislaufschwäche im Gefolge von Infektionskrankheiten gibt man Adrenalin ½—1 ccm der 1⁰/₀₀ Lösung mehrmals täglich, subkutan oder intramuskulär, oder ½ ccm einer 1⁰/₀₀ Lösung von Strychnin nitr. In diesen Fällen kann auch 0,25 Pituitrin eingespritzt werden.

Coffeinsalze sind besonders bei akuten Schwächezuständen, bei Kollaps im Verlauf von Infektionskrankheiten angezeigt und der Digitalis vorzuziehen; bei Vitien veranlassen sie oft Erregungszustände und Schlaflosigkeit. Man gibt von Coffein natr. benzoic. oder natr. salycil. 0,03—0,1 mehrmals täglich intern oder subkutan.

Unentbehrliche Mittel bei allen Zuständen, wo die Leistungsfähigkeit des Herzens und der Gefäße versagt, sind die K a m p f e r -
p r ä p a r a t e. Vom Oleum camphoratum (10—20%) mehrmals
½—2 *ccm* subkutan. Von den löslichen Präparaten haben sich bewährt H e x e t o n ¹/₈ Ampulle intramuskulär, K o r a m i n oder K a r -
d i a z o l 0,03—0,1 intern (Tabl. Lösung) oder ¹/₃—²/₃ Ampulle subkutan, K a d e c h o l mehrmals ½—1 Tablette (0,1) intern.

Bei hydropischen Zuständen werden Herzmittel mit Diureticis
kombiniert. In erster Linie kommen die Theobrominpräparate in Betracht. D i u r e t i n (Tabletten zu 0,5) 3—4mal tgl. 0,1—0,5, A g u -
r i n in gleicher Dosis, T h e o p h y l l i n - Tabletten (0,1) schmecken
schlecht und machen oft Üblichkeiten, besser T h e o p h y l l i n n a t r.
a c e t. (Tabl. zu 0,15) 0,1—0,3 intern oder als Klysma oder E u p h y l -
l i n als Suppositorium (á 0,36 *g*) oder zur subkutanen Injektion.
Ein mächtiges Diuretikum, aber nur bei intakter Niere anwendbar,
ist das N o v a s u r o l; 0,5—1 *ccm* intramuskulär bewirkt eine mächtige Harnflut und ausgiebige Entwässerung.

Bei der Behandlung von Herzschwächezuständen sind Sedativa
zur Bekämpfung der Angstzustände, der Dyspnöe, des Reizhustens,
der Schlaflosigkeit nicht zu entbehren. Natr. brom. mehrmals 0,25—0,5
tgl., ebenso A d a l i n, B r o m u r a l t a b l e t t e n á 0,3, L u m i n a l
oder V e r o n a l (0,2). M o r p h i u m älteren Kindern vorsichtig
1—4 *mg* abends als Schlafdosis.

Perikarditis

Die Entzündung des Herzbeutels mit serösem oder eitrigem Exsudat oder fibrinösen Auflagerungen ist im Säuglingsalter eine Teilerscheinung septisch-pyämischer Prozesse, bei älteren Kindern ist am
häufigsten eine rheumatische Erkrankung (Gelenksrheumatismus
oder Chorea) als Grundleiden anzusehen. Die rheumatischen Entzündungen des Perikards sind sero-fibrinös und führen häufig zu Verwachsungen. Perikarditis kann entstehen durch Fortschreiten einer
Pleuritis oder Peritonitis auf den Herzbeutel, sie kommt ferner im
Verlaufe von Nephritiden und bei Lungenrippenfelltuberkulose vor.

S y m p t o m e: Der Beginn einer Perikarditis kann ganz unbemerkt vor sich gehen, wenn diese als Komplikation einer Sepsis, eines
Empyems oder einer schweren Infektionskrankheit auftritt. Deutlicher
tritt sie in Erscheinung, wenn sich im Verlaufe des Rheumatismus ein
Erguß entwickelt. Die Allgemeinsymptome sind ähnlich wie bei der
Endokarditis: Fieber, Anämie, beschleunigte, stöhnende, schmerzhafte
Atmung, Schmerzen in der Herzgegend, Schlaflosigkeit, Unruhe und
Angstzustände. Bei der fibrinösen Perikarditis hört man ein knarrendes oder schabendes Reibegeräusch, unabhängig von Atmung und
Herzaktion in beiden Phasen, am deutlichsten über der H e r z b a s i s,
(im Gegensatz zur Endokarditis), das sich beim Sitzen oder auf Sthetoskopdruck verstärkt; die Unterscheidung von endokardialen Geräu-

schen kann aber schwierig werden, wenn das Reiben weich und nur
in der Systole zu hören ist. Geringe Exsudatmengen machen keine besonderen physikalischen Erscheinungen, größere erzeugen wie beim
Erwachsenen die typische Dreiecksform der Dämpfung, die nach links
weit über den Spitzenstoß hinausgeht, den T r a u b e schen Raum verkleinert und rechts den Herzleberwinkel ausfüllt. Weitere Folgen sind
Verschwinden des Spitzenstoßes und Leiserwerden der Herztöne.
Frühzeitig bildet sich bei Kindern eine Vorwölbung der Herzgegend
(Herzbuckel) aus, über der man zuweilen ein diffuses Vibrieren, oder
eine Undulation fühlen kann. Die linke Thoraxhälfte bleibt bei der
Atmung zurück, durch Kompression der linken Lunge entsteht links
hinten unten eine Dämpfung (Pseudoexsudat). Die Herzaktion ist
sehr beschleunigt (120—180).

Der Verlauf der Perikarditis ist verschieden. Die eitrigen meta-
statischen Formen enden fast stets letal, bei postinfektiösen und rheumatischen sero-fibrinösen Entzündungen kann in seltenen Fällen
völlige Heilung durch allmähliche Aufsaugung zustandekommen. Die
große Gefahr der Perikarditis liegt darin, daß sich allmählich eine
Verwachsung der Herzbeutelblätter mit all ihren schweren Folgeerscheinungen entwickelt.

D i a g n o s e: Zur Entscheidung, ob es sich um ein sehr dilatier-
tes Herz, Cor bovinum oder ein Perikardialexsudat handelt, ist die
Dämpfungsform, die Intensität der Dämpfung (absolute und relative
Herzdämpfung fast gleich groß), Verkleinerung des T r a u b e schen
Raumes zu verwerten. R ö n t g e n d u r c h l e u c h t u n g zeigt den
großen nicht pulsierenden Herzschatten. Bezüglich der Diagnose des
Charakters des Exsudates ist zu bemerken, daß im ersten Lebensjahr,
dann nach Pneumonie, Scharlach etc. häufiger eitrige, nach Rheumatismus meist seröse, bei Tuberkulose serös-hämorrhagische Formen
auftreten. Fehlen von Zeichen einer gleichzeitigen endokardialen
Affektion spricht für tuberkulöse oder nephritische Ätiologie.

Die B e h a n d l u n g ist dieselbe wie bei der akuten Endokarditis:
strengste Bettruhe, Kühlapparat. Bei rheumatischer Ätiologie soll
anfangs Salizyl gegeben werden. Gegen die oft qualvollen Schmerzen
und Angstzustände muß man Narkotika (auch Morphium) anwenden.
Bezüglich der Therapie der Herzschwäche und Stauungszustände
siehe S. 227. Bei hochgradigen flüssigen Ergüssen kann man versuchen,
durch Punktion des Herzbeutels (im fünften oder sechsten Interkostalraum etwas außerhalb des Spitzenstoßes) das Exsudat zu entleeren und dadurch das Herz zu entlasten; bei eitrigem Exsudat kann
in einzelnen Fällen chirurgisches Eingreifen (breite Eröffnung nach
Rippenresektion und Drainage) ohne viel Hoffnung auf Erfolg herangezogen werden.

Concretio cordis

Die Verwachsung des Herzbeutels mit dem Herzen und des äußeren Perikards mit der Pleura ist die gefürchtete Folge der sero-fibri-

nösen Perikarditis; sie entwickelt sich meist schleichend bei Kindern, die an wiederholtem Rheumatismus mit Herzklappenerkrankung leiden, ohne daß jemals die Erscheinungen einer akuten Entzündung des Herzbeutels im Vordergrunde gestanden wären. Man wird an Perikardialverwachsung denken müssen, wenn nach einer akuten Perikarditis keine Besserung eintritt, sondern ein chronisches Siechtum sich entwickelt. Die objektiven Erscheinungen am Herzen, Verbreiterung, diffuse Erschütterung der Thoraxwand etc. und die subjektiven Beschwerden, Schmerzen, Beklemmung, Atemnot können durch die gleichzeitig bestehende Endo- und Myokarditis bedingt sein. An Obliteration ist zu denken, wenn sich allmählich eine tiefe Blässe ausbildet, der Puls klein und frequent wird. Bei Bettruhe geht es den Kindern oft ganz erträglich, aber bei den geringsten Anforderungen an den Herzmuskel (Aufsetzen) wird die Insuffizienz manifest. Allmählich entsteht ein mächtiger Herzbuckel, Brustbein und linke Thoraxhälfte bleiben bei der Atmung zurück, die Herzdämpfung zeigt bei Lagewechsel keine Verschieblichkeit und in den Zwischenrippenräumen sieht man, namentlich in der Gegend des Spitzenstoßes, systolische Einziehungen oder ein diastolisches Zurückschnellen. Die auskultatorischen Phänomene bestehen in Spaltung, Leiserwerden oder Verschwinden einzelner Töne oder in Geräuschen infolge Insuffizienz der Klappen; die Symptome von seiten der Venen (Jugularvenenpuls) und Arterien (Pulsus paradoxus) sind inkonstant und unsicher. Ein wichtiges Symptom ist die oft schon frühzeitig auftretende mächtige Leberschwellung; ein anfangs glatter, weicher Stauungstumor, der später durch Schwartenbildung an der Serosa, in harte, plumpe Schwellung, Perihepatitis (Zuckergußleber) oder Zirrhose übergehen kann; diese perikarditische Pseudoleberzirrhose erzeugt frühzeitig Aszites und Hydrothorax, allgemeine Ödeme und Milztumor. Häufig tritt im Verlaufe des chronischen Leidens noch eine Pleuritis hinzu.

Die Diagnose der Herzbeutelverwachsung kann unüberwindliche Schwierigkeiten machen; ein kompliziertes Vitium mit Cor bovinum bietet fast die gleichen Symptome und die Symphysis cordis wird oft erst am Sektionstisch entdeckt. Hier kann die Röntgenuntersuchung oft zur Diagnose verhelfen; sie zeigt einen breiten, zeltförmigen Schatten, die extraperikardialen Schwarten und die Unbeweglichkeit des Herzens. Steht die Leberschwellung mit Aszites und Milztumor oder die Polyserositis im Vordergrund, so ist die Diagnose gegenüber Bantischer Krankheit oder anderen Leberleiden (Lues, Zirrhose) zu machen.

Die interne Behandlung verwendet symptomatisch bei erlahmendem Myokard zur Behebung der Stauungen Kardiotonika und Diuretika. Fibrolysininjektionen haben sich nicht bewährt. In letzter Zeit hat man auf chirurgischem Wege durch blutige Trennung der Verwachsungen (Kardiolyse) und Implantation eines Fettfaszienlappens Heilung zu bringen versucht.

Krankheiten der Verdauungsorgane

Krankheiten des Mundes und des Rachens

Diagnostische Bemerkungen

Mund- und Rachenhöhle sind beim Neugeborenen auffallend klein und niedrig, aber für die wichtigste Tätigkeit, das Saugen, speziell ausgestattet: hiezu dienen die dicke Zunge, die kräftigen Lippenmuskeln, die polsterartige Verdickung der Lippenschleimhaut, die Schleimhautduplikation am Kiefernrand (M a g i t o t sche Falte) und das Saugpolster in der Wange. Das Saugen erfolgt nicht wie im späteren Leben durch Aspiration, sondern es wird durch Senken des Unterkiefers und Niederdrücken der Zunge ein luftverdünnter Raum erzeugt. In den ersten Lebenswochen sieht man häufig neben der medianen Gaumenraphe kleine, kaum stecknadelkopfgroße, weiße Gebilde, Epithelperlen, die keinerlei pathologische Bedeutung haben und von Soor leicht unterschieden werden können. Die Speichelsekretion ist in den ersten Lebenswochen gering, diastatisches Ferment ist, wenn auch schwach wirksam, schon nachweisbar. Die große Bedeutung der Mundrachenhöhle für die Pathologie liegt beim Neugeborenen darin, daß die Schleimhäute äußerst leicht vulnerabel sind und die häufige Eintrittspforte für Infektionen darstellen. Beim älteren Kinde gibt die Gewohnheit, beschmutzte Finger und Gegenstände in den Mund zu stecken, Gelegenheit zu Läsionen und S c h m i e r i n f e k t i o n e n, wobei die starke Entwicklung des adenoiden Gewebes (lymphatischer Rachenring) eine erhöhte lokale Disposition schafft. Die meisten Infektionskrankheiten erzeugen im Rachen, am Orte ihres Einbruches charakteristische Veränderungen (Diphtherie, Scharlach, Masern etc.).

M a n   m u ß   e s   s i c h   z u m   u n b e d i n g t e n   P r i n z i p   m a c h e n,   b e i   j e d e m   K i n d e   d i e   M u n d h ö h l e   g e n a u e s t e n s   z u   i n s p i z i e r e n   u n d   s i c h   t r o t z   d e s   o f t   h e f t i g e n   W i d e r s t a n d e s   v o n   d e r   B e s c h a f f e n h e i t   d e r   T o n s i l l e n   u n d   a u c h   d e r   h i n t e r e n   R a c h e n w a n d   z u   ü b e r z e u g e n. Mit Übung und Geduld wird dies bei jedem Kinde zu erreichen sein, wenn man bei gut fixiertem Kopf und günstiger

Beleuchtung den Spatel tief einführt, dadurch eine Würgbewegung auslöst und gleichzeitig die Zunge niederdrückt.

Zunge. Der Zungenbelag hat keine große diagnostische Bedeutung, da die meisten fieberhaften Erkrankungen, namentlich solche, die von schweren Ernährungsstörungen begleitet sind, einen dicken, grauen Belag auf der Zunge hervorrufen. Diagnostisch wertvoll ist der fuliginöse Belag bei Typhus und vor allem die Himbeerzunge bei Scharlach, die abnorme Trockenheit bei Sepsis und Peritonitis. Ein sehr charakteristisches Bild gibt die Landkartenzunge (Lingua geographica). Sie findet sich als Symptom der exsudativen Diathese bei Kindern der ersten vier Lebensjahre und ist gekennzeichnet durch leicht erhabene, aus verdicktem Epithel bestehende, graue Bogen und Figuren bildende Leisten, die ein gerötetes Zentrum begrenzen. Die Zeichnung ist stets wechselnd, verschwindet und tritt wieder auf; sie macht nie Beschwerden und führt nie zu Geschwürsbildung. Man hüte sich vor Verwechslung mit luetischen Plaques, die nicht wandern und speckig belegte Geschwüre bilden. Die Schleimhaut der Zunge ist bei den meisten Mundaffektionen (Soor, Stomakake) mitbeteiligt. Erwähnt sei schließlich die Zungenvergrößerung, Makroglossie, als Mißbildung oder als Symptom des Myxödems. Ohne pathologische Bedeutung ist das zu kurze oder bis an die Spitze angeheftete Zungenbändchen. Diagnostisch wertvoll ist das weißbelegte Geschwürchen am Frenulum, Ulcus sublinguale, dessen Vorhandensein für Keuchhusten spricht.

Zähne. Die Reihenfolge des Zahndurchbruches des Milchgebisses ist aus folgender Tabelle zu ersehen:

	Zeit des Durchbruches	Formel
medialer unterer Schneidezahn . .	6.— 9. Monat	$\dfrac{}{a} \bigg| \dfrac{}{a}$
medialer oberer Schneidezahn . . . lateraler oberer Schneidezahn . . .	8.—10. Monat	$\dfrac{a_1\ a}{a} \bigg| \dfrac{a\ a_1}{a}$
erster oberer Backenzahn . . . . lateraler unterer Schneidezahn . . erster unterer Backenzahn	12.—15. Monat	$\dfrac{c\quad a_1\ a}{c\quad a_1\ a} \bigg| \dfrac{a\ a_1\quad c}{a\ a_1\quad c}$
oberer Eckzahn . . . . unterer Eckzahn	18.—24. Monat	$\dfrac{c\ b\ a_1\ a}{c\ b\ a_1\ a} \bigg| \dfrac{a\ a_1\ b\ c}{a\ a_1\ b\ c}$
zweiter oberer Backenzahn . . . . zweiter unterer Backenzahn . . .	30.—36. Monat	$\dfrac{c_1\ c\ b\ a_1\ a}{c_1\ c\ b\ a_1\ a} \bigg| \dfrac{a\ a_1\ b\ c\ c_1}{a\ a_1\ b\ c\ c_1}$

Der Zahnwechsel beginnt im 6.—7. Jahre. Zunächst entwickelt sich der erste bleibende Molar; dann kommt es zum Ausstoßen und Wechsel der Milchzähne; zwischen dem 12. und 14. Jahre erscheinen die 2. Molaren und viel später erst die Weisheitszähne.

Eine Dentitio difficilis, in dem Sinne, daß der erschwerte Zahndurchbruch die Ursache von verschiedenen Krankheiten, Krämpfen, Katarrhen, Darmstörungen, Ekzemen etc. sei, gibt es nicht. Die den Zahndurchbruch begleitende Stomatitis kann bei sensiblen neuropathischen Kindern Anlaß zu Störungen des Allgemeinbefindens, zu Schlafstörungen u. dgl. geben. Nicht selten sieht man beschleunigten Zahndruchbruch im Anschlusse an fieberhafte Infektionskrankheiten, namentlich bei solchen, die mit Hyperämie und Katarrh der Mundschleimhaut einhergehen (wie Masern, Grippe etc.), wo während oder bald nach der Erkrankung Zähne in größerer Anzahl zum Durchbruch kommen; Fieber, Schnupfen und Husten sind aber dann Symptome der Infektionskrankheit und dürfen nicht als Folgen des Zahndurchbruches angesehen werden.

Verspätung des Zahndurchbruches, Stehenbleiben auf einer ungeraden Anzahl, unregelmäßige Reihenfolge, sind Entwicklungsstörungen, die besonders bei Rachitis, Idiotie und beim Myxödem vorkommen; im späteren Alter bewirkt die Rachitis Stellungs- und Formanomalien, Erosionen und Riefen und frühzeitige Karies. Bei Skrofulose und Tuberkulose findet sich häufig eine zirkuläre Karies am Zahnhalse und gründliche Verfärbung des Schmelzes, namentlich an den oberen Schneidezähnen. Für die tardive Form der kongenitalen Lues charakteristisch ist ein halbmondförmiger ausgekerbter Schmelzdefekt an den mittleren oberen, meist weit voneinander abstehenden Schneidezähnen (Hutchinsonsche Zähne). Wenn bei Säuglingen Zähne locker werden und aus dem blutig suffundierten Zahnfleisch ausfallen, so ist, wenn lokale Affektionen und Leukämie ausgeschlossen sind, an Morbus Barlow zu denken.

Stomatitis

Eine Entzündung der Mundschleimhaut begleitet die meisten Infektionskrankheiten — bei manchen, wie Masern, Scharlach, Typhus, in charakteristischer Form — und findet sich bei fieberhaften Zuständen aller Art, bei akuten und chronischen Magendarmkrankheiten; sie entwickelt sich ferner als Folge von chemischer Giftwirkung (Quecksilber) oder lokalen thermischen Schädigungen (Verbrühung), und ist bei Säuglingen als ein Zeichen des geschädigten Immunitätszustandes zu deuten.

Stomatitis catarrhalis. Die Symptome des einfachen Katarrhs sind: Rötung, Schwellung der aufgelockerten Wangenschleimhaut, der belegten Zunge, des leicht blutenden Zahnfleisches, der Lippen; ferner Speichelfluß, Unruhe, gelegentlich auch Fieber und Drüsenschwellungen, Schmerzen und Beschwerden beim Kauen, die sich bis zur Nahrungsverweigerung steigern können.

Bei Neugeborenen und ganz jungen Säuglingen gibt es eine eigenartige Form einer Stomatitis, die **Bednarschen Aphthen**; es sind dies linsengroße, rot umrandete, graue oder gelbliche Geschwürchen, infizierte Epithelnekrosen am Gaumen, entsprechend der Stelle, wo die Schleimhaut über den Hamulus pterygoideus gespannt hinwegzieht. Ihre Entstehung ist fast immer auf das Mundauswischen zurückzuführen. Sie sind meist harmloser Natur, können aber gelegentlich die Eintrittspforte für eine Sepsis bilden.

Bei der seltenen **septischen Stomatitis** der Neugeborenen entsteht durch tiefgreifenden Gewebszerfall ein schweres Krankheitsbild, wobei die nekrotisierende Entzündung sich in die Nase, Pharynx, Mundhöhle hinein erstrecken kann. (Pseudodiptheria oris neonatorum). Hiebei können auch die Zahnkeime nekrotisch ausgestoßen werden.

Der Soor ist bei jungen Säuglingen eine häufige und meist harmlose Affektion; bei älteren Kindern ist er selten und als Begleiterscheinung schwerer Erkrankung von der gleichen ominösen Bedeutung wie beim Erwachsenen. Der Erreger ist ein Schimmelpilz, der in den oberflächlichen Epithelschichten wuchert und weiße, gelbliche oder bräunliche, leicht erhabene, auf der geröteten Schleimhaut festhaftende Beläge bildet. Sie sitzen punkt- oder strichförmig an der Zunge, Wangenschleimhaut und den Tonsillen und konfluieren manchmal zu größeren Rasen. Untersucht man einen Abstrich in Kalilauge auf dem Objektträger, so sieht man ein dichtes Netzwerk aus Myzelfäden, die an ihrem Ende rundliche glänzende Körner (Gonidien) tragen. Beschwerden macht die Erkrankung fast niemals; nur in schweren Fällen, wo die ganze Mundhöhle von Pilzmassen ausgefüllt ist und der Prozeß in den Pharynx oder Ösophagus weiterschreitet, können Schluckbeschwerden und Stenosenerscheinungen auftreten. Die Lokalisation auf den Tonsillen kann ein diphtherieähnliches Bild erzeugen; vor Verwechslung schützt die mikroskopische Untersuchung des Belages. Milchreste im Munde, die soorähnlich aussehen, sind leicht abstreifbar. Die Disposition zur Erkrankung wird durch die beim Mundauswischen gesetzten Epithelläsionen und die Herabsetzung der Gewebsimmunität geschaffen; daher tritt Soor oft bei Säuglingen mit Ernährungsstörungen auf.

Die Prophylaxe aller Mundkrankheiten im Säuglingsalter besteht in der Vermeidung jeglicher manuellen Reinigung des Mundes.

Behandlung: Verhütung jeder neuen Epithelläsion; daher kein Abreiben der Beläge. Dieselben werden mehrmals täglich mit Wattebäuschchen sanft betupft, die mit 3% Borsäure- oder 5—10% Wasserstoffsuperoxydlösung getränkt sind.

Stomatitis aphthosa. Sie ist bei älteren Kindern die häufigste Form der Mundaffektion. Sie ist eine übertragbare Erkrankung; ein Teil der Fälle steht vielleicht in Beziehung zur Maul- und Klauenseuche der Rinder und kann durch den Genuß roher Milch verseuchter Tiere verursacht sein. Meist handelt es sich aber um eine Schmierinfektion. Die Aphthen treten als zahlreiche stecknadelkopf- bis linsengroße, von einem roten Hof umsäumte weiße oder gelbliche Plaques an Zunge, Wangen, Tonsillen auf; sie sitzen auf entzündeter Schleimhaut und sind nicht abwischbar. Sie entstehen durch eine fibrinöse Exsudation in die oberen Epithelschichten (Stomatitis maculofibrinosa). Die Affektion ist sehr schmerzhaft, von starkem Speichelfluß, Schluckbeschwerden, Drüsenschwellungen am Halse und manchmal auch von Fieber begleitet; in schwereren Fällen besteht Prostration, Erbrechen und Diarrhöe. Bei der Diagnose ist die Ähnlichkeit mit einem Schleimhautherpes (Stomatitis herpetica) zu berücksichtigen, doch sind bei letzterem die Bläschen kleiner und stehen gruppiert. Aphthen an den Tonsillen können diphtherieähnliche Belege machen; hier ist bakteriologische Untersuchung heranzuziehen.

Behandlung: Zur Verhütung der Übertragung ist streng darauf zu achten, daß die Speisegeräte des erkrankten Kindes nicht von Gesunden benützt werden. Zur Beseitigung der Beschwerden gibt man milde Mundwässer (3% H_2O_2 oder 3% Borsäure), läßt mit lauem Salbeitee spülen, größeren Kindern kann man die einzelnen Stellen mit 1% Lapislösung betupfen; bei sehr erschwertem Schlukken pinselt man mit 1% Novokain oder 10% Anästhesin-Glyzerin. Bei der Ernährung sind warme oder stark gesalzene Speisen zu vermeiden; auch empfiehlt es sich, einige Tage nur flüssige Kost zu reichen.

Stomatitis ulcerosa (Stomakake). Diese kommt erst bei Kindern mit entwickeltem Gebiß vor und beginnt mit Rötung, Schwellung und Eiterung der Gingiva am Zahnrande, die bald in eine nekrotisierende Entzündung übergeht und auf die benachbarten Teile der Zunge, Wange, Gaumen und Tonsillen übergreifen kann; es bilden sich Geschwüre, bedeckt mit mißfarbigen, schmierigen, leicht blutenden, grünlichbraunen Belägen, die einen charakteristischen fötiden Geruch verbreiten; dabei besteht oft hohes Fieber, Speichelfluß, harte Schwellung der Drüsen am Kieferrande und starke Beeinträchtigung des Allgemeinbefindens. Die Kinder kommen durch die Schmerzen und Nahrungsverweigerung stark herunter und werden oft sehr anämisch. Die Untersuchung der Beläge liefert einen konstanten Befund: es findet sich stets der Bacillus fusiformis in Symbiose mit einer Spirochäte vom Refringenstypus. Die Disposition zur Erkrankung gibt Zahnkaries und mangelhafte Mundpflege. Bei der Diagnose ist zu beachten, daß leukämische Mundaffektionen, Skorbut und Stomatitis mercurialis ähnliche Bilder geben. Die Prognose ist im allgemeinen günstig; nur bei sehr heruntergekommenen Kindern besteht die Gefahr einer Noma oder Sepsis.

Bei der Behandlung kommt man gewöhnlich mit Ätzungen mit Argent. nitric., konzentrierten Wasserstoffsuperoxydlösungen oder Jodtinktur aus. In letzter Zeit hat man mit gutem Erfolge Neosalvarsan versucht, das man in 10% Glyzerinsuspension aufpinselt oder auch intravenös injiziert. Erkrankte Zahnwurzeln sind zu entfernen und zur Vermeidung von Rezidiven die Zähne nach Ablauf der Entzündung zu behandeln.

Stomatitis gangraenosa (Noma) nennt man die glücklicherweise sehr seltene, progrediente Gangrän des Gesichtes. Sie kommt nur bei sehr herabgekommenen Kindern, meist im Anschluß an Infektionskrankheiten (Masern, Scharlach, Typhus etc.) vor, beginnt mit einer derben Infiltration der Wange und mit einer Nekrose der Wangenschleimhaut, von wo aus sich in rapidem Verlauf ein jauchig-gangränöser Zerfall der Gewebe entwickelt, so daß in wenigen Tagen ausgedehnte Zerstörungen, selbst Defekte einer ganzen Gesichtshälfte zustande kommen. Auffallend ist dabei die geringe entzündliche Reaktion an der Grenze des gesunden Gewebes und die fast fehlende Schmerzhaftigkeit. Bei entwickeltem Krankheitsbild bildet die Wange eine bräunlichgrüne, schmierige, entsetzlich stinkende Masse, nach deren Abfall die Gebilde der Mundhöhle freiliegen. Das Leiden ist stets von hohem Fieber, Diarrhöen und rapidem Kräfteverfall begleitet und führt meist in wenigen Tagen zum Tode.

Behandlung: Eine interne Behandlung ist aussichtslos; in beginnenden Fällen kann man versuchen, durch energische chirurgische Eingriffe, Exzision im Gesunden, den Prozeß aufzuhalten.

Faulecken (Mundwinkelgeschwüre) nennt man symmetrisch an beiden Mundwinkeln auftretende Entzündungen, wobei die Umgebung leicht gerötet und von radiären Falten durchzogen ist; in der Schleimhaut findet man seichte, nässende, weißlich belegte, leicht blutende Fissuren, an der umgebenden Haut ekzematöse Veränderungen. Durch Benützung gemeinsamer Trinkgefäße etc. kann die Affektion epidemisch in Schulen und in der Familie auftreten. Sie macht meist nur geringe Beschwerden und heilt ohne Narbenbildung. Durch Lokalisation und Ausbreitung unterscheiden sich die Faulecken von luetischen Plaques. Die Behandlung besteht in täglicher Lapisierung und Bestreuen mit Dermatolpulver.

Anginen

Unter Angina versteht man die Entzündung der lymphatischen Organe der Rachenhöhle ; an derselben sind gewöhnlich nicht nur die Gaumentonsillen, sondern auch das adenoide Gewebe am Rachendach, der ganze Waldeyersche Rachenring beteiligt, so daß die übliche Unterscheidung in Angina tonsillaris und retronasalis nur die vorwiegende Beteiligung des einen oder anderen Teiles des lymphatischen Gewebes am anginösen Prozesse zum Ausdruck bringt. Die Halsentzündungen gehören zu den häufigsten Krankheiten des Kindesalters, namentlich in der Periode der Schmutz- und Schmierinfektionen. Ihre Bedeutung darf niemals unterschätzt werden; sie sind die Prodromalaffektion rheumatischer und septischer Erkrankungen. Anginen begleiten zahlreiche Infektionskrankheiten, wie Influenza, Typhus etc. und die Intensität ihrer Ausbreitung ist bestimmend für Verlauf und Prognose bei Scharlach. Von den erkrankten Tonsillen können Bakterien in die Blutbahn gelangen und die verschiedenen „Nachkrankheiten der Anginen", Nephritis, Endokarditis, Osteomyelitis, Perityphlitis, Gelenksrheumatismus, Purpura, Erytheme etc. verursachen. Als Erreger findet man am häufigsten Strepto- und Staphylokokken, Diplokokken und den Micrococcus catarrhalis. Die Infektion kommt entweder durch Übertragung von einer Person auf die andere zustande, oder dadurch, daß die in der Mundhöhle saprophytisch lebenden Keime virulent werden, wenn durch Erkältung oder andere Gelegenheitsursachen eine Herabsetzung der lokalen Resistenz stattgefunden hat. Bei manchen Kindern besteht bis in die Pubertät eine ausgesprochene Disposition zu immer wieder rezidivierenden Entzündungen; diese ist entweder eine konstitutionelle, bedingt durch Lymphatismus und exsudative Diathese, oder hat lokale Ursachen, wie Tonsillenhypertrophie und Mandelsteine.

Die Halsentzündungen setzen meist ohne Prodrome, plötzlich mit starkem, allgemeinen Krankheitsgefühl, Fieber, Kopfschmerzen, Erbrechen ein, bei kleinen Kindern oft mit einem eklamptischen Anfall. Größere Kinder klagen über Halsschmerzen und Schluckbeschwerden, Säuglinge verweigern oft die Nahrung. Zuweilen ist ein süßlich fader Geruch aus dem Munde wahrnehmbar und fast stets ist eine schmerzhafte Schwellung der Submaxillardrüsen zu fühlen. Bei größeren Kindern fällt die verwaschene, anginöse Stimme und schnarchende Atmung auf. In schweren Fällen kann initial ein meningitis- oder typhusähnliches Krankheitsbild vorgetäuscht sein, wenn lokale Beschwerden fehlen und nur die schweren Allgemeinerscheinungen im Vordergrund stehen.

Je nach dem lokalen Rachenbefunde unterscheidet man:

Angina catarrhalis: Rötung, Schwellung und Schleimauflagerung, aber kein Belag.

Angina follicularis: Auf den geschwollenen und geröteten Tonsillen, zuweilen auch auf den Kuppen der Follikel der hinteren Rachenwand bilden sich zahlreiche stecknadelkopfgroße, graugelbe, eitrige Fleckchen.

Angina lacunaris: Grauweiße oder gelbe, schleimig-eitrige, weiche, schmierige, anfangs in den Krypten sich bildende Beläge, die durch Ausbreitung und Konfluenz einen großen Teil der Tonsillenoberfläche bedecken können.

Angina fibrinosa, pseudomembranosa: Derbe, grauweiße, nicht an die Grenzen der Lakunen gebundene, aber die Tonsille nicht überschreitende Auflagerungen. Gewöhnlich starke Allgemeinbeschwerden und Drüsenschwellungen. Als Erreger werden oft Pneumokokken gefunden.

Angina punctata: Bei Säuglingen und sehr jungen exsudativen Kindern treten auf den wenig geröteten und nicht geschwellten Tonsillen zahlreiche reinweiße, höchstens stecknadelkopfgroße Beläge, ohne lokale Beschwerden und Drüsenschwellung, meist ohne Fieber auf.

Angina phlegmonosa (Tonsillarabszess). Die phlegmonöse Entzündung des peritonsillaren Gewebes mit eitriger Einschmelzung entsteht entweder primär oder entwickelt sich im Anschlusse an schwere Anginen. Unter hohem Fieber, sehr heftigen Schmerzen, Speichelfluß, Unmöglichkeit den Mund zu öffnen (Kieferklemme) und zu kauen, eigenartig steifer Kopfhaltung bildet sich eine mächtige Rötung und Schwellung einer Tonsille. Die Schwellung erstreckt sich manchmal bis auf den weichen Gaumen, wodurch die ödematöse Uvula verdrängt wird und Stenosenerscheinungen im Rachen hervorgerufen werden. Charakteristisch ist die klosige Sprache.

Angina retronasalis, Adenoiditis. Sie unterscheidet sich von den anderen Formen der Angina durch das Hervortreten der Allgemeinsymptome, Fieber, Appetitlosigkeit und Mattigkeit und Zeichen von Seite der Nase: schleimig-eitriger Ausfluß, behinderte Nasenatmung, nasale Sprache. Ferner Schwellung der Lymphdrüsen am Nacken, häufig Ohrenschmerzen oder Schwerhörigkeit. Bei der Inspektion sieht man an der geröteten und geschwollenen hinteren Rachenwand schleimig-eitriges Sekret vom Nasenrachenraum herabfließen.

Als Begleiterscheinungen und Komplikationen der Anginen und als Nachkrankheiten sind zu erwähnen: Hauterytheme, Otitis media, Katarrhe der Luftwege, Lymphadenitis, langdauernde Fieberzustände.

Von den Nachkrankheiten sind das Erythema multiforme und die Purpura zu nennen, ferner die verschiedenen Manifestationen des Rheumatismus, seltener Nephritis, Osteomyelitis usw.

Das **Pfeiffersche Drüsenfieber** ist ein eigenartiges Krankheitsbild, das als selbständige Affektion beschrieben wird. Es tritt besonders häufig im Anschlusse an eine Angina retronasalis auf. Die Symptome sind: Schwellungen der Drüsen am Halse, besonders unter dem oberen Ende des Kopfnickers, denen sich Anschwellungen anderer Drüsengruppen anschließen können, langandauerndes hohes Fieber, zuweilen von intermittierendem Charakter, mit geringen oder fehlenden Erscheinungen im Rachen.

Diagnose der Anginen: In Fällen mit Exanthem ist die Diagnose gegen Scharlach zu machen; für letzteren spricht die begrenzte, düstere Rötung, das Ödem und die Blutungen der Uvula. Gegen Diphtherie ist die ausschließliche Lokalisation der Beläge in den Lakunen und das Beschränktbleiben auf die Tonsillen zu verwerten; doch ist jeder verdächtige Fall unbedingt bakteriologisch zu untersuchen (vgl. S. 129 und 150).

Behandlung: Isolierung, Bettruhe bis nach Ablauf des Fiebers, blande, kühle, flüssige Diät, Sorge für Stuhl, Kontrolle des Harns. Im Beginne verordnet man Salizylpräparate und läßt eine Schwitzkur machen. Man gibt ferner einen Prießnitzumschlag oder eine Eiskrawatte um den Hals, läßt zur Desinfektion Formamint-, Flavicid- oder Panflavinpastillen nehmen oder mit Gurgelwässern, hellroter Hypermanganlösung, Kalkwasser, Wasserstoffsuperoxyd oder Tee spülen. Hat sich ein Tonsillarabszeß entwickelt, so bringt man ihn durch heiße Gurgelungen und warme Umschläge zur Reifung und eröffnet ihn, sobald Fluktuation besteht, mittels einer spitzen Drainzange, die man etwas oberhalb des Randes des Gaumenbogens in der Mitte zwischen Uvula und Tonsille einsticht.

Angina ulcerosa (Angina Plaut-Vincenti). Auf den Tonsillen entsteht, manchmal im Anschluß an eine Stomatitis ulcerosa, ein von braungrünen, weichen, schmierigen Belägen bedeckter, oft von Blutungen durchsetzter Substanzverlust. Das Geschwür sitzt meist einseitig, Fieber und stärkere lokale und allgemeine Beschwerden können fehlen. Charakteristisch ist ein intensiver fötider Geruch (wie bei der Stomakake) und starke Lymphdrüsenschwellung. Als wahrscheinliche Erreger sind die in den Belägen stets nachweisbaren Mikroben, Bacillus fusiformis und eine Spirochaeta vom Refringenstypus anzusehen. Der Verlauf zieht sich bis zur Heilung oft mehrere Wochen hin. Die D i a g n o s e kann gegenüber septischer Diphtherie, Syphilis und Leukämie Schwierigkeiten machen. Es muß also in jedem Falle neben der klinischen eine bakteriologische Untersuchung vorgenommen werden. Gegen Syphilis spricht das Fehlen sonstiger Luessymptome und die negative W a s s e r m a n n sche Reaktion, gegen Leukämie die geringe Beteiligung des Allgemeinbefindens und der normale Blutbefund.

B e h a n d l u n g: Ätzung mit Lapislösung oder Wasserstoffsuperoxyd, Salvarsan lokal oder intravenös, Gurgelungen mit Kaliumhypermanganat. Empfohlen wird auch das Bestreuen der Ulcera mit pulverisiertem Zucker.

Die **Monozytenangina** wird als besonderes Krankheitsbild beschrieben. Fibrinöse, festhaftende, wochenlang bestehen bleibende Beläge, beträchtliche Drüsenschwellungen, Fieber bilden ein schweres Krankheitsbild. Vermehrung der Monozyten im Blute bis über 70% bei Verminderung der granulierten Elemente lassen an akute Leukämie denken. Gegen letztere spricht das Fehlen der hämorrhagischen Diathese und der progredienten Anämie. Ein ähnliches Bild liefert die A n g i n a m i t l y m p h a t i s c h e r R e a k t i o n, wobei die Lymphozytenvermehrung im Blute charakteristisch ist. Der Ausgang bei diesen Formen ist Heilung. Es sind diese Anginen keine selbständigen Krankheiten, sondern Reaktionsformen besonders stigmatisierter Individuen.

Die **Angina agranulozytotica,** charakterisiert durch nekrotisch-ulzerative Prozesse auf den Tonsillen, hämorrhagische Diathese, progrediente Anämie, intermittierendes Fieber, L e u k o p e n i e m i t S c h w i n d e n d e r g r a n u l i e r t e n L e u k o z y t e n und meist tödlichem Ausgang ist eine Form von S e p s i s und steht der akuten Leukämie nahe (vgl. S. 102).

Hyperplasie der Tonsillen

An der Vergrößerung des lymphatischen Gewebes sind gewöhnlich sowohl die Gaumen- als die Rachenmandeln gleichmäßig beteiligt (H y p e r p l a s i e d e s l y m p h a t i s c h e n R a c h e n r i n g e s).

Hypertrophie der Gaumenmandeln. Bei der Racheninspektion sieht man die Mandeln als halbkugelige, glatte oder zerklüftete Tumoren weit zwischen den auseinandergedrängten Gaumenbogen vorspringen, manchmal bis zur gegenseitigen Berührung und Einklemmung der Uvula. Die Folge ist eine Pharynxstenose mit Schnarchen und Stridor, Mundatmung und anginöser Sprache.

Adenoide Wucherungen. Die Hypertrophie des lymphatischen Gewebes am Rachendach verlegt die Öffnungen der Choanen und hat dauernde Behinderung der Nasenatmung zur Folge. Charakteristisch ist die a d e n o i d e F a z i e s: Der Gesichtsausdruck mit dem offenen Mund, den schlaffen Mienen, macht einen stumpfen, etwas stupiden Eindruck; dabei besteht manchmal ein leichter Exophthalmus. Die Kinder sind schläfrig, träge, leiden oft an Kopfschmerzen und Schwerhörigkeit infolge Verlegung der Tubenmündung, sind zu längerer Aufmerksamkeit unfähig. Die Sprache ist nasal, resonanzlos, die Atmung nachts ist schnarchend. Sehr oft leiden die Kinder an chronischem Schnupfen, Rachenkatarrh, Kopfschmerzen, Bronchitis und Nackendrüsenschwellung, und sind infolge der Austrocknung des Rachens von quälendem Reizhusten geplagt. Chronische Entzündung der hyperplastischen Rachenorgane können die Ursachen langdauernder, scheinbar unmotivierter Temperatursteigerungen sein. Dauernde Mundatmung veranlaßt chronische Katarrhe der oberen Luftwege und kann zu radiologisch nachweisbarer Vergrößerung der Hilusdrüsen Anlaß geben. In solchen Fällen hüte man sich vor Verwechslung mit Hilusdrüsentuberkulose.

Die D i a g n o s e ergibt sich aus dem gesamten Habitus, dem Gesichtsausdruck, dem stets offenen Mund und der Sprachstörung und kann durch Palpation leicht bestätigt werden. Man führt den geschützten Zeigefinger, hinter dem Kinde stehend, ein und geht hinter den weichen Gaumen, wo man die vom Rachendach herabhängenden Wucherungen fühlt.

B e h a n d l u n g: Lokale Behandlung der hyperplastischen Tonsillen und Adenoide durch Pinselungen etc. ist nutzlos. Im allgemeinen kann man jahrelang auf die spontane Verkleinerung warten. Die Indikation zur Operation ist gegeben, wenn sehr große Schwellungen durch Raumbeengung starke lokale Beschwerden machen oder Anlaß zu Mittelohrkatarrhen oder fortwährendem Kranksein des Kindes geben, und schließlich, wenn man die Eintrittspforte rheumatischer oder septischer Infektionen beseitigen will. Die Operation macht man im Ätherrausch. Die Mandeln werden durch Tonsillektomie (Sluder), die Adenoide mittels einer Kurette entfernt. Die Blutung ist meist nicht bedeutend. Die Schnittflächen bedecken sich in den ersten Tagen nach der Operation mit grauen Membranen, die sehr diphtherieähnlich aussehen, aber bald ohne Behandlung verschwinden; man denke aber daran, daß sich auf der Wundfläche einmal auch eine echte Diphtherie entwickeln kann.

Retropharyngeale Lymphadenitis und Retropharyngealabszeß

In den ersten zwei Lebensjahren kann es gelegentlich im Anschluß an eine Rhinitis oder retronasale Angina zur Entzündung oder zur Vereiterung von kleinen Lymphdrüsen kommen, die unterhalb der Schleimhaut des obersten Nasenrachenraumes in der Faszie vor der Wirbelsäule gelegen sind und in späteren Jahren obliterieren.

Die S y m p t o m e sind je nach dem Grade verschieden; bei einfacher Schwellung nur Fieber und Nahrungsverweigerung, Schluckweh. Bei stärkerer Infiltration oder Einschmelzung entsteht eine steife, vorgebeugte oder seitlich geneigte Kopfhaltung, Pharynxstenose mit klosiger, belegter Stimme, schnarchender, stridoröser Atmung, die bei gleichzeitigem Ödem am Larynxeingang dyspnöisch werden kann. Außerdem bestehen infolge der Schmerzen starke Schluckbeschwerden, die zuweilen zu vollständiger Nahrungsverweigerung führen. Bei der Inspektion sieht man eine halbkugelige Vorwölbung an der hinteren Rachenwand, die sich dem palpierenden Finger bei Entzündung als derbes Infiltrat, nach Vereiterung der Drüse als fluktuierender Abszeß darbietet. Gleichzeitig schwellen auch die äußeren Lymphdrüsen am Halse an und es besteht unregelmäßiges Fieber.

D i a g n o s e : Bei starker Dyspnöe kann die Affektion mit Larynxkrupp verwechselt werden. Man achte auf die Kopfhaltung, die Art des (pharyngealen) Stridors und auf die charakteristische (nicht heisere) Stimme. Eine zweite Möglichkeit der Verwechslung bieten die tuberkulösen Senkungsabszesse infolge Halswirbelkaries, die sich durch Beachtung der Anamnese und der Art der Entwicklung (chronisch) und durch Untersuchung der Wirbelsäule ausschließen lassen.

B e h a n d l u n g : Solange nur Infiltration besteht Schwitzpakkung, heiße Breiumschläge; sobald Abszedierung eingetreten ist, darf eine spontane Eröffnung des Abszesses nicht abgewartet werden, da die Gefahr der Eitersenkung ins Mediastinum oder der Erstickung durch Hineingelangen des Eiters in die Luftwege besteht. Bei gut fixiertem Kopf palpiert man mit dem linken Zeigefinge den Abszeß, sticht eine spitze Drainzange ein und öffnet diese langsam, während man gleichzeitig den Kopf des Kindes vorbeugen läßt, um die Aspiration des Eiters zu verhüten. Hierauf spült man mit Hypermanganlösung aus, läßt reichlich warme Getränke trinken und macht warme Umschläge. Zuweilen muß man in den nächsten Tagen die Inzisionswunde noch erweitern; gewöhnlich aber schwinden rasch alle Beschwerden.

Krankheiten des Darmes

Intussuszeption

Von den verschiedenen Formen der Darmokklusion kommt im Kindesalter fast nur die I n v a g i n a t i o n zur Beobachtung. Die meisten Fälle betreffen die ersten zwei Lebensjahre. Fast immer handelt es sich um eine Einstülpung des Ileum und des Zökum in den Dickdarm (Intussusceptio ileocoecalis). In einem Teil der Fälle kann ein Polyp oder ein Fremdkörper die Veranlassung sein. Das Eintreten eines Stückes Dünndarm in das Zökum kann bei lebhafter

Peristaltik schon physiologischerweise vorkommen, geht aber spontan zurück. Wird das Intussuszeptum eingeklemmt, so entsteht Darmverschluß; zunächst venöse Stauung und Ödem, schließlich Nekrose des Darmstückes. Von der Intussuszeption kann eine Peritonitis oder Sepsis ihren Ausgang nehmen.

Die Symptome sind charakteristisch. Plötzliches Einsetzen mit heftigen Schmerzen und wiederholtem Erbrechen, das auch fäkulent werden kann. Pathognomonisch ist nach anfänglicher Obstipation der Abgang reinen Blutes oder blutigen Schleimes, zuweilen unter heftigem Tenesmus. Manchmal ist die Invagination als walzenförmiger, verschieblicher, druckschmerzhafter Tumor im Abdomen zu fühlen und kann gelegentlich, wenn sie bis in die Flexur gewandert ist, vom Rektum aus palpiert werden oder sogar vorfallen. Schmerzhafte Darmsteifung und Peristaltik oberhalb der Stenose ist ein deutlicher Hinweis auf das Passagehindernis. Im weiteren Verlauf entwickelt sich oft ein starker Meteorismus und bei längerer Dauer die typische Facies abdominalis.

In seltenen Fällen kommt Spontanheilung durch Lösung der Intussuszeption oder durch Abstoßung des nekrotisch gewordenen Darmteiles zustande. In letzterem Falle bleiben oft schwere Darmveränderungen (Strikturen), in ersterem die Neigung zu Rezidiven zurück. Der Verlauf und die Prognose sind nicht günstig. Von den Säuglingen stirbt ein Teil schon in den ersten Tagen am Shock, ein anderer an der foudroyant sich entwickelnden Peritonitis.

Behandlung: Kommt das Kind bald nach dem Einsetzen der ersten Symptome zur Beobachtung, so kann man in Narkose eine Lösung durch vorsichtige Massage, Eingießung von Wasser oder Lufteinblasung versuchen. Man versäume aber nicht viel Zeit; denn nur frühzeitige Laparotomie kann in solchen Fällen Heilung bringen.

Hirschsprungsche Krankheit

Die mit hochgradiger Koprostase einhergehenden Fälle von Erweiterung und Verlängerung des Dickdarmes mit Hypertrophie der Muskularis können verschiedene Ursachen haben. In einem kleinen Teil der Fälle liegt eine Mißbildung vor — eine angeborene mächtige Erweiterung des Dickdarms — Megacolon congenitum. Viel häufiger entsteht die Dilatation des Dickdarmes und die Hypertrophie seiner Muskulatur sekundär, oberhalb von Passagehindernissen. Solche können sein: Stenose infolge Knickung einer abnorm langen Flexura sigmoidea oder infolge pathologischer Faltenbildung im Enddarm. Seltenere Ursachen sind chronisch spastische Zustände im Enddarm bei Neuropathen oder eine arg vernachlässigte Koprostase bei Analfissur etc.

Die typischen Symptome, Obstipation und Distension des Bauches, machen sich schon in den ersten Lebensmonaten geltend. Wochenlang erfolgt weder spontan noch auf Abführmittel ein Abgang des Stuhles. Das Abdomen ist kolossal aufgetrieben, durch die Bauchdecke ist die zeitweise auftretende Darmsteifung und Peristaltik in dem oft bis zur Armdicke erweiterten Kolon sichtbar. Infolge der Stagnation des Kotes können Darmgeschwüre entstehen, von denen aus sich eine Peritonitis oder Sepsis entwickeln kann. Andere Folgeerscheinungen sind Anfälle von Ileus mit Erbrechen, Somnolenz und Krämpfen oder Durchfälle mit schleimig-eitrigen Stühlen. Führt man ein Drainrohr hoch in den Mastdarm ein, und gelingt es, über das Hindernis hinaufzukommen, so entleeren sich dann unglaublich große Massen von Stuhl und Gasen. Das hierauf einsetzende Wohlbefinden dauert meist nur kurze Zeit; bald macht sich das Passagehindernis wieder geltend. Ein Teil der Kinder stirbt an Peritonitis oder an Erschöpfung durch die chronische Intoxikation. Bei längerer Dauer tritt eine Retardation des Wachstums auffällig in Erscheinung: die Kinder bleiben abnorm kleine Individuen mit großem Bauch wie bei der Coeliakie.

Erstes Ziel der B e h a n d l u n g ist es, die vorhandenen Kotmassen zu entfernen. Man macht in Knieellenbogenlage durch ein bis über das Passagehindernis hinaufgeführtes dickes Darmrohr Eingießungen großer Mengen (auch über 1 *l*) von Salzwasser oder Öl und spült, eventuell unter Mithilfe manueller Kotentfernung, so lange, bis alle Stuhlreste entfernt sind. Diese Spülungen müssen oft wiederholt werden; das Darmrohr bleibt zur Verhütung neuerlicher Stenose tagelang liegen. Abführmittel sind zu vermeiden, gelegentlich kann man Regulin oder Paraffinöl geben. Faradisieren und Massage bringen nur vorübergehend Nutzen. Bei spastischen Zuständen, Belladonnazäpfchen. Treten Zeichen von Ileus oder peritonealer Reizung auf, so kann nur chirurgisches Eingreifen Rettung bringen. (Enteroanastomose, Darmausschaltung).

Anal- und Rektalprolaps

Vorfall der Schleimhaut des Anus entsteht durch eine Parese des Musculus sphincter ani; für die Entstehung des Rektalprolapses ist Schwäche der Beckenbodenmuskulatur von Bedeutung.

M a s t d a r m p r o l a p s kommt kongenital vor infolge Lähmung der Muskeln des Beckenbodens bei Spina bifida oder entwickelt sich, namentlich bei herabgekommenen Säuglingen mit schlaffer Muskulatur, infolge Überdehnung des Schließmuskels beim Durchtritte harter Stuhlmassen oder durch heftiges Pressen (chronische Darmkatarrhe, Ruhr, Obstipation, Pertussis).

S y m p t o m e : Man sieht vor der Analöffnung eine nuß- bis faustgroße, von roter feuchter, samtartig glänzender Schleimhaut überzogene, kegelförmige Geschwulst, an deren Kuppe das Mastdarmlumen zu finden ist; infolge der Stauung ist die Schleimhaut hyperämisch, leicht blutend, manchmal auch entzündet und mit Geschwürchen bedeckt.

B e h a n d l u n g : Die Reposition des Vorfalls macht meist keine Schwierigkeiten; da jedoch die Neigung zum Heraustreten bestehen bleibt, sucht man dies durch einen über die aneinandergepreßten Gesäßbacken angelegten Heftpflasterverband zu verhindern. Am wichtigsten ist die Beseitigung der Obstipation durch milde Abführmittel oder Ölklysmen, Verhütung

des Pressens, Behebung der Ernährungsstörung und Hebung des Muskeltonus (Elektrisierung). Als Darmadstringentia verwendet man Klysmen mit
½—1% Lösung von Acidum tannicum. In hartnäckigen Fällen verätzt man
strichartig die vorgefallene Schleimhaut mit dem Thermokauter oder Lapisstift, oder muß sogar chirurgisch eingreifen (Amputation, plastische Operationen).

Mastdarmpolypen, Analfissur

Abgang von Blut mit dem Stuhle ist im Kindesalter nicht selten. Die
Ursachen hievon sind, da Hämorrhoiden, Tumoren, Geschwüre kaum jemals
in Betracht kommen — wenn Intussuszeption und Dysenterie ausgeschlossen
sind — Fissuren oder Polypen. Letztere sitzen gewöhnlich isoliert
im unteren Teile des Rektums, sind gestielt und können gelegentlich bis vor
die Analöffnung gepreßt werden, wo sie dann als kirschgroße, dunkelrote,
leicht blutende Geschwulst vorliegen. Bei höherem Sitze macht der Blut-
abgang auf sie aufmerksam; frisches hellrotes Blut sickert im Anschluß an
eine Entleerung aus dem Anus oder liegt dem Stuhle auf. Durch Palpation
sind die Polypen meistens nicht nachweisbar, mittels Rektoskopie leicht zu
sehen. Bei der Polyposis intestini ist die Dickdarmschleimhaut auf
weite Strecken mit kleinen, warzenartigen Erhebungen bedeckt; hier kann
infolge der chronischen Blutverluste und der Kolitis ein durch stärkere Anämie gekennzeichnetes Krankheitsbild entstehen.

Behandlung: Gestielte Polypen werden nach Ligierung abgetragen,
blutende Stellen verätzt. Bei der prognostisch nicht günstigen Polyposis
sind chirurgische Maßnahmen nötig.

Eine andere Quelle der Darmblutungen bei Kindern bildet die Analfissur. Sind beim Durchtritte harter Kotmassen in der zarten Analschleimhaut Einrisse entstanden, so bilden sich radiär verlaufende Rhagaden.
Da bei Passage des Stuhles die Dehnung derselben starke Schmerzen bereitet, so suchen die Kinder trotz Stuhldranges die Defäkation möglichst zu-
rückzuhalten und es entsteht so eine scheinbare Obstipation. Erfolgt endlich
unter lebhafter Schmerzäußerung die Entleerung, so sieht man streifen-
förmige Blutauflagerungen an der Kotsäule. Die infolge dieser Beschwerden
auftretende Reizbarkeit der Kinder, ihre Gehstörung (oft ähnlich wie bei
Koxitis) und die Klagen über Schmerzen in den Hüften und Beinen werden
oft fälschlich als Hysterie gedeutet.

Behandlung: Zuerst Erweichung des Stuhles durch leichte Abführmittel und Ölklysmen, dann, nach Anästhesierung mit 2% Novokainsalbe
oder Anästhesinzäpfchen (0,2), Lapisierung der Einrisse.

Eingeweidewürmer

Oxyuren. Zwirnfadendünne, weiße, 4—8 *mm* lange Würmer. Sie sind
im Spülwasser nach Irrigationen, auf Stuhlmassen aufgelagert oder in Anal-
falten zu finden. Zur Zeit des Schwärmens kommen die Weibchen in das
Rektum und legen ihre Eier im Anus und seiner Umgebung ab und erzeugen
heftigen Juckreiz im After. Durch Kratzen beschmutzen die Kinder die
Fingernägel, bringen Oxyureneier wieder in den Mund und infizieren sich
und ihre Geschwister immer aufs Neue.

Behandlung: Sämtliche erkrankten Familienmitglieder sind gleichzeitig zu behandeln. Nägelschneiden, häufiges Händewaschen, Verhinderung
des Kratzens durch enganliegende Hosen, Sitzbäder, Klysmen mit Salz,
Essig, Knoblauch oder 1% Burowscher Lösung. Nach der Defäkation

wird der After und die Umgebung mit einer Quecksilbersalbe eingerieben. Intern kann man Santonin oder das ungiftige Gelonida alumin. subacet. (3mal täglich 0,5—1,0 durch mehrere Tage) versuchen. Von den neueren Mitteln werden Erfolge mit Butolan (3mal ½—1 Tablette eine Woche lang), Oxymors (3 Tabletten täglich) und Antoxiurin berichtet. Die Kur muß nach einigen Wochen wiederholt werden.

Askariden. 20—40 *cm* lange Spulwürmer, die den Dünndarm bewohnen. Sie erzeugen Appetitlosigkeit, Erbrechen, Nasenjucken, Diarrhöen, sollen auch die Ursache verschiedener nervöser Symptome sein. In seltenen Fällen können Knäuel von Askariden Ileuserscheinungen erzeugen. Durch Wanderung in den Magen, Larynx, Leber können sie gefährliche Erkrankungen hervorrufen.

B e h a n d l u n g : Man gibt durch 2—3 Tage Santonin, zweimal 0,01 bis 0,025, und gleichzeitig oder eine Stunde später ein Abführmittel, Kurellapulver oder Kalomel 0,03—0,10. Bei unvorsichtiger Dosierung kann Santoninvergiftung entstehen, die sich in Gelbsehen, Erbrechen, Kopfschmerzen und Krämpfen äußert. Der Santoninharn ist gelb und färbt sich auf Alkalizusatz rot.

Tänien. Die häufigsten Formen sind die Taenia solium und Taenia saginata, die durch den Genuß von finnigem Schweine-, respektive Rindfleisch erworben werden. Die Wurmsymptome sind vieldeutig: Anämie, Koliken, Kopfschmerzen, Schwindel. Die Diagnose macht man aus den abgegangenen Proglottiden.

Die B e h a n d l u n g leitet man durch Abführmittel und Irrigationen am Vortage ein. Am Kurtage morgens das Wurmmittel: Extr. filic. mar. aether. rec. parat. 0,5 *g* pro Jahr, höchstens 4,0 *g,* am besten in Pflaumenmus, oder Filmaron (3—6 *g*); empfohlen wird auch das aus Kürbiskernen hergestellte Kukumarin (20—40 *g*). Zwei Stunden später verabreicht man ein ausgiebiges Abführmittel (nicht Rizinusöl). Alle diese Mittel schmecken schlecht und erzeugen oft Erbrechen; im Notfalle muß man sie mit der Schlundsonde zuführen.

Krankheiten der Leber

Die Leber ist im Kindesalter relativ größer als beim Erwachsenen, der untere Leberrand ist stets palpabel. Sehr viele Erkrankungen sind von Leberschwellungen begleitet; postinfektiös tritt Schwellung auf nach Pneumonie, Scharlach, Sepsis; prognostisch bedeutungsvoll ist der große schmerzhafte Lebertumor bei der postdiphtheritischen Herzaffektion. Leberschwellungen finden sich ferner bei Kreislaufstörungen, Klappenfehlern, Concretio cordis, bei Nephritis, dann bei Blutkrankheiten (besonders beim Morbus Banti) und bei Vergiftungen (Phosphor). Im Säuglingsalter findet man Lebervergrößerung vor allem bei der kongenitalen Lues, bei Rachitis, bei Anaemia pseudoleucaemica infantum und bei Ernährungsstörungen.

Auch im Kindesalter kommen L e b e r z i r r h o s e n aller Art vor. Bei Neugeborenen und jungen Säuglingen eine syphilitische Zirrhose, im späteren Alter kennt man eine alkoholische, hypertrophische, perikarditische Form, außerdem eine Leberschrumpfung bei B a n t i s c h e r Krankheit. Alle diese Affektionen sind sehr selten; Symptome und Behandlung sind die gleichen wie bei Erwachsenen.

Icterus catarrhalis

Gelbsucht nach Diätfehlern ist im Kindesalter relativ selten; in den meisten Fällen liegt, wofür das zeitweilig gehäufte Auftreten spricht, eine toxisch-infektiöse Ursache vor. Die Krankheit setzt fieberhaft mit geringen Allgemeinerscheinungen und ausgesprochenen Zeichen von seiten des Verdauungstraktes, Erbrechen und Diarrhöen ein. Die übrigen Symptome sind im allgemeinen die gleichen wie beim Erwachsenen; acholische, schmierige Stühle, dunkler, bierbrauner Harn, große, harte, schmerzhafte Leberschwellung. Pulsverlangsamung und Hautjucken kommen seltener vor. Der Verlauf ist günstig; das Fieber schwindet in wenigen Tagen, die Gelbfärbung nach 1—2 Wochen.

Behandlung: Man gibt zunächst ein Abführmittel und läßt hierauf eine Karlsbader Kur machen. Früh nüchtern 100—250 *g* warmer Karlsbader Mühlbrunn, eventuell noch ein zweites Mal abends die gleiche Menge durch 1—2 Wochen. Auf die Schmerzhaftigkeit der Lebergegend wirkt das Auflegen eines Thermophors nach den Mahlzeiten günstig ein. Die Diät soll wenig Fett und Zellulose und reichlich Kohlenhydrate enthalten; Magermilch, Schleimsuppen, Kakao, mageres Fleisch, Kartoffel, Weißbrot, Mehlspeisen, Reis, Grieß; Gemüse und Kompotte nur in Püreeform.

Erkrankungen des Bauchfelles

Akute Bauchfellentzündungen kommen beim Säugling fast nur als Teilerscheinung einer septischen Erkrankung (im Anschlusse an enterale, grippale, meist aber umbilicale Infektionen) vor, beim älteren Kinde schließen sie sich an entzündliche Prozesse der Abdominalorgane an. Peritonitiden nach Geschwürsperforation (Typhus, Ulcus ventriculi etc.), Inkarzeration einer Hernie, Volvulus etc. treten an Bedeutung und Häufigkeit weit zurück gegenüber der durch die Wurmfortsatzerkrankung bedingten Entzündung.

Appendizitis

Sie kommt in den ersten zwei Lebensjahren sehr selten, in späteren Jahren mit zunehmender Häufigkeit vor. Zuweilen haben die Kinder schon an Verdauungsbeschwerden durch einige Tage gelitten, manchmal geht dem Anfalle eine Angina voraus. Die Symptome des akuten Anfalls sind die gleichen wie beim Erwachsenen: plötzlich einsetzendes Erbrechen, Fieber und kolikartige Schmerzen in der Ileozökalgegend, Druckschmerzhaftigkeit am Mc. Burneyschen Punkt, erhöhter Muskeltonus, deutlicher muskulärer Widerstand bei der Untersuchung (défense) und abgeschwächter Bauchdeckenreflex in der rechten

Bauchseite, Indikanurie und Leukozytose sind auch beim Kinde diagnostisch verwertbar. Obstipation kann vorhanden sein oder fehlen, auffällig häufig ist die Harnentleerung von Schmerzen begleitet. Pulsbeschleunigung und Facies abdominalis sind deutliche Zeichen der peritonealen Reizung. Der Abszeß um den Wurmfortsatz ist namentlich bei Senkung nach dem D o u g l a s frühzeitig durch Rektaluntersuchung nachweisbar, die plastische Perityphlitis nach Abklingen der akuten Erscheinungen als Resistenz, in der rechten Unterbauchgegend palpabel. Der Verlauf der Perityphlitis ist ganz verschieden. Es kommen Fälle vor, wo eine foudroyante, nekrotisierende Entzündung des Wurmfortsatzes in kurzer Zeit unter auffallend geringen klinischen Erscheinungen zu Perforation und diffuser Peritonitis führt. Andererseits gibt es chronisch-rezidivierende Fälle, wo immer nur Kolikattacken diffus im Bauch oder in der Ileozökalgegend auftreten, die in ihrer Bedeutung so lange verkannt werden, bis ein typischer Anfall die Natur des Leidens klarlegt. Die Appendizitis im Kindesalter ist durch die besondere Tendenz zu frühzeitiger Perforation gekennzeichnet. Die Symptome der eingetretenen Perforation, der umschriebenen und diffusen Bauchfellentzündung sind die gleichen wie beim Erwachsenen: Facies abdominalis, cyanotische Blässe namentlich des Gesichtes, halonierte Augen mit ängstlichem Gesichtsausdruck, spitze Nase, kalter Schweiß, wiederholtes Erbrechen, Singultus, Aufstoßen, Ausschaltung der abdominalen Atmung, trockene Lippen und Zunge, Auskühlen der Extremitäten, diffuse Schmerzhaftigkeit des aufgetriebenen, gespannten Abdomens, Flankendämpfung, fortschreitender Verfall.

Die D i a g n o s e der akuten Perityphlitis älterer Kinder ist im Anfall meist nicht schwierig. Bei jüngeren Kindern ist aber das Hauptsymptom „Bauchschmerzen" zu vieldeutig. Es sei besonders daran erinnert, daß im Beginne einer Oberlappenpneumonie, bei Pyelitis, bei Meningitis, Influenza, Angina, Purpura abdominalis, Ascariden, häufig sehr intensive Schmerzen im Unterbauch angegeben werden. Appendektomien bei den genannten Krankheiten sind gar nicht selten gemacht worden. Andererseits kann, namentlich bei nicht sehr ausgesprochenen Lokalsymptomen eine bestehende Appendizitis übersehen werden, indem man geneigt ist, eine mit Bauchschmerzen einhergehende Dyspepsie anzunehmen. Kaum Anlaß zur Fehldiagnose werden jene Koliken und Schmerzen geben, die bei neuropathischen und hysterischen Kindern anfallsweise auftreten (rezidivierende Nabelkoliken, siehe S. 87).

B e h a n d l u n g : Nach den heutigen Erfahrungen muß man u n b e d i n g t z u r F r ü h o p e r a t i o n raten. Zuwarten bedeutet oft eine größere Gefahr als der Eingriff. Strengste Bettruhe, völlige Nahrungsentziehung, kein Abführmittel, kein Opium, das die Schwere des Krankheitsbildes verschleiern könnte. Stuhlentleerung durch vorsichtige Klysmen. Schmerzanfälle, Pulsbeschleunigung, steigende Temperatur, Auftreten peritonealer Symptome erfordern sofortige

Operation. Bleiben nach dem spontanen Abklingen eines oder mehrerer leichter Anfälle dauernd Beschwerden bestehen, dann ist Appendektomie im Intervall angezeigt.

Pneumokokkenperitonitis

Sie befällt überwiegend Mädchen. Die Krankheit setzt plötzlich mit hohem Fieber, Bauchschmerzen, Meteorismus, Erbrechen und heftigen Diarrhöen ein und bietet das Bild einer akuten Peritonitis. Nach 1—2 Tagen klingen die stürmischen Symptome allmählich ab, worauf ein Erguß in der Bauchhöhle immer deutlicher nachweisbar wird. Charakteristisch ist die Tendenz des Exsudates, sich in einzelne Abszesse zwischen den Därmen abzukapseln. Zuweilen wächst das „Bauchempyem" unter zunehmendem Fieber und Kachexie, bis es nach außen durch den Nabel oder in die Blase oder den Mastdarm durchbricht; viel seltener entsteht eine diffuse eitrige Peritonitis.

Gegen Perityphlitis sprechen die Diarrhöen und die geringere Bauchdeckenspannung, gegen Bauchfelltuberkulose der akute Beginn. Die Eintrittspforte für die Pneumokokken, die reichlich in dem dicken, schleimigen, graugelben Eiter nachweisbar sind, scheint in manchen Fällen das weibliche Genitale zu sein, seltener entsteht sie fortgeleitet von einer Pleuritis oder haematogen nach einer Angina. Die T h e r a p i e besteht in der Operation, die erst nach Abkapselung des Exsudates gemacht werden soll.

Die seltene **Gonokokkenperitonitis** geht vom weiblichen Genitale aus. Sie entwickelt sich im Anschlusse an Vulvovaginitis und erzeugt entweder abgesackte Abszesse im kleinen Becken oder allgemeine Peritonitis. Sie verläuft mit wochenlangem, meist mäßigem Fieber, geringen Allgemeinerscheinungen und gibt eine ziemlich gute Prognose. Es empfiehlt sich, bei dieser Form möglichst konservativ zu sein und die spontane Resorption abzuwarten.

Tuberkulose der Abdominalorgane

Tuberkulose des Darmes

Eine p r i m ä r e Darmtuberkulose, hervorgerufen durch den Genuß bazillenhaltiger Milch von perlsüchtigen Kühen, ist ziemlich selten; fast immer entsteht sie als s e k u n d ä r e s Leiden bei Lungentuberkulose durch verschlucktes bazillenhaltiges Sputum. Sie tritt entweder als wenig auffallende Komplikation im Verlaufe einer vorgeschrittenen Phthise auf, oder aber es stehen Symptome des Darmleidens im Vordergrunde, während die der Lungenaffektion ganz zurücktreten. Zuweilen geht ein uncharakteristisches Stadium voraus, wo die Kinder blaß werden, abmagern und unregelmäßig fiebern. Die Zeichen der Darmerkrankung sind wässerige oder schaumige, stinkende Diarrhöen, Leibschmerzen, Meteorismus und zeitweises Erbrechen. Der Verlauf ist äußerst chronisch. Nur selten erfolgt der Tod durch Perforationsperitonitis oder Darmblutung; häufiger entwickelt sich allmählich eine schwere Kachexie, oder es entsteht eine Bauchfelltuberkulose oder Miliartuberkulose. Vollständige Heilung kommt in seltenen Fällen vor; nach Heilung der Darmgeschwüre können Stenosen durch Adhäsionen oder Knickungen langdauerndes Siechtum zur Folge haben.

Die Diagnose ist oft schwierig. Bei immer wiederkehrenden heftigen, von Fieber begleiteten Durchfällen tuberkulöser Kinder wird man an Darmtuberkulose denken müssen. Zur Sicherung der Diagnose ist der Bazillennachweis im Stuhle notwendig, der mit dem Antiforminverfahren oft gelingt.

Behandlung: Außer der Allgemeinbehandlung der Tuberkulose erfordern die schwächenden Durchfälle noch besondere Maßnahmen. Man verordnet Bismutum subnitricum oder salicyl. oder subgallic., mehrmals täglich 0,5 bis 1,0 *g*, oder ein Tanninpräparat (Tannalbin, Tannigen etc.) 1—3 *g*. Von Bolus alba und Tierkohle müssen größere Mengen (mehrmals täglich 1 Kinderlöffel) genommen werden. Bei sehr starken Schmerzen gibt man Opium in vorsichtiger Dosierung. Die Ernährung muß derart gewählt werden, daß sowohl Darmreizung als Inanition vermieden wird. Die Diät besteht in diesen Fällen aus einer zellulosefreien, und, um Gärungen zu verhindern, kohlenhydratarmen, sonst aber reichlichen Kost.

Tuberkulose der Mesenteriallymphdrüsen

Die tuberkulöse Infektion der mesenterialen und retroperitonealen Lymphdrüsen erfolgt gewöhnlich auf dem Lymphwege von einem tuberkulösen Herde im Darme, viel seltener auf dem Blutwege von einem ferngelegenen Tuberkel.

Symptome: In frühen Stadien, bevor noch die Drüsenschwellungen wahrnehmbar werden, sind die Erscheinungen die gleichen wie bei der Hilustuberkulose: wochenlang abendliches Fieber, Abmagerung, Appetitlosigkeit und Anämie. Später werden die Drüsentumoren als derbe, druckschmerzhafte Packete oder Stränge in verschiedener Größe und Lagerung palpabel. Der Leib ist aufgetrieben, Leber und Milz sind geschwollen. Infolge der Schrumpfung des Mesenteriums kann es zu Passagestörungen des Darmes kommen, durch Übergreifen auf die Serosa eine Tuberkulose des Bauchfells entstehen. Ein großer Teil der Fälle geht kachektisch unter Ödemen und schwerer Auszehrung zugrunde. Absolut ungünstig ist aber die Prognose nicht; selbst schwere Fälle können ausheilen.

Die Diagnose ist bei entwickelter Krankheit meist leicht zu machen. Im Kindesalter sind maligne Tumoren des Magendarmkanales selten; nur an Lymphogranulomatose ist zu denken. Skybala sind teigig-weich, knetbar und wegschiebbar. Wichtige Hinweissymptome liefert der Nachweis von Tuberkulose in anderen Organen: Hilusdrüsen, Lichen scrophulosorum, Tuberkulide.

Tuberkulose des Bauchfells

Die Infektion des Bauchfells geht von einer tuberkulösen Affektion des Darmes oder der Mesenterialdrüsen aus und hat eine Aussaat miliarer Knötchen an der Serosa des Mesenteriums, der Därme und der Bauchwand zur Folge. Bleiben diese im Stadium der Granulationsbildung ohne zu verkäsen bestehen und sind sie von einem Flüssigkeitserguß begleitet, so spricht man von der e x s u d a t i v e n F o r m der Bauchfelltuberkulose. Wenn die Serosatuberkeln zu großen Knoten von Granulationsgewebe heranwachsen, entsteht die a d h ä s i v e Form. Die Knoten können weiterhin konfluieren, verkäsen und mit der Bauchwand und den Därmen verwachsen; in den Nischen zwischen den verbackenen Organen sammelt sich ein spärliches sulzig-eitriges Exsudat.

S y m p t o m e: Das erste Lokalsymptom neben den Allgemeinerscheinungen, Fieber, Abmagerung, Anämie, ist die Zunahme des Bauchumfanges. Bei der e x s u d a t i v e n F o r m ist der Leib kugelförmig aufgetrieben und freie Flüssigkeit deutlich nachweisbar. Darmsymptome treten nicht immer auf, das Befinden kann lange ziemlich ungestört bleiben, die Abmagerung ist oft nur gering. Bei der a d h ä s i v e n F o r m ist das Befinden meist viel mehr gestört. In dem unregelmäßig vergrößerten Abdomen sind die Tumoren durch Palpation oder Rektaluntersuchung nachweisbar; am häufigsten findet man solche Resistenzen in der Ileozökalgegend oder im Epigastrium, wo man das tuberkulös-infiltrierte Netz als derben, querverlaufenden Strang palpieren kann. Als charakteristisches Zeichen finden sich manchmal entzündete Lymphstränge in der Nabelgegend: p e r i u m b i l i k a l e I n f i l t r a t i o n. Durchfälle und Obstipation wechseln ab, es kommt gelegentlich zu Darmokklusionssymptomen. Im Harn findet man reichlich Indikan. Sehr häufig zeigen sich an der Haut tuberkulöse Erkrankungen, Lichen scrophulosorum oder Folliklis. Gelegentlich kann es infolge Perforation zu eitriger Peritonitis und zur Bildung multipler eitrig-jauchiger Abszeßherde zwischen den verbackenen Darmschlingen kommen. Verwachsen die Därme mit der Bauchhaut, so kann ein Durchbruch durch diese oder den Nabel mit Etablierung einer Kotfistel erfolgen.

Die D i a g n o s e bietet meist keine Schwierigkeiten. Bei der Deutung des Flüssigkeitsergusses ist zu merken, daß sich Transsudate bei Herz- und Leberkrankheiten durch anderweitige Symptome der Grundkrankheit manifestieren und akut entzündliche Ergüsse, z. B. Pneumokokkenperitonitis, sich durch die Art des Einsetzens unterscheiden. Die bei der Punktion entleerte Flüssigkeit hat im Gegensatz zu den Transsudaten ein hohes spezifisches Gewicht und enthält reichlich Lymphozyten; Bazillen sind gewöhnlich nicht nachweisbar. Sehr schwierig ist oft die Unterscheidung von dem „Pseudoascites" bei der Coeliakie. Der positive Ausfall der Tuberkulinprobe ist ein wertvolles Hinweissymptom.

Behandlung: Auffallend gute Erfolge bei noch nicht vorgeschrittenen Fällen sieht man von der Heliotherapie, besonders wenn sie im Hochgebirge oder an der Meeresküste durch systematische Sonnenbestrahlung bei gleichzeitiger reichlicher Ernährung durchgeführt wird. Ähnlich gute Erfolge ergibt die Röntgen- oder Quarzlichtbehandlung. Die Resorption anregende Kurmethoden sind lange Zeit fortgesetzte Einreibungen mit Schmierseife, Lebertran oder Jodvasogen. Ferner systematisch fortgesetzte Wärmeeinwirkung durch Termophor, Diathermie und Lichtbäder. In späteren Stadien nach der Entfieberung auch Moor- und Solbäder, Jodtrink- und Badekuren wie bei Skrofulose. Ein chirurgisches Eingreifen hat nur bei der exsudativen Form einen Zweck. Gelegentlich sieht man nach Laparotomie und Ablassen der Flüssigkeit, selbst nur nach Punktion mit oder ohne nachfolgende Lufteinblasung rasche Resorption des Ergusses.

Achter Abschnitt

Krankheiten der Harnorgane

Diagnostische Bemerkungen

Bei allen Erkrankungen der Kinder muß eine Untersuchung des Harnes vorgenommen werden, wie man es beim Erwachsenen gewöhnt ist, und man darf sich durch die Schwierigkeiten bei der Beschaffung desselben bei Säuglingen nicht davon abhalten lassen. Die Harnanalyse bringt oft wichtige Ergebnisse.

In den ersten Lebenswochen erfolgen 10—20 Harnentleerungen, die Tagesmenge beträgt 200—400 *ccm*, in der späteren Kindheit werden sie seltener (8—10), die Menge steigt auf 800—1200 an. Die Zahl der Harnentleerungen ist abhängig von der Art der Nahrung.

Der Harn enthält in den ersten Tagen Albumen (physiologische Albuminurie) und reichlich Harnsäurekristalle, während des Ikterus pigmentierte Schollen. In den beiden ersten Jahren sind die Harnentleerungen häufig und die Herrschaft über die Blase, auch im Schlafe, wird erst nach dem zweiten Lebensjahre vollständig gewonnen. Bei Störungen der Harnentleerung bei jungen Kindern ist an epitheliale Verklebung, bei älteren an Reflexhemmung infolge Phimose, Zystitis, Urethritis, Ekzem oder Varizellenbläschen an der Harnröhrenmündung, an Perityphlitis oder Blasentetanie zu denken; oder die Blasenentleerung ist durch Nervenlähmung, Spondylitis, Meningitis tuberculosa bedingt; im Endstadium der letzteren Erkrankung ist die Blase manuell ausdrückbar. Auffallende Verminderung der Harnmenge beobachtet man bei den schweren, mit Wasserverlusten einhergehenden Ernährungsstörungen des Säuglingsalters (Cholera inf., Pylorospasmus) und bei Herz- und Nierenaffektionen, die von Ödemen begleitet sind. A n u r i e kommt, abgesehen von Mißbildungen der Harnwege, vor bei schwersten Nierenödem (Sublimatnephritis), bei Blasenlähmungen (Myelitis, postdiphtheritische Lähmung), und bei Sphinkterkrampf (Steine, Balanitis, Blasentetanie) und hauptsächlich bei der Glomerulonephritis (drohende Urämie).

P o l y u r i e tritt außer bei Schrumpfniere und Diabetes, nach der Krise von akuten Infektionskrankheiten, besonders Pneumonie auf, bei spontaner oder durch Diuretika und Kardiotonika hervorgerufener Aufsaugung von Ödemen und Exsudaten. Sie kann aber auch habituell bei viel Wasser trinkenden, neuropathischen Kindern vorkommen.

Albuminurien sind im Kindesalter sehr häufig; man beobachtet sie bei allen möglichen entzündlichen und degenerativen Prozessen der Nieren; sie begleiten die akuten Infektionen und Intoxikationen und haben dieselbe diagnostische Bedeutung wie beim Erwachsenen.

Zuckerausscheidung hat, abgesehen vom Diabetes, als alimentäre Glykosurie diagnostische Bedeutung. Bei Ernährungsstörungen beweist Zucker im Harn eine schwere Schädigung des Stoffwechsels. Herabgesetzte Assimilationsgrenze beobachtet man bei Morbus Basedow und Hyperthyreosen, abnorm hohe beim Myxödem.

Blutausscheidung ist, abgesehen von hämorrhagischer Nephritis, Tuberkulose der Harnwege, Lithiasis oder schwerer Zystitis immer ein Zeichen hämorrhagischer Diathese (Leukämie, Purpura etc.) oder schwerer Sepsis; minimale Hämaturie ist bei jungen Säuglingen ein häufiges, oft das früheste Symptom des Morbus Barlow.

Hämoglobinurie findet sich bei Vergiftungen, bei Verbrennungen und als selbständiges Leiden, das in Anfällen auftritt (Paroxysmale Hämoglobinurie).

Azeton und Azetessigsäure ist als Zeichen schwerer Stoffwechselstörung bei der alimentären Intoxikation oder als Symptom der Inanition, speziell der Kohlenhydratkarenz, diagnostisch und prognostisch wertvoll. Außerdem findet es sich beim zyklischen Erbrechen und bei schweren Fällen von Scharlach und Masern.

Die Diazoreaktion ist ein diagnostisch wertvolles Symptom bei Masern, Miliartuberkulose, Lymphogranulomatose und Typhus (bei Scharlach und Diphtherie kommt sie nur in den schwersten septischen Fällen vor).

Chloridverminderung kann bei zweifelhafter Diagnose den Ausschlag für Pneumonie geben.

Indikan, Gallenfarbstoff, Urobilin haben im Kindesalter dieselbe diagnostische Bedeutung wie im späteren Leben. Viele Medikamente gehen in den Harn über: Phenolphthalein färbt den Harn rot, Santonin gelb.

Stets muß auch eine Sedimentuntersuchung vorgenommen werden, die imstande ist, bei einer unklaren fieberhaften Erkrankung eine Zystitis nachzuweisen, oder eine Anämie als chronische Nephrose aufzuklären.

Die Funktionsprüfungen sind im allgemeinen die gleichen wie beim Erwachsenen und ihre Resultate sind in gleicher Weise zu verwerten. Zunächst wird bei einer Normalkost, die nicht eiweiß-, kochsalz- und wasserreich sein darf, durch einige Tage die Menge, das spezifische Gewicht und die Salzkonzentration des Harnes bestimmt. Wasserversuch: früh nüchtern, nach Entleerung des Morgenharnes, je nach dem Alter, 250—1000 g Tee oder Wasser mit

Fruchtsaft; hierauf wird von dem zunächst halbstündlich, dann zweistündlich gelassenen Harn Menge und spezifisches Gewicht bestimmt. Die normale Niere scheidet die Flüssigkeit in 2—4 Stunden aus, die kranke braucht hiezu bis zu 24 Stunden, wobei das spezifische Gewicht nicht entsprechend absinkt. Kleinkinder zeigen oft normaler Weise eine überschießende Harnflut.

Konzentrationsversuch: Bei Trockenkost sinkt, unter Ansteigen des spezifischen Gewichtes, beim Normalen die Harnmenge beträchtlich, beim Nierenkranken bleibt dies aus.

Kochsalzversuch: Zulage von 1—5 g Kochsalz wird von der gesunden Niere in zirka 4 Stunden ausgeschieden, die kranke Niere braucht hiezu oft mehr als 2 Tage. Hiebei steigt der Chlorgehalt des Harnes bis auf 1% an; werden nur Werte unter 0,3% erreicht, so spricht dies für verminderte Kochsalzausscheidefähigkeit (Nephrosen, Diabetes insipidus).

Belastungsprobe mit Harnstoff: 10 g in Milch. Versagen der Ausscheidung bei Glomerulonephritis.

Bestimmung des Reststickstoffes im Blute: normal 25—40 $mg\%$. Erhöhung bei der Glomerulonephritis. Zahlen über 100 $mg\%$ bedeuten schlechte Prognose. Bei Versagen der Kochsalzausscheidung droht Ödem und Eklampsie, Erhöhung des Rest-N im Blute kündet Urämie an.

Orthotische Albuminurie

Die orthotische Albuminurie ist wahrscheinlich eine Konstitutionsanomalie; sie gehört zu den Wachstumskrankheiten, und man findet sie vorwiegend bei Mädchen im Alter von 8—14 Jahren; viele dieser Individuen sind blaß, mager, muskelschwach, leicht ermüdbar, haben Kopfschmerzen und andere nervöse Beschwerden, Herzklopfen, Seitenstechen oder zeigen Zeichen des asthenischen Habitus. Bei anderen finden sich Hinweise auf eine Labilität der vasomotorischen Nerven: Urtikaria, Dermographie, kühle, feuchte Extremitäten, Neigung zu Ohnmacht etc. Die orthotische Albuminurie ist dadurch charakterisiert, daß bei Bettruhe in horizontaler Lage ein eiweißfreier Harn ausgeschieden wird, während bei aufrechter Körperhaltung Albuminurie auftritt. Die Eiweißmenge schwankt bei den einzelnen Fällen innerhalb weiter Grenzen. Sie ist in den ersten Morgenstunden meist größer als abends. Der Eiweißkörper ist das durch verdünnte Essigsäure in der Kälte fällbare Nukleoalbumin. Im Sediment findet man meist gar keine Formelemente.

Über das Wesen der Erkrankung wissen wir nichts Sicheres. Jehle konstatierte bei allen diesen Patienten eine typisch geformte Lordose der Lendenwirbelsäule, die ihren Tiefpunkt in der Höhe des ersten und zweiten Lendenwirbels hat, und glaubt, daß dadurch die über die Kuppe der konvexen Wirbelsäule verlaufenden Nierengefäße gezerrt und die Zirkulation gestört wird. Es gelingt auch bei einer großen Zahl von nicht orthotischen Kindern mit normaler Wirbelsäule durch forcierte, längere Zeit fortgesetzte Lordosierung (Knienlassen) Eiweißausscheidung zu erzeugen (lordotische Albuminurie). Sicher spielen vasomotorische Momente eine wichtige Rolle, Vasoneurose der Nierengefäße. Vielleicht ist die Lordose nur eine Teilerscheinung der allgemeinen Schwächlichkeit.

Die Diagnose darf nur mit Vorsicht nach wiederholter Harnuntersuchung gestellt werden. Man muß sich stets erinnern, daß Nierenentzündungen schleichend beginnen, mit geringem Sediment und minimalen Eiweißmengen, die nur bei aufrechter Körperhaltung auftreten, verlaufen können und daß eine abheilende Nephropathie lange Zeit noch Eiweißausscheidungen in orthotischem Typus zeigen kann. Stets wird man daher auch nach Zeichen der Nephritis an Herz und Gefäßen suchen müssen. Auch toxische Albuminurien und solche im Initialstadium der Tuberkulose und bei Chlorose sind auszuscheiden.

Bei der Behandlung hat es gar keinen Zweck, die Kinder liegen zu lassen oder ihnen eine Schonungsdiät zu verordnen; man läßt sie im Gegenteil viel an frischer Luft, sorgt für die Kräftigung der Muskulatur durch Turnen und Sport und ernährt sie reichlich. Zu behandeln ist nur die gleichzeitig bestehende Anämie und Neuropathie.

Zystopyelitis

Die Entzündungen der Harnwege sind im Kindesalter keine seltenen Affektionen. Ergriffen sind in wechselnder Intensität die Harnblase und das Nierenbecken, und manchmal auch das Nierenparenchym (Pyelonephritis). Ungefähr drei Viertel aller Fälle betreffen Mädchen; am häufigsten ist die Zystopyelitis im ersten und zweiten Lebensjahre. Eine Disposition zur Erkrankung wird durch alle jene Momente geschaffen, die die allgemeine Immunität und Widerstandskraft des Organismus herabsetzen: exsudative Diathese, schwere Ernährungs- und Pflegeschäden, Infektionskrankheiten. Bei älteren Kindern spielt vielleicht auch die Erkältung eine Rolle. Der Erreger ist in der überwiegenden Mehrzahl der Fälle das Bacterium coli, viel seltener Streptokokken und Gonokokken und ausnahmsweise der Tuberkelbazillus. Die infizierenden Bakterien können auf direktem Wege von außen nach innen in die Harnwege gelangen; dies scheint bei weiblichen Säuglingen denkbar, wo wegen der Schmalheit des Dammes und der Kürze der Urethra Bakterien aus dem Stuhl in die Harnröhre eindringen können. In den meisten Fällen kommt aber wohl der hämatogene Weg in Betracht: infolge einer Darmstörung wird die Darmwand für Bakterien passierbar, wodurch diese in den Kreislauf gelangen und durch die Niere ausgeschieden werden. Unwahrscheinlich ist ein Überwandern der Bazillen auf dem Lymphwege vom Dickdarm in das Nierenbecken.

Symptome: Beim Säugling kann die Zystopyelitis stürmisch

wie eine akute Infektionskrankheit einsetzen. Die Temperatur steigt rasch in die Höhe, oft begleitet von einem eklamptischen Anfall. Erbrechen und Diarrhöen führen in wenigen Tagen zu starken Gewichtsverlusten und intensiver Blässe; es entwickelt sich ein Krankheitsbild, das einer alimentären Intoxikation gleicht. In anderen Fällen sind die Kinder sehr unruhig, schreien fortwährend und verweigern die Nahrung. Beim Hervortreten nervöser Symptome (eklamptische Anfälle, Somnolenz, Hyperästhesie, Fieber, Erbrechen) kann das täuschende Bild einer Meningitis vorliegen. Bei älteren Kindern läßt zuweilen der Beginn mit Fieber, Erbrechen und heftigen Bauchschmerzen mit Hyperästhesie in der Unterbauchgegend eine Blinddarmentzündung vermuten. Symptome. die direkt auf die Erkrankung der Blase hinweisen würden, Schmerzen bei der Harnentleerung, häufiges Harnlassen, Druckschmerzhaftigkeit kommen bei Säuglingen sehr selten, bei älteren Kindern nicht konstant vor. Die Fieberkurven zeigen keinen bestimmten Typus; manchmal besteht remittierendes, manchmal intermittierendes Fieber.

Der H a r n ist diffus getrübt, reagiert meist sauer, zersetzt sich leicht und sondert beim Stehen ein eitriges Sediment ab; dasselbe enthält reichlich polynukleare Leukozyten, die häufig in Haufen zusammengeballt sind, vereinzelt Nierenepithelien, und in frischen Fällen auch rote Blutkörperchen. Der Eiweißgehalt entspricht der Eitermenge. Außerdem findet man massenhaft bewegliche Stäbchen, die gramnegativ sind und sich kulturell als Bacterium coli erweisen.

Der Verlauf der Erkrankung ist beim Säugling von der Grundkrankheit abhängig. Es gibt Fälle, die rasch in Heilung übergehen, und andere, wo wochenlang intermittierendes septisches Fieber mit Schüttelfrösten und schwerer Störung des Allgemeinbefindens besteht. Wird das Leiden chronisch, so kann sich bei älteren Kindern zuweilen ein eigenartiges Krankheitsbild entwickeln mit rekurrierenden Fieberperioden und kolikartigen Schmerzanfällen, wobei das vergrößerte Nierenbecken als druckempfindlicher Tumor zu palpieren ist. Der Ausgang der Zystopyelitis ist meist Heilung, wenn auch nach monatelanger Dauer. Eine Neigung zu Rezidiven oder eine Bakteriurie bleiben oft durch die ganze Kindheit bestehen; Übergang in chronische Pyelonephritis ist selten.

Die D i a g n o s e kann, wenn Lokalsymptome fehlen, sehr schwierig sein. Man muß es sich zum Prinzip machen, bei jedem fiebernden Kinde, wenn keine evidente Ursache des Fiebers nachweisbar ist, eine Harnanalyse zu machen. Im Beginne der Erkrankung kann bei schwerer Mitbeteiligung des Zentralnervensystems das Bild einer epidemischen Meningitis, bei starker Somnolenz das eines Typhus vorgetäuscht werden. Nicht so selten sind bei Schmerzen in der Unterbauchgegend, infolge Verwechslung mit akuter Appendizitis, die Kinder operiert worden. Es darf aber nicht vergessen werden, daß ein zystitischer Harnbefund auch durch Durchbruch eines perityphlitischen Abszesses in die Blase entstehen kann. Bei chronischen Fällen denke man an eine anatomische Ursache des Leidens, Mißbildungen, Steinbildung, bei Keimfreiheit des Harnes an Tuberkulose der oberen Harnwege.

Therapie: Desinfektion der Harnwege: Urotropin, Zystopurin, Neohexal, Hippol u. a., 1 g für Säuglinge, 2 g für ältere Kinder, in 6—8 Dosen verteilt oder Salol (0,5—1,5 pro die). Hexamethylenpräparate wirken nur bei saurer Reaktion des Harns. Man gibt daher gleichzeitig Fruchtsäfte, Phosphorsäure oder Salzsäure, Acidolamin 4mal täglich ½—1 Tablette. Andere Autoren empfehlen Alkalisierung des Harnes, 3—5 g Natr. citric. in reichlicher Flüssigkeit durch einige Tage.

Lokalbehandlung: Man spült zunächst ohne jeglichen Druck mit 3%iger Borsäure, dann mit 0,5—1% Arg. nitr. oder 3% Cholevallösung, und zuletzt mit 1% Kochsalzlösung. Auch Blasenspülungen mit Preglscher Jodlösung wurden empfohlen. Bestehen starke lokale Beschwerden, so macht man warme Umschläge auf die Blase und Sitzbäder. Bei hochgradigen Erregungszuständen ist eventuell Chloralhydrat oder Brom nötig. In ganz hartnäckigen Fällen kann man noch von einer Vakzinebehandlung Erfolg erwarten. Man verwendet entweder eine polyvalente Colivakzine oder läßt aus dem steril gewonnenen Harn in einem bakteriologischen Laboratorium eine Autovakzine herstellen und spritzt zweimal wöchentlich von 50.000—500.000 Keime subkutan ein.

Die Diät bei Säuglingen ist die gleiche wie bei parenteralen Ernährungsstörungen; besteht gleichzeitig Dyspepsie, dann wird Eiweiß- oder Buttermilch angezeigt sein, bei hochgradiger Anorexie konzentrierte Ernährung; bei älteren Kindern sei sie laktovegetabilisch: Milch, Milchspeisen, Gemüse, Kartoffeln. Gewürze sind unbedingt zu vermeiden. In schweren Fällen kann man wie bei der Nephritis durch „Zuckertage" günstige Wirkung erzielen. Da die Zystitis die Neigung zu Rezidiven hat, so muß man bei Säuglingen besondere Sorgfalt auf die Behandlung der Ernährungsstörung legen und ältere Kinder durch entsprechende Kleidung vor Erkältungen bewahren.

Enuresis

Unter Enuresis versteht man den ungewollten Abgang von Harn. Er erfolgt in den meisten Fällen nachts, im Schlafe (Enuresis nocturna), zuweilen auch bei Tag (Enuresis diurna); er ist im ersten Lebensjahre physiologisch, da auch ein normales Kind die volle Herrschaft über seine Blase erst im zweiten Jahre gewinnt. Von der echten Enuresis sind alle jene Fälle abzutrennen, wo sie als symptomatische Enuresis bei anderweitigen Erkrankungen auftritt. Solche sind: Krankheiten der Harnwege (Blasenstein, Zystitis), Stoffwechselstörungen (Diabetes) oder Affektionen des Nervensystems (Erkrankungen und Mißbildungen des Rückenmarks, Spina bifida, Hirnaffektionen, die mit Bewußtseinsstörung einhergehen, ferner Idiotie und Hysterie). Nicht zu vergessen ist, daß Enuresis nocturna das einzige Symptom einer Epilepsie sein kann, wenn die Anfälle ohne schwere Krämpfe und nur nachts auftreten.

Das nächtliche Bettnässen erfolgt manchmal in monatelangen Pausen, in schweren Fällen jede Nacht, meist in den ersten Stunden nach dem Einschlafen.

Häufig stammen die Enuretiker aus nervösem Milieu, weisen selbst Zeichen von Neuropathie auf, und zeigen ein scheues, beschämtes oder verängstigtes Aussehen (Enuretikergesicht). Zuweilen verrät der Harngeruch der Wäsche das Leiden.

Das Leiden ist im Kindesalter gar nicht selten und von größter Bedeutung für die Psyche des Kindes. Durch Strafen, Beschämung etc. verlieren sie oft den Glauben an die Heilbarkeit, werden asoziale, schwererziehbare Menschen. Die Enuresis ist als Neurose aufzufassen. Reize in der Genitalsphäre, Oxyuren, Ekzeme, Balanitis, Masturbation, abnorme Schlaftiefe und adenoide Wucherungen haben keine ursächliche Bedeutung, kommen höchstens als auslösende Momente bei neuropathischer Konstitution in Betracht. Bei vielen Bettnässern findet man somatische und psychische Zeichen degenerativer Minderwertigkeit, nur bei einem sehr geringen Teil der Fälle palpatorisch oder radiologisch nachweisbare Spaltbildungen in der Lumbosakralgegend (Myelodysplasie) oft gleichzeitig mit Platt- oder Klumpfußbildung.

Die Diagnose Enuresis darf erst nach genauer Untersuchung des körperlichen und geistigen Zustandes und Analyse des Harnes gemacht werden, nach Ausschließung des symptomatischen Bettnässens.

Therapie: Alle als wirksam beschriebenen Mittel beruhen auf psychischer Beeinflussung. Man muß den Eltern klarmachen, daß es sich nicht um eine Unart, sondern um eine Krankheit handelt, und muß das Vertrauen der kleinen Patienten gewinnen, denen man Heilung verspricht und dadurch ihr Selbstvertrauen stärkt. Bei allen suggestiven Heilverfahren kommt es nicht darauf an, was man anwendet, sondern auf die Persönlichkeit des Arztes und auf das Eindrucksvolle der Durchführung. Von Medikamenten kann man geben: Tinct. rhois. arom., Tinct. valerian. oder Tinct. nucis. vomic. oder Kampfer in Form von Cadecholtabletten. Auch eine Pituitrininjektion mag versucht werden. Man schränkt die Flüssigkeitszufuhr ein, gestattet von nachmittags an nichts mehr zu trinken, läßt die Kinder hart liegen und weckt sie bald nach dem Einschlafen zum Harnlassen wieder auf. Eindrucksvoll ist die Faradisation der Blasengegend. Epidurale Injektionen von steriler Kochsalzlösung in den Sakralkanal sind nicht unbedenklich und wie alle anderen schmerzhaften Eingriffe besser zu unterlassen. Die Beseitigung einer gleichzeitig bestehenden Phimose, Balanitis, Vulvitis, die Entfernung der

adenoiden Wucherungen wirkt wohl nur durch das Eindrucksvolle
der Behandlung. Hypnose und suggestive Scheinoperationen können
in der Hand eines erfahrenen Arztes wirkungsvoll sein. Wenn alle
Mittel versagon, so erzielt man schließlich doch noch Erfolg durch
Entfernung der Kinder aus dem häuslichen Milieu oder durch Aufnahme in eine Heilanstalt.

Vulvovaginitis

Die eitrige Entzündung der äußeren Genitalien der Kinder ist meist
durch den G o n o k o k k u s bedingt und zeigt Unterschiede gegenüber der Tripperinfektion Erwachsener. Es sind fast immer Kleinkinder betroffen; die Infektion erfolgt dadurch, daß Thermometer,
Handtücher, Schwämme, Badewasser etc., gemeinsam mit Erwachsenen mit gonorrhoischem Fluor benützt werden, oder daß die
Kinder mit gonorrhoischen Erwachsenen das Bett teilen. Viel seltener ist die Ansteckungsquelle eine Augenblennorrhöe oder ein Stuprum. Ein weiterer Unterschied liegt in der Ausbreitung; die Entzündung bleibt meist auf die Vulva und Vagina beschränkt und geht
selten in die Urethra über. Eine gonorrhoische Zystitis, ein Aufsteigen in den Uterus, auf die Ovarien, das Peritoneum gehört zu
den Ausnahmen. Dagegen ist die Rektalschleimhaut recht häufig mit-
erkrankt. Subjektive Beschwerden fehlen gewöhnlich, nur zuweilen,
besonders bei mangelhafter Reinlichkeit, besteht etwas Juckreiz oder
Brennen beim Harnlassen; oft machen erst die Flecken in der Wäsche
oder ekzematöse Veränderungen an der Innenseite der Schenkel auf
die Erkrankung der Genitalien aufmerksam. Bei der Untersuchung
findet man Rötung und Schwellung der Labien und ein schmierig-
eitriges Sekret in der Scheide. Mikroskopisch besteht es aus Eiterzellen, die die typischen, gramnegativen, intrazellulären Diplokokken
enth lten. Der Verlauf der Erkrankung ist äußerst chronisch; die
akuten Erscheinungen klingen wohl bald ab, aber ein geringer gono-
kokkenhaltiger, schleimig-eitriger Ausfluß bleibt monatelang zurück.
Neigung zu Rezidiven besteht oft noch jahrelang. Von Komplikationen ist die Sepsis mit eitrigen Gelenksmetastasen zu nennen, die
aber nur im Säuglingsalter vorkommt. Bei älteren Kindern entwickelt
sich sehr selten einmal eine Arthritis oder Endokarditis; öfters sieht
man spitze Kondylome.

Zur D i a g n o s e ist die mikroskopische Untersuchung unerläß-
lich, denn es gibt auch n i c h t g o n o r r h o i s c h e V u l v o v a g i -
n i t i s mit eitrigem Ausfluß infolge Reizzuständen am Genitale:
Varizellen oder Herpesbläschen, Impf- und Impetigopusteln. Bei
fetten exsudativen Kindern tritt oft ein schleimig-eitriger Ausfluß
auf, der durch lokale Ursachen, Unreinlichkeit, Oxyuren, Fremdkörper, Masturbation gesteigert wird.

Die P r o p h y l a x e besteht darin, daß man absolut verbietet,
daß Kinder das Bett und die Gebrauchsgegenstände Erwachsener be-
nützen und daß Erkrankte strengstens isoliert werden. Dies gilt be-

sonders für Kinderspitäler, Kindergärten, Ferienheime, wo durch gemeinsame Benützung von Thermometern etc. endemische Verbreitung vorgekommen ist.

Die **Behandlung** besteht in Spülungen mit lauer Hypermanganlösung, mehrmals am Tage und Sitzbädern, denen man Alaun oder Tannin zusetzen kann. Nach Abklingen der akuten Erscheinungen spült man mit 0,5—1,5% Protargollösungen. Schneller wirkt manchmal austrocknende Behandlung durch Einblasung von Bolus alba (3% Cholevalbolus). In hartnäckigen Fällen sind Vakzine- (Artigoninjektionen, 0,5—1,0) oder Fieberbehandlung (Milchinjektionen), oder langdauernde (10 Minuten) heiße Bäder (35⁰ C) zu versuchen. Heilung ist erst dann eingetreten, wenn nach wochenlanger Behandlung auch nach Provokationen bei mehrmaliger Untersuchung Gonokokken im Vaginalsekret nicht mehr nachweisbar sind.

Epitheliale Verklebung, Balanitis, Phimose

Es ist normal und physiologisch, daß in den ersten Lebensmonaten das innere Vorhautblatt mit der Eichel verklebt ist, so daß ein Zurückschieben der Vorhaut nicht gelingt; dies hindert aber die normale Harnentleerung nicht und es besteht kein Anlaß, diese scheinbare Phimose zu beseitigen. Sie löst sich im Laufe der Jahre von selbst. Nur wo eine wirkliche Verengerung besteht, wo es zu Beschwerden beim Harnlassen und durch Zersetzung des Smegmas zu einer Balanitis gekommen ist, besteht Grund zum Eingreifen. Bei der Vorhautentzündung sind die vorderen Teile des Gliedes gerötet und geschwollen, der Harn wird nur tropfenweise unter schmerzhaftem Schreien entleert; aus dem Präputialsack läßt sich eitriges Sekret ausdrücken. Auch dieser Zustand gibt keine Indikation zur Phimosenoperation. Es genügt, mit einer breiten stumpfen Kornzange die Vorhaut zu dehnen, worauf sie sich meist leicht zurückschieben läßt; mit einer Sonde löst man die Verklebungen, reinigt vom Eiter und Smegma durch Abwaschen mit lauer Hypermanganlösung, fettet ein und schiebt die Vorhaut wieder nach vorne. Die geringe Entzündung heilt rasch auf Burowumschläge.

Die Nephropathien

Die modernen Erkenntnisse über die Pathogenese der Nierenerkrankungen und die daraus sich ergebende Einteilung derselben haben für die Pädiatrie nicht dieselbe große Bedeutung wie für die interne Medizin; zum Teil deshalb, weil im Kindesalter nicht so zahlreiche, verschiedenartige Krankheitsbilder vorkommen wie beim Erwachsenen, da ja alle sklerosierenden Prozesse vollständig fehlen. In der Nierenpathologie des Kindesalters wiederholen sich eigentlich nur drei Formen: 1. Die Glomerulonephritis, die vaskuläre hämorrhagische Nierenentzündung. Eine reine Glomerulonephritis ist aber selten; in den meisten Fällen liegt eine Mischf o r m vor: eine g l o m e r u l o - t u b u l ä r e N e p h r i t i s, oder Nephritis mit nephrotischem Einschlag. 2. Die t u b u l ä r e N e p h r o p a t h i e, die durch Epitheldegeneration bedingte p a r e n c h y m a t ö s e N i e r e n e n t z ü n d u n g oder N e p h r o s e. Bei beiden Typen gibt es akute und chronische Verlaufsarten. Schließlich kennt man im Kindesalter eine eigenartige chronische Nierenaffektion, die P a e d o n e p h r i t i s. Die akuten Nierenerkrankungen im Kindesalter sind durch die günstige Prognose, die Neigung zur vollständigen Ausheilung ausgezeichnet; Übergang in Schrumpfniere ist viel seltener als im späteren Lebensalter. Interstitielle Nephritiden mit Abszeßbildungen sind sehr selten.

Glomerulonephritis (Die glomerulo-tubulären Nephritiden)

Die häufigste Ursache der Glomerulonephritis, der akuten hämorrhagischen Nierenentzündung, ist der S c h a r l a c h. Seltener tritt sie als Komplikation anderer Infektionskrankheiten, Masern, Varizellen, Osteomyelitis, Erysipel, Sepsis und Eiterungen auf. Weitere ätiologische Faktoren sind die Erkrankungen des lymphatischen Rachenringes, die A n g i n e n. Ob Erkältung oder Durchnässung (K r i e g s n e p h r i t i s) und die anderen rheumatischen Noxen eine ätiologische oder nur disponierende Rolle spielen, ist nicht entschieden. Von den Hautaffektionen, in deren Gefolge akute Nephritis beobachtet wird, ist an erster Stelle I m p e t i g o c o n t a g i o s a zu nennen, seltener kommt sie im Gefolge von schweren Ekzemen, Skabies etc. vor. Es gibt weiters eine m e d i k a m e n t ö s e N e p h r i t i s nach externer Anwendung von Teer, Karbolsäure, Perubalsam und nach Salvarsaninjektionen.

Setzt eine Nephritis als Komplikation im Verlaufe eines Scharlachs oder einer anderen Infektionskrankheit ein, so macht sich dies in einem großen Teil der Fälle in einer Verschlechterung des Allgemeinbefindens geltend: Fieber, heftige Kopf- und Kreuzschmerzen, manchmal auch kolikartige Bauchschmerzen, Erbrechen. Sehr charakteristisch ist die intensive Blässe des gedunsenen Gesichtes. In anderen Fällen sind die Allgemeinerscheinungen wenig ausgeprägt, und der fleischwasserfarbige spärliche Harn ist das erste Symptom. Gelegentlich macht rasche Gewichtszunahme, Haut- und Höhlenwassersucht auf das Nierenleiden aufmerkasm.

Die wichtigsten Symptome sind: O l i g u r i e, Verringerung der Harnmenge, oft bis zur Anurie; reichlicher Blutgehalt des Harnes, H ä m a t u r i e. Der Eiweißgehalt ist gering, im Sedimente sind rote und weiße Blutkörperchen, Nierenepithelien und reichlich hyaline und granulierte Zylinder aufzufinden. Weiters B l u t d r u c k s t e i g e r u n g und H e r z h y p e r t r o p h i e. Diese Zeichen sind in akuten Fällen nicht immer vorhanden, stellen sich aber bald im weiteren Verlaufe des Leidens ein. Je nach der Art und dem Grade

der Erkrankung treten entweder Ö d e m e oder u r ä m i s c h e E r-
s c h e i n u n g e n in den Vordergrund.

Die gestörte Fähigkeit der Nieren zur Stickstoffausscheidung hat
Erhöhung des Reststickstoffes im Blute von normalerweise 20—40
auf 100—150 *mg%* zur Folge. Die Retention der giftigen Stoffwechselprodukte kann e c h t e U r ä m i e zur Folge haben. Die An-
fangserscheinungen derselben sind: Kopfschmerzen, Erbrechen, Diarrhöen, Pulsverlangsamung, Reflexsteigerungen, hierauf zunehmende
Apathie und Koma, aber keine Krämpfe.

Die sogenannte stille a z e t o n ä m i s c h e R e t e n t i o n s-
u r ä m i e, bei der die Magendarmstörungen, Singultus, Erbrechen,
hochgradiger Ekel vor Speisen, Abmagerung und Kachexie im Vordergrund stehen, ist im Kindesalter selten. Häufiger ist, da fast
stets Mischformen vorliegen, wo außer der Stickstoffausscheidung
auch das Ausscheidungsvermögen für Wasser und Salze gestört ist,
der e k l a m p t i s c h e T y p u s der Urämie. Dieser ist wahrscheinlich durch toxisches Hirnödem bedingt. Der p s e u d o u r ä m i s c h e
A n f a l l gleicht völlig einem epileptischen: Bewußtseinsverlust, to-
nisch-klonische Zuckungen, Pupillenstarre.

Die P r o g n o s e der akuten hämorrhagischen Nierenentzündung
ist im Kindesalter relativ sehr günstig. Namentlich von den postskarlatinösen Nephritiden heilt ein großer Teil, selbst wenn schwere
urämische Anfälle vorhanden waren vollständig aus. Die Aussichten
der Kinder, deren Nierenaffektion chronisch geworden ist, sind
schlecht; früher oder später erliegen sie der Niereninsuffizienz oder
verfallen in Siechtum. Auch bei den von vornherein schleichend einsetzenden Fällen ist die Prognose ungünstig. Der häufigste Typus
st die **chronisch hämorrhagische Nephritis.** Eine d i f f u s e Erkrankung des Nierenparenchyms, eine M i s c h f o r m, bei der bald die
nephritische, bald die nephrotische Komponente überwiegt. Der
eiweißreiche Harn enthält dauernd etwas Blut. Anfallsweise steigert
sich der Blutgehalt zu starker Hämaturie. Sonst enthält das Sediment
Leukozyten und Zylinder aller Art. Der Grad der Ödeme wechselt von
leichtem Gedunsensein der Lider bis zu höchstgradiger allgemeiner
Wassersucht. Früher oder später entwickelt sich Herzhypertrophie
und Blutdrucksteigerung, und die Kinder gehen nach langer Krankheitsdauer an Nieren- oder Herzinsuffizienz oder in einem urämischen
Anfall zugrunde.

Tubuläre Nephropathien (Nephrosen)

Sie sind pathologisch-anatomisch charakterisiert durch eine
trübe Schwellung und fettige Degeneration der Epithelien der Tubuli
(p a r e n c h y m a t ö s e N e p h r i t i s). Die leichtesten, rasch abklingenden Formen begleiten als flüchtige Albuminurien fast alle
schweren Infektionskrankheiten. Am häufigsten sieht man Nephrosen

nach Diphtherie, seltener nach Vergiftungen (Kalomel, Sublimat). Sie kommen ferner im Säuglingsalter im Verlauf der kongenitalen Lues und bei schweren Ernährungsstörungen vor. Hieher gehört auch die nach schwerer Tuberkulose und chronischen Eiterungen auftretende Amyloidose.

Bei den Nephrosen ist die Stickstoffausscheidung nicht gestört (keine Erhöhung des Reststickstoffes im Blute), dagegen die Ausscheidung für Wasser und Kochsalz alteriert. Es fehlt die Hämaturie, die Herzhypertrophie und die Blutdrucksteigerung, dagegen ist die Tendenz zur Entwicklung von Ödemen sehr ausgeprägt. Charakteristisch ist außerdem die frühzeitige Anämie und die Magendarmstörungen. Der Harn ist hochgestellt (spez. Gewicht 1040—1050), eiweißreich (10—20%), nicht blutig; das Sediment enthält reichlich verfettete Epithelien und Zylinder aller Art, Leukozyten, aber keine oder sehr spärliche Erytrhozyten.

Der Verlauf ist ganz verschieden. Die nach Diphtherie einsetzenden Formen sind gutartig; sie klingen rasch ab, ohne zu schwerer Wassersucht zu führen. Bei den mehr schleichend entstehenden Nephrosen kryptogenetischer Ätiologie besteht oft durch längere Zeit auffallende Anämie mit Ödemen der Lider (auch geringe Höhlenwassersucht), Appetitlosigkeit, Darmstörungen, Schwindel und Ohnmachtsanfälle (Hirnödem), ehe die Veränderungen des Harnes nachweisbar werden. Manchmal weist Somnolenz und Müdigkeit, zuweilen eine hartnäckige Bronchitis auf das Nierenleiden hin. Oder es macht eine plötzliche Gewichtszunahme auf ein latentes Ödem aufmerksam. Bei längerer Dauer kann es zu großen Wasseransammlungen im Unterhautzellgewebe und in den Körperhöhlen (Hydrothorax, Ascites, Hydroperikard) kommen und es besteht bei herabgesetzter Immunität die Gefahr eitriger Komplikationen (Erysipel, Empyem, Sepsis). Nach dem Schwinden der Ödeme entwickelt sich ein trockenes Stadium, wo die Kinder blaß, mager und leistungsunfähig werden. Gelegentlich bestehen Durchfälle, wodurch sich die Anämie und Kachexie verstärkt. Die Niereninsuffizienz bei dieser Form äußert sich nicht in urämischer Vergiftung, sondern in durch Hirnödem bedingten pseudourämischen, epileptiformen Krampfanfällen, deren Prognose schlecht ist. Dauerheilungen kommen vor, aber ein Übergang in eine chronische Nephropathie ist nicht selten.

Ganz ähnlich ist der Verlauf der Amyloidnephrose bei progredienter Phthise oder chronischen Eiterungen (Osteomyelitis, Empyem), bei welchen die schlechte Prognose schon durch das Grundleiden bedingt ist.

Die Behandlung der Nephropathien im akuten Stadium ist in erster Linie eine diätetische. Die früher beliebte reine Milchdiät ist wegen des Reichtums der Milch an Kochsalz

(1.7 g im Liter) und Eiweiß (35 g) nicht angezeigt. Man beschränkt besser die Milchmenge auf $^1/_8$ bis $\frac{1}{4}$ Liter pro Tag.

Die Flüssigkeitsmenge, die getrunken werden darf, ist je nach dem Grade der Erkrankung verschieden. Im allgemeinen soll sie nicht größer sein als die Harnmenge des Vortages. Bei Neigung zu Ödemen soll sie eingeschränkt werden, aber nur dann, wenn jedes Symptom einer drohenden Urämie fehlt. Durstkuren sind im Kindesalter nicht angezeigt. Mineralwässer sind nicht nötig; man darf nur die salzarmen, wie Gießhübler, Wildungen, Biliner gestatten.

Im akuten Stadium jeder Nierenentzündung ist der Kochsalzgehalt zu verringern. Gänzlich verboten sind Kraftsuppen, Wurst, Seefische, Selchwaren, Konserven. Mehr als 2—3 g Kochsalz pro Tag soll nicht gestattet werden. Butter ist nur als Süßrahmbutter erlaubt, oder muß durch Kneten in Wasser salzarm gemacht werden. Brot wird salzarm hergestellt; der Geschmack kann durch Mohn oder Kümmel verbessert werden. Gemüse, Kartoffel, Reis und alle anderen Speisen werden mit einem Minimum von Salz bereitet; durch Zitronensaft, Zucker, Tomaten, Fruchtsaft kann man sie dem Geschmack der Kinder zugänglicher machen. Der Eiweißgehalt der Nahrung ist bei der Glomerulonephritis sehr einzuschränken; bei den Nephrosen ist eine höhergradige Beschränkung nicht nötig. Fleisch bleibt anfangs ganz weg, der Eiweißbedarf wird durch Milch, Topfen, Eigelb leicht gedeckt. Bei drohender Urämie ist hochgradige Einschränkung selbstverständlich. Nach Abklingen der akuten Erscheinungen kann auch etwas weißes gekochtes Fleisch gestattet werden. Fette und Kohlenhydrate sind als unschädlich in beliebiger Menge gestattet; nur müssen die aus ihnen hergestellten Speisen salzarm bereitet sein.

Ganz ausgezeichnete Erfolge, namentlich im präurämischen Stadium, sieht man durch „Zuckertage". Durch 2—3 Tage läßt man das Kind bei Bettruhe nichts anderes nehmen als zirka 10 g Zucker pro Kilo Körpergewicht in etwa $^3/_4$ Liter Flüssigkeit, als Syrup oder mit Himbeersaft oder Zitronensaft. Nach Abklingen der akuten Erscheinungen kann ein Speisezettel ungefähr so aussehen: Früh wenig Milch mit Malzkaffee, Kakao, Schokolade, dazu salzarmes Brot oder Keks mit Honig, Marmelade, salzarmer Butter, Topfen. Vormittags Obst und Zwieback. Mittags ungesalzene Schleim- oder Mehlsuppe mit Einlage, entsprechend bereitete Kartoffel, Reis, Nudeln mit Gemüse oder Tomatentunke, Mehlspeise aus Grieß oder Reis in Form von Pudding oder Auflauf mit Kompott. Nachmittags wie früh, abends wieder eine Mehlspeise oder Suppe mit Einlage. Mit fortschreitender Besserung kommt Fleisch und Ei dazu und der Salzgehalt wird nach dem Ergebnis der Toleranzprüfung langsam erhöht.

Bettruhe muß im Beginn der Erkrankung eingehalten werden, solange blutiger Harn entleert wird; eine Liegekur im Freien ist vorteilhaft. Nach Abklingen der Hämaturie und Schwinden der

Ödeme darf aufgestanden werden, auch wenn hiebei wieder etwas Eiweiß und Zylinder im Harn erscheinen.

Schwitzkuren kommen nur bei Hydropsien und Oligurie in Betracht; sie dürfen nur bei normaler Herztätigkeit, beim Fehlen aller präurämischen Symptome angewendet werden, da sonst durch Konzentration der Gifte ein Anfall ausgelöst werden kann. Man macht zunächst ein heißes (37°C) Bad, hüllt dann das Kind in warme Decken und läßt es ½ bis 1 Stunde lang liegen. Ein Durstenlassen während des Schwitzens ist verboten; im Gegenteil, es ist vorteilhaft, vorher eine heiße Limonade trinken zu lassen.

Medikamentöse Behandlung: Die Hämaturie erfordert meist keine Medikamente; sie schwindet auf Ruhelage und Schonungsdiät. Bei Ödemen kommen Diuretica zur Anwendung, aber erst nach Versagen diätetischer Maßnahmen. Diuretin 0,5—2,0 täglich, Agurin, Euphyllin, Theocin; letzteres in Suppositorien zu 0,36 *g*. Bei reinen Nephrosen wirkt Harnstoff (10 *g* oder mehr in Limonade) diuretisch, er ist bei Nephritiden kontraindiziert. Günstig auf Hämaturie und Ödeme wirken Thyreoidintabletten, 0,1—0,3 täglich. Novasurolinjektionen dürfen nicht gemacht werden.

Zeigen sich Zeichen von Versagen der Herzkraft, so wird man Diuretika mit Herzmitteln (Digitalis, Koffein) kombinieren.

Die Behandlung der Urämie soll bei den frühesten Symptomen der Niereninsuffizienz einsetzen (Somnolenz, Erbrechen) und nicht erst den Krampfanfall abwarten. Zunächst Zuckertage, Eiweiß- und Salzeinschränkung, aber nicht die Trinkmenge verringern, sondern sogar vermehren. Ist wegen Schlafsucht oder unstillbarem Erbrechen eine orale Zufuhr nicht möglich, dann macht man Zuckerklysmen oder subkutane oder intravenöse Zufuhr einer 4,5% Traubenzuckerlösung.

Das beste Mittel bei drohender oder schon ausgebrochener Retentionsurämie ist ein Aderlaß. Man entnimmt bei älteren Kindern 100—300 *ccm* durch Venae sectio. Ein zweites wirksames Mittel ist die Lumbalpunktion, die bei eklamptischer Pseudourämie durch Druckentlastung das Hirnödem beseitigt. Eine Nierendekapsulation kommt bei Kindern kaum jemals in Frage. Sonst wird man je nach dem Zustande Herzmittel (Digitalis, Koffein) oder Sedativa (Chloralhydrat, Adalin) verordnen.

Bei den chronisch gewordenen Formen hat eine dauernde Bettruhe keinen Zweck. Man hat im Gegenteil durch Herumgehen und leichte körperliche Betätigung günstige Wirkung gesehen. Das Ausmaß derselben ist nach dem Eiweiß- und Blutgehalt des Harnes zu bestimmen. Solche Kinder sind durch entsprechende Kleidung vor Durchnässungen und Erkältungen zu behüten. Auch eine strenge Diät ist zwecklos. Man gebe eine aus reichlich Kohlenhydraten, Fett und Obst bestehende Kost und reguliere den Eiweiß- und Salzgehalt der Nahrung nach dem Ausfall der Toleranzprüfung. Bei der rezidivierenden hämorrhagischen Form ist die Entfernung der Tonsillen oder kariöser Zähne oft von auffallend günstigem Einfluß auf das Nierenleiden.

Pädonephritis

Im Kindesalter gibt es chronische Nierenaffektionen, die durch Gutartigkeit des Verlaufes, Geringfügigkeit der Beschwerden und Seltenheit von Komplikationen gekennzeichnet sind. Sie sind in vielen Fällen ein Ausgangsstadium von postinfektösen oder im Säuglingsalter überstandenen Nierenschädigungen. In einem großen Teil der Fälle bestehen gar keine Beschwerden und das Leiden wird gelegentlich einer Harnuntersuchung entdeckt. Dieselbe ergibt minimale Albuminurie (gelegentlich im orthotischen Typus), im Sedimente vereinzelte Erythrozyten, Leukozyten und gelegentlich Zylinder. Klinisch zeigen sich nur uncharakteristische vage Symptome: Kopfschmerzen, Müdigkeit, Blässe, Appetitlosigkeit etc. Veränderungen am Herzen und am Gefäßsystem bleiben jahrelang aus, es kommt nie zu stärkeren Ödemen (nur leichte Gedunsenheit des blassen Gesichtes), zu Retinitis oder Urämie. Meist erfolgt nach jahrelangem Bestehen völlige Ausheilung; sehr selten kommt Übergang in Schrumpfniere vor.

Bei diesen Formen ist Bettruhe und strenge Nierendiät, außer zu Zeiten eines akuten Nachschubes, nicht angezeigt. Man schütze die Kinder durch entsprechende Kleidung vor Erkältungen, verbiete kalte Bäder und Sport, lasse sie aber die Schule besuchen.

Krankheiten des Nervensystems

Diagnostische Bemerkungen

Beim Neugeborenen und jungen Säugling ist das Gehirn zwar relativ groß und schwer, steht aber auf einer viel niedrigeren Entwicklungsstufe als die anderen Organsysteme. Es ist noch sehr unfertig und wenig leistungsfähig. Ein Querschnitt durch das Hirn zeigt graurötliche Farbe und keine deutliche Differenzierung in weiße und graue Substanz, da viele Nervenbahnen, namentlich des Großhirns, noch nicht mit Mark umkleidet sind; zahlreiche Gliazellen und Fasersysteme werden erst im postfötalen Leben neu gebildet. Aus dieser anatomischen Unfertigkeit erklärt sich die Funktionsuntüchtigkeit, Ermüdbarkeit und Vulnerabilität des Nervensystems in den ersten Lebensmonaten. Es besteht ein hochgradiges Schlafbedürfnis: der gesunde Säugling schläft, in typischer Stellung mit gebeugten, zum Kopf erhobenen Armen, mit Ausnahme der Mahlzeiten fast den ganzen Tag (über 20 Stunden). Die Bewegungen des Neugeborenen erfolgen automatisch oder reflektorisch. Von koordinierten Bewegungen lernt das normale Kind im dritten Monat Kopfheben, aktives Greifen im vierten bis fünften Monat, im sechsten Monat Sitzen, im achten Stehen und nach dem ersten Jahre Gehen. Haut- und Sehnenreflexe sind beim Kinde lebhafter als beim Erwachsenen, der Babinskische und Oppenheimsche Reflex ist bis zum zweiten Lebensjahre nicht pathologisch. Infolge der physiologischen Hypertonie der Muskulatur sind die Reflexe schwerer auslösbar. Die Sinnesorgane sind in den ersten Wochen noch wenig ausgebildet; der Neugeborene hört und sieht fast gar nicht, seine Bulbi machen dissoziierte Bewegungen (physiologisches Schielen). Fixieren wird mit zirka zwei Monaten erlernt. Licht- und Kornealreflex ist beim Neugeborenen vorhanden, die Pupillenreaktion auf Konvergenz und der Blinzelreflex treten nach dem zweiten Monate auf. Verständnis für einzelne Worte beginnt gegen Ende des ersten Lebensjahres, selbständiges Sprechen in der ersten Hälfte des zweiten Lebensjahres. Verzögerung der Entwicklung der statischen und psychischen Funktionen oder des Sprechenlernens über das dritte bis vierte Lebensjahr ist diagnostisch als Zeichen einer

Schädigung des Zentralnervensystems oder einer Imbezillität verwertbar.

Die Untersuchungsmethoden sind im Kindesalter dieselben wie beim Erwachsenen, doch begegnen sie oft großen Schwierigkeiten. Sensibilitätsprüfungen sind infolge der Unruhe und Ängstlichkeit des Kindes und der nicht zu erhaltenden Aufmerksamkeit meist nicht durchführbar. Reflexe untersucht man am besten im Schlafe oder während der Nahrungsaufnahme. Bei jungen Säuglingen wird man z. B. eine Parese oft nur durch die fehlenden oder ungenügenden Abwehrbewegungen auf Nadelstiche erkennen. Nicht zu vergessen ist die Prüfung auf Übererregbarkeit durch Beklopfen des Fazialis- oder Peroneusstammes.

Von größter Bedeutung für die Diagnostik ist die e l e k t r i s c h e U n t e r s u c h u n g und die L u m b a l p u n k t i o n. Die elektrische Untersuchung bietet auch beim Säugling keine Schwierigkeiten; man prüft am besten den Nervus medianus in der Ellenbeuge. Die S t i n t z i n g sche Normalelektrode wird am Nerven angelegt, die indifferente Elektrode am Brustkorb. Die Lumbalpunktion führt man am besten am liegenden Kinde aus. Der Patient liegt mit möglichst stark konvexer Wirbelsäule auf der Seite; der Kopf wird nach vorne gebeugt, die Beine nach oben gezogen. Nach gründlicher Desinfektion markiert man sich die Verbindungslinie zwischen den Darmbeinkämmen und sticht zwschen 2. und 3. oder 3. und 4. Lendenwirbel mit nicht zu dünner, mit Mandrin versehener Hohlnadel genau in der Mittellinie ein; sobald aus dem geringeren Widerstand erkennbar ist, daß man in den Wirbelkanal eingedrungen ist, wird der Mandrin herausgezogen und die Flüssigkeit in sterilen Eprouvetten aufgefangen. Man achte auf Druck, Farbe und Durchsichtigkeit. Blutbeimengungen können durch Verletzung von Piagefäßen infolge fehlerhafter Technik entstanden sein. Das Zentrifugat dient zur mikroskopischen und bakteriologischen Untersuchung. Die Lumbalpunktion ist beim Kinde leicht auszuführen und gefahrlos, und gibt zuverlässigen Aufschluß über den Zustand der Meningen. Die P u n k t i o n d e r V e n t r i k e l und die E n z e p h a l o g r a p h i e können nur im klnischen Betriebe ausgeführt werden.

Erkrankungen der Hirnhäute

Meningitis tuberculosa

Die M e n i n g i t i s t u b e r c u l o s a i s t k e i n e p r i m ä r e u n d s e l b s t ä n d i g e K r a n k h e i t, s o n d e r n e i n e T e i l e r s c h e i n u n g e i n e r a l l g e m e i n e n M i l i a r t u b e r k u l o s e. Es stehen aber die Erscheinungen der tuberkulösen Erkrankung aller anderen Organe im Hintergrund, während die meningealen Symptome das klinische Bild beherrschen. Der Ausgangspunkt ist eine verkäste Bronchiallymphdrüse oder eine sonstige tuberkulöse Erkrankung (Caries, Fungus). Einbruch in die Blutbahn hat Bakteriämie, Bildung zahlloser miliarer Herde in allen Organen zur Folge; in selteneren Fällen entsteht eine direkte Infektion der Hirnhäute von einem Hirntuberkel oder von einer Spondylitis. In den Meningen kommt es zur Bildung kleiner, grauer Tuberkelknötchen, namentlich längs der Gefäße, und zur Entwicklung eines sulzigen Exsudates, das sich besonders an der Hirnbasis ausbreitet (Meningitis basilaris). Stets findet sich auch neben diffusem Ödem ein Hydrocephalus internus.

Die Meningitis tuberculosa bildet nicht immer das Schlußkapitel einer chronischen Tuberkulose; im Gegenteil, sie rafft nicht zu selten blühende Kinder dahin, die bis zum Einsetzen der Erkrankung gar kein Zeichen einer Tuberkulose geboten hatten. Die Eltern von Kindern, die der Meningitis erliegen, haben gewöhnlich keine floride Phthise, sondern alte Lungenherde. Als auslösende Ursachen sind namentlich Masern und Keuchhusten gefürchtet, da sie einen latenten Tuberkuloseherd mobil machen und Einbruch in die Blutbahn veranlassen können. In gleicher Weise scheinen Traumen wirken zu können; so ist das Auftreten von Meningitis tuberculosa nach Operationen (Resektionen, Exkochleationen, Redressements) tuberkulöser Knochenaffektionen zu erklären. Die meisten Fälle kommen zwischen dem 2. und 7. Lebensjahre vor; auffallend ist die Häufung der Fälle im Frühjahr. Die Krankheit beginnt schleichend und mit wenig prägnanten Symptomen und verläuft unter zunehmender Verschlechterung bis zum tödlichen Ende. Man pflegt gewöhnlich mehrere Stadien zu unterscheiden, die aber nicht scharf zu trennen sind.

1. Prodromalstadium. Das früheste Symptom der inzipienten Meningitis tuberculosa ist häufig eine auffallende Änderung des Wesens und Benehmens des Kindes; das bisher lustige und agile Kind wird still, traurig und apathisch, bleibt freiwillig im Bette, will nicht mehr spielen, oder es wird launisch, reizbar und weinerlich, klagt gelegentlich über Kopfschmerz, ist tagsüber müd und schläfrig, während nachts der Schlaf durch Unruhe gestört ist. Auffallend ist manchmal die Reaktionslosigkeit und Interesselosigkeit für äußere Vorgänge, zum Beispiel bei einer ärztlichen Untersuchung. In anderen Fällen wieder dominieren Symptome von seiten des Verdauungstraktes, Appetitlosigkeit, Erbrechen (manchmal schon von zerebralem Typus) und Obstipation. Anämie und namentlich unmotivierte starke Gewichtsabnahmen, zuweilen auch leichte subfebrile Temperaturen können Frühsymptome sein. Dieses Stadium zieht sich mit ganz beträchtlichen Remissionen oft wochenlang hin und geht dann allmählich in das 2. Stadium der Hirnreizung über. Immer deutlicher markiert sich das Leiden als zerebrale Affektion. Die Kinder bleiben schon meist den ganzen Tag zu Bette und klagen über heftigen dauernden Kopfschmerz. Das Sensorium ist getrübt, die Patienten sind somnolent, reagieren aber noch auf Anruf und Fragen. Als Reizerscheinungen der motorischen Sphäre sind Zähneknirschen, Aufseufzen, krampfhaftes

Gähnen, stereotype Bewegungen (Greifen und Zupfen), Aufschrecken aus dem Schlafe und das schrille, schmerzhafte Aufschreien zu deuten. Die Reizbarkeit der sensiblen Sphäre zeigt sich in Empfindlichkeit gegen Licht, Geräusche und Hyperästhesie der Haut gegen Berührung. Die Übererregbarkeit der Vasomotoren macht sich kenntlich in plötzlichem Farbwechsel, Dermographismus mit besonders langer Persistenz roter Streifen nach Bestreichen der Haut (Taches cérébrales, Trousseausche Flecken).

Im weiteren Verlaufe stellen sich unregelmäßige Temperaturschwankungen ein. Der Puls ist irregulär und arhythmisch, mit Wechsel zwischen Beschleunigung und Bradykardie. Das Erbrechen wird wohl seltener, aber die Abmagerung schreitet fort. Schon hat sich auch ein charakteristischer Gesichtsausdruck entwickelt (Facies meningealis). Der Blick ist verloren, wie in die Ferne gerichtet, der Lidschlag selten, das Gesicht ohne Mienenspiel, das Kind reagiert kaum auf Anrufen. Bringt man die Extremitäten in abnorme Stellungen, so verharren sie lange Zeit in katatonischer Starre.

Infolge des gesteigerten Hirndrucks wölbt sich bei Säuglingen die gespannte Fontanelle vor und die Nähte weichen auseinander. Es entwickelt sich eine schmerzhafte Nackenstarre mit Opisthotonus und Steifigkeit der Wirbelsäule, Hypertonie der Muskulatur und Kontrakturen. Das Kerningsche Symptom (Unmöglichkeit, das Bein beim Erheben aus der Rückenlage gestreckt zu lassen) und das Brudzynskische Phänomen (reflektorisches Beugen der Beine bei plötzlicher Vorwärtsbewegung des Kopfes) sind diagnostisch wertvoll. Die Sehnenreflexe sind hochgradig gesteigert (Patellar- und Fußklonus), das Babinskische Phänomen ist vorhanden. Charakteristisch ist das kahnförmig eingezogene Abdomen.

Unter zunehmender Somnolenz und progredientem Kräfteverfall geht dieser Zustand in das

3. Stadium der Lähmung über. Die Patienten verfallen allmählich in tiefstes Koma und reagieren kaum mehr auf Reize. Die Temperatur beginnt anzusteigen und erreicht infolge Lähmung des wärmeregulierenden Zentrums agonal oder postmortal hyperpyretische Werte (41—42°). Der Puls wird immer beschleunigter (150—200) und kleiner. Die Atmung ist unregelmäßig und zeigt in den letzten Lebenstagen häufig Cheyne-Stokesschen Typus. Lähmungen einzelner Hirnnerven machen sich geltend. Die Pupillen sind ungleich und reaktionslos, es besteht Ptosis, oder Strabismus oder Fazialisparese etc. Die Untersuchung des Augenhintergrundes ergibt oft Retinitis oder Stauungspapille und als diagnostisch wertvolles Symptom gelegentlich den Befund von Chorioidaltuberkeln. Immer mehr treten bei Erlöschen aller Reflexe die Lähmungen der Hirnnerven und Extremitäten, der Blase und des Mastdarms in den Vordergrund. Die Nahrungsaufnahme ist ganz aufgehoben und

unter hochgradiger Abmagerung und Kachexie tritt nach oft tagelanger Agonie in tiefstem Koma oder unter Konvulsionen der Tod ein. Die Erkrankung dauert in typischen Fällen zirka drei Wochen.

Varianten des geschilderten Verlaufes sind einerseits jene Fälle, die stürmisch mit eklamptischen Anfällen einsetzen, rasch zu tiefer Bewußtlosigkeit führen und foudroyant verlaufen (meist bei Säuglingen) und anderseits jene, wo während des ersten Stadiums langdauernde, selbst wochenlange Intermissionen als trügerische Besserungen vorkommen.

Diagnose: Schwierigkeiten kann dieselbe nur im frühesten Stadium bereiten, wenn das Erbrechen im Vordergrund steht. Man beachte daher bei „gastrischen Störungen“ genau das Wesen, die Mienen und Stimmung des Kindes; die progrediente Verschlechterung und die Erfolglosigkeit diätetischer Maßnahmen weisen auf Meningitis hin. Eine weitere diagnostische Schwierigkeit liegt darin, daß die Encephalitis epidemica vollständig das Bild einer tuberkulösen Meningitis kopieren kann. Beobachtung des Verlaufes — Progredienz der Hirnsymptome bei der Meningitis, Rückgang bei der Encephalitis — bringt bald die Entscheidung. Diagnostisch verwertbar sind der ophthalmoskopische Nachweis von Chorioidaltuberkeln und das Auftreten von Folliclis und anderen Hauttuberkuliden. Die sichere Diagnose ermöglicht die Lumbalpunktion. Bei der Meningitis tuberculosa entleert sich unter erhöhtem Druck eine klare oder diffus staubförmig getrübte Flüssigkeit, in der sich nach kurzer Zeit ein zartes Spinnwebengerinnsel bildet. Im Zentrifugate finden sich reichlich Lymphozyten, und nach 24stündiger Anreicherung im Brutofen sind Tuberkelbazillen oft nachweisbar. Der Eiweißgehalt ist erhöht, die Globulinreaktionen sind positiv (Pandy, NonneAppelt).

Die Prognose ist absolut infaust. Es sind wohl einige wenige Fälle von Heilungen berichtet worden. Meist waren es Scheinheilungen, langdauernde Remissionen; oder es lag eine seröse Meningitis bei tuberkulösen Individuen vor, die ein ähnliches Krankheitsbild liefert; bei dieser tuberkulotoxischen Meningitis, wo eine toxische Läsion der Plexus chorioidei einen serösen Erguß hervorruft, wo aber keine miliare Aussaat in den Meningen besteht, ist Heilung möglich.

Die Behandlung kann nur in Linderung der Beschwerden bestehen: Abhaltung äußerer Reize, Ruhe im Krankenzimmer. Auf den Kopf legt man eine Eisblase oder eine Kühlkappe. Die Ernährung ist so lange als möglich, eventuell mit Nährklysmen oder Sondenfütterung durchzuführen, für Entleerung der Blase und des Mastdarmes ist zu sorgen. Durch sorgfältigste Pflege trachte man Dekubitus und Keratitis e lagophthalmo zu verhüten. Auf die Hirndrucksymptome und den Kopfschmerz wirken wiederholte Lumbalpunktionen (täglich oder jeden 2. Tag Entleerung von 15—30 *ccm*) günstig ein; bei starker Unruhe und Krämpfen verordne man große Dosen von Brom oder Chloralhydrat, im Endstadium auch Morphium. Jod, Kreosot, Einreibungen des Nackens und der Wirbelsäule mit C r e d é scher Silbersalbe oder Schmierseife kann man im Anfangsstadium versuchen, freilich ohne Hoffnung auf Erfolg.

Meningitis suppurativa

Als Erreger der eitrigen Entzündung der Hirnhäute wurden die verschiedensten Bakterien (Pneumokokken, Strepto- und Staphylokokken, Bacterium coli, Influenzabazillen, seltener Typhus und Pyozyaneus u. a.) gefunden. Sie können auf dreierlei Weise zu den Hirnhäuten gelangen.

1. M e t a s t a t i s c h d u r c h d i e B l u t b a h n bei Pneumonie, Empyem, Erysipel, Osteomyelitis, Furunkulose, Sepsis;

2. f o r t g e l e i t e t a u f d e m L y m p h w e g e bei entzündlichen Prozessen im Rachen, in der Nase (eitrige oder syphilitische Rhinitis) und im Mittelohr (nach Scharlach);

3. durch d i r e k t e I n f e k t i o n bei Schädelfraktur, von einer infizierten Spina bifida oder Hirnabszeß her.

Es bildet sich in den Hirnhäuten ein eitriges Exsudat, das die Hirnoberfläche, speziell die Konvexität, überzieht und ein eitriger Erguß in den Ventrikeln (P y o z e p h a l u s). Die Erkrankung kommt bei Säuglingen häufiger vor als bei älteren Kindern.

Die eitrige Meningitis beginnt meist plötzlich und stürmisch mit hohem Fieber, Erbrechen, Pulsbeschleunigung und eklamptischen Anfällen. Im weiteren Verlaufe entwickeln sich Hirndruckerscheinungen (Fontanellenspannung, Nackenstarre), dann Reizungs- und Lähmungssymptome der Hirnnerven, der sensiblen und vasomotorischen Sphäre; Krämpfe und Paresen der Extremitäten geben ein wechselndes Bild. Bei Säuglingen dominieren die Konvulsionen, bei älteren Kindern steht der intensive Kopfschmerz und die hochgradige Reizbarkeit im Vordergrund. Bei sehr herabgekommenen Säuglingen können die Symptome der komplizierenden eitrigen Meningitis durch die Schwere des Grundleidens (z. B. Empyem, Erysipel, Sepsis) ganz verdeckt werden. Bei Pyozephalus entsteht infolge tonischer Extremitätenstarre ein tetanusähnlicher Zustand. Im weiteren Verlaufe tritt die Bewußtseinsstörung immer mehr in den Vordergrund und der Tod erfolgt unter wiederholten Konvulsionen.

Die D i a g n o s e kann im Beginn schwierig sein, da, namentlich bei jungen Kindern, Infektionskrankheiten (Pneumonie, Scharlach, Otitis media etc.) oft von meningealen Symptomen (Meningitis serosa) begleitet sind. Die Entscheidung bringt die L u m b a l p u n k t i o n, die bei der Meningitis suppurativa eine diffus getrübte, eitrige Flüssigkeit ergibt, in der sich beim Stehen ein reichliches Sediment absetzt; in demselben findet man zahlreiche polynukleare Leukozyten und die erregenden Bakterien.

Die P r o g n o s e ist abhängig von der Virulenz der Bazillen und dem Zustande des Patienten. Heilungen kommen gelegentlich vor, zuweilen mit zurückbleibender Schädigung der Intelligenz, oder einzelner Sinnesorgane (Taubheit, Blindheit), oder mit Lähmungen. Behandlung. Da die Prognose nicht absolut infaust ist, muß auf die Erhaltung der Körperkraft durch sorgfältige Ernährung größtes Gewicht gelegt werden. Zur Druckentlastung macht man Lumbalpunktionen (bei Säuglingen punktiert man eventuell direkt den Ventrikel durch die Fontanelle) und kann daran Spülung mit steriler Kochsalzlösung oder Infusion eines spezifischen Heilserums (Streptokokken-, Pneumokokkenserum) anschließen. Ferner Kälteapplikationen auf den Kopf, Sedativa und Narkotika und lokale Blutentziehungen. Auch wiederholte heiße Bäder wirken manchmal günstig. Weiter kann man Jodnatrium oder Urotropin (1—3 g täglich), Optochin, Elektrargol versuchen. Selbstverständlich ist ein Grundleiden (Empyem, Otitis etc.) gleichzeitig zu behandeln.

Meningitis cerebrospinalis epidemica

Die epidemische Genickstarre ist die durch den Meningococcus intracellularis erzeugte eitrige Entzündung der Leptomeningen des Hirns und Rückenmarks. Der Erreger, ein gramnegativer Diplokokkus, ist im Exsudate meist nur in spärlicher Menge, in gonokokkenähnlicher Anordnung, mit Vorliebe innerhalb der Zellen gelagert, zu finden.

Bei Epidemien hat man wiederholt virulente Meningokokken im Nasen- und Rachenschleim gesunder Personen nachgewiesen (Bazillenträger). Diese vermitteln wohl meist die Übertragung. Die Krankheit tritt besonders im Winter und Frühjahr auf und fordert die meisten Opfer unter der in engen unhygienischen Wohnungen dichtgedrängt lebenden Bevölkerung. Besonders gefährdet ist das frühe Kindesalter.

Häufig geht der Hirnhautentzündung ein Katarrh der oberen Luftwege, Schnupfen, Pharyngitis, Bronchitis voraus. Die Infektion der Meningen erfolgt, wie der Nachweis der Kokken im Blute beweist, meist auf dem Blutwege. Die Meningitis ist in solchen Fällen die dominierende Lokalisation bei einer allgemeinen Meningokokkensepsis. Die Veränderungen im Zentralnervensystem bestehen in der Bildung eines anfangs gelblichen dünneitrigen, später rahmigsulzigen Exsudates in den Häuten des Gehirnes, namentlich über der Konvexität; Eiter füllt auch die Hirnhöhlen aus. Nach Ablauf der Entzündung kann es zu Verklebungen der Abflußwege der Zerebrospinalflüssigkeit und in weiterer Konsequenz zur Entwicklung eines chronischen Hydrozephalus kommen.

Symptome: Manchmal besteht ein kurzes Inkubationsstadium von 2—3 Tagen mit uncharakteristischem Nasen- und Rachenkatarrh. In typischen Fällen aber setzt die Krankheit ohne Prodrome mit hohem Fieber (über 40°), heftigem Kopfschmerz und Erbrechen, gelegentlich auch mit Konvulsionen ein. Gleichzeitig

entwickelt sich das Kardinalsymptom, die hochgradige Nak-
kenstarre. Der Kopf ist weit nach hinten gebogen, und jeder
Versuch, ihn nach vorne zu bewegen, erzeugt heftiges schmerzhaftes
Schreien und häufig kleine klonische Zuckungen; aus gleicher Ursache entsteht eine schmerzhafte lordotische Krümmung der Wirbelsäule. Bei Säuglingen ist die Fontanelle vorgewölbt und gespannt.
Das Sensorium ist zum Unterschiede von anderen Meningitisformen, abgesehen von zeitweisen Delirien, meist nur wenig benommen, oft ganz frei, so daß die Patienten bei erhaltenem Bewußtsein an heftigsten Kopf- und Muskelschmerzen leiden. Charakteristisch ist ferner das Überwiegen der Reizerscheinungen über die Lähmungserscheinungen. Die Kinder sind äußerst empfindlich gegen Licht- und Schalleindrücke, haben eine hochgradige
Hyperästhesie der Haut und Muskulatur, so daß jede Berührung, gelegentlich schon die Annäherung an das Bett, Schmerzäußerungen auslöst. Die Patellarreflexe sind gesteigert, es besteht
Fußklonus und Babinski; konstant ist das Kernigsche Symptom,
sehr häufig Hypertonie der Muskulatur, die sich bis zu spastischen
Kontrakturen steigert, Tremor bei passiven Bewegungen. Von seiten
der Hirnnerven konstatiert man Pupillendifferenz, Ptosis, Strabismus, Fazialisparese etc.

Das Fieber hat keinen bestimmten Typus, verläuft unregelmäßig, oft parallel dem Krankheitsverlaufe; es zeigt tiefe Remissionen bei Besserung und neuerliches Ansteigen bei Verschlechterung
des Leidens. Der Puls ist bei dieser Meningitisform von Anfang an
beschleunigt. Häufig tritt im Beginne der Erkrankung ein Herpes
labialis auf; auf der Haut sieht man außer Dermographie verschiedenartige Exantheme: am häufigsten urtikarielle oder multiforme, bei septischen Formen auch skarlatiniforme Ausschläge oder
ausgebreitete Purpura. Von seiten der inneren Organe ist der
meist mäßige Milztumor zu erwähnen. Im Blute ist polynukleare Leukozytose nachweisbar. Stets entwickelt sich im
Verlaufe der Genickstarre eine schwere Ernährungsstörung, die zum Teil durch die Infektion, hauptsächlich aber durch
das Erbrechen und die hartnäckige Appetitlosigkeit erklärt ist und
durch Inanition beträchtliche Abmagerung und Kachexie erzeugt.
Gefürchtet sind die Komplikationen von seiten der Sinnesorgane, die
durch Iridozyklitis und Panophthalmie zur Erblindung,
durch Otitis media und Labyrintherkrankung zu Taubheit
führen können.

Abgesehen von seltenen fulminanten Fällen, die in wenigen
Tagen tödlich enden, und den abortiven Fällen, die nur vage, zerebrale Symptome aufweisen und in kurzer Zeit zur Heilung führen, ist
der gewöhnliche Verlauf der epidemischen Meningitis charakterisiert
durch den Wechsel von Besserung und Verschlim-
merung aller Symptome, was sich wochenlang hinziehen kann.
Nach Ablauf der akuten Hirnhautentzündung wird ein Teil der

Kinder wieder ganz normal, wenn auch Muskelrigidität, Reizbarkeit, Kopfschmerz noch lange bestehen bleiben kann; bei vielen bleibt eine dauernde Schädigung des Nervensystems zurück: Intelligenzdeffekte, Aphasie, Seh- und Hörstörungen, Paresen. Die schwersten Formen sind jene, wo das sich organisierende Exsudat die Abflußwege des Liquors verlegt und dadurch zur Entwicklung eines **sekundären Hydrozephalus** Anlaß gibt. In diesen Fällen vergrößert sich, nachdem die Krankheit längst abgeklungen ist, das Schädelvolumen immer mehr, es kommt zum Auseinanderweichen der Nähte und zur Entwicklung eines Wasserkopfes mit all seinen Folgen: spastische Lähmung, Abmagerung und Kontrakturen, Bewußtseinsstörung, Verblödung, eklamptische Anfälle etc., Bilder, die an spastische Gliederstarre, Hirntumor oder Idiotie gemahnen. In solchen Fällen kann nach langem Siechtum der Tod unter hochgradiger Kachexie erfolgen.

Die **Diagnose** des vollentwickelten Krankheitsbildes bietet keine Schwierigkeiten. Charakteristisch ist das **plötzliche Einsetzen mit hohem Fieber, die hochgradige Nackenstarre und die Hyperästhesie der Haut.** Bei Säuglingen kann die Diagnose Schwierigkeiten bieten, wenn sich bei einer klinisch noch nicht manifesten Oberlappenpneumonie, Otitis oder toxischen Darmstörung die Zeichen einer meningealen Affektion: Opisthotonus, Fontanellenspannung, Hyperästhesie etc. entwickeln. Die Entscheidung bringt die **Lumbalpunktion**, die leicht und gefahrlos ist und in keinem zweifelhaften Fall unterlassen werden soll, zumal da die Prognose wesentlich vom frühzeitigen Einsetzen der spezifischen Therapie abhängig ist.

Die Zerebrospinalflüssigkeit bei der epidemischen Genickstarre ist eine diffus getrübte **eitrige Flüssigkeit**, in der sich Eiterzellen und die typischen **gramnegativen, intrazellular gelagerten Diplokokken** nachweisen lassen.

Die Sterblichkeit schwankt in den einzelnen Epidemien ganz bedeutend; am meisten gefährdet sind die beiden ersten Lebensjahre. Selbst nach Einführung der Serumtherapie sterben an der epidemischen Genickstarre und ihren Folgen noch immer 10—25% der erkrankten Kinder, gegenüber 60—70% in der Vorserumperiode.

Behandlung: Die **spezifische Therapie** besteht in der Meningokokken-Heilseruminjektion. Zur Erzielung einer möglichst intensiven und raschen Heilwirkung sind folgende Bedingungen zu erfüllen: 1. **Das Serum muß in innigsten Kontakt mit dem Entzündungsherd kommen; daher nur intralumbale Einverleibung.** Durch Lumbalpunktion werden 20—40 *ccm* Spinalflüssigkeit abgelassen und durch die belassene Kanüle sofort unter gelindem Druck ganz langsam das auf 37° erwärmte Heilserum (20—30 *ccm*) eingespritzt. Bei Säuglingen kann man auch durch **Ventrikelpunktion** Serum zuführen: Einstich 3—4 *cm* tief, in der Mitte der Fontanelle, 1½ *cm* seitlich der

Mittellinie, um dem Sinus longitudinalis auszuweichen. 2. D a s
S e r u m   m u ß   f r ü h z e i t i g   a n g e w e n d e t   w e r d e n. 3. E s
s o l l i n g r o ß e n M e n g e n u n d w i e d e r h o l t, eventuell täglich,
bis zum Klar- und Sterilwerden des Eiters, eingespritzt werden.

In prompt reagierenden Fällen sieht man kritische Entfieberung,
Aufhellung des Sensoriums, Schwinden der Kopfschmerzen und der
Hyperästhesie; im ganzen eine Abkürzung der Krankheitsdauer. Bei
ausgesprochener Meningokokkensepsis und bei hypertoxischen Fällen
versagt oft das Serum, selbst bei intravenöser Zufuhr.

Weniger wirksam sind einfache Lumbalpunktionen mit nachfolgender Spülung mit steriler physiologischer Kochsalzlösung. Von
internen Mitteln kann man Urotropin (1—3 g täglich) versuchen.
P r e g l sche Jodlösung wurde intralumbal, Collargol und andere
Silberpräparate wurden intravenös ohne Erfolg gegeben, Optochin ist
gefährlich. Auf das Allgemeinbefinden wirken heiße Bäder von 35
bis 40⁰ C, 10 Minuten Dauer, mit nachfolgendem Schwitzen günstig
ein. Auf den Kopf legt man einen Eisbeutel oder eine Kühlkappe.
Bei heftigen Reizerscheinungen, unerträglichen Schmerzen und
Schlaflosigkeit sind schmerzstillende Mittel (Pyramidon, Aspirin
etc.) anzuwenden, meist auch Narkotika (Brom, Chloralhydrat) nicht
zu entbehren. Von größter Wichtigkeit ist bei der oft langen Dauer
der Krankheit die Sorge für reichliche Ernährung. Bei dem hochgradigen Widerwillen gegen jede Nahrung muß man die Speisen in
möglichst konzentrierter Form, häufig und in kleinen Mengen geben
und die Zeiten der Besserung ausnützen. Zuweilen wird man zu Nährklysmen oder Sondenfütterung greifen müssen. Hat sich ein sekundärer Hydrozephalus entwickelt, so sind Lumbalpunktionen ziemlich
wirkungslos und man kann den wenig aussichtsreichen Versuch machen, durch Ventrikelpunktionen, eventuell mit nachfolgender Lufteinblasung, Balkenstich, Drainage etc. einen Abfluß der Zerebrospinalflüssigkeit herzustellen.

Meningitis serosa und Meningismus

Das Wesen des Prozesses ist nicht ganz klar; anatomisch handelt es sich um ein Hirnödem mit einem mäßigen, serösen, klaren,
zellarmen Erguß unter die Hirnhäute (L e p t o m e n i n g i t i s
s i m p l e x) und in die Ventrikel (a k u t e r H y d r o z e p h a l u s).
Die Flüssigkeitsvermehrung entsteht vielleicht durch v a s o m o t o-
r i s c h e Störungen, Schädigung der Plexuskapillaren durch B a k-
t e r i e n t o x i n e; zuweilen hat man auch, freilich stets nur in
spärlicher Menge, die pathogenen Keime selbst nachweisen können.
Vorwiegend werden Säuglinge befallen; selten tritt das Leiden primär auf, meist erscheint es im Verlaufe von Infektionskrankheiten,
häufig bei Otitis und Pneumonie, seltener bei Scharlach, Masern,
Mumps, Influenza oder bei toxischen Ernährungsstörungen. Bei älteren Kindern ist eine Meningitis serosa eine seltene und meist nicht

sicher nachweisbare Erkrankung, die sich an Kopftraumen oder Insolation anschließen kann.

Die Symptome, die zu denen der Grundkrankheiten hinzutreten, sind: Erbrechen, meist mäßige Nackenstarre, Fieber (uncharakteristisch, nicht konstant), und vor allem allgemeine Konvulsionen; ferner Bewußtseinsstörung, Hypertonie der Muskulatur, Reflexsteigerung, Fontanellenspannung, manchmal Pupillenstarre oder Strabismus; bei Säuglingen ist ein stundenlanges, intensives schmerzhaftes Schreien auffallend.

Der Verlauf ist wechselnd. Es gibt Fälle, die foudroyant mit hyperpyretischen Temperaturen unter fortwährenden eklamptischen Anfällen, zum Tode führen, „Apoplexia serosa"; und andere, bei denen Zeichen des Hirndruckes überwiegen, die langsamer, ähnlich einer Meningitis tuberculosa, verlaufen. Die Prognose ist nicht ungünstig. Bei einem großen Teil der Fälle schwinden mit der Heilung der Grundkrankheit die meningealen Reizsymptome und es erfolgt Restitutio ad integrum.

Die Schwierigkeiten der Diagnose gegenüber epidemischer Meningitis bei akutem Einsetzen, und tuberkulöser bei mehr chronischem Verlauf, sind durch die Untersuchung der Zerebrospinalflüssigkeit zu überwinden. Die Lumbalpunktion liefert eine klare Flüssigkeit, die unter erhöhtem Drucke ausströmt, mit wenig vermehrtem Eiweißgehalt und spärlichen weißen Blutkörperchen (Lymphozyten); sie ist entweder steril oder enthält nur sehr vereinzelte Bakterien. Da, wenn auch selten, eine syphilitische Erkrankung der Meningen eine seröse Entzündung hervorruft, so muß man nach Luessymptomen fahnden und die Wassermannsche Reaktion an Blut und Liquor anstellen.

Die Therapie muß vor allem auf die Heilung der Grundkrankheit gerichtet sein, wobei man namentlich auf das Ohr das Augenmerk richten muß; eine Parazentese beseitigt oft rasch die Hirnreizerscheinungen. Ebenso ist eine Pneumonie, Ernährungsstörung, Tetanie entsprechend zu behandeln. Das wichtigste symptomatische Heilmittel ist die Lumbalpunktion, wobei man täglich mehrere Kubikzentimeter entleeren soll. Ferner, nicht nur bei Luesverdacht, Quecksilbereinreibungen und die sonstige Behandlung (Urotropin, Bäder Narkotika etc.), wie bei anderen Meningitisformen.

Hydrocephalus chronicus

Unter Hydrozephalus versteht man eine über die Norm vermehrte, aber nicht durch Entzündung bedingte Flüssigkeitsvermehrung im Schädelinneren. Nach der Lokalisation ist ein Hydrocephalus externus und Hydrocephalus internus zu unterscheiden. Bei ersterem — sehr selten, meist Folgezustand nach Pachymeningitis haemorrhagica — findet sich ein Flüssigkeitserguß zwischen Dura und Pia, bei letzterem in den Hirnhöhlen. Nach dem Verlaufe gibt es einen **Hydrocephalus acutus** (identisch mit Meningitis serosa) und **chronicus;** letzterer ist entweder ein **Hydrocephalus acquisitus** oder **Hydrocephalus congenitus.** Die Ursachen des Hydrozephalus sind entweder in Behinderung der Resorption oder Verlegung der Abflußwege der Zerebrospinalflüssigkeit (Foramen Magendie, Aquaed. Sylvii) oder in Erkrankungen des Plexus chorioideus gelegen, welche zu Hypersekretion Anlaß geben. Es entsteht daher ein Wasserkopf nach Meningitis epidemica, bei Spina bifida, Hirntumoren, bei Lues, Rachitis oder bei den angeborenen Formen idiopathisch aus unbekannten Ursachen (Alkoholismus der Eltern wird angeschuldigt).

Die **Symptome** des **kongenitalen Wasserkopfes** sind durch das räumliche Mißverhältnis zwischen Schädelinhalt und Schädelkapsel und zwischen Hirnsubstanz und Hirnhöhlenflüssigkeit bedingt. Das wichtigste Zeichen ist die Vergrößerung des Kopfes, die bei antenatal entstandenem Hydrozephalus ein schweres Geburtshindernis bilden kann; extrauterin wächst dann der Schädel immer mehr, wird ballonförmig aufgetrieben und kann ganz kollosalen Umfang (60—80 *cm*) erreichen. Die Schädelknochen werden hochgradig verdünnt, die Fontanellen stellen sich wieder her, erweitern sich allmählich maximal, die Nähte weichen weit auseinander, der ganze Schädel scheint bei Durchleuchtung im verdunkelten Raum transparent. Daneben erscheint das Gesicht auffallend klein, die Augen sind durch die breite Nase auseinandergedrängt, die Bulbi herabgedrängt, zum größten Teil vom Unterlide bedeckt (**Visus hydrocephalicus**), während oberhalb der Kornea das Weiße der Skleren sichtbar wird, die Ohren stehen schräg. Die Kopfbehaarung ist spärlich, die Venen an Stirn und Schläfe sind beträchtlich erweitert. Infolge des großen Gewichtes — die Flüssigkeitsmenge kann selbst mehrere Liter betragen — kann der schwere Kopf nicht gehoben werden. Die zerebralen Symptome sind verschieden, je nach dem Grade der Schädigung des Gehirnes (das in hochgradigen Fällen bis auf eine papierdünne Hülle reduziert sein kann) und dem Tempo der Zunahme des Flüssigkeitsergusses. Bei rascher Flüssigkeitszunahme und geringer Makrozephalie treten **Hirndrucksymptome** auf. In leichten Fällen Kopfschmerzen, Unruhe, Reflexsteigerung, in schweren spastische Paresen der Extremitäten mit Überkreuzen der Beine, Ataxie, seltener Krämpfe und allgemeine Konvulsionen; manchmal Stauungspapille und Optikusatrophie, Nystagmus, Pupillenstarre, Strabismus etc. Die Intelligenz ist oft weniger geschädigt, als man nach den schweren Hirnveränderungen erwarten würde. Sehr häufig bestehen schwere chronische Ernährungsstörungen. Leichtere Formen können zum Stillstand und zur Heilung (zuweilen mit psychischen und motorischen Defekten) kommen, bei schweren Fällen führt nach langer Dauer meist eine interkurrente Erkrankung zum Tode. Entwickelt sich ein chronischer Hydrozephalus bei älteren Kindern, wo die Schädelkapsel schon fest geschlossen ist, so stehen Drucksymptome im Vordergrund: oft Abnahme der Sehschärfe infolge frühzeitiger Sehnervenatrophie, dann Spasmen, Ataxie oder Krampfanfälle; es entwickeln sich Krankheitsbilder, die an Hirntumor oder Epilepsie denken lassen.

D i a g n o s e : Extreme Fälle sind auf den Aspekt zu erkennen. Bei leichten und beginnenden Fällen hat man zwischen kongenitalem, rachitischem, luetischem und postmeningitischem Wasserkopf und auch Hirntumor zu unterscheiden. Ein sehr großer, b a l l o n - f ö r m i g e r Schädel ist fast stets kongenital, die rachitischen und luetischen Wasserköpfe halten sich meist in mäßigen Grenzen. Beim rachitischen Hydrozephalus ist der Schädel quadratisch, die Nahtränder weich und es zeigen sich auch an anderen Teilen des Skeletts rachitische Veränderungen. Die Lues erzeugt olympische Stirn und Caput natiforme; gestützt wird die Diagnose durch die typische Anamnese und die Stigmen, erwiesen durch die W a s s e r m a n n - sche Reaktion. Der M e g a z e p h a l u s d e r F r ü h g e b o r e n e n ist leicht zu unterscheiden. Ein wichtiges diagnostisches Hilfsmittel ist die Lumbalpunktion. Die Flüssigkeit beim kongenitalen Hydrozephalus steht unter hohem Druck, ist ganz klar und enthält minimal Eiweiß und nur ganz spärliche Zellen. Beim postmeningitischen Hydrozephalus ergibt die Punktion spärliche, unter geringem Drucke stehende, eiweißreiche Flüssigkeit. Durch E n z e p h a l o g r a p h i e kann die Erweiterung der Hirnhöhlen dargestellt werden.

Die B e h a n d l u n g muß für konstante Entleerung der Flüssigkeit sorgen. Gelegentlich kann man gute Erfolge durch systematische, monate-, selbst jahrelang fortgesetzte Lumbalpunktionen sehen, wobei man wöchentlich, oder jede 2. bis 3. Woche bis 40 *ccm* Flüssigkeit abläßt. Führt dieses Vorgehen nicht zum Erfolge, so versucht man Ventrikelpunktion, Balkenstich oder etabliert eine dauernde Drainage. Bei beginnenden Fällen, oder wo Luesverdacht vorliegt, ist Jod (täglich 0,25 Jodkali) und Quecksilber (als Schmierkur) anzuwenden.

Pachymeningitis haemorrhagica interna

Eine nicht allzuseltene, schwer diagnostizierbare Affektion, die nur im Säuglingsalter vorkommt. Als anatomische Grundlage findet man mehrfach geschichtete zarte Membranen aus Kapillaren und Bindegewebe an der Innenfläche der Dura, sowohl an der Konvexität als an den basalen Schädelgruben, zwischen denen sich ein seröshämorrhagisches Transsudat ansammelt. In einem Teil der Fälle handelt es sich um die Organisation eines durch Geburtstrauma entstandenen intrakraniellen Hämatoms. In jenen Fällen, wo sich das Leiden an Infektionskrankheiten anschließt, z. B. eitrige Rhinitis bei Lues oder Diphtherie, nimmt man an, daß die Infektion auf dem Wege der Venen durch das Siebbein in die Schädelhöhle gelangt. Das Leiden verläuft meist chronisch, unter ähnlichen Erscheinungen wie der Hydrocephalus internus: mäßige Vergrößerung des Schädels,

Benommenheit, Krämpfe, Erbrechen und andere Zeichen des Hirndruckes. Diagnostisch wertvoll ist der Nachweis von Netzhautblutungen. Der Tod kann apoplektiform erfolgen oder es tritt nach einigen
Monaten allmählich Heilung ein, freilich oft unter Defekten (Lähmung, Erblindung). Die Lumbalpunktion ergibt entweder eine ganz
klare oder bei Kommunikation mit dem Subarachnoidalraum eine
gelbe oder blutige Flüssigkeit; im Sediment deformierte oder von
Makrophagen phagozytierte Erythrozyten. Punktiert man durch die
Fontanelle ($1\frac{1}{2}$ *cm* seitlich der Mittellinie, um Verletzung des Sinus
zu vermeiden), so entleert sich unter starkem Druck ein hämorrha-
gisches Transsudat, in dem sich beim Stehenlassen in einer gold-
gelben Flüssigkeit ein blutiges Sediment absetzt. T h e r a p i e : Nur
bei syphilitischer Ätiologie hat eine antiluetische Behandlung einen
Zweck. Sobald stärkere Hirndruckerscheinungen auftreten, macht
man eine Lumbal- oder Schädelpunktion.

Mißbildung und Erkrankungen des Gehirnes und Rückenmarkes

Spina bifida

Von den angeborenen Mißbildungen und Entwicklungsstörungen
des Nervensystems verdient die Spina bifida besondere Erwähnung.
Man versteht darunter eine hernienartige Vorwölbung der Meningen
durch eine angeborene Spaltbildung der Wirbelsäule — am häufigsten in der Sakralgegend, seltener am Nacken — an der entweder
nur die Rückenmarkshäute (Meningocele) oder auch das Rückenmark (Meningomyelocele) mitbeteiligt sind. In letzterem Falle findet
man einen oft bis über faustgroßen Sack, gefüllt mit Zerebrospinalflüssigkeit, an dem man in der Mitte die samtartig rote Zona medul-
lovascularis (Rückenmark), anschließend die graue durchscheinende
Zona epitheloserosa (Pia) und peripher die Zona dermatica (Haut)
unterscheiden kann. Die Symptome ergeben sich aus dem Sitz und
der Größe des Tumors: teilweise oder komplette Lähmung der unteren Extremitäten, Lähmung des Beckenbodens (Analprolaps, Inkon-
tinenz), Sensibilitätsstörungen etc. Bei großen Brüchen erfolgt
früher oder später nach Infektion des Bruchsackes eitrige Meningitis.
Bei kleinen Meningocelen kann chirurgisches Eingreifen Heilung
bringen; stets droht die Gefahr, daß sich späterhin noch ein Hydrocephalus chronicus entwickelt.

Als S p i n a b i f i d a o c c u l t a werden jene Fälle bezeichnet,
wo keine Geschwulstbildung vorliegt und äußerlich nur eine Grube,
Narbe, Fistel oder abnorme Behaarung auf die palpable oder radiologisch nachweisbare Spaltbildung der untersten Wirbelsäule (M y e -
l o d y s p l a s i e) hinweist. Die Symptome in diesen Fällen machen
sich oft erst in späteren Lebensjahren geltend als leichte Paresen,
Harnträufeln oder Enuresis. Gelegentlich beobachtet man bei diesen
Formen Platt- oder Klumpfuß, Schmerzen oder anästhetische Zonen.

Turmschädel

Dieser ist wahrscheinlich als Mißbildung aufzufassen, entstanden durch abnorm frühzeitige Verknöcherung der Nähte an der Schädelbasis. Es resultiert daraus eine eigenartige Schädelbildung. Der Kopf ist schmal, abnorm hoch, und läuft oft in der Pfeilnaht in einen Giebel aus (Oxyzephalie). Bedeutungsvoll wird die Anomalie, wenn Sehstörungen infolge Opticusatrophie hinzutreten, die zur Erblindung führen können. Häufig besteht Exophthalmus, seltener Nystagmus und Pupillendifferenzen. Der Gaumen ist schmal, steil gewölbt, die Atmung oft durch adenoide Vegetationen gestört. Das Röntgenbild zeigt die Nahtverknöcherungen und ausgebreitete verstärkte Impressiones digitatae als Zeichen des erhöhten Hirndruckes. Therapeutisch kann man die schweren Folgen des Hirndruckes auf den Sehnerven durch eine Trepanation zu beseitigen suchen.

Encephalitis acuta

Die akute Entzündung des Gehirnes ist im Kindesalter keine seltene Erkrankung. Im Säuglingsalter kommt sie als eine Teilerscheinung der Septikopyämie vor, im späteren Lebensalter sind Infektionen (Pertussis, Scarlatina) oder Intoxikationen (Urämie) von ätiologischer Bedeutung. Ein weiterer Teil der Fälle ist zweifellos gleichwertig einer Poliomyelitis und als z e r e b r a l e F o r m der H e i n e - M e d i n schen K r a n k h e i t (P o l i o e n z e p h a l i t i s) anzusehen. Die Enzephalitis tritt gewöhnlich in multiplen hämorrhagischen Herden an verschiedenen Stellen der grauen Substanz des Großhirns oder der Stammganglien und der Oblongata auf, wo sie Erweichungsherde setzt. Die anatomischen Folgen sind Erweichung, Narben, Zysten oder Porenzephalie, die klinischen Folgen zuweilen Heilung, meist aber z e r e b r a l e K i n d e r l ä h m u n g. (Siehe S. 285.)

Das klinische Bild ist äußerst vielgestaltig und von der Lokalisation der Herde abhängig. Die Krankheit setzt gewöhnlich plötzlich mit hohem Fieber und schweren Hirnsymptomen, Konvulsionen und tiefem Koma, Nackenstarre und Streckkrämpfen, oft unter dem Bilde einer Meningitis ein; dabei bestehen Augenmuskellähmungen (Ptosis, Strabismus). Erst nach einigen Tagen, nach eingetretener Entfieberung, zeigen sich dann die Lähmungen.

Sitzen die Herde in der Oblongata in den Kerngebieten, so entstehen Schlingbeschwerden, Störungen der Atmung und des Pulses, Fazialislähmung, Gehstörung, Ataxie etc.; diese Formen führen meist rasch zum Tode. Ein höchst kompliziertes Bild kommt zustande, wenn gleichzeitig zahlreiche Herde im Hirn und Rückenmark auftreten, wo also neben zerebralen auch bulbäre und spinale Symptome vorhanden sind; der Ausgang dieser Formen kann multiple Sklerose sein. Das Resultat der an „s t u m m e n" Herden sitzenden Enzephalitis ist oft Epilepsie. In manchen Fällen ist der Verlauf nicht stürmisch und nur eine nach Konvulsionen zurückbleibende spastische Lähmung weist auf die Natur der Erkrankung hin.

Die D i a g n o s e ist meist sehr schwierig. Die Unterscheidung von Meningitis wird durch die Lumbalpunktion ermöglicht. Man wird bei akut fieberhaften Erkrankungen, die mit schweren zerebralen Symptomen einsetzen, besonders dann an Enzephalitis denken müssen, wenn Herdsymptome längere Zeit bestehen bleiben und sich Lähmungen von zerebralem Typus entwickeln. Da auch die auf Grund kongenitaler Syphilis entstandene Erkrankung kleinster Hirngefäße zu enzephalitischen Erscheinungen führen kann, ist stets die W a s s e r m a n n sche Reaktion zu machen. Bei subakut verlaufenden Formen kommt Hirntumor oder Hirnabszeß in diagnostische Erwägung.

Die P r o g n o s e ist im Hinblick auf die Folgezustände (zerebrale Kinderlähmung, Idiotie, Epilepsie) stets zweifelhaft.

Die B e h a n d l u n g gleicht der bei Meningitis. Kühlkappe, lokale Blutentziehung, Ruhe; als Antipyretika Bäder und Salizyl, gegen die Reizzustände Brom und Chloralhydrat.

Encephalitis epidemica, lethargica

Das eigenartige Krankheitsbild der epidemischen Enzephalitis kommt auch im Kindesalter nicht selten vor. Pathologisch-anatomisch ist es charakterisiert durch multiple kleine Blutungen und kleinzellige Infiltration in der grauen Substanz, besonders im Mittelhirn in der Gegend des Thalamus opticus. Der Erreger ist noch nicht bekannt; vielleicht ist er ein filtrierbares Virus. Die Encephalitis epidemica tritt häufig zu gleicher Zeit oder im Anschlusse an die pandemische Influenza auf, ist aber nicht als H i r n g r i p p e, sondern als selbständige Krankheit anzusehen. Das Leiden kann unter verschiedenen Bildern verlaufen. Charakteristisch ist die oft tage-, ja wochenlange S c h l u m m e r s u c h t, aus der die Patienten durch Anruf wohl vorübergehend zu erwecken sind. Bei jungen Kindern kann das Leiden mit eklamptischen Anfällen, Delirien und Exzitation beginnen. Der weitere Verlauf ist ganz verschieden. Bald stehen wochenlang dauernde kurze ticartige Zuckungen in einzelnen Muskelgruppen (Bauch, Brust, Zwerchfell) im Vordergrunde — m y o k l o n i s c h e F o r m — bald c h o r e a t i s c h e Zuckungen, bald a t h e t o s e a r t i g e Bewegungsstörungen. Man kennt auch a m y o s t a t i s c h e, k a t a t o n e, m e n i n g i t i s c h e Varianten. Das Lumbalpunktat zeigt erhöhten Druck, klare Flüssigkeit, Lymphozytose. Von größter Wichtigkeit sind die Folgezustände: Während bei einem Teil der Fälle nur vorübergehend körperliche Schwäche und Intelligenzdefekte bestehen bleiben, haben andere dauernde Schädigungen zur Folge. Am häufigsten ist eine eigenartige S c h l a f s t ö r u n g. Tagsüber versinken die Kinder, sich selbst überlassen, mitten während einer Mahlzeit oder eines Spieles, immer wieder in tiefen Schlaf, während sie nachts sich unruhig herumwälzen, das Bett verlassen und von Beschäftigungsdrang erfüllt umhergehen. Ein zweiter nicht

seltener Folgezustand ist der P a r k i n s o n i s m u s. Maskenartiges
Gesicht ohne Mienenspiel, Speichelfluß, Sprachstörungen, Steifheit
aller Muskeln, vorgebeugte Haltung, Unfähigkeit, eine begonnene Bewegung aufzuhalten (Propulsion) etc. Eine nicht seltene Veränderung betrifft die P s y c h e, wobei sich neben Intelligenzdefekten
ethische Minderwertigkeit, Zerstörungstrieb usw., zeigt.

Therapeutisch ist das Leiden wenig beeinflußbar. Versucht wurde
die intramuskuläre Injektion von Rekonvaleszentenserum, intravenöse
Injektion von P r e g l scher Jodlösung (5—10 *ccm* Septojod) oder
Urotropin. Auch Quecksilber (als Schmierkur) und Milchinjektionen
wurden empfohlen.

Hirntumoren

Für die Hirngeschwülste im Kindesalter ist charakteristisch:
Fünf Sechstel aller Fälle sind Tuberkeln, deren häufigste Lokalisation das Kleinhirn ist. An zweiter Stelle stehen die Gliome. Alle
anderen Geschwülste: Sarkome, Zysten sind viel seltener. Die S y m-
p t o m e sind im wesentlichen dieselben wie beim Erwachsenen.
1. H i r n d r u c k e r s c h e i n u n g e n: Kopfschmerzen, die gelegentlich durch bestimmte Lokalisation einen Schluß auf den Sitz des
Tumors gestatten; E r b r e c h e n, gußweise, zerebral, gehört zu
den frühesten Zeichen; S t a u u n g s p a p i l l e kommt namentlich
bei Geschwülsten der hinteren Schädelgrube vor und führt häufig
zu Erblindung; P u l s v e r l a n g s a m u n g; K o n v u l s i o n e n,
sowohl im Beginne als im Verlaufe der Erkrankung; sie erfolgen
zuweilen halbseitig, nach dem Typus der J a k s o n - Epilepsie. P s y-
c h i s c h e S t ö r u n g e n, Apathie oder demente Heiterkeit, Abnahme der Intelligenz; s e k u n d ä r e r H y d r o z e p h a l u s mit
Auseinanderweichen der Nähte, Vergrößerung des Schädelumfanges
usw. 2. Die H e r d e r s c h e i n u n g e n mit ihren direkten und Fern-
symptomen verhalten sich bei Kindern ebenso wie im späteren
Lebensalter und haben die gleiche Dignität: Hemiplegien, Augenmuskellähmungen, Sprachstörungen, Schwindel, Ataxie.

Für die D i a g n o s e Hirntuberkel ist das gleichzeitige Bestehen skrofulo-tuberkulöser Herde wichtig; da kongenital-luetische Affektionen des Zentralnervensystems mit Tumorsymptomen verlaufen
können, ist stets die W a s s e r m a n n sche Reaktion zu machen. Bei
jenen Fällen, wo eine Otorrhöe besteht, denke man, namentlich wenn
die Tumorsymptome auf einen Sitz im Schläfelappen hinweisen, an
Hirnabszeß. Die Lumbalpunktion liefert beim Hirntumor eine klare
Flüssigkeit; sie bringt die Entscheidung gegenüber Meningitis, darf
aber nur mit Vorsicht vorgenommen werden, da im Anschlusse daran
Blutungen auftreten können, die rasch zum Tode führen. Röntgen-
aufnahmen und Enzephalographie sind heranzuziehen, um
womöglich den Sitz des Tumors festzustellen, der in manchen Fällen
doch der Operation zugänglich ist.

Hirnabszeß

Im Kindesalter kommen außer den seltenen traumatischen und multiplen septischen (nach Bronchiektasien, Lungenabszessen), in erster Linie die otogenen Abszesse in Betracht, die sich im Anschlusse an eine chronische Ohreiterung mit Beteiligung des Warzenfortsatzes, meist im Schläfelappen oder Kleinhirn entwickeln. Das Leiden kann im Beginne durch die Grundkrankheit ganz verdeckt sein und bis zur Ausbildung des Abszesses latent bleiben. Die Symptome sind bei dem meist langsamen und fieberlosen Verlauf die gleichen, wie beim Hirntumor: Kopfschmerzen, Schmerzhaftigkeit des Schädels auf Beklopfen, Erbrechen, Pulsverlangsamung, Sopor oder Delirien und psychische Störungen. Als Herdsymptome sind bei Abszessen im Schläfelappen Aphasie und Augenmuskellähmungen, bei Lokalisation im Kleinhirn Schwindel, Ataxie und Nackenstarre zu deuten. Der Ausgang des Hirnabszesses ist, wenn nicht rechtzeitig eingegriffen wird, tödliche eitrige Meningitis.

Die Diagnose bietet namentlich bei chronischem Verlaufe gegenüber Hirntumor große Schwierigkeit. Die Behandlung besteht in frühzeitiger Operation.

Sinusthrombose

Im Anschlusse an Ohreiterungen und andere eitrige Prozesse am Schädel kann es zu einer Phlebitis und zu einer Thrombose der Hirnsinus kommen; wahrscheinlich ist die „marantische Thrombose" bei schwerkranken Säuglingen eine Manifestation eines septischen Prozesses. Nur die agonal einsetzenden Formen können ganz symptomlos verlaufen. Gewöhnlich beginnt die Affektion mit Schüttelfrost und intermittierendem Fieber, Eklampsie und Bewußtseinsstörung; der weitere Verlauf ist durch tonische Krämpfe gekennzeichnet. Die Lumbalpunktion ergibt Xanthochromie, eine gelbbraune Flüssigkeit mit deformierten Erythrozyten. Bei der otogenen Thrombose kann eine Operation versucht werden.

Zerebrale Kinderlähmung

Zerebrale Kinderlähmung ist der gemeinsame Name für den bleibenden Zustand nach abgelaufenen Krankheitsprozessen, die das Gehirn während des Fötallebens oder in den ersten Lebensjahren betroffen haben. Ebenso mannigfach wie die Ätiologie und das anatomische Substrat sind die daraus resultierenden Krankheitsbilder. Eine disponierende Rolle scheint für einen Teil der Fälle die physische und psychische Degeneration der Aszendenz zu spielen (Lues, Tuberkulose, Nervenkrankheiten). Auffallend häufig sind frühgeborene Kinder unter den zerebral Gelähmten. Ätiologische Faktoren sind: im Fötalleben: Mißbildungen oder Folgen fötaler Erkrankungen (Trauma, Lues); während der Geburt: intrameningeale Blutung durch Schädeltrauma und Asphyxie; im späteren Leben: neben Verletzungen und Embolie als häufigste Ursache eine Enzephalitis (besonders nach akuten Infektionskrankheiten Pertussis, Diphtherie, Scharlach, Grippe etc.). Eine selbständige Gruppe bildet die Polioencephalitis acuta, eine Variante der Heine-Medinschen Krankheit. Alle diese Faktoren: Blutungen, Entzündung, Mißbildung etc. führen zu den gleichen anatomischen Veränderungen: P o r e n z e p h a l i e, A t r o p h i e, S k l e r o s e, Z y s t e n, N a r b e n und weiterhin zu M i k r o z e p h a l i e oder H y d r o z e p h a l u s.

Klinisch kann man zwei Typen unterscheiden:

Die **zerebrale Hemiplegie** entsteht gewöhnlich p o s t n a t a l und ist der Folgezustand einer Enzephalitis. Nach dem Abklingen der akuten Erscheinungen bleibt eine Lähmung einer Körperhälfte und des Fazialis, eventuell mit vorübergehender Aphasie zurück; diese bessert sich allmählich, worauf sich als bleibender Folgezustand eine spastische Parese mit Reflexsteigerung (Babinski, Fußklonus), Hypertonie und zunehmender Rigidität der Muskulatur ausprägt. Letztere kann zu spastischen Kontrakturen führen, die sich bei intendierten oder passiven Bewegungen noch verstärken. Am Bein entwickelt sich Innenrotation und Spitzfußstellung, was zu einer typischen Gangstörung (Zirkumduktion des Beines, Zehengang) führt. An der oberen Extremität, die meist stärker betroffen ist als die untere, hat die Lähmung Adduktion, Beugung und Pronation des Armes im Ellbogengelenke und Deformierung der Hand zur Folge. Die dadurch bedingte Bewegungsstörung wird durch I n t e n t i o n s s p a s m e n, M i t b e w e g u n g e n, H e m i c h o r e a und H e m i a t h e t o s e (seltener Ataxie oder Tremor) verstärkt. Die gelähmten Extremitäten bleiben im Längenwachstum zurück und verfallen oft in recht beträchtliche Atrophie. Als schwere und bedeutungsvolle Folgezustände der Zerebrallähmung sind zu nennen: e p i l e p t i s c h e K r ä m p f e, die entweder nur auf die befallenen Extremitäten beschränkt oder allgemein sind, und p s y c h i s c h e S t ö r u n g e n, wobei alle Grade von leichten Intelligenzdefekten bis zu schwerer Idiotie vorkommen. Es besteht bei diesen Folgezuständen kein Parallelismus zwischen dem Grade des psychischen Defektes und der Ausbreitung der Lähmung. Ganz minimale Paresen, die sich oft nur durch erhöhte Muskelrigidität oder Reflexsteigerung nachweisen lassen, können von der schwersten Epilepsie mit Idiotie begleitet sein.

Der zweite Typus die **Littlesche Krankheit, die zerebrale Diplegie**, entsteht entweder durch fötale Erkrankung oder durch intrameningeale Blutungen während der Geburt, betrifft oft frühgeborene Kinder und ist folgendermaßen charakterisiert: es ü b e r w i e g e n d i e S p a s m e n bedeutend über die Lähmungen (a n g e b o r e n e G l i e d e r s t a r r e) und sie betreffen ausschließlich oder in besonderem Grade die unteren Extremitäten (p a r a p l e g i s c h e S t a r r e), sehr selten die gesamte Körpermuskulatur (a l l g e m e i n e S t a r r e). Bei schweren Fällen ist die brettharte Starre und Unbeweglichkeit der Kinder schon bald nach der Geburt zu erkennen; in leichteren Fällen manifestiert sich die Hypertonie nur bei intendierten oder passiven Bewegungen. Man bemerkt erst bei Gehversuchen, daß die sich verstärkenden Adduktorenspasmen überkreuzen der Beine, Spitzfußstellung und Zehengang zur Folge haben. Die oberen Extremitäten sind oft frei. Chorea und Athetose sind seltener als bei der Hemiplegie; die R e f l e x e sind hochgradig gesteigert, aber wegen der Muskelspasmen oft schwer auslösbar; S t r a b i s - m u s kommt häufig vor, seltener Nystagmus und Pupillendifferenz. Wenn die Gesichtsmuskulatur von der Starre ergriffen ist, dann zeigt das Gesicht in der Ruhe einen starren, maskenartigen Ausdruck, bei Affekten intensives Grimassieren; in schweren Fällen besteht eine oft hochgradige S r a c h s t ö r u n g; K o n v u l s i o n e n sind nur in den ersten Lebenswochen häufig, dann selten; die I n t e l l i - g e n z kann in Fällen von Paraplegie ganz normal sein; bei allgemeiner Starre (die oft mit Mikrozephalie kombiniert ist), kommt hochgradige Idiotie vor; viele Formen zeigen eine Tendenz zur Rückbildung.

Die P r o g n o s e ist nicht ganz ungünstig; viele Lähmungen bessern sich oft im Laufe der Jahre so weit, daß Gehfähigkeit erreicht wird. Verschlechtert wird sie, wenn epileptische Anfälle in späteren Jahren sich einstellen und dadurch, daß die Intelligenzdefekte einer wesentlichen Besserung nicht fähig sind.

Die B e h a n d l u n g besteht in Bädern, Massage, Elektrizität und Gymnastik, aktiven und passiven Bewegungen, orthopädischen Operationen, Muskel- oder Sehnendurchtrennungen oder Transplatationen.

Poliomyelitis, Heine-Medinsche Krankheit (spinale Kinderlähmung)

Die Poliomyelitis ist eine Infektionskrankheit, die in den letzten Jahren in vielen Ländern epidemisch aufgetreten ist. Die Erreger gehören wahrscheinlich zur Gruppe der invisiblen Vira; sie wurden im Speichel, im Rachen und im Stuhl nachgewiesen. Intrazerebrale Einimpfung von Rückenmark an Poliomyelitis verstorbener Kinder erzeugt die Krankheit beim Affen. Die Eintrittspforte des Virus ist möglicherweise die Mundhöhle, von wo es auf dem Wege der Lymphbahnen zum Gehirn gelangt. Die Art der Übertragung kennen wir noch nicht. Für eine direkte Kontagiosität scheint das familiäre Vorkommen und das gehäufte Auftreten in einzelnen Häusern und Bezirken zu sprechen, doch ist anderseits noch niemals eine Infektion im Spitale, oder eine besondere Beteiligung der dichtwohnenden Bevölkerungsklassen beobachtet worden. Vielleicht spielen Bazillenträger oder Stechfliegen eine Rolle. Die Epidemien treten besonders im Spätsommer auf, ihr Gipfel liegt gewöhnlich im August und September; die größte Zahl der Erkrankungsfälle liefert das 2. und 3. Lebensjahr. Das anatomische Substrat ist eine Entzündung der grauen Substanz der Vorderhörner des Rückenmarks.

S y m p t o m e : Die Inkubationszeit ist nicht genau bekannt; sie beträgt ungefähr eine Woche. Der Beginn der Krankheit ist ganz verschieden. In einem Teil der Fälle fehlen Prodrome vollständig. Die Kinder legen sich abends gesund zu Bett und erwachen mit einer Lähmung. In den meisten Fällen besteht aber ein uncharakteristisches fieberhaftes Initialstadium: man findet eine Angina, eine Bronchitis oder Darmstörungen, Obstipation oder Erbrechen und Diarrhöen. Das hohe Fieber dauert entweder nur wenige Tage, kann sich aber auch länger hinziehen. In diesem Stadium sind als Symptome, die auf eine Affektion des Zentralnervensystems hindeuten, anzusehen: Schmerzen im Kopf und in der Wirbelsäule, Druckempfindlichkeit der Nerven und Muskeln und eine so ausgesprochene Hyperästhesie der Haut und Muskeln bei Berührung und passiven Bewegungen, daß die Kinder jede Annäherung mit lautem Geschrei abwehren. Auffallend ist ferner die Neigung zu profusen Schweißen. Seltener treten meningeale Reizerscheinungen, Somnolenz, Nackenstarre in den Vordergrund. Bei der Lumbalpunktion entleert sich unter erhöhtem Druck eine klare Flüssigkeit mit vermehrtem Eiweiß- und Lymphozytengehalt. Im Blute findet man Leukopenie. Dieses Stadium dauert nur ganz kurze Zeit, worauf dann die Lähmungen manifest werden. Die poliomyelitische Lähmung ist folgendermaßen charakterisiert: schlaffe Lähmung mit fehlenden Sehnen- und erhaltenen Hautreflexen, die zu Muskelatrophie und Herabsetzung oder Erlöschen der elektrischen Erregbarkeit führt. Sie ist im Beginn rasch progredient und zeigt später eine Tendenz zur weitgehenden Rückbildung. Die Sensibilität ist stets normal, Blasen- und Mastdarmstörungen kommen nur vorübergehend im Anfangsstadium vor.

Bei der häufigsten, der spinalen Form, ist entweder eine Extremität oder beide Beine, oder ein Bein und ein Arm, viel seltener die Muskulatur des Stammes betroffen. Die Lokalisation der Krankheitsherde im Rückenmark bedingt, daß die Lähmung der Muskeln nicht dem Versorgungsgebiet eines Nerven entspricht, sondern daß funktionell zusammengehörige Muskelgruppen befallen werden. An den oberen Extremitäten werden die proximalen Teile (Deltoideus, Bizeps, Trizeps), an der unteren der Peroneusgruppe bevorzugt. In den ersten Tagen nehmen die Lähmungen an Ausdehnung zu und befallen ausgebreitete Muskelgebiete; ein Teil der Lähmungen geht rasch zurück, während ein anderer längere Zeit stationär bleibt und nur langsam sich bessert. Was nach zirka einem Jahr nicht wiederhergestellt ist, bleibt dauernd gelähmt. Bei frischer Lähmung ist die befallene Extremität aktiv unbeweglich, die Muskeln ohne Tonus, es besteht kein Widerstand gegen passive Bewegungen. Die tiefen Sehnenreflexe sind geschwunden; die elektrische Untersuchung ergibt Entartungsreaktion: Unerregbarkeit auf faradischen Strom, träge, wurmförmige Zuckung auf galvanische Reize mit Überwiegen der Anode.

Die Folgen der dauernden Lähmung äußern sich in hochgradiger Atrophie der befallenen Muskeln, die in schweren Fällen auch den Knochen (Verkürzung) betrifft. Die Bedeutung der funktionellen Störung hängt von der Lokalisation der Lähmung ab.

Es können sich Schlottergelenke (Schulter) oder durch spastische Kontraktur der Antagonisten verschiedene Deformitäten (Spitzfuß, Klumpfuß, Skoliose) entwickeln, die eine schwere Störung der Bewegungs- und Arbeitsfähigkeit des Individuums bedeuten. Lähmung der Rückenmuskeln und des Quadrizeps bedingt Unfähigkeit zu gehen und zu stehen, Lähmung der Bauchmuskulatur erzeugt hernienartige Vorwölbung der Bauchwand bei tiefer Atmung und beim Pressen.

Die anderen Typen der Heine-Medinschen Krankheit sind viel seltener. Die aufsteigende Form, Landrysche Paralyse, befällt meist ältere Kinder; sie setzt in den Beinen ein, worauf in wenigen Stunden oder Tagen die Muskulatur des Rumpfes und der oberen Extremitäten und schließlich die Kau- und Schlingmuskeln befallen werden und der Tod durch Lähmung des Atemzentrums erfolgt. Das Bewußtsein bleibt vollständig erhalten. Es gibt ferner eine bulbäre und pontine Form, bei denen überwiegend oder lediglich Hirnnerven (Abduzens, Hypoglossus, Fazialis) erkrankt sind, die sich als Strabismus, Fazialis- oder Gaumensegellähmung, Schluckstörungen etc. manifestieren (Polioencephalitis superior und inferior). Dann enzephalitische, ataktische, polyneuritische und meningitische Typen. Aus dem Auftreten zu Zeiten und an Orten, wo eine Epidemie von Poliomyelitis herrscht, kann die Zugehörigkeit einer Enzephalitis oder einer Fazialislähmung zu dieser Affektion erschlossen werden.

Von größter klinischer und epidemiologischer Bedeutung sind die abortiven Formen. Zu Zeiten einer Epidemie sieht man z. B. mehrere Geschwister an fieberhafter Angina oder an Magendarmkatarrh mit meningealen Erscheinungen erkranken; ein oder das andere bekommt typische Lähmungen, während die übrigen rasch gesund werden. Bei genauer Untersuchung kann man bei diesen als Rest der abortiven Erkrankung zuweilen eine ganz geringe Herabsetzung des Muskeltonus und der groben Kraft einer Muskelgruppe oder einen einseitig abgeschwächten Patellarreflex finden.

Ob die peripheren Fazialislähmungen und der Herpes zoster, die während der Poliomyelitisepidemien gehäuft auftreten, in näherer Beziehung zur Heine-Medinschen Krankheit stehen, ist noch nicht sichergestellt.

Die Diagnose ist im Initialstadium vor dem Auftreten der Lähmungen oft kaum zu machen. Hyperästhesie bei ungestörtem Sensorium und Schweißanfällen müssen Verdacht erregen. Bei entwickelter Lähmung entscheidet gegenüber rachitischer und luetischer Pseudoparese, Trauma, spinaler Muskelatrophie, zerebraler Kinderlähmung und Polyneuritis die Anamnese, Beobachtung des Verlaufes und vor allem das Verhalten der Reflexe und der elektrischen Reaktion.

Die Prognose ist nicht sehr günstig; bei der letzten Epidemie kamen zirka 10% Todesfälle vor. Wenn auch vollständige Heilung selbst bei ziemlich ausgebreiteten Lähmungen möglich ist, so ist doch ein bleibender Defekt sehr häufig. Da im Laufe des ersten Jahres ein großer Teil der gelähmten Muskeln wieder funktionstüchtig werden kann, so ist erst nach Ablauf dieser Zeit eine Vorhersage über den bleibenden Schaden und die daraus resultierende Krüppelhaftigkeit möglich.

Behandlung: Über das Heilserum liegen noch nicht genügende Erfahrungen vor. Im Beginne der Erkrankung Bettruhe mit entsprechender Lagerung der gelähmten Extremitäten durch Kissen, Schienenverbände oder Gipsbett. Von Medikamenten kann man Aspirin oder Urotropin versuchen. Auch wiederholte Lumbalpunktionen werden empfohlen. Sobald die Lähmungen ihren Höhepunkt überschritten haben, soll die physikalische Behandlung einsetzen. Monatelang muß in richtiger Weise die gelähmte und inaktive Muskulatur mehrmals täglich massiert und durch systematische aktive und passive Bewegungen geübt werden. Durch entsprechende Lagerung und Apparate soll die Entwicklung von Kontrakturstellungen verhütet werden. Unterstützend wirken elektrische Behandlung, Faradisation, Galvanisation, Diathermie. Von Medikamenten verordnet man Strychnin oder Jod. Bleibende Lähmungen sind in späteren Jahren durch orthopädische Maßnahmen (Verbände, Apparate), oder chirurgische Eingriffe (Tenotomie, Arthrodese, Sehnentransplantation) zu behandeln.

Familiär hereditäre Affektionen des Nervensystems

Durch Atrophie und Degeneration einzelner Systeme und Bahnen im Zentralnervensystem entstehen die verschiedenartigsten klinischen Bilder, die sich in ganz gleicher Art und Verlauf durch Generationen hindurch bei mehreren Kindern wiederholen.

1. Tay-Sachs'sche familiäre amaurotische Idiotie. Nur bei ostjüdischen Kindern: Beginn im zweiten Lebenshalbjahr. Progrediente Muskelschwäche, schlaffe Lähmung, die schließlich die meisten Muskeln befällt, Abnahme der Sehkraft durch eine Veränderung des Augenhintergrundes, die pathognomonisch ist: ein großer weißer Fleck in der Gegend der Macula lutea. Tod im Laufe eines Jahres.

2. Hereditäre Ataxie. Beginn beim Friedreichschen Typ der Krankheit im Vorschulalter, allmähliche Progredienz. Ataxie, schleppender Gang, fehlende Patellarreflexe, Nystagmus, Klumpfuß, leichte Idiotie, Sprachstörungen, Tremor, ungewollte chorea- oder athoseartige Bewegungen. Beim Kleinhirntyp (cerebellare Heredoataxie, P. Marie), bestehen Gleichgewichtsstörungen und taumelnder Gang, Augenmuskellähmungen, Sehnervatrophie; Patellarreflexe sind vorhanden.

3. Frühinfantile, spinale, progressive Muskelatrophie (Werdnig- Hoffmann). Beginn im ersten Lebensjahr. Progrediente Schwäche und schlaffe Lähmungen der Muskeln, von den Beinen aufsteigend, Schwinden der Reflexe, Entartungsreaktion, fibrilläre Zuckungen. Tod durch Lähmung der Atemmuskeln.

4. Dystrophia musculorum progressiva. Langsame Atrophie und Degeneration einzelner Muskelgruppen (Wade, Oberschenkel, Rückenmuskeln), häufig nach vorübergehender Volumszunahme (Pseudohypertrophie) bei verminderter Leistungsfähigkeit derselben. Beim Aufrichten aus liegender oder sitzender Stellung klettern die Kinder an sich selbst empor. Sie sind unfähig, Stiegen zu steigen. Eigenartig watschelnder Gang und Haltung (Lordose). Herabgesetzte Reflexe, keine Zuckungen, keine Entartungsreaktion.

5. Myatonia congenita. Die Oppenheimsche Krankheit ist charakterisiert durch eine angeborene Lähmung der Extremitäten infolge Schlaffheit der Muskulatur. Am stärksten betroffen sind die unteren Extremitäten, weniger die Arme und die Nackenmuskeln. Spontane Bewegungen werden nicht ausgeführt, bei passiven Bewegungen kein Tonus. Überstreckbarkeit der Gelenke; elektrische Erregbarkeit hochgradig herabgesetzt. Intelligenz normal. Spontane Besserung, selbst Heilung ist möglich und soll durch Baden, Massage und Faradisierung unterstützt werden.

Krampfkrankheiten

Spasmophilie, Tetanie

Unter Spasmophilie versteht man einen eigenartigen Zustand von Übererregbarkeit des Nervensystems auf elektrische und mechanische Reize. Systematische Untersuchungen einer großen Anzahl von Kindern haben ergeben, daß die Spasmophilie im frühen Kindesalter ganz enorm häufig ist. Den symptomlosen Zustand der „Krampfbereitschaft" nennt man auch latente Tetanie. Diese Erregbarkeit kann unter dem Einflusse bestimmter Momente derart gesteigert werden, daß sie in Form von lokalen oder allgemeinen Krämpfen in Erscheinung tritt — manifeste Tetanie.

Prädisponierende und auslösende Faktoren sind: 1. Ernährungsart. Die überwiegende Mehrzahl der an Spasmophilie Erkrankten betrifft Kuhmilchkinder; Brustkinder bleiben fast stets verschont. Einschränkung oder Entziehung der Kuhmilch, Ersatz derselben durch Frauenmilch setzt die Erregbarkeit herab. 2. Ernährungsstörungen. Jede bei künstlicher Ernährung auftretende Dystrophie oder Dyspepsie hat Erregbarkeitssteigerung zur Folge. 3. Jahreszeit. Ganz gesetzmäßig, wie bei der Tetanie der Erwachsenen, beginnen die Fälle von Spasmophilie im Herbst zahlreicher zu werden und häufen sich in den Frühlingsmonaten. Denselben „Frühjahrsgipfel" findet man bei der Rachitis und bei den durch Störungen der endokrinen Drüsen bedingten Erkrankungen. 4. Rachitis. Fast alle spasmophilen Säuglinge haben floride Rachitis, die meisten Kraniotabes; doch darf daraus nicht auf ätiologische Beziehungen zwischen beiden Erkrankungen geschlossen werden. 5. Infektionskrankheiten. Jede fieberhafte Infektion (Grippe, Otitis, Pertussis etc.) erhöht die Erregbarkeit und kann eine latente Tetanie manifest werden lassen. 6. Heredität. Sehr häufig sind mehrere Geschwister befallen und Neuropathie ist in der Aszendenz nachweisbar. 7. Besonders disponiert erscheinen untergewichtig geborene Frühgeburten und Zwillingskinder und konstitutionell minderwertige, tropholabile und hydrolabile Säuglinge.

Das wichtigste Symptom der Spasmophilie (latenten Tetanie) ist
die gesteigerte Erregbarkeit der peripheren Nerven.

Elektrische Übererregbarkeit. Das Erbsche Zeichen besteht darin, daß bei Reizung mit dem galvanischen Strom
schon bei sehr niedrigen Stromwerten Zuckungen auftreten; pathognomonisch ist die Herabsetzung der Kathodenöffnungszuckung unter 5 Milliampère (normal 8 bis 9
Milliampere). Nicht so konstant, aber sehr häufig besteht auch eine
anodische Übererregbarkeit, wobei die Anodenöffnungszuckung früher auftritt als die Anodenschließungszuckung.

Die Durchschnittswerte der galvanischen Erregbarkeit betragen in
Milliampère.

	KSZ	AnSZ	AnÖZ	KÖZ
Normale Säuglinge	1·4	2·2	3·6	8·2
Latente Tetanie	0·7	1·2	1·0	2·2
Manifeste Tetanie	0·6	1·1	0·5	1·9

2. Mechanische Übererregbarkeit. Auf leichtes Beklopfen des Fazialis tritt eine blitzartige Zuckung der Gesichtsmuskulatur auf (das Chvosteksche Phänomen). Ebenso zucken die
entsprechenden Muskelgruppen auf Beklopfen des Nerv. peroneus,
ulnaris etc. Zuweilen besteht auch eine mechanische Übererregbarkeit der Muskulatur.

3. Trousseausches Phänomen. Umfaßt man den Oberarm und komprimiert die Gefäß- und Nervenstämme im Sulcus bicipitalis, so stellt sich die Hand in „Tetaniestellung“. Dieses Zeichen
ist nicht immer vorhanden.

Erscheinungsformen der manifesten Tetanie
sind:

Die tetanoiden Krampfzustände. Pathognomonisch sind die
Karpopedalspasmen: tonische Krämpfe der Extremitäten,
wobei die Ellbogen an den Rumpf angepreßt und ebenso wie die
Handgelenke gebeugt werden. Die Finger sind gestreckt und in den
Metakarpophalangeal-Gelenken gebeugt, der Daumen opponiert
(„Geburtshelferhandstellung“). An den unteren Extremitäten tritt Hohlfuß- oder Equinovarusstellung, Beugung im Hüft-
und Kniegelenk auf. Die Anfälle erfolgen in verschiedener Anzahl
und Dauer und sind schmerzhaft; das Bewußtsein ist dabei nicht ge

stört. Es gibt schwere Fälle, wo die krampfhafte Stellung tagelang eingehalten wird (Dauerspasmen).

Laryngospasmus oder **Stimmritzenkrampf.** Er besteht in eigenartigen Anfällen, die mit einer langgezogenen, juchzenden oder krähenden Inspiration einsetzen, worauf durch krampfhaften Verschluß der Glottis Atemstillstand (Apnöe) von verschieden langer Dauer eintritt. In den meisten Fällen löst sich der Krampf unter hörbarem Einströmen der Atemluft in kürzester Zeit und die Säuglinge sind bald wieder wohl. Dauert der Stimmritzenkrampf längere Zeit, so tritt bald schwere Atemnot ein. Unter Angst und Unruhe machen die Kinder krampfhafte Versuche zu inspirieren. Gelingt dies nicht schnell, so werden sie blaß und zyanotisch, kalter Schweiß tritt auf, das Bewußtsein schwindet und die Extremitäten hängen schlaff herab. Wenn sich der Glottisverschluß dann noch nicht löst, so kann der Tod durch Herzlähmung oder durch Suffokation erfolgen. In seltenen schwersten Fällen besteht dabei eine tonische Starre des Zwerchfelles und der Respirationsmuskeln. Jede Erregung des Kindes, das Schreien, die Untersuchung, kann einen Anfall auslösen. Es gibt einerseits leichte rudimentäre Fälle, mit gelegentlichem juchzendem Inspirium und anderseits schwere Formen, bei welchen sich zahlreiche Anfälle häufen. Laryngospasmus findet sich auffallend oft bei dicken, pastösen lymphatischen Säuglingen mit florider Rachitis.

Eklampsie. Ein großer Teil der sogenannten Kinderfraisen entsteht auf dem Boden der spasmophilen Diathese; eklamptische Anfälle können die einzige Manifestation der Spasmophilie sein oder kommen gleichzeitig mit Karpopedalkrämpfen und Laryngospasmus-Attacken vor. Die Zusammengehörigkeit aller dieser Formen wird durch den Nachweis der Spasmophiliesymptome, namentlich der galvanischen Übererregbarkeit, bewiesen.

Tetanoide Krämpfe können sich in den verschiedensten Muskelgruppen etablieren. Spasmen der Gesichtsmuskulatur erzeugen das typische „Tetaniegesicht“: gespitzte Lippen und eigenartig nachdenklicher oder verschmitzter Gesichtsausdruck. Seltener kann man Strabismus, Nystagmus, Verengerung der Lidspalten beobachten.

Die Lokalisation der tetanischen Krämpfe in der glatten Muskulatur der Harnblase erzeugt das Bild der Blasentetanie: Blasenkrämpfe bis zur kompletten Harnverhaltung und mächtiger Ausdehnung der Harnblase.

Durch tetanischen Krampf der Bronchialmuskeln entsteht das schwere Krankheitsbild der Bronchotetanie; klinisch gekennzeichnet durch Dyspnöe und Zyanose, exspiratorisches Keuchen, Lungenblähung; es ist von einer Bronchiolitis oder asthmatischen Bronchitis oft kaum zu unterscheiden.

Es ist nicht entschieden, ob der bei schweren Formen des Laryngospasmus und der Eklampsie glücklicherweise selten vorkommende, plötzliche Herztod durch eine Herztetanie erzeugt oder durch den in solchen Fällen fast stets vorhandenen Status lymphaticus bedingt ist.

Nach längerer Dauer der Tetanie pflegen sich v a s o m o t o r i s c h - t r o p h i s c h e   S t ö r u n g e n einzustellen: diffuse Schweiße, flüchtige Erytheme und besonders häufig Ödeme an Hand- und Fußrücken. Sehr selten, bei chronischer Tetanie, entwickeln sich Schmelzdefekte an den Zähnen oder ein Schichtstar.

Über das W e s e n der Tetanie wissen wir nichts Sicheres. Da vieles dafür spricht, daß die die Übererregbarkeit des Nervensystems bedingende Stoffwechselstörung durch den Ausfall einer beim normalen Säugling wirkenden Entgiftung hervorgerufen ist, dachte man an eine Störung einer Drüse mit innerer Sekretion. Darauf gründet sich die Theorie der E p i t h e l k ö r p e r c h e n - I n s u f f i z i e n z. Diese Hypothese nimmt eine Schädigung der Glandula parathyreoidea an, wofür Tierversuche und die Gleichartigkeit der Erscheinungen bei der postoperativen Tetanie Erwachsener sprechen würden. Die Schädigung der Epithelkörperchen könnte durch Blutungen intra partum entstanden sein.

Eine Dysfunktion der Epithelkörperchen — und vielleicht noch anderer endokriner Drüsen — könnte auch die Ursache der Störung des Mineralstoffwechsels sein. Die Stoffwechselstörung bei der Tetanie ist gekennzeichnet durch Verminderung der Säuren im Harne, Verminderung des ionisierten Calciums im Blute und durch Vermehrung der Phosphate; also im Gegensatze zu den Verhältnissen bei der Rachitis eine a l k a l o t i s c h e S t o f f w e c h s e l r i c h t u n g. Die Veränderung des Mineralstoffwechsels könnte die Nervenübererregbarkeit und die anderen Symptome der Tetanie erklären. Vielleicht schafft die rachitische D-Avitaminose die Disposition, auf Grund welcher die durch verschiedene Faktoren (Nährschaden, Infekt, „hormonale Frühjahrskrise") bedingte Stoffwechselsteigerung (Alkalose) die Tetanie manifest werden läßt.

Die P r o g n o s e ist nicht sehr günstig. Wenn auch nur wenige Säuglinge an laryngospastischen oder eklamptischen Anfällen sterben, so hat doch die Tetanie bei einem Teil der Kinder bleibende Schäden — neuropathische Zustände oder psychische Defekte — zur Folge.

Die P r o p h y l a x e deckt sich mit der der Rachitis. Außer allgemeinhygienischen Maßnahmen, wie Schaffung gesunder lichter Wohnungen, Erziehung der Mütter zur richtigen Pflege (Freiluft) und Ernährung der Säuglinge ist aktiv durch V i g a n t o l oder L e b e r t r a n, Q u a r z l a m p e n b e s t r a h l u n g der jungen Säuglinge während der Wintermonate, Tetanieprophylaxe zu machen.

Die B e h a n d l u n g   d e r   S p a s m o p h i l i e, der Übererregbarkeit ohne manifeste Symptome, ist analog der Rachitistherapie (Vigantol, Lebertran). Außerdem wird empfohlen, Kalk in großen Dosen zu geben. Vom Calc. chlor. crystall. 3—4—10 g pro die. Die

Dosen werden bei Abnahme der Erregbarkeit reduziert. Calc. lacticum oder Calc. tribas. puriss, eventuell zugleich mit Lebertran. Alle Kalkpräparate schmecken schlecht und werden von Säuglingen nicht gerne genommen.

Bei m a n i f e s t e r T e t a n i e gibt man Salmiak, das azidotisch wirkt. Man verschreibt eine 10% Lösung von Ammonium chloratum, stark gesüßt mit Succ. liquir. oder Sacharin und gibt zunächst 0,5 bis 1,0 pro Kilo Körpergewicht durch 2—3 Tage, und verringert die Menge allmählich. In schweren Fällen von Dauerspasmen wirkt eine intramuskuläre Injektion von 10 *ccm* einer 25% Magnesiumsulfatlösung krampflösend.

Säuglinge mit schweren Glottiskrämpfen müssen Tag und Nacht genau überwacht werden; jede Erregung, jede unnötige Untersuchung soll unterbleiben. Tritt im akuten Anfall schwere Zyanose auf, so sucht man durch kräftige Reize, Anspritzen mit kaltem Wasser, Herzmassage, künstliche Atmung, Emporziehen der Epiglottis, die Atmung in Gang zu bringen. Manchmal kann eine Einspritzung von L o b e l i n (0,003—0,005) noch Rettung bringen. Mit der Intubation oder Tracheotomie wird man meist zu spät kommen. Sowohl beim Laryngospasmus als bei eklamptischen Anfällen sind Narkotika von ausgezeichneter Wirkung. Chloralhydrat (0,5—1,0 *g* als Klysma), Urethan (1—3 *g*), Luminal (0,1, eventuell auch subkutan). Will man rasche Kalkwirkung erzielen (Broncho- oder Blasentetanie), so kann man Afenil (2—5 *ccm*) intravenös geben.

Die diätetischen Maßnahmen gleichen denen bei Rachitis. Bei sehr jungen Säuglingen Rückkehr zur ausschließlichen Brusternährung. Bei künstlicher Ernährung schaltet man im Beginne Kuhmilch möglichst ganz aus, gibt nur Mehlabkochungen (Kindermehle, Grieß) mit Zusatz von Butter und Eiweißpräparaten (Larosan, Plasmon, Nutrose) und erhöht mit dem Herabgehen der Erregbarkeit allmählich die Milchmenge. In leichteren Fällen wird es genügen, die Milchmenge auf ¼ Liter pro Tag zu reduzieren oder eine molkenarme Nahrung (Eiweißmilch) zu geben. Die Ernährung von tetaniekranken Kindern jenseits des ersten Lebensjahres ist einfach: Milch bleibt ganz weg, die Diät besteht aus Suppen, Zwieback, Kartoffeln, Gemüse, Obst, Ei.

Als spezifische Heildiät wurde S a l z s ä u r e m i l c h empfohlen. $^2/_3$—$^3/_4$ Liter Vollmilch werden mit $^1/_{20}$ Normalsalzsäure auf 1 Liter ergänzt und vorsichtig gekocht; dazu Nährzucker nach Bedarf. Bei dieser Diät wurde Nierenreizung (Hämaturie, Zylindrurie) beobachtet; sie darf daher nur kurze Zeit, unter genauer Kontrolle des Harnes gereicht werden.

Eklampsie aus anderen Ursachen

Krämpfe sind bei Kindern, speziell im frühen Säuglingsalter, ein überaus häufiges Vorkommnis. Die Ursache für die große Disposition bei jungen Kindern zu Krampfanfällen liegt zum Teil in der

Unreife und Minderwertigkeit des Zentralnervensystems, speziell in dem Fehlen der Reflexhemmung von seiten der noch unvollkommen ausgebildeten Großhirnrinde, bei lebhafter peripherer Erregbarkeit. Außer diesen endogenen Momenten gibt es exogene Ursachen für das Zustandekommen von Krampfzuständen. Solche sind:

1. Organische Erkrankungen des Hirns und seiner Häute.

a. Akute: Meningitis, Enzephalitis.

b. Chronische: Hirnsklerose, Hirntumor, Lues cerebri, Little sche Krankheit und besonders der wachsende Hydrozephalus.

c. Geburtstraumen: Schädelverletzungen, Hirnblutungen, Asphyxie.

2. Epilepsie. Von den im späteren Kindesalter vorkommenden Eklampsien entspricht ein relativ großer Prozentsatz (etwa 10%) echten epileptischen Anfällen; die wahre Bedeutung derselben kann oft erst nach jahrelanger Beobachtung erkannt werden.

3. Urämie. Wenn sich im Verlaufe einer Nephritis eklamptische Anfälle einstellen, ist ihre Bedeutung ohne weiters klar; man wird aber auch in jedem Falle scheinbar genuiner Eklampsie nach einer schleichend entstandenen Nierenerkrankung zu suchen haben.

4. Intoxikationen durch Medikamente (Alkaloide, Blei, Leuchtgas, Alkohol) können gelegentlich die Ursache von eklamptischen Krampfanfällen sein.

5. Autointoxikation, entstanden durch abnorme Zersetzung der Nahrung und Bildung giftiger Stoffwechselprodukte, soll krampferzeugend wirken können; es dürfte sich in manchen dieser seltenen Fälle um eine Meningitis serosa handeln.

6. Agonie. Im Endstadium mancher Krankheiten, wie Sepsis, Pneumonie, Intoxikation bei dekomponierten Säuglingen, treten eklamptische Krämpfe auf, vielleicht gleichfalls durch Hirnödem bedingt.

7. Auf der Basis schwerer Neuropathie können aus verschiedensten Ursachen „Gelegenheitskrämpfe" auftreten. Solche auslösende Momente sind:

a. Akute fieberhafte Infektionskrankheiten. Wie beim Erwachsenen ein Schüttelfrost einen hohen Temperaturanstieg begleitet, so erfolgt im Kindesalter, gleichsam als Äquivalent desselben, ein eklamptischer Anfall. Besonders häufig ist dies der Fall bei Pneumonie, Scharlach, Angina, Zystitis, Otitis media und akuten infektiösen Magendarmkatarrhen.

b. Sensible Reize. Alle möglichen, namentlich schmerzhaften Affektionen, Verletzungen, Fremdkörper, Helminthen, Koliken und Meteorismus nach zu großen Mahlzeiten, sollen gelegentlich Krämpfe auslösen können. Bei einem Teil der Fälle dürfte es sich vielleicht um latent tetanische Kinder handeln, bei denen ein starker Reiz, auch einmal einen eklamptischen Anfall auslösen kann. Zahnfraisen, d. h. Krämpfe, hervorgerufen durch durchbrechende Zähne, gibt es nicht.

c. Psychische Traumen. Heftige Gemütserregungen können bei schweren Neuropathen einen eklampsieartigen Anfall erzeugen — Affektepilepsie, psychasthenische Krämpfe.

Die klinischen Symptome des Anfalles sind die gleichen wie bei der Epilepsie der Erwachsenen: Bewußtseinsstörung und Zuckungen, beide in wechselnder Intensität und Ausbreitung kombiniert. Nach kurzer tonischer Starre erfolgen heftige Zuckungen in allen Muskeln des Gesichtes, des Rumpfes und der Extremitäten. Das Gesicht ist verzerrt, die Bulbi machen dissoziierte Bewegungen, zuweilen erfolgt Zähneknirschen und Zungenbiß. Die Pupillen sind weit und lichtstarr, die Kornealreflexe geschwunden, die Fontanelle vorgewölbt und gespannt. Dabei wird das anfänglich blasse Kind stark gerötet, es tritt krampfhaftes, ächzendes Atmen, Pulsbeschleunigung, und profuses Schwitzen auf. Die Dauer eines Anfalles beträgt gewöhnlich einige Minuten. Dann klingt der eklamptische Anfall ab, ohne Folgen zu hinterlassen; die Intensität der Zuckungen läßt nach, das Bewußtsein kehrt zurück und in kurzer Zeit sind die Kinder wieder ganz normal und verfallen in tiefen Schlaf. Es gibt eine fortlaufende Reihe von rudimentären Anfällen, die sich nur in Erblassen, Verdrehen der Augen oder vereinzelten sekundenlangen Zuckungen markieren („stille Fraisen, Wegbleiben"), bis zu sehr schweren Formen, wo durch Häufung der Attakken ein Status eclampticus entsteht. Die Prognose des eklamptischen Anfalles richtet sich natürlich nach der veranlassenden Grundkrankheit.

Die Diagnose der Ursache der Fraisen bietet zuweilen ganz enorme Schwierigkeiten. Besteht gleichzeitig Fieber, so wird eine genaue Untersuchung des Harnes, des Ohres, des Augenhintergrundes, Vornahme der Lumbalpunktion und zytologische und bakteriologische Untersuchung der Zerebrospinalflüssigkeit in vielen Fällen die Erkennung der Natur der Krampfanfälle ermöglichen. Zuweilen wird erst eine zurückbleibende Lähmung die Ätiologie des vorangegangenen Krampfanfalles klarmachen. Noch schwieriger ist die Diagnose bei fieberlosen Fraisen; hier soll man, wenn nicht Tetanie vorliegt, an Hirntumoren, Lues, Epilepsie denken und wird die definitive Diagnose oft erst aus dem weiteren Verlauf stellen können.

Epilepsie

Die genuine Epilepsie tritt im allgemeinen erst gegen Ende des Kindesalters häufiger auf, wenn auch für einen gewissen Prozentsatz der Beginn des Leidens in das Säuglingsalter rückzuverlegen ist. Wie beim Erwachsenen hat man zwischen symptomatischer und genuiner Epilepsie zu unterscheiden. Erstere hat eine organische Hirnläsion zur Grundlage (Zyste, Narbe etc.), entsteht nach Traumen (bei der Geburt oder im späteren Leben) oder als Ausgang entzündlicher Prozesse (Meningitis, zerebrale Kinderlähmung); für das Entstehen der genuinen Epilepsie kommen hereditäre Momente, Keimdepravation infolge Alkoholismus, Lues, Nervenleiden der Erzeuger in Betracht.

Die Epilepsie tritt in verschiedenen Formen auf.

a. Der große epileptische Anfall gleicht dem des Erwachsenen: Aura, Zusammenstürzen unter Verlust des Bewußtseins, tonische Starre mit Zyanose, weite reaktionslose Pupillen, allgemeine klonische Krämpfe mit Zungenbiß, Schaum vor dem Munde, unfreiwilliger Abgang von Harn und Stuhl etc., schließlich tiefer Schlaf mit Amnesie. Das Aufschreien im Beginne des Anfalles wird bei Kindern oft vermißt. Die Häufigkeit und Schwere der Anfälle ist ganz verschieden; auch Status epilepticus kommt vor.

b. Die kleinen Anfälle (Petit mal) äußern sich in kurzdauernden Bewußtseinsstörungen, „Absenzen“, Ohnmachts- oder Schwindelanfällen. Unter Erblassen und Starrwerden des Blickes treten kurze Zuckungen in einzelnen Muskelgebieten auf; oder es wird unter Veränderung des Gesichtsausdruckes das Spielen, Sprechen etc. für einige Sekunden unterbrochen. Erinnerung an diese Anfälle fehlt.

c. Bei Säuglingen beobachtet man kurze blitzartige Zuckungen (Secousses) oder auch grußartige Nickbewegungen (Salaamkrämpfe).

d. Die psychischen Äquivalente sind im Kindesalter seltener und schwer zu deuten. Sie äußern sich als unmotivierte Erregungs- oder Verstimmungszustände, Zornausbrüche oder als Wandertrieb.

Längerdauernde Epilepsie hat fast immer eine Schädigung der Intelligenz und des Charakters zur Folge. Die Kinder werden zänkisch, jähzornig oder sogar gewalttätig, sie lernen immer schlechter und werden schwachsinnig; in schweren Fällen mit häufigen Anfällen kommt es oft zu hochgradiger Verblödung.

Die Diagnose ist leicht, wenn man einen typischen großen Anfall bei älteren Kindern zu sehen bekommt; im Säuglingsalter können Spasmophilie oder andere Faktoren Krampfanfälle erzeugen (vgl. S. 295). Treten epileptische Anfälle nur nachts auf, so können sie unter dem Bilde eines Pavor nocturnus oder einer Enuresis verlaufen. Die Unterscheidung von einem hysterischen Anfall kann manchmal große Schwierigkeiten machen; bei letzterem kommen Verletzungen (Zungenbiß) und Pupillenstarre nicht vor, er ist provozierbar, der Ablauf des theatralischen Anfalles durch äußere Einwirkung beeinflußbar.

Behandlung: Bei der symptomatischen Epilepsie können chirurgische Eingriffe (Trepanation, Narbenexzision, Balkenstich) Besserung oder Heilung bringen. Es wären solche auch in schwersten Fällen genuiner Epilepsie zu versuchen.

Die bewährteste medikamentöse Behandlungsmethode ist eine lange Zeit fortgesetzte Bromkur. Am wirksamsten ist Bromnatrium in größeren Tagesdosen (4—8 *g* pro Tag), das auch nach Abnahme der Zahl der Anfälle monate- oder jahrelang, eventuell in verringerter Menge genommen werden muß. Verstärkt wird die Bromwirkung durch gleichzeitige Verminderung des Salzgehaltes der Nahrung. Gibt man eine kochsalzfreie Diät, so kann man mit 1—2 *g* Brom auskommen oder kann Sedobrol (1—2 Tabletten täglich) verwenden, das 1 *g* Brom im Würfel enthält, und statt Kochsalz den Speisen zugesetzt wird. Von L u m i n a l, das namentlich bei den kleinen Anfällen gut wirkt, gibt man täglich 0,05—0,10—0,20 durch 3—4 Tage, und wiederholt die Kur nach einer zweitägigen Pause. Bei schwerem status epilepticus macht man ein Chloralhydratklysma (0,5—2,0) oder injiziert, eventuell mehrmals, 5 *ccm* einer 20%igen Lösung von Magnesium sulfuricum.

Spasmus nutans

Der S p a s m u s n u t a n s stellt eine gutartige Krampfform des Säuglingsalters dar, die meist im zweiten Lebenshalbjahre auftritt und nach wochen- und monatelanger Dauer immer in Heilung übergeht. Fast alle Kinder mit Spasmus nutans haben Rachitis, ein großer Teil zeigt Zeichen von Übererregbarkeit. Häufig findet sich Asymmetrie des Gesichtes oder Strabismus. Die S y m p t o m e bestehen i n e i g e n t ü m l i c h e n l a n g s a m e n N i c k-, D r e h- o d e r S c h ü t t e l b e w e g u n g e n d e s K o p f e s und in h o r i - z o n t a l e m o d e r r o t a t o r i s c h e m N y s t a g m u s. Fixiert man den Kopf, so verstärkt sich der Nystagmus, beim Verbinden der Augen und im Schlafe sistieren die Kopfbewegungen.

Die Ursachen der Erkrankung sind noch nicht bekannt. Eine Theorie erklärt, analog wie bei den Bergarbeitern, den Nystagmus durch Übermüdung der Augenmuskeln, wenn in finsteren Wohnungen der Säugling gezwungen ist, in abnormaler Richtung den Lichtpunkt zu fixieren. Eine andere denkt an eine Intoxikation durch die Einatmung schädlicher Gase aus zersetztem Harne, oder nimmt eine Übererregbarkeit des labyrinthären Systems an.

B e h a n d l u n g: Vigantol, Lebertran, Aufenthalt in frischer Luft und Sorge für entsprechende Lichtverhältnisse in der Umgebung des Kindes.

Chorea minor (Veitstanz)

Die Chorea kann als Äquivalent des Rheumatismus angesehen werden; sie entwickelt sich entweder bei Kindern, die vorher schon Rheumatismus gehabt haben, oder sie tritt als erste Erkrankung auf, der später rheumatische Affektionen nachfolgen. Beiden gemeinsam ist die Häufigkeit von Herzkomplikationen. Sie ist wahrscheinlich durch die Lokalisation der infektiösen rheumatischen Noxe im Zentralnervensystem bedingt. Die Chorea bevorzugt ganz besonders das weibliche Geschlecht. Wie beim Rheumatismus häufen sich auch die Choreafälle im Winter und Frühjahr. Die ersten vier Lebensjahre bleiben meist verschont; gewöhnlich befällt sie 7—10jährige Mädchen. Als auslösende Ursache wird in manchen Fällen ein psychisches Trauma, Schreck u. dgl. angegeben.

S y m p t o m e: Das Leiden setzt meist ganz allmählich ein. Es fällt zuerst auf, daß die Kinder verdrießlich, reizbar und launenhaft werden und nicht imstande sind, in der Schule ruhig zu sitzen; allmählich steigert sich die allgemeine Unruhe und es kommt zu Zukkungen in den verschiedensten Muskelgebieten. Im Beginne machen die ausfahrenden Bewegungen oft den Eindruck gewollter Innervationen oder Affektbewegungen, so daß das Leiden fälschlich für Unart oder Ungeschicklichkeit gehalten wird. Die Hefte werden beim Schreiben verkleckst, bei Tisch wird Wasser verschüttet, das Besteck fallen gelassen. Bei vollentwickelter Krankheit sind die Patienten in steter Unruhe; ihr Mienenspiel ist äußerst lebhaft, drückt in raschem Wechsel Freude, Schmerz, List, Verlegenheit aus; die Kinder grimassieren, strecken die Zunge heraus, verdrehen Kopf und Rumpf, machen ausfahrende, zwecklose Bewegungen mit den Händen, lassen Gegenstände fallen, stolpern beim Gehen über die eigenen Beine etc. Das Sprechen erfolgt gewöhnlich in der Weise, daß die ersten Silben oder Worte ziemlich gut ausgesprochen werden, worauf es dann infolge der unwillkürlichen Innervationen der Sprachmuskulatur und der Unregelmäßigkeit der Atmung zu Silbenstolpern und falscher Betonung kommt, so daß die Sprache immer undeutlicher und schließlich ganz unverständlich wird. In charakteristischer Weise ist auch die Schrift gestört. Bei intendierten, aufgetragenen Bewegungen, namentlich bei solchen, die feinere Koordination erfordern (Zuknöpfen der Kleider), oder bei lebhafter geistiger Tätigkeit verstärken sich die choreatischen Zuckungen. In schweren Fällen werden die Kinder ganz hilflos und infolge der Gehstörung bettlägerig. Durch die Unfähigkeit sich Nahrung zuzuführen, zu kauen und zu schlucken, leidet die Ernährung ganz beträchtlich. Stets entwickelt sich im Verlaufe der Chorea eine Veränderung der Psyche: die Kinder werden äußerst reizbar und empfindlich; es tritt Zwangslachen und noch häufiger Zwangsweinen auf. In manchen Fällen besteht eine allgemeine oder auf einzelne Muskelgruppen beschränkte Herabsetzung des Muskeltonus und der groben Kraft.

Die Reflexe sind gewöhnlich normal. Gelegentlich kann man das G o r d o n sche Phänomen beobachten: Der beim Klopfen auf die Patellarsehne hervorgeschleuderte Unterschenkel, verweilt eine kurze Zeit in dieser Stellung. Im Schlafe sistieren die choreatischen Bewegungen. Der Verlauf der Chorea ist äußerst chronisch; gewöhnlich dauert es mehrere Monate, bis alle Zuckungen wieder geschwunden sind. Rezidiven sind häufig und deshalb gefährlich, weil sich mit jeder neuen Attacke die Gefahr einer Herzkomplikation steigert. Sehr selten sind jene sehr schweren Fälle, wo ununterbrochen eine turbulente Unruhe sämtlicher Muskeln „f o l i e m u s c u l a i r e" besteht; solche können infolge von Schlaflosigkeit und

Unmöglichkeit der Ernährung zu hochgradiger Erschöpfung führen, gelegentlich sogar tödlich enden.

Diagnose: In ausgebildeten Fällen ist dieselbe nicht zweifelhaft. Man hat sich nur vor der Verwechslung mit den zappelnden Verlegenheitsbewegungen nervöser Kinder und der hysterischen „Nachahmungschorea" zu hüten. In Fällen von ausgesprochen halbseitiger Störung hat man durch Untersuchung des Nervensystems die Hemichorea nach zerebraler Kinderlähmung auszuschließen. Schwierig kann die Diagnose gegenüber der choreatischen Form der Encephalitis epidemica sein.

Therapie: Ein spezifisches Heilmittel gibt es nicht. Salizyl, das auf den Rheumatismus so günstig wirkt, versagt meist bei Chorea, selbst wenn man es in großen Dosen längere Zeit gibt. Das wirksamste Medikament ist noch immer Arsen, das man am besten als Fowlersche Solution verschreibt. (Nicht zu kleine Dosen, bis zirka 25 Tropfen täglich). In letzter Zeit wird über Erfolge mit Neosalvarsan berichtet (0,3 Neosalvarsan, allwöchentlich eine Injektion, 3—4mal, intravenös). Bei starker Unruhe und Schlaflosigkeit soll man Narkotika, Brom, Chloralhydrat, Luminal verabreichen. Sehr guten Erfolg erzielt man zuweilen mit Nirvanol. Man gibt täglich 0,3 g, bis nach 8—10 Tagen Fieber und ein morbilliformes Exanthem auftritt. Mit dem Abklingen der Intoxikationserscheinungen schwinden oft die choreatischen Zuckungen. In schweren Fällen schafft manchmal eine Lumbalpunktion Besserung. Ein wichtiges Mittel ist langdauernde Bettruhe. Man läßt die Kinder wochenlang liegen, isoliert von Geschwistern, sorgt für möglichste Ruhe und schützt sie vor Verletzungen durch Polsterung des Lagers. Die Ernährung, die oft große Schwierigkeiten macht, ist sorgfältig zu überwachen; in Fällen mit turbulenter Unruhe muß man zu Fütterung mit der Schlundsonde und zu Nährklysmen greifen. Oft wirken langdauernde warme Bäder und feuchte Einpackungen günstig ein. Im abklingenden Stadium der Krankheit ist eine systematische Übungstherapie, ähnlich der Ataxiebehandlung, sehr zu empfehlen. Nach Abheilung des Prozesses muß man während der Rekonvaleszenz die Kinder vorsichtig behandeln und soll sie für lange Zeit vom Schulbesuche fernhalten.

Pavor nocturnus

Das nächtliche Aufschrecken ist in frühen Kindheitsjahren ziemlich häufig; aus tiefem Schlafe wachen die Kinder mit lautem Schreien auf, sind verwirrt, desorientiert und suchen sich in heftigster Angst vor Gespenstern, wilden Männern oder Tieren zu erwehren. Gelingt es, sie zu beruhigen, so schlafen sie bald wieder ein. Von diesen Angstträumen werden gewöhnlich lebhafte, nervöse Kinder befallen; starke, auf die Phantasie einwirkende Eindrücke (Theater, Märchen etc.) und auch sexuelle Erlebnisse können solche

Anfälle auslösen. Von körperlichen Zuständen werden neben zu reichlichen Mahlzeiten und Alkohol, die Hypertrophie der Tonsillen und der Rachenmandeln als auslösende Ursachen angeführt. Mehr Wahrscheinlichkeit hat die Annahme, daß das nächtliche Aufschrekken, ebenso wie andere stereotype Schlafstörungen (nächtlicher Reizhusten, Jaktationen etc.) und auch die Enuresis als p s y c h o g e n e R e f l e x e aufzufassen seien.

Bei der D i a g n o s e darf nicht vergessen werden, daß Pavor nocturnus eine Erscheinungsform der Epilepsie sein kann.

B e h a n d l u n g: In den meisten Fällen gelingt die Beseitigung der Anfälle durch S u g g e s t i v b e h a n d l u n g: Verabfolgung eines Medikamentes (z. B. Tinct. valerian.) oder irgendeiner Behandlungsprozedur (Bäder, Waschungen) mit entsprechender psychischer Beeinflussung (Verbalsuggestion). Manchmal ist Verlegung des Schlafzimmers, Entfernung aus dem Zimmer der Eltern notwendig. Daneben ist für Regelung der Diät und der Lebensweise und Abhaltung aufregender Eindrücke zu sorgen. Eventuell gibt man ein Sedativum, (z. B. 0,25 Adalin), um einen traumlosen, tiefen Schlaf zu erzielen.

Neurose des vegetativen Nervensystems (Akrodynie)

Das Leiden befällt nur Säuglinge und Kleinkinder und äußert sich außer in Allgemeinerscheinungen — Krankheitsgefühl, Schlafstörung, hochgradige Appetitlosigkeit — vor allem in v a s o m o t o r i s c h e n Symptomen. Dauernde S c h w e i ß e, die zu Ekzemen und Schuppung Anlaß geben, von quälendem unaufhörlichen J u c k r e i z, besonders an Händen und Füßen begleitet. Die peripheren Teile der Extremitäten sind kühl und zyanotisch. Die Vasomotorenstörung kann bis zur Ulcus- und Gangränbildung an Fingern und Zehen führen. Ein weiteres charakteristisches Symptom ist die H y p o t o n i e der Muskulatur, die das Gehen, Stehen, Sitzen oft unmöglich macht. Ein drittes klinisches Zeichen ist T a c h y k a r d i e bei h o h e m B l u t d r u c k. Die Krankheit wird aus der Kombination der Muskelschwäche mit vasomotorisch-trophischen Symptomen diagnostiziert. Die meisten Fälle heilen. Therapeutisch ist Atropin und Kalk anzuwenden.

Neuropathie, Neurasthenie und Hysterie

Neuropathie ist im Kindesalter sehr häufig und die Kenntnis ihrer Erscheinungsformen ist von größter Bedeutung für den Arzt und Pädagogen. Sie kann im allgemeinen definiert werden als a b n o r m e R e a k t i o n a u f s o m a t i s c h e u n d p s y c h i s c h e R e i z e. Anders als nervengesunde Kinder reagieren Neuropathen besonders i n t e n s i v und l a n g d a u e r n d und in e i g e n a r t i g e r Weise, wodurch die Schwere, Dauer und die Sonderheit des Verlaufes infektiöser und anderer Erkrankungen bei nervösen Kindern erklärt ist. Als Ursachen kommen h e r e d i t ä r e Momente in Betracht:

Nervenkrankheiten, Neurasthenie der Eltern, wodurch die Anlage, die konstitutionelle Neuropathie des Kindes bedingt ist. Viel wichtiger ist der Einfluß des nervösen Milieus, in dem das Kind aufwächst, und Fehler in der Erziehung; das schlechte Beispiel nervöser, ihre Affekte nicht beherrschender Eltern, Inkonsequenz und Ziellosigkeit in der Erziehung, die einmal durch übergroße Ängstlichkeit und Milde, ein andermal durch übertriebene Strenge oder durch Aufstachelung des Ehrgeizes, der Eitelkeit oder durch Förderung egoistischer oder hypochondrischer Anlagen des Kindes Schaden stiftet. Es ist selbstverständlich, daß sich diese Milieu- und Erziehungsschäden ganz besonders beim einzigen Kinde geltend machen. Exogene Schädigungen, Alkohol, körperliche und psychische (sexuelle) Traumen, die Pubertät, das Überstehen schwerer Krankheiten kommen als auslösende Momente in Betracht.

Symptome: Es gibt kein abgeschlossenes Krankheitsbild der Neuropathie, sondern nur Symptome und Symptomenkomplexe, die in verschiedenster Form und Intensität, vielgestaltig und wechselnd in den verschiedenen Lebensjahren und bei einzelnen Gelegenheiten in Erscheinung treten. Den sogenannten Degenerationszeichen — Asymmetrien des Schädels, Mißbildungen der Ohren, Fazialisdifferenz — ist keine besondere Bedeutung beizumessen. Zu den somatischen Stigmata der neuropathischen Konstitution werden gerechnet: Gefäßlabilität, Wechsel der Gesichtsfarbe, Dermographismus, manchmal Hyperhydrosis, unregelmäßiger Puls, Blutdruckerhöhung in den auffallend rigiden peripheren Arterien, ferner Steigerung der Sehnenreflexe, Fazialisphänomen, Lidflattern beim Schließen der Augen, Fahrigkeit und Zappligkeit der Bewegungen. Die häufige Blässe derartiger Kinder ist oft durch Scheinanämie (abnormes Verhalten der Hautvasomotoren) bedingt, und sicher nicht, wie häufig angenommen wird, die Ursache der nervösen Beschwerden. Eigenartige Gewohnheiten, wie exzessives Lutschen bei Säuglingen, Nägelbeißen, Haarauszupfen u. dgl. kommen häufig vor, in schweren Fällen gesteigert zu Stereotypien, z. B. auch nachts auftretende Kopf- und Rumpfbewegungen (Jactatio capitis, salaamkrampfartige Beugungen etc.).

In psychischer Hinsicht ist das Verhalten in jedem einzelnen Falle von Neuropathie wechselnd, manchmal das maßlos gesteigerte Spiegelbild der besonderen Art der elterlichen Nervosität. Bei manchen Kindern steht Wehleidigkeit, Empfindlichkeit und hypochondrische Selbstbeobachtung im Vordergrund, andere sind abnorm ängstlich und furchtsam, andere wieder frühreif, geschwätzig, oder sie werden, besonders wenn sie über eine lebhafte Phantasie verfügen, zu pathologischen Träumern oder Lügnern (Pseudologia phantastica). Am stärksten und unangenehmsten bemerkbar macht sich die Labilität der Stimmung und die Hemmungslosigkeit, mit der diese Kinder auf unbedeutende somatische und psychische Reize reagieren. Anfallsweise auftretendes stundenlanges Schreien, Zornanfälle, die sich bis zu schweren Krampfanfällen mit Bewußtseinsstörung, Zyanose und Atemstillstand steigern können („respiratorische Affektkrämpfe"). Zustände, die laryngospastischen Krämpfen sehr ähnlich sehen, und bei solchen Kindern nach einem Schrecken oder Verletzung auftreten, manchmal aber von ihnen produziert werden, wenn ein Wunsch oder eine Laune nicht sofort Erfüllung findet. Durch diese Mittel gelingt es dem neuropathischen Kinde, das Zentrum der Aufmerksamkeit und zärtlichsten Sorge des ganzen Hauses zu sein und sich bei den gewöhnlichen Funktionen des täglichen Lebens, beim Essen, Schlafen, Stuhlentleerung, seine Launen durchzusetzen. Sie erzwingen das Einschlafen am Arm oder im Bette der Mutter, sie verweigern die Nahrung, wenn bei der Mahlzeit nicht die Eltern bitten, drohen, versprechen, Geschichten erzählen etc. Erkrankt ein neuropathisches Kind, so bekommt das Krankheitsbild häufig außer durch die Aggravation und die Hemmungslosigkeit, mit der solche Kinder ihren Schmerzen Ausdruck verleihen, ein besonderes Kolorit durch die Intensität und Dauer der Reaktionen. Bekannt ist das unbezähmbare Jucken und Kratzen bei ekzematösen und urtikariellen Hautaffektionen, der unstillbare, besonders nachts auftretende pertussisartige Reizhusten bei einer banalen Pharyngitis oder Bronchitis. Schwere Neuropathen sind bei einer akuten Laryngitis zu einem Pseudokruppanfall disponiert und können bei einer Bronchitis asthmaartige Zustände bekommen. Man faßt diese Zustände als pathologische Bedingungsreflexe auf und deutet als solche auch das wochenlange Blinzeln und den Lidkrampf nach Konjunktivitis, den fortwährenden Harndrang nach überstandener Blasenreizung; vielleicht gehören auch gewisse Formen nervösen Erbrechens hieher. In manchen Fällen von Kopfschmerzen, Dyspepsie etc. kann man nachweisen, daß das Kind die Beschwerden der nervös-hypochondrischen Mutter, die diese in Gegenwart ihres Kindes bespricht und darstellt, einfach imitiert.

Die neuropathischen Säuglinge sind gewöhnlich lebhafte Kinder, die bei jedem Geräusch zusammenzucken, stundenlang ohne nachweisbare somatische Störung schreien, schlecht einschlafen, wenig und nicht tief schlafen. Sie bieten Schwierigkeiten bei der Aufzucht durch mangelhaftes Gedeihen oder durch dauerndes Erbrechen oder Ruminieren und häufige dünnflüssige Stühle; oder es tritt bei Diätänderung oder Abstillung heftige Appetitlosigkeit, selbst tagelange Nahrungsverweigerung auf.

Nervöse Störungen von seiten des Verdauungstraktes findet man auch bei älteren Kindern als häufige Erscheinungen der Neuropathie. Hieher gehört die nervöse Anorexie, das Erbrechen morgens vor der Schule, bei jedem Anlaß freudiger oder trauriger Erregung, manche Formen der Stuhlträgheit und vielleicht auch die Anfälle von Koliken in der Nabelgegend. Solche Kinder schlafen spät und schwer ein, der kurze Schlaf ist oft durch schweres Träumen oder Pavor nocturnus gestört und führt nicht zur Erfrischung. Tagsüber besteht dann, namentlich bei älteren Schulkindern, Kopfschmerz, gelegentlich von migräneartigem Verlauf. Er tritt gewöhnlich in den ersten Vormittagsstunden ein und ist öfters von Augenflimmern und Klagen über schlechtes Sehen (nervöse Asthenopie) begleitet. Zu den nervösen Symptomen von seiten des Urogenitaltraktes gehören die Pollakisurie, manche Formen von Enuresis und exzessiv betriebene Onanie; letztere darf nicht als Ursache der Neuropathie angesprochen werden, sondern ist eine Folge der konstitutionellen Veranlagung, und die Neurose entwickelt sich aus der Angst vor den angedrohten Folgen und aus der Reue über die Rückfälle.

Die echte **Hysterie,** im frühen Kindesalter bei beiden Geschlechtern in gleicher Häufigkeit auftretend, zeigt im späteren Alter ein deutliches Überwiegen des weiblichen Geschlechtes. Auslösende Ursachen bei auf hereditär-neuropathischer Grundlage im nervösen Milieu heranwachsenden Kindern sind gelegentlich scheinbar körperliche Erkrankungen oder Schädigungen; in Wirklichkeit wohl das damit verbundene psychische Trauma, Angst, Aufregung und Schrekken. In vielen Fällen führt die Unterdrückung und Verdrängung aufregender Erlebnisse und starker Eindrücke verschiedener Art, sehr oft auch sexuellen Inhaltes, oder Beschämung, Enttäuschung etc. zur hysterischen Erkrankung. Gelegentlich liegt eine Art p s y - c h i s c h e r I n f e k t i o n (hysterische Choreaepidemien in Pensionaten) oder A u t o i m i t a t i o n vor. Letztere liegt wohl vor, wenn Kinder als gefährlich imponierende, Angst und Aufregung bei der Umgebung hervorrufende Symptome, die bei ihnen früher einmal gelegentlich einer Organerkrankung vorhanden waren, nun als selbständige Anfälle reproduzieren. So sind wohl manche Anfälle von Asthma, Dyspnöe, Meteorismus etc. zu erklären. Die kindliche Hysterie unterscheidet sich von der des Erwachsenen durch folgende Momente: die sogenannten h y s t e r i s c h e n S t i g m a t a sind gewöhnlich nicht vorhanden. Das g r a n d m a l h y s t é r i q u e kommt erst gegen die Pubertätszeit gelegentlich zur Beobachtung und ist durch die Provozierbarkeit, die im Anfall fehlende Bewußtlosigkeit, das Ausbleiben von Harn- und Stuhlabgang während des Krampfes, das Vermeiden von Verletzungen und das Theatralische des Vorganges leicht von Epilepsie zu unterscheiden. Die kindliche Hysterie bietet gewöhnlich nicht das komplizierte Bild wie beim Erwachsenen, es fehlt jegliches Raffinement. Sie tritt meist m o - n o s y m p t o m a t i s c h auf. Bei Lähmungen, die immer viel gröber und massiver sind als beim älteren Individuum fehlt gewöhnlich die Anästhesie. Die häufigsten Erscheinungen sind: Lähmungen, Kontrakturen und besonders „Astasie-Abasie", nämlich die Unfähigkeit zu gehen und zu stehen bei guter Beweglichkeit der Extremitäten im Bette. Zuweilen bieten Hysteriker das Bild einer Poliomyelitis, Koxitis, Spondylitis oder eines Torticollis. Bei allen diesen Lähmungen kommt es höchstens zu geringfügiger Inaktivitätsatrophie der Muskeln, aber niemals zu abnormen Verhalten der elektrischen Reaktion. Weitere häufige hysterische Störungen sind: Zittern, choreaartige Zuckungen; ferner Sprachstörungen, Stottern, selbst vollständige Aphonie oder Mutismus.

Behandlung: Viel wichtiger als Medikamente sind pädagogische Maßnahmen. Das Wichtigste, die Beseitigung des ungesunden Milieus, die Entfernung der nervösen, zur Erziehung nicht geeigneten Eltern ist meist kaum zu erzielen. Egoistischen, trotzigen oder scheuen einzigen Kindern ist Zusammenleben und gemeinsames Lernen und Spielen mit nervenrobusten Kindern und Schulbesuch anzuraten. Träumern und Phantasten ist die schädliche Lektüre und Lebensweise (Kino, Theater etc.) zu verbieten; Sport, Gartenarbeit u. dgl. ist zu empfehlen. Keine forcierte Abhärtung (Kaltwasserprozeduren), namentlich nicht bei blassen Neurasthenikern; letztere sind von den durch die ehrgeizigen Eltern ihnen auferlegten Sprach- und Musikstunden zu befreien.

Die vom Arzte aufgestellte Tageseinteilung und Lebensweise (Mahlzeiten, Schlafengehen etc.) ist pedantisch einzuhalten. Den Eltern ist die übergroße Ängstlichkeit, das Verwöhnen, das suggestive fortwährende Erkundigen nach Schmerzen und Beschwerden des Kindes, das Zurschautragen der eigenen Leiden ebenso zu verbieten, wie Zornausbrüche oder Strafen. Bezüglich der Diät ist nur zu erwähnen, daß Alkohol, Kaffee etc. zu verbieten sind, und daß die sogenannte kräftige, nervenstärkende Diät nichts nützt; besser ist eine eiweißarme, reichlich Obst und Vegetabilien enthaltende Kost. Medikamente kommen nur symptomatisch und zur Unterstützung der Suggestivbehandlung in Betracht; man hüte sich, durch viele Verordnungen eine hypochondrische Veranlagung zu unterstützen. Calc. lacticum, 2—3 g pro die, wochenlang gegeben, soll bei fahrigen Kindern die Erregbarkeit herabsetzen; in anderen Fällen wirkt Bromnatrium oder Valeriana günstig ein. Zur Beseitigung einzelner Symptome ist noch eine speziell daraufhin gerichtete Therapie notwendig. Auch hiebei ist das Wirksame neben der Persönlichkeit des Arztes die Art der Anwendung. Jede Maßnahme muß von einer eindrucksvollen Verbalsuggestion begleitet sein, alle Eingriffe, besonders schmerzhafte, müssen dem Kinde als heilbringend imponieren und dürfen niemals als Strafe für Unarten angedroht werden. Durch solches Vorgehen kann man Wunderkuren erzielen; durch ein einmaliges Einführen des Magenschlauches hysterisches Erbrechen und Anorexie beseitigen, durch Aufkleben eines Pflasterstreifens Nabelkoliken heilen usw. Ganz besonders wirksam ist oft der faradische Strom, mit dem man eine Aphonie, eine Lähmung, Gehstörung, Zittern etc. entweder durch „Überrumplung" oder etappenweise heilen kann. Das gleiche leistet gelegentlich eine subkutane Injektion, Stauung, Schwitzprozeduren, Pinselungen etc. In jenen Fällen, wo angsterregende Anfälle produziert werden, wirkt

eine andere Methode besser, die s y s t e m a t i s c h e N i c h t b e a c h-
t u n g der Krankheit. Da dies aber im Hause kaum durchführbar
ist, so ist — wie bei jedem schwereren und bei jedem schon vielfach
erfolglos behandelten Falle — die Aufnahme in eine Anstalt zu fordern. Oft wirkt der bloße Aufenthalt im Spitale, die neuen starken
Eindrücke, die Sehnsucht nach Entlassung, ja manchmal schon die
Vorbereitungen zur Überführung heilbringend. Das Kind muß immer
allein, ohne Eltern oder Pflegerin, aufgenommen werden. Von der
Hypnose wird man nur in schwersten Fällen Gebrauch machen. Nach
der Beseitigung der markanten Symptome sollen die Kinder nicht
wieder in das schädliche Milieu zurückkehren, sondern womöglich
in gutgeleitete Schulsanatorien oder Landerziehungsheime gebracht
werden.

Hautkrankheiten

Einleitung

Anatomische und physiologische Eigenheiten der Haut des Kindes, namentlich des Neugeborenen und jungen Säuglings, bedingen die Empfänglichkeit für Schädlichkeiten aller Art und erklären die enorme Häufigkeit der Hautaffektionen. Die Haut ist besonders weich, stark durchfeuchtet, das Epithel dünn, die Hornschichte schwach entwickelt, das Gefäßnetz dagegen sehr stark ausgebildet. Diese Verhältnisse machen es selbstverständlich, daß es auf Reize leicht zu Exsudation und Blasenbildung kommt; die Haut setzt dem Eindringen von Bakterien noch ungenügenden Widerstand entgegen und stellt einen günstigen Nährboden für sie dar. Die starke Desquamation und Talgausscheidung (Seborrhöe) kann eine Gelegenheitsursache für Hauterkrankungen sein. Von äußeren Ursachen sind für die Entstehung von Dermatosen die zahlreichen chemischen und thermischen Reize zu nennen, denen jedes Individuum ausgesetzt ist, auf die aber die empfindliche Haut des Kindes besonders stark reagiert. Mangelhafte Pflege ermöglicht es, daß sich Sekrete, Speichel, Erbrochenes, Harn und Stuhl zersetzen, übertriebene Reinlichkeit kann durch Seifen und Waschen die Haut zu sehr entfetten. Viel wichtiger ist die Herabsetzung der Widerstandsfähigkeit des Hautorgans und damit die Entstehung einer besonderen Bereitschaft für Hautaffektionen durch innere Ursachen. Diese können entweder angeboren oder erworben sein. Unter den angeborenen disponierenden Ursachen ist an erster Stelle die exsudative Diathese zu nennen. Faßt man dieselben als eine Alteration des Fettstoffwechsels und des Wasserhaushaltes auf, so ist es begreiflich, daß sich ihre Manifestationen besonders an der wasser- und fettreichen Haut geltend machen. Weitere konstitutionelle Faktoren sind die Hydrolabilität (Ödembereitschaft) und Neuropathie (abnormer Juckreiz). Ferner sind angeborene, ererbte Hautanomalien, wie Seborrhöe und Ichthyosis als disponierende Momente für Hautkrankheiten zu nennen. Deutlicher noch als im späteren Leben bestehen im Kindesalter Beziehungen zwischen Hautaffektionen und Ernährung.

Ekzeme

Die Ekzeme sind als Katarrhe der Haut, als Entzündungen der obersten Hautschichten zu definieren, die sich flächenhaft ausbreiten, meist von starkem Jucken begleitet sind und die Neigung besitzen, in immer neuen Schüben aufzutreten und chronisch zu werden. In ihrer Häufigkeit und in den begleitenden konsekutiven Störungen von seiten anderer Organe liegt ihre große Bedeutung für die Pathologie des frühen Kindesalters. Ätiologie und Pathogenese sind noch nicht gänzlich geklärt, doch kann man gewisse Faktoren als bedingend und auslösend ansprechen. Hier spielt jene Konstitutionsanomalie die Hauptrolle, die C z e r n y als exsudative Diathese bezeichnet. Wie die anderen Manifestationen der exsudativen Diathese, kommt das Ekzem familiär, oft in mehreren Generationen bei allen Kindern vor. Besteht auf Grundlage der Konstitutionsanomalie eine „E k z e m e m p f i n d l i c h k e i t", so können die verschiedensten Reize, innere und äußere Schädlichkeiten, die klinischen Erscheinungen auslösen. Von äußeren Schädlichkeiten sind zu nennen die durch Seife und Bad bewirkte Entfettung und die durch Harn, Stuhl, Schweiß, Ohreiter etc. erzeugte Mazeration der Haut. Daß Kopf und Gesicht so häufig befallen werden, läßt an eine Einwirkung der Luft und der Lichtstrahlen denken. Wichtiger sind die inneren auslösenden Faktoren; es besteht ein evidenter Zusammenhang zwischen Ekzem und Ernährung. Jede Art von Mästung, namentlich einseitige Überfütterung mit Milch, wirkt verschlimmernd, Nahrungsreduktion, Entziehung von Ei und Milch, kann Besserung bringen. Nebstbei sind auch andere, angeborene (Ichthyosis, Fetthaut) oder erworbene (Skabies) Veränderungen des Integuments als begünstigende Faktoren für das Ekzem anzusehen.

Aus der Mannigfaltigkeit der klinischen Bilder lassen sich einige Typen herausheben. Beim **konstitutionellen Säuglingsekzem** kann man nach F e e r zwei Typen unterscheiden.

1. Das nässende, krustöse Kopfekzem. Es tritt in den ersten Lebensmonaten sowohl bei natürlicher als bei künstlicher Ernährung, meist bei sehr gut gedeihenden pastösen Kindern auf. Die Ausgangspunkte sind der G n e i s am Kopfe und der M i l c h s c h o r f an den Wangen. In rascher Folge entwickelt sich aus dem papulösen und erythematösen Stadium, begleitet von heftigem Jucken und Kratzen, das Stadium madidans und crustosum. Die Haut des Kopfes und des Gesichtes ist bedeckt mit dicken, braunen, blutigen Borken, die eine hochrote, stark nässende Fläche bedecken; Nase, Mund und Kinn bleiben oft verschont. Durch Infektion mit Eiterkokken kann das Ekzem impetiginös werden. Im weiteren Verlaufe schwellen die Lymphdrüsen am Halse und Nacken an. Der übrige Körper kann freibleiben, manchmal treten nach einiger Zeit Ekzemplaques auch an anderen Körperstellen auf. Der Juckreiz ist oft so hochgradig, daß die Säuglinge in dauernder Unruhe sind und auch nachts nicht schlafen können.

2. Das disseminierte, trockene Ekzem tritt bei mageren Säuglingen, besonders bei künstlich genährten, meist erst in späteren Monaten auf, wobei sich an Stamm und Extremitäten, aber nicht am Kopfe, zahlreiche trockene, schuppende, stark juckende, äußerst hartnäckige Ekzemherde bilden. Prädilektionsstellen sind die Gelenksbeugen, das Skrotum, und jene Hautstellen, die durch die Kleidung gereizt werden.

Bei der B e h a n d l u n g der auf konstitutioneller Grundlage entstandenen Ekzeme stehen d i ä t e t i s c h e M a ß n a h m e n a n e r s t e r S t e l l e. Bei fetten Brustkindern reduziere man die Zahl und Menge der Mahlzeiten und gehe frühzeitig zu einer, bei jungen Säuglingen aus Mager- oder Buttermilch, bei Kindern nach dem ersten Halbjahre aus Suppen und Gemüsen bestehenden Beikost über. Bei mageren Brustkindern Zulage von Eiweißpräparaten und baldige Zwiemilchernährung. Bei künstlich Genährten wird die M i l c h m e n g e m ö g l i c h s t e i n g e s c h r ä n k t, auf $^1/_3$—$^1/_2$ Liter pro Tag und eventuell Magermilch oder Buttermilch mit reichlich Kohlenhydraten gegeben. Bei Kindern nach dem ersten Lebensjahre soll die Kost bei zeitweiser völliger Ausschaltung der Kuhmilch vorwiegend vegetabilisch sein.

Die l o k a l e B e h a n d l u n g richtet sich nach dem Stadium des Ekzemes. Kommt der Säugling, wie gewöhnlich im impetiginösen Stadium zur Behandlung, so müssen die Krusten zuerst durch ölgetränkte Verbände (Ölhaube, Gesichtsmaske) erweicht und entfernt werden. Dann werden die entzündeten, nässenden Flächen mit häufig zu wechselnden Umschlägen, wie kaltem Kamillentee, $^1/_3\%$ Resorzinwasser oder 1 : 10 verdünnter Burowlösung, 3% Borwasser behandelt, bei intensivem Nässen wird mit $^1/_2\%$ Lapislösung gepinselt. Zur weiteren Behandlung eignen sich austrocknende Pasten (z. B. Zinci oxyd, Talc. venet. āā 10,0 Vaselin, Lanolin āā 20,0) denen man, um den Juckreiz zu stillen, Lenigallol (1—2%) Tumenol (2 bis 10%) oder Naftalan zusetzen kann. Sobald das Ekzem in ein chronisches, trockenes Stadium gekommen ist, erweisen sich Teerpräparate, wie vor allem der rohe Steinkohlenteer, Pix lithanthracis, der direkt aufgepinselt wird, ferner Zusätze von Ol. rusci (1%), Anthrasol oder Schwefel (bis 5%) als wirksam.

Beim disseminierten trockenen Ekzem älterer Kinder verwendet man Wilkinsonsalbe, Ung. Diachyl. mit Unyt. spl. āā Thigenolsalben 10—20%, Seifenpflaster, Schwefelbäder oder Teerbäder. Bei solchen Formen ist die innerliche Darreichung von Arsen (Sol. Fowler) oft vorteilhaft.

Während der Ekzembehandlung darf weder Wasser noch Seife auf die erkrankte Haut kommen, sie soll mit Öl oder Vaseline gereinigt werden. Das Kratzen muß durch entsprechende Verbände verhindert werden. Im chronischen Stadium des Ekzems kann man sehr gute Erfolge durch Lichtbehandlung sehen: Röntgenbestrahlung, wöchentlich $^1/_5$ Erythemdosis, oder Quarzlampenbestrahlung (jeden zweiten Tag). Die Bekämpfung des Juckreizes erfordert die Verordnung von Sedativa, Adalin 0,1, Luminal 0,01—0,05, Chloralhydrat 0,25.

Der Verlauf der konstitutionellen Ekzeme ist äußerst hartnäckig und zieht sich in häufigen Nachschüben monatelang hin. Fieberhafte Affektionen und alle Störungen, die zur Herabsetzung des Ernährungszustandes führen, können ein rasches Verschwinden der Hautaffektion veranlassen. Das häufige Vorkommen eines Status lymphaticus bei diesen Kindern macht das zum Glück seltene Vorkommen plötzlicher Todesfälle erklärlich, die dann mit dem Verschwinden des Ausschlags in Verbindung gebracht werden (E k z e m t o d).

Das intertriginöse Ekzem. Es ist eine häufige Ekzemform im Säuglingsalter und tritt besonders oft bei ernährungsgestörten Kindern (Dyspepsie mit zahlreichen flüssigen Entleerungen) an jenen Stellen auf, wo die sich zersetzenden Exkrete die Haut reizen; man findet es daher vor allem am Gesäß, am Skrotum, in der Leistenbeuge und am Halse.

Es gibt eine zweite Form, die man bei pastösen, exsudativen, obstipierten Kindern an jenen Stellen antrifft, wo sich Falten bilden und dadurch Hautflächen im Kontakt sind: Gelenksbeugen, Achsel, Hals und hinter dem Ohre. Bei schweren Formen des Intertrigo sind Knötchen und Bläschen gewöhnlich nicht zu sehen; die erkrankte Haut präsentiert sich als eine gerötete, geschwollene, heiße, empfindliche, zum Teile nässende Fläche (Dermatitis).

B e h a n d l u n g: Sorgfältige Pflege der Haut verhütet die Entstehung des Intertrigo und befördert auch die Heilung. Häufiges Trockenlegen und Pudern, Entfernung der Gummieinlage ist zu fordern: die Säuglinge dürfen nicht zu warm gehalten werden, das Kratzen ist durch Verbände zu verhindern. Die entzündeten Hautstellen dürfen nicht mit Wasser, sondern nur mit Öl oder Vaselin gereinigt werden. Nässende Stellen werden mit 2—3% Lapislösung gepinselt, mit kühlenden Salben, Zinköl, Desitin, Vasenolcreme eingefettet und mit Puder bestreut, oder eine Trockenpinselung (Zink, Talk, Glycerin und Wasser zu gleichen Teilen) angewendet. Durch Einlegen von dünnen Watteschichten in die Hautfalten verhindert man die Berührung der nässenden Stellen. Bäder mit Zusatz von Eichenrinde, Milch, Salbeitee oder Kleie leisten hier Gutes. Von ebenso großer Wichtigkeit ist die diätetische Behandlung. Mit der Heilung des Nährschadens schwindet oft die Dermatose. Sobald die intertriginösen Stellen trocknen, verschreibt man Anthrarobinpinselung 1—5 : 20,0 Tinct. benzoes.

Erythrodermia desquamativa (Leiner).

Es ist eine besondere, durch den Verlauf und das Aussehen vom Ekzem zu trennende Affektion. Diese eigenartige Dermatose kommt f a s t   n u r   b e i   B r u s t k i n d e r n vor und ist auf das erste Lebensquartal beschränkt. Sie beginnt gewöhnlich am Ende des ersten Lebensmonates mit intertriginösen Veränderungen in den Gelenksbeugen und Rötung der Haut, die sich in wenigen Tagen über den ganzen Körper verbreitet. Kopf und Gesicht weisen deutlich seborrhöische Veränderungen auf. Der Stamm ist mit gelblich weißen Krusten bedeckt, an den Extremitäten tritt die Hyperämie gegenüber der Schuppenbildung in den Vordergrund. Die Haut des Gesichtes ist auffallend blaß, von pastöser Beschaffenheit. Stets besteht dabei Dyspepsie mit dünnflüssigen, schleimig-bröcklichen Entleerungen. In schweren Fällen kommt es späterhin zum Einreißen der Haut und zu Rhagadenbildung an der Lippenschleimhaut und in den Gelenksbeugen. Ein Teil der Fälle geht unter zunehmenden Magendarmstörungen, Gewichtssturz, Fieber, Somnolenz oder Konvulsionen zugrunde.

T h e r a p i e: In erster Linie Bekämpfung der Dyspepsie, Zusatz von Eiweißpräparaten (Larosan, Plasmon) zur Brustmilch oder Einführung einer Zwiemilchernährung mit Ersatz einer oder mehrerer Brustmahlzeiten durch fettarme Gemische (Buttermilch, Eiweißmilch); Vitaminzufuhr durch Orangen und Tomatensaft. Lokalbehandlung: Zunächst Einpackungen in Öl, nach Entfernung der Krusten Lebertranzinkpaste. Schwefelzinksalben, Zinköl und Schwefelbäder; einige Autoren berichten über gute Erfolge von Mutterblutinjektionen (10 *ccm* durch mehrere Tage).

Urtikarielle Erkrankungen

Das typische Symptom aller urtikariellen Prozesse ist die Quaddel, eine stark juckende, beetartige Erhebung der Haut. Das Wesen der urtikariellen Erkrankung ist vielleicht in einer A n g i o n e u r o s e zu sehen, die die abnorme Durchlässigkeit der Hautgefäße erklärt. Hiezu muß man noch eine angeborene K o n s t i t u t i o n s a n o m a l i e annehmen, die sich in einer besonderen Disposition des Hautorgans äußert, auf verschiedene Reize mit Exsudation, Quaddelbildung zu reagieren. Die Affektion tritt familiär auf und findet sich besonders bei nervösen Kindern mit labilem Gefäßtonus. Auslösende Ursachen der Nesselausschläge sind entweder äußere Reize: Brennesseln, Ungeziefer, Insekten, Raupen etc., oder innere Reize: hieher gehören Intoxikationen verschiedener Art. Die nach Seruminjektion und gelegentlich nach der Vakzination auftretenden urtikariellen Exantheme legen den Gedanken an die Wirkung eines Anaphylatoxins nahe. Eine Toxinwirkung könnte bei jenen, auch im Kindesalter vorkommenden Fällen von Idiosynkrasie gegen Nahrungsmittel eine Rolle spielen, wo im Anschluß an den Genuß von Erdbeeren, Krebsen, Fischen, Eiern etc. neben oder ohne Darmsymptome urtikarielle Eruptionen an Haut und Schleimhäuten erfolgen. Um Resorption giftiger Produkte kann es sich bei der Urtikaria infolge Helminthen handeln. Toxinresorption infolge abnormer Vorgänge im Darm ist nicht nachgewiesen; doch bestehen zweifellos in vielen Fällen Magendarmstörungen — besonders oft Obstipation — und die Regulierung der Diät und Darmtätigkeit ist von günstigem Einfluß.

Bei der gewöhnlichen Urtikaria entwickeln sich entweder plötzlich oder nach vorausgegangenen unklaren Zuständen mit Fieber, Erbrechen, Diarrhöen oder Obstipation zahlreiche bis handtellergroße, lebhaft juckende Quaddeln am ganzen Körper; sie sind entweder rot (Urticaria rubra) oder weiß (Urticaria porcellanea), blassen bald ab, um an anderen Stellen wieder aufzutreten und verschwinden nach einigen Tagen. Die Affektion ist harmlos und wird nur dann unangenehm, wenn der heftige Juckreiz dauernde Unruhe und Schlaflosigkeit zur Folge hat, oder wenn Quaddeln im Munde oder Kehlkopf Schluckbeschwerden und Atemnot bedingen.

Strophulus. Im Säuglingsalter und frühen Kindesalter erscheint die Urtikaria häufig unter dem Bilde des Strophulus (Lichen urticatus). Im Zentrum eines Urtikariafleckes erheben sich stecknadelkopfgroße harte Knötchen, die nach Abblassen des Erythems bestehen bleiben und eine wachsartige, gelbliche Farbe annehmen. Bei stärkerer Exsudation entwickelt sich an der Kuppe ein kleines Bläschen, wodurch ein varizellenähnliches Aussehen zustande kommt. Werden infolge des heftigen Juckens die Knötchen zerkratzt, so entsteht eine Borke, oder bei Infektion eine Impetigopustel. Die Aussaat des Strophulus erfolgt entweder diffus über den ganzen Körper, oder gruppiert am Gesäß, an den Extremitäten. Die Affektion tritt schon in den ersten Lebensmonaten in Erscheinung und wiederholt sich periodisch in immer frischen Schüben von verschiedener Intensität oft durch mehrere Jahre. In den Sommermonaten sind die Eruptionen und Beschwerden oft intensiver. Die mit den Juckblattern behafteten Kinder zeigen öfters pastösen Habitus, häufig Landkartenzunge, Gesicht- und Kopfekzeme oder andere Zeichen der exsudativen Diathese, oder auch Hyperplasie der Lymphdrüsen und Tonsillen. Das erste Auftreten des Lichen urticatus bemerkt man zuweilen im Anschlusse an eine Infektionskrankheit, an die Vakzination oder Dentition.

B e h a n d l u n g : Erfolge sind nur durch Bekämpfung der Konstitutionsanomalie zu erzielen. In erster Reihe steht die Diätregulierung, die in gleicher Weise durchzuführen ist, wie beim konstitutionellem Ekzem. Zweifellos günstig wirkt die M i l c h r e d u k t i o n, eventuell gänzliche Ausschaltung derselben; üblicherweise wird auch der Genuß von Ei verboten und eine aus reichlich Gemüse und Obst bestehende Diät verordnet. Zur Bekämpfung des Juckreizes läßt man die Effloreszenzen mit 1% Salizyl-, 1% Teer-, 1% Mentholspiritus oder Essigwasser betupfen und reichlich mit Puder bestreuen, oder mit einer Kühlsalbe (Lenicet- oder Alsolcreme) bedecken. In schweren Fällen versucht man 10%ige Bromocollsalbe, oder eine Ichthyolpinselung. Als Bäderzusatz empfiehlt sich Weizenkleie, Eichenrinde, Alaun oder Schwefelleber (50 g Kal. sulf. für ein Bad). Von innerlichen Medikamenten ist nicht viel zu erwarten; versuchen kann man im Beginne der Urtikaria ein Abführmittel, bei chronischem Verlauf eine Karlsbader Kur.

Prurigo eine schwere chronische Dermatose, entwickelt sich aus immer wiederkehrenden Anfällen von Lichen urticatus, nach dem ersten oder zweiten Lebensjahr. Er tritt an den Streckseiten der Extremitäten, namentlich an den Unterschenkeln auf; die Haut ist verdickt und uneben, mit zahlreichen frischen, weißen oder roten Urtikariaquaddeln und mit derben Knötchen bedeckt, die zum Teil zerkratzt sind und Blutborken tragen, oder durch Infektion in impetiginöse Pusteln umgewandelt sind. Stets sind die Drüsen in der Leistenbeuge beträchtlich geschwollen. Im Blute findet man Eosinophilie, im Harn bisweilen die Zeichen einer Nephropathie. Bei dem chronischen Verlaufe der Affektion entwickelt sich gelegentlich beträchtliche Anämie und Abmagerung.

Die Prognose ist im Kindesalter, wo die leichten Fälle (Prurigo mitis) überwiegen, bei entsprechender Pflege günstig.

B e h a n d l u n g : Die verschiedenen internen Verordnungen, wie Salol, Salizyl, Arsen etc., zur Behebung der Darmfäulnis und Hebung des Allgemeinbefindens haben keinen großen Nutzen. Die besten Erfolge erzielt man durch s o r g f ä l t i g e P f l e g e : tägliche Bäder, eventuell mit Schwefelzusatz, schweißtreibende Prozeduren und Einpackungen (Salizylwasserumschläge) zur Erweichung der verdickten Haut und Salbenverbände. Gegen den Juckreiz werden schwache Teer- oder Naphthol- oder Schwefelsalben empfohlen; hiebei ist wegen der Gefahr einer Nephritis Vorsicht in der Dosierung und Kontrolle des Harnes nötig.

Die polymorphen, exsudativen Erytheme

Unter dieser Bezeichnung faßt man eine Anzahl Dermatosen zusammen, die durch die verschiedenartigsten Noxen bedingt sein können. Allen Formen gemeinsam ist die Hyperämie und Exsudation, wodurch es zur Ausbildung umschriebener, erhabener Herde in der Haut kommt. Nach der Erscheinungsform unterscheidet man ein Erythema papulatum, gyratum, iris, bullosum, contusiforme etc.; die Effloreszenzen sind klein- oder großfleckig, skarlatiniform, morbilloid, die Ausbreitung erfolgt entweder diffus flächenhaft oder lokalisiert. In letzterem Falle werden meist die Streckseiten der Extremitäten bevorzugt. In diese Gruppe gehören auch die verschiedenartigen Hautausschläge, die im Gefolge von Infektionskrankheiten (Meningitis, Influenza, Rheumatismus, Sepsis) durch Bakterientoxine entstehen; ferner die Exantheme durch Arzneistoffe (Luminal, Chinin, Pyramidon, Salvarsan etc.) und die Erytheme bei Serumkrankheit.

1. Erythema exsudativum multiforme. Ein klinisch gut begrenztes Krankheitsbild. Die Krankheit tritt im Frühjahr und Herbst gehäuft auf; Fieber und Mattigkeit, zuweilen eine Angina und besonders oft rheumatische Beschwerden, Muskel- und Gelenksschmerzen gehen dem Ausbruch des Exanthems voraus. Es bilden sich ziegelrote, erhabene Flecken, die später im Zentrum einsinken und abblassen und dann eine bläuliche Färbung annehmen. In der Peripherie vergrößert sich durch Fortschreiten des hellroten Randes die Effloreszenz und es entstehen durch Konfluenz Figuren und Ringe. Typisch ist die Lokalisation an Hand- und Fußrücken und an den Streckseiten der Extremitäten. Die Krankheitsdauer beträgt 2—4 Wochen.

Das häufige Auftreten von Schmerzen und Schwellungen der Gelenke, die gelegentliche Komplikation mit Pleuritis, Anginen, Nephritis, ferner die Beobachtung, daß die multiformen Erytheme bei manchen Kindern abwechselnd mit Polyarthritis, Chorea und Endokarditis auftreten, machen es wahrscheinlich, daß sie durch eine r h e u m a - t i s c h e N o x e bedingt sind.

B e h a n d l u n g : Im Hinblicke auf die mögliche rheumatische Ätiologie verordnet man Salizylpräparate. Die Kinder bleiben zu Bett; durch Lagerung und kühle Burow-Umschläge sucht man die lokalen Beschwerden zu lindern.

2. Erythema nodosum. Zur selben Jahreszeit und unter gleichen Störungen des Allgemeinbefindens setzt das Erythema nodosum ein. Dieses lokalisiert sich mit Vorliebe an den unteren Extremitäten, besonders an der Tibiakante, und bildet bis über nußgroße, derbe, blaurote Infiltrate, die spontan und auf Druck sehr schmerzhaft sind. Nach längerem Bestehen gehen die Knoten allmählich zurück, wobei die Haut infolge des ausgetretenen Blutfarbstoffes Verfärbungen aufweist (E. contusiforme). Die auffallend starke Kutanreaktion auf Tuberkulin läßt Beziehungen zur Tuberkulose vermuten.

Pyodermien

Die Eitererreger, vor allem der Staphylococcus pyogenes aureus, seltener der Streptokokkus, sind die Ursache einer Anzahl typischer und sehr häufiger Dermatosen im Kindesalter. Die Bakterien kommen in die Haut entweder von innen her auf hämatogenem Wege; dies ist der seltene Fall bei Pyämien, wo dann die Hautaffektionen eine Teilerscheinung einer allgemeinen Sepsis sind. Der gewöhnliche Weg ist aber der exogene, wobei die Keime von außen her in die Haut eingebracht werden. Daß im frühesten Kindesalter dieselben Erreger andere klinische Formen hervorrufen, als beim Erwachsenen, erklärt sich aus den früher erwähnten anatomischen und biochemischen Unterschieden des Hautorganes. Je nach der Schichte, in der die Kokken die Entzündung hervorrufen, entstehen verschiedene Krankheitsbilder.

1. Impetigo contagiosa. Auf anscheinend normaler Haut, mit Vorliebe im Gesichte, in der Umgebung des Mundes und der Nase, aber auch auf der behaarten Kopfhaut und auf den Händen bilden sich kleine eitrige Blasen, die nach kurzer Zeit platzen und sich in honiggelbe Borken umwandeln, die eine gerötete, nässende Fläche bedecken. Besonders jene Stellen, die durch Umschläge und Verbände mazeriert sind, bilden häufig den Ausgangspunkt. Außer geringem Juckreiz besteht meist keine Störung des Befindens. Die Ausbreitung erfolgt derart, daß durch Kratzen die Fingernägel infiziert und die Eitererreger auf andere Hautstellen übertragen werden. Ebenso sind es die kratzenden Finger, die bei stark juckenden Affektionen, wie Pedikulosis, Skabies, Prurigo, Lichen urticatus, die betreffenden Effloreszenzen infizieren und so eine sekundäre Impetigo erzeugen. Die Krankheit ist kontagiös und kommt epidemisch in Schulen, Waisenhäusern etc. vor. Gewöhnlich heilt sie nach 1—2 Wochen ohne Narben zu hinterlassen; nur zuweilen bleibt durch längere Zeit eine Pigmentierung zurück. Als Folge der Impetigo kann sich eine Vereiterung der Lymphdrüsen oder bisweilen auch eine hämorrhagische Nephritis entwickeln.

D i a g n o s e : Von Pemphigus vulgaris, Varizellen, Herpes unterscheidet sich die Impetigo durch die Ausbreitung, Verlauf und Kontagiosität.

B e h a n d l u n g : Zunächst sind die Krusten durch Öl zu erweichen; nach ihrer Entfernung appliziert man eine 2% Präzipitat- oder 5% Schwefelsalbe. Durch Verbände muß das Kratzen und die Übertragung auf gesunde Hautstellen verhindert werden. Bei Trockenbehandlung wird nach Abhebung der Krusten die nässende Fläche lapisiert und mit Dermatol bestreut.

2. Der Pemphigus neonatorum tritt gewöhnlich am Ende der ersten Lebenswoche auf; die Effloreszenzen sind anfangs pralle, später schlaffe Blasen von verschiedener Größe, die auf leicht geröteter Haut sitzen und mit gelbem Eiter gefüllt sind. Nach dem Platzen bleibt eine rote, feuchte, von einem zarten Epidermissaume begrenzte Fläche zurück, die bald heilt. Die Blasen entstehen an allen möglichen Körperstellen, vor allem aber dort, wo die Haut durchfeuchtet und mazeriert ist, z. B. mit Vorliebe unter der Nabelbinde. Handteller und Fußsohlen sind meist verschont. Die Affektion ist nicht von anderweitige Störungen begleitet. Sie ist durch den Staphylococcus pyogenes hervorgerufen und ihre Identität mit Impetigo contagiosa ist dadurch erwiesen, daß Überimpfung auf den Erwachsenen typische Impetigo erzeugt.

D i a g n o s e : Blasenausschläge bei jungen Säuglingen finden sich auch bei Syphilis und Skabies. Beim P e m p h i g u s s y p h i l i t i c u s sitzt die Blase auf braun infiltrierter Basis, mit Vorliebe auf Handflächen und Fußsohlen; sie ist angeboren oder erscheint schon in den ersten Lebenstagen. Bei S k a b i e s findet man auf anderen Stellen der Haut ekzematöse Veränderungen und Milbengänge.

Die B e h a n d l u n g besteht in Verbänden mit Puder (Zinktalk mit Dermatolzusatz), nach vorausgegangenem Eichenrindenoder Kaliumpermanganatbad. Die Blasen sollen durch Darüberstreifen mit Watte geöffnet, der Blasengrund eventuell nach vorherigem Betupfen mit Wasserstoffsuperoxyd oder Lapislösung, mit Dermatol bestreut werden. Zur Verhütung der epidemischen Verbreitung sind die Pflegepersonen (auch Hebammen) derartig erkrankter Kinder von gesunden Säuglingen fernzuhalten.

3. Die Dermatitis exfoliativa (Ritter) eine sehr seltene Affektion, stellt den intensivsten Grad einer Staphylokokkeninfektion der Haut dar. Sie beginnt in der zweiten bis vierten Lebenswoche mit einer universellen Rötung, Schwellung und Durchfeuchtung der Haut; durch Exsudation in die obersten Hautschichten wird die Epidermis in großen schlaffen Blasen abgehoben. Ganz leichtes Darüberstreichen genügt, um sie von der feuchten Unterlage abzulösen (Epidermolyse). An Mund und Nase bilden sich tiefe, mit Krusten bedeckte Rhagaden. Bei entwickeltem Krankheitsbild liegt in großer Ausdehnung die Hautoberfläche rot und nässend, von Epidermisfetzen begrenzt, ähnlich einer Verbrühung zutage. In mehr als der Hälfte der Fälle führt das Leiden durch Sepsis oder sekundäre Ernährungsstörung schon innerhalb einer Woche zum Tode.

Die Diagnose bietet keine Schwierigkeiten. Die Behandlung, besteht in Einfetten der Haut mit Zinköl oder Bismut-Zinksalben; Verbände sind schädlich; am besten ist es, die Kinder unbekleidet zu lassen und nur mit in Salben getauchte Linnen einzuwickeln. Die Nahrungsaufnahme ist sorgfältig zu überwachen, da die Kinder infolge der Lippenrhagaden und der Schwäche nicht saugen können (Sondenfütterung).

4. Furunkulose. Der echte Furunkel, die zirkumskripte Zellgewebsentzündung, ist im Kindesalter selten. Die Säuglingsfurunkeln sind eigentlich kleine Phlegmonen im Unterhautzellgewebe. Sie kommen fast nur bei kranken Säuglingen vor, namentlich bei solchen, deren Immunität durch Ernährungsstörungen gelitten hat. Eine weitere Disposition wird durch mangelhafte Pflege der Haut, Mazeration derselben durch diarrhöische Stühle, Schweiße oder Umschläge geschaffen. Es bilden sich entweder nur einzelne Abszesse oder es entstehen durch immer neue Nachschübe schließlich Hunderte von Furunkeln. Sie sind linsen- bis walnußgroß, sitzen manchmal mit Vorliebe am Hinterhaupt, Hals und Nacken, in anderen Fällen am Rücken, Gesäß und Oberschenkel. Die Abszesse sind meist schlaff und von livider Haut bedeckt. Sie können konfluieren, durch Unterminierung der Haut ausgebreitete Phlegmonen erzeugen und den Ausgangspunkt einer Sepsis bilden.

Behandlung: Die Hauptsache ist die Hebung der Immunität durch zweckmäßige Ernährung. Weiters strengste Asepsis und vernünftige Pflege zur Verhütung der Ausbreitung. Bei hartnäckiger Erkrankung hat man mit Vakzinebehandlung Erfolge gesehen, wobei Staphylokokkenvakzine in steigenden Dosen (von 5—50 Millionen) eingespritzt wird. Die lokale Behandlung besteht in punktförmiger Eröffnung der einzelnen Abszesse durch Stich mit dem Skalpel und Entleerung des Eiters. Die Umgebung des Furunkels schützt man durch Bestreichen mit Jodtinktur oder einer dicken Pasta. Hierauf folgt ein Permanganatbad und schließlich werden die eröffneten Furunkeln mit Dermatol bestreut, und ganz lose verbunden. Auch bei dieser Dermatose zeigen die Ultraviolettstrahlen günstige Wirkung.

Zoonosen und Mykosen

1. Scabies. Die Besonderheiten der kindlichen Haut bewirken die intensive Reaktion auf Juckreiz und die Polymorphie des Krankheitsbildes. Durch Kratzen entstehen die ekzematösen, urtikariellen, oft mit Blutborken bedeckten Effloreszenzen, durch sekundäre Infektion die impetiginösen, pustulösen und ekthymaartigen Veränderungen.

Therapie: Nach Reinigungsbad (Schmierseife) Einreiben mit Perubalsamöl (20%), Mitigal etc. bei Säuglingen, mit Wilkinsonsalbe durch 1—2 Tage bei älteren Kindern. Harnkontrolle wegen eventueller Nierenreizung.

2. Mikrosporie kommt nur im Kindesalter vor und erzeugt gelegentlich kleine Epidemien in Schulen oder Waisenhäusern. Kreisrunde, kahle, wie mit Asche bestreute Stellen am Kopfe, auf deren Grund noch einzelne Haarstümpfe herausragen, an denen mikroskopisch die Pilze leicht nachweisbar sind. Epilation durch Röntgenbehandlung, nachher durch 5 Tage Einpinseln der Kopfhaut mit Jodtinktur.

3. Die Trichophitie des behaarten Kopfes sieht ähnlich aus, nur findet man meist dickere Krusten und im erkrankten Gebiet gesunde Haarbüschel. Auf der unbehaarten Körperhaut entstehen die bekannten ringförmigen schuppenden Effloreszenzen des Herpes tonsurans. Behandlung: Mehrmalige Bepinselung mit Jodtinktur, bei tiefergreifender Entzündung und Eiterung (Kerion Celsi) Röntgenbestrahlung.

Hauttuberkulose

Im sekundären Stadium der Tuberkulose können Bazillen sich im Hautorgane lokalisieren und verschiedene klinische Bilder hervorrufen. Fast stets gelangen sie durch Verschleppung auf dem Blutwege dahin, nur der Lupus und die Tuberculosis cutis verrucosa können auch von außen her infolge Eindringens der Bazillen durch Hautverletzungen entstehen. Bei allen Formen ist mikroskopisch oder durch Tierversuch die bazilläre Ätiologie nachgewiesen; wo dies nicht gelingt, nimmt man eine Entstehung durch Toxine an und denkt an eine spezifische Überemfindlichkeit des Hautorgans. Es entstehen nämlich zuweilen ganz ähnliche Hautveränderungen auch dann, wenn bei einem tuberkulösen Individuum Tuberkulin in die Haut einreibt.

1. Lupus. Namentlich im Gesichte, in der Umgebung des Mundes und der Nase entwickeln sich die charakteristischen Knötchen und Infiltrate, die wie beim Erwachsenen durch Übergreifen auf die Schleimhaut, durch geschwürigen Zerfall und später durch Narbenbildung zu schweren Entstellungen führen. Im Kindesalter, besonders nach akuten Exanthemen (Masern) kommt es nicht selten zu einer Aussaat von kleinen lupösen Effloreszenzen über den ganzen Körper, Lupus vulgaris disseminatus.

2. Skrofuloderma nennt man kutan oder subkutan gelegene, von livider Haut bedeckte Infiltrate (skrofulöse Gummen), die sich zuweilen spontan zurückbilden, meist aber erweichen und kalte Abszesse bilden; sehr häufig sitzen sie in der Umgebung von fungösen Gelenken oder Fistelgängen. Sie zeigen nur geringe Heilungstendenz und hinterlassen charakteristische, hahnenkammartige Narben; gar nicht selten treten auch Skrofulodermen disseminiert auf.

3. Lichen scrofulosorum Hirsekorngroße, gelbbraune, nicht juckende, stets in Gruppen auftretende follikuläre Knötchen, die meist am Stamme erscheinen und monatelang bestehen bleiben. Bei skrofulösen Kindern finden sich ferner häufig klein-pustulöse Effloreszenzen, vereinzelt am ganzen Körper, Acne scrofulosorum, oder eigenartige ekzematöse Veränderungen in der Umgebung von Nase, Mund und Ohr, skrofulöses Ekzem. Dieses letztere scheint nicht tuberkulöser Natur zu sein, sondern eine besondere Reaktionsform tuberkulöser Individuen auf Schmierinfektionen.

4. Folliklis. Darunter versteht man bräunlich-rote, harte Knötchen, die im Zentrum nekrotisch werden und sich mit einem Börkchen oder Schüppchen bedecken (papulonekrotisches und papulosquamöse Tuberkulid), nach deren Ablösung ein kleines, leicht blutendes Geschwürchen zutage tritt. Sie finden sich zerstreut über den ganzen Körper, besonders an den Streckseiten der Extremitäten, an den Ohrmuscheln und Fingern und treten manchmal schubweise im Anschlusse an Masern auf. Die Tuberkulide sind, namentlich im Säuglingsalter diagnostisch oft sehr wertvoll, da ihr Vorhandensein deutlich auf die tuberkulöse Natur einer unklaren Affektion hinweist.

5. Disseminierte Miliartuberkulose der Haut. In Begleitung der allgemeinen Miliartuberkulose, oft als Frühsymptom derselben, tritt, disseminiert am ganzen Körper, ein purpuraähnliches Exanthem auf, bestehend aus stecknadelkopfgroßen, wenig erhabenen Knötchen, die im Zentrum eine kleine Delle oder ein Krüstchen tragen. Ihr hämorrhagischer Charakter und ihre Kleinheit unterscheiden sie von Folliklis.

6. Erythema induratum (Bazin). Multiple, lividrote, harte, nicht schmerzhafte, nußgroße Knoten, die mit Vorliebe am Unterschenkel in der Wadengegend sitzen; nach langem Bestehen bilden sie sich entweder zurück oder ulzerieren. Sie finden sich besonders bei jungen Mädchen mit Skrofulose. Bei der Differentialdiagnose spricht ein akut fieberhafter Beginn und eine rasche Entwicklung der schmerzhaften Effloreszenzen für Erythema nodosum, chronischer Verlauf für Erythema induratum. Bei der oft schwierigen Unterscheidung zwischen diesem und syphilitischem Gumma ist die Wassermannsche Reaktion heranzuziehen.

Behandlung: Kleine Lupusherde werden exzidiert, bei größeren ist eine langdauernde Lichtbehandlung (Röntgen, Finsen) oft erfolgreich. Beim Skrofuloderma wird gewöhnlich die Inzision mit einer Exkochleation verbunden. Aber auch hier ist Heliotherapie vorzuziehen. Ansonsten gelten bei der Behandlung der Hauttuberkulose und der Tuberkulide dieselben Vorschriften wie bei der Behandlung sonstiger Organtuberkulosen. Kräftige Kost, Landaufenthalt und Sonne leisten immer noch das Beste. In manchen Fällen hat sich eine Tuberkulinkur (Ektebin-, Atebaneinreibung) als nützlich erwiesen.

Sachverzeichnis

Diagnostik der Kinderkrankheiten mit besonderer Berücksichtigung des Säuglings. Eine Wegleitung für praktische Ärzte und Studierende. Von Professor Dr. **E. Feer,** Direktor der Universitäts-Kinderklinik in Zürich. Dritte, vermehrte und verbesserte Auflage. Mit 267 Textabbildungen. (Aus „Enzyklopädie der klinischen Medizin", Allgemeiner Teil.) XI, 340 Seiten. 1924. Gebunden RM 18,—

Einführung in die Kinderheilkunde. Ein Lehrbuch für Studierende und Ärzte von Dr. **B. Salge,** o. ö. Professor der Kinderheilkunde. Vierte, erweiterte Auflage. Mit 15 Textabbildungen. X, 448 Seiten. 1920.
Gebunden RM 8,40

Prophylaxe und Therapie der Kinderkrankheiten mit besonderer Berücksichtigung der Ernährung, Pflege und Erziehung des gesunden und kranken Kindes nebst therapeutischer Technik, Arzneimittellehre und Heilstättenverzeichnis. Von Professor Dr. **F. Göppert,** Direktor der Universitäts-Kinderklinik in Göttingen, und Professor Dr. **L. Langstein,** Direktor des Kaiserin Auguste-Viktoria-Hauses zur Bekämpfung der Säuglingssterblichkeit im Deutschen Reiche in Berlin-Charlottenburg. Mit 37 Textabbildungen. XXII, 607 Seiten. 1920. RM 22,50, gebunden RM 24.—

Lehrbuch der Säuglingskrankheiten. Von Professor Dr. **H. Finkelstein,** Berlin. Dritte, vollständig umgearbeitete Auflage. Mit 178 zum Teil farbigen Textabbildungen. XV, 898 Seiten 1924.
Gebunden RM 39,—

Hautkrankheiten und Syphilis im Säuglings- und Kindesalter. Ein Atlas. Herausgegeben von Professor Dr. **H. Finkelstein,** Berlin, Professor Dr. **E. Galewsky,** Dresden, und Privatdozent Dr. **L. Halberstaedter,** Berlin. Zweite, vermehrte und verbesserte Auflage. Mit 137 farbigen Abbildungen auf 64 Tafeln. Nach Moulagen von F. Kolbow, A. Tempelhoff, M. Landsberg und A. Kröner VIII, 80 Seiten. 1924. Gebunden RM. 36,—

Geschlechtskrankheiten bei Kindern. Ein ärztlicher und sozialer Leitfaden für alle Zweige der Jugendpflege. Herausgegeben von Professor Dr. **A. Buschke** und Dr. **M. Gumpert.** Unter Mitarbeit von W. Fischer-Defoy-Frankfurt a. M., F. Kramer-Berlin und E. Langer-Berlin. Mit 10 Abbildungen. IV, 108 Seiten. 1926. RM 5,40

Die akuten Erkrankungen der Gaumenmandeln und ihrer unmittelbaren Umgebung. Leitfaden für Ärzte und Studierende. Von Dr. med. **Werner Schultz,** Dirigierender Arzt der II. Inneren Abteilung des Krankenhauses Charlottenburg-Westend. Mit 18 farbigen Abbildungen. VI, 149 Seiten. 1925. RM 9,60

Die Nasen-, Rachen- und Ohrerkrankungen des Kindes in der täglichen Praxis. Von Professor Dr. **F. Göppert,** Direktor der Universitäts-Kinderklinik zu Göttingen. Mit 21 Textabbildungen. (Aus: „Enzyklopädie der klinischen Medizin", Spezieller Teil.) XIII, 169 Seiten. 1914. Gebunden RM 11,50

Die akute Mittelohrentzündung als Kinderkrankheit.
Von Dr. **Adolf Fr. Hecht,** Privatdozent für Kinderheilkunde an der Universität Wien. Mit 17 Abbildungen und 6 Tabellen im Text. 130 Seiten 1928. (Abhandlungen aus dem Gesamtgebiet der Medizin.)   RM 7,80

Die Haut als Testobjekt. Von Privatdozent Dr. **Adolf F. Hecht,**
Wien. Mit 7, davon 6 farbigen Abbildungen. 87 Seiten. 1925. (Abhandlungen aus dem Gesamtgebiet der Medizin.)   RM 6,30

Die funktionelle Albuminurie und Nephritis im Kindesalter. Von Professor Dr. **Ludwig Jehle,** Wien. Mit 2 Abbildungen.
68 Seiten. 1923. (Abhandlungen aus dem Gesamtgebiet der Medizin.)   RM 1,50

Die Ernährung des Säuglings an der Brust. Zehn Vorlesungen für Ärzte und Studierende. Von Dr. **Richard Lederer,** Privatdozent für Kinderheilkunde an der Universität Wien. Mit 3 Abbildungen im Text. 113 Seiten. 1926.   RM 3,90

Der Kraftwechsel des Kindes. Voraussetzungen, Beurteilung
und Ermittlung in der Praxis. Von Dr. **Egon Helmreich,** Assistent an der Universitäts-Kinderklinik in Wien. Mit einem Vorwort von Professor Dr. C. P i r q u e t, Vorstand der Universitäts-Kinderklinik in Wien. Mit 21 Textabbildungen und 18 Tabellen. 119 Seiten. 1927.   RM 6,90

Die Ernährung gesunder und kranker Kinder. Für Ärzte
und Studierende der Medizin. Von Universitäts-Professor **E. Nobel,** o. Assistent der Universitäts-Kinderklinik in Wien, Universitäts-Professor **C. Pirquet,** Vorstand der Universitäts-Kinderklinik in Wien und Privatdozent **R. Wagner,** a. o. Assistent der Universitäts-Kinderklinik in Wien. Z w e i t e, völlig umgearbeitete Auflage. Mit 78 Abbildungen und 5 Tabellen im Text und auf 2 Tafeln. 165 Seiten. 1928.
RM 12,—, in Ganzleinen gebunden RM 13,50

Kinderheilkunde und Pflege des gesunden Kindes.
Für Schwestern und Fürsorgerinnen. Von **E. Nobel,** a. o. Professor, o. Assistent der Universitäts-Kinderklinik, Lehrer der Krankenpflegeschule im Allgemeinen Krankenhaus Wien, und **C. Pirquet,** o. ö. Professor für Kinderheilkunde an der Universität Wien, Vorstand der Universitäts-Kinderklinik Wien. Unter Mitarbeit von Oberschwester Hedwig B i r k n e - und Lehrschwester Paula P a n z e r. Z w e i t e, vollständig neubearbeitete Auflage. Mit 77 Abbildungen im Text. 296 Seiten. 1928.
RM 8,60, in Ganzleinen gebunden RM 9,40

Handbuch der Lichttherapie. Unter Mitarbeit hervorragender
Fachleute herausgegeben von **W. Hausmann** und **R. Volk.** Mit 106 Abbildungen und 36 Tabellen im Text. 448 Seiten. 1927.
RM 36,—, in Ganzleinen gebunden RM 38,—
Enthält unter anderm Seite 259—283 den Artikel „**Lichttherapie in der Kinderheilkunde und prophylaktische Lichtbehandlung**" von Dr. K. H u l d - s c h i n s k y-Berlin. Mit 4 Abbildungen.